AF558913

UNSERE SEXUALITÄTEN

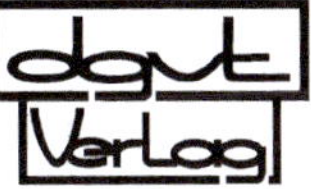

Steffen Fliegel

UNSERE SEXUALITÄTEN

Teil I Basics • Probleme • Lösungen

Teil II Sexualtherapeutische Schätze

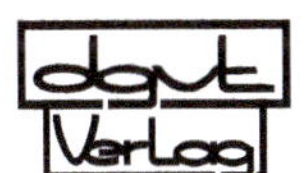

Tübingen
2022

Kontaktadresse

Dr. Steffen Fliegel
KliPsy Münster
Raesfeldstr. 12
48149 Münster

E-Mail: fliegel@muenster.de

Bibliografische Information der Deutschen Nationalbibliothek
Die Deutsche Nationalbibliothek verzeichnet diese Publikation in der Deutschen Nationalbibliografie; detaillierte bibliografische Daten sind im Internet über http://dnb.d-nb.de abrufbar.

dgvt-Verlag
Im Sudhaus
Hechinger Straße 203
72072 Tübingen

E-Mail: mail@dgvt-verlag.de
Internet: www.dgvt-verlag.de

Gestaltung und Satz: Julia Franke, Tübingen
Umschlagfoto: www.istockphoto.com © azndc
www.shutterstock.com © Merla
www.istockphoto.com © peepo
www.stock.adobe.com © Carlos David
www.istockphoto.com © fotostorm
www.istockphoto.com © EXTREME-PHOTOGRAPHER
Druck und Bindung: CPI books GmbH, Leck

Auch als E-Book erhältlich: ISBN 978-3-87159-468-7

ISBN 978-3-87159-168-6

Inhalt

Vorwort

Eine kanadische Studie bescheinigt Paaren, die einmal in der Woche Sex haben, mehr partnerschaftliche Zufriedenheit, als wenn er seltener stattfindet (siehe Kapitel 1.1). Sex ermöglicht Glück und Zufriedenheit, doch leider stellt sich zu oft das Gegenteil ein: Eine repräsentative Untersuchung aus dem Jahr 2000 eruierte eine sehr hohe Anzahl an behandlungsbedürftigen sexuellen Funktionsstörungen – mit Folgewirkungen auf Lebensqualität, Partner*innenbeziehung und Gesundheit (Beier, Hartmann & Bosinski, 2000; Beier, Bosinski & Loewit, 2021). Die Prävalenz eines oder mehrerer sexueller Probleme, einschließlich geringer Beschwerden, lag in den Jahren 2019/2020 bei Männern mit 33,4 und bei Frauen mit 45,7 Prozent weiterhin in einem sehr hohen Bereich. Zu einer stark beeinträchtigenden sexuellen Dysfunktion kam es bei 13,3 Prozent der sexuell aktiven Männer, sie litten dabei am häufigsten unter Erektionsproblemen und verfrühter Ejakulation. 17,5 Prozent der sexuell aktiven Frauen wurden am meisten wegen vermindertem sexuellem Verlangen und Orgasmusproblemen sehr belastet. Auch fühlten sich Frauen besonders durch sexuell bedingte Schmerzen beeinträchtigt (Briken et al., 2020). Nach heutigem Kenntnisstand sind sexuelle Funktionsstörungen oftmals aber auch ein Frühsymptom von körperlichen Erkrankungen wie Hypertonie, Herz-Kreislauf-Problemen, Diabetes, neurologischen Krankheiten u. a. m.

Auch wenn nur ein Teil der heute bestehenden sexuellen Probleme beratungs- oder behandlungsbedürftig ist, steht dem eine große fachliche Unterversorgung gegenüber. Meine eigene berufliche Erfahrung hat mir gezeigt, dass die Nachfrage nach Sexualberatung und Sexualtherapie aufseiten der Hilfesuchenden sehr groß ist, die Beratungsangebote aber sehr dünn gesät sind, und in den psychotherapeutischen Praxen, die ja in der Regel lange Wartelisten aufweisen, finden Personen mit sexuellen Problemen – aus verschiedensten Gründen – kaum eine Aufnahme. Auch im psychosozialen, psychotherapeutischen und medizinischen Bereich der *Aus-, Fort- und Weiterbildung* muss die Behandlung sexueller Störungen leider immer noch als Randerscheinung ihr Dasein fristen. Und nicht zuletzt hat die psychotherapeutische wie auch medizinische Forschung auf dem Gebiet der Sexualstörungen keine Hochkonjunktur. Im Hochschulbereich gibt es gegenwärtig nur noch in Berlin, Hamburg und Hannover universitäre Facheinrichtungen mit einer Forschungsausrichtung im Bereich Sexualmedizin. In der Psychologie tauchen nur vereinzelt Institute oder Fakultäten mit einer entsprechenden Schwerpunktsetzung auf.

Viele Jahre habe ich mich in der Aus-, Fort- und Weiterbildung sowie in eigener psychotherapeutischer Arbeit mit sexuellen Problemen und ihren Behandlungsmöglichkeiten beschäftigt. Die Deutsche Gesellschaft für Sexualforschung (DGfS) und die Deutsche Gesellschaft für Verhaltenstherapie (DGVT) gaben mir dafür die fachliche Heimat. Dass es aber zum Schreiben dieses Buches gekommen ist, hat einen anderen Hintergrund. Der dgvt-Verlag trat mit der Bitte an mich heran, das seit 1994 bestimmende Buch zur männlichen Sexualität von Bernie Zilbergeld *Die neue Sexualität der Männer – Was Sie schon immer über Männer, Sex und Lust wissen wollten,* welches er vor seinem Tode leider nicht mehr aktualisieren konnte, durch ein neues Buch, „auf der Höhe der Zeit", zu ersetzen. „Der Zilbergeld" war sowohl als Selbsthilfebuch wie auch für die therapeutische Arbeit über Jahrzehnte hinweg von zentraler Bedeutung. Bereits sein Vorgängerband *Männliche Sexualität – Was (nicht) alle schon immer über Männer wußten ...* war für den Verlag ab 1983 ein Longseller. Beiden Büchern ist aufgrund der ungewöhnlich großen Verbreitung und Beliebtheit ein Kultstatus zuzuerkennen. Zilbergeld hat in seinen Büchern das Thema Sex sehr offen und freizügig, aber immer seriös, auf dem Boden der Wissenschaft, dargestellt. Vor allem seine Übungen und Praxisbeispiele boten dem männlichen Geschlecht, aber auch geschlechtsübergreifend und partnerschaftsbezogen, konkrete Hilfen für die Bewältigung von sexuellen und Partnerschaftsproblemen. In seinem Vorgehen und seiner Sprache war Zilbergeld sehr nah und fast freundschaftlich bei den Hilfesuchenden.

Bernie Zilbergeld war promovierter Psychologe und starb 2002 im Alter von nur 62 Jahren. Er war insbesondere in den USA, aber auch in Europa, bekannt für seine „bahnbrechenden Schriften über Männer und Sex", wie es die New York Times in ihrem Nachruf schrieb. Mehr als eine Million Mal wurden seine beiden oben genannten Bücher mit ihrem humorvollen und hilfreichen Ansatz in den USA verkauft. „Er war wirklich der Erste, der etwas für Männer über sexuelle Probleme geschrieben hat", gab seine langjährige Freundin und Kollegin Lonnie Barbach zu Protokoll, ebenfalls eine berühmte amerikanische Sexualtherapeutin, insbesondere für die sexuellen Probleme von Frauen (ihr Bestseller trägt den Titel *For Yourself*). Und weiter vermerkt sie: „In den späten 1970er Jahren gab es einfach keine Informationen. Die Leute liefen mit sexuellen Problemen herum und fühlten sich schlecht. Bernie war es, der darauf reagierte und positiv bejahend über Sexualität schrieb." Zilbergeld hatte zuletzt eine Therapiepraxis in Oakland. Er wurde aber auch durch seine Arbeit in den 1970er-Jahren als einer der ersten Ausbildungsleiter des Human Sexuality Program der UCSF (University of California San Francisco) bekannt. In dieser Funktion unterrichtete er Ärzt*innen, Psycholog*innen, Sozialarbeiter*innen und Therapeut*innen in der Behandlung männlicher sexueller Probleme. So viel zur Bedeutung von Bernie Zilbergeld.

Um wie verlangt die Lücke im Verlagsprogramm zu füllen, habe ich mich entschlossen, ein ausführlicheres Buch über die gesamte Breite aller Sexualitäten zu schreiben. Damit soll, zumindest in publizierter Form, den Versorgungsproblemen sexueller Störungen entgegengewirkt werden. Das Werk wendet sich somit in erster Linie an Kolleginnen und Kollegen, die im psychosozialen Bereich psychotherapeutisch und beratend tätig sind. Es informiert zunächst über die Grundlagen von Sexualitäten, dann praxisnah über die Breite insbesondere sexueller Funktions- und Luststörungen und anschließend ausführlich über ein lösungsorientiertes Beratungs- und Behandlungsmodell zur Bewältigung der Probleme, als Einzelperson oder als Paar, verbunden auch mit Selbsthilfemöglichkeiten.

Es gibt bereits sehr gute Fachliteratur zum vorliegenden Thema, die mich beim Schreiben dieses Buches inspiriert hat, wie z. B., mitherausgegeben oder geschrieben, von Peer Briken, Klaus Beier, Uwe Hartmann, Peter Fiedler, Volkmar Sigusch, Reinhard Maß und Renate Bauer. Sie haben mich überdies dazu motiviert, ein etwas anderes Buch zu schreiben. Ein Buch zwischen Sach- und Fachbuch, das vor allem mit einem sehr starken Praxisbezug ausgestattet ist, so praktisch, dass die Anwendung von Sexualberatung und Sexualtherapie ganz konkret in ihren Facetten und Details beschrieben und damit die Umsetzung leicht gemacht wird.

Dieses Buch ist so aufgebaut, dass Fachleute mit einer qualifizierten psychosozialen Beratungskompetenz oder einer Qualifikation als Psychotherapeut*in mit seiner Hilfe Frauen, Männern, diversen Personen und Paaren mit sexuellen Problemen bei der Informationsgewinnung, Problemanalyse und Lösungssuche bzw. Bewältigung umfassend helfen können.

Zahlreiche Kapitel und Interventionen zur Diagnostik und Behandlung im Teil I sowie insbesondere die praktischen Anleitungen in Teil II haben auch Selbsthilfecharakter. So können sie Personen, die nicht vom Fach sind, viele Informationen rund um die Themen der Sexualitäten, ihrer Probleme und Hilfen vermitteln. Auch sind diese Teile für Fachleute gerne kopierbar, um sie Hilfesuchenden an die Hand zu geben.

Teil II wurde inspiriert durch die ebenfalls im dgvt-Verlag erschienenen Bücher *Psychotherapeutische Schätze* (2006 und 2009ff.), die zusammen mit meiner Kollegin Annette Kämmerer und vielen anderen Fachkolleg*innen entstanden sind. Im vorliegenden Buch finden sich nun „Sexualtherapeutische Schätze" in Form von 65 praktischen Übungen. Diese setzen sich zusammen aus Methoden und Techniken, die in der herkömmlichen Sexual- und Paartherapie verbreitet sind oder meiner eigenen Praxis und aus Ausbildungskonzepten entstammen bzw. modifiziert sind nach Bernie Zilbergeld oder weiteren Anregungen.

Beachtet werden sollte, dass die Übungen in Teil II für sich keinen Selbstzweck erfüllen, sondern dass es sich empfiehlt, sie mit der fachlichen Basis in Teil I zu verknüpfen. Wenn immer möglich, gibt es daher in Teil I einen fachlich-wissenschaftlichen Bezug zum praktischen Handwerkszeug für Sexualberatung und -therapie. Dieser soll einem therapieschulen-übergreifenden, also verfahrensoffenen Ansatz gerecht werden, der sich weniger an ICD- und DSM-Diagnosen orientiert, er sieht vielmehr den individuellen Fall sowie die daraus hergeleitete Problem- und Bedingungsanalyse als Leitlinien und Ausgangspunkt für Veränderungsinterventionen.

Der Anhang enthält weiterführende Informationen und Tipps, zunächst wird beschrieben, wie eine gute Sexualberatung und Sexualtherapie zu finden und was auf dem Weg dorthin zu beachten ist. Des Weiteren sind hilfreiche Adressen von fachbezogenen Verbänden und Einrichtungen aufgelistet sowie Möglichkeiten der Fort- und Weiterbildung in Sexualtherapie und -beratung. Danach folgt eine Liste empfohlener Selbsthilfe- und Fachliteratur. Am Schluss stehen das Literaturverzeichnis sowie ein Sachwort- und ein Personenregister.

Im Verlauf des Jahres 2021, als das vorliegende Buch im Entstehen war, erlebten wir einen Höhepunkt der Pro-und-Kontra-Diskussion um das Gendern in geschriebener und gesprochener Sprache. Es ist für uns selbstverständlich, im Text alle Geschlechtsformen – weiblich, männlich und divers – umfassend zu berücksichtigen und nicht nur in einer Fußnote zu schreiben, dass wegen einer besseren Lesbarkeit mit der männlichen Schreibweise alle Geschlechter gemeint sind. Entschieden haben wir uns dabei entweder für die Aufzählung oder für die *-Form. Der Stern wird dem Doppelpunkt bevorzugt, da er mit seinen in allen Richtungen strebenden Strahlen auch als Symbol für Vielfältigkeit, gerade bezüglich der Sexualitäten, gelesen werden kann.

Gemeinsam mit meiner Kollegin *Hildegard Stienen,* Fachärztin für Psychiatrie und Psychotherapie aus Münster, habe ich in den letzten 15 Jahren viele Seminare rund um das Thema Sexualität durchgeführt. Durch ihre ärztlich-sexualtherapeutische und sexualmedizinische Kompetenz wurde ich um den Blick auf die Breite sexueller Störungen und ihrer Behandlungsmöglichkeiten sehr bereichert. Und so konnten wir für die Teilnehmerinnen und Teilnehmer in unseren Fort- und Weiterbildungen die Multiprofessionalität bei der Sexualtherapie abbilden. Hildegard danke ich besonders für die vielfältige fachliche und auch kritische Inspiration in unserer Zusammenarbeit, die sich vor allem im ersten Buchteil niedergeschlagen hat.

Ohne ein sehr gutes und mitdenkendes Lektorat durch *Sabine Oswalt,* ein in der Zusammenarbeit gewohnt zuverlässiges Schreibbüro mit *Diana Brintrup* sowie eine äußerst unterstützende Verlagsbegleitung mit immer offenem Ohr durch *Otmar Koschar* und *Valerie Pogodda* hätte dieses Buch nicht entstehen können. Ihnen allen gilt mein herzlicher Dank!

Münster, im April 2022 *Steffen Fliegel*

Teil I

Basics, Probleme, Lösungen

1. Grundlagen von Sexualitäten

1.1 Guter Sex, der zufrieden macht

Mit unserem Körper und unserer Psyche sind wir zum Erleben einer befriedigenden Sexualität geschaffen. Wir haben Fähigkeiten erworben, die es uns ermöglichen, uns selbst zu erfahren, Partnerschaften aufzubauen und eine lustvolle Sexualität kennenzulernen. Dennoch ist Sexualität selten von Natur aus ausgereift. Lern- und Erfahrungsmöglichkeiten sind notwendig, um eine zufriedenstellende und lustvolle Sexualität auszuleben.

Das heißt: Grundsätzlich ist die körperliche Bereitschaft vorhanden und die Psyche stellt die Möglichkeiten zum Erfahren und zum Lernen bereit, was dann noch erfolgen muss.

So sind auch viele Menschen mit ihrer Sexualität zufrieden, erleben sie lustvoll und haben eine positive Einstellung zu ihrer Sexualität und zu ihrem Körper. Sie besitzen ein gesundes Maß an Egoismus, können ihre eigenen Bedürfnisse spüren und sich auf ihre Befriedigung konzentrieren. Sexuell zufriedene Menschen können ihre Bedürfnisse offen in die Beziehung mit ihren Partner*innen einbringen. Sie fühlen sich für die Erfüllung ihrer eigenen Bedürfnisse selbst verantwortlich, können über ihre Bedürfnisse sprechen und haben ein gutes Verhältnis von Geben und Nehmen gelernt. Ihnen ist das Wechselspiel von Aktivität und Passivität vertraut und sie führen mit ihrem Partner oder ihrer Partnerin eine konstruktive und nicht verletzende Kommunikation.

Zur Verwirklichung einer befriedigenden Sexualität gehören also – lassen wir zunächst einmal die Bedingungen der persönlichen und gesellschaftlichen Lebenswelten außen vor – neben der Fähigkeit zum offenen Austausch über die unterschiedlichen Wünsche das Wahrnehmen der Stimmen des eigenen Körpers und der eigenen Gefühle sowie das Handeln im Wechselspiel von Geben und Nehmen.

Aber es scheint für Paare auch wichtig zu sein, wie häufig Sex stattfindet (Muise, Schimmack & Impett, 2015). In einer Studie aus Kanada werteten Psycholog*innen der University of York 40 Jahre lang Daten von rund 30.000 Amerikaner*innen aus. Erwachsene Paare, die einmal Sex pro Woche hatten, führten nicht nur eine harmonische Beziehung. Sie gaben auch an, glücklich zu sein, unabhängig von Geschlecht und Alter. Paare hingegen, die seltener Sex hatten, erlebten sich auch seltener als glücklich. Sicherlich gibt es hier ein Wechselspiel zwischen partnerschaftlichem Sex und anderen Bedingungen.

Die meisten Frauen, Männer und diversen Personen haben in ihrem Leben den Wunsch nach sexuellem Erleben gespürt, kennen Lust und sexuelles Interesse. Viele Menschen, die von sich behaupten, dass sie eine gute Partnerschaft und guten Sex hätten, berichten durchweg, dass sie zunächst eine Anzahl von behindernden Ansichten verlernen und vergessen bzw. durch realistischere und konstruktivere Einstellungen und Botschaften ersetzen mussten.

Menschen verhalten sich sehr unterschiedlich. Wie sie sprechen, tanzen, essen, aber auch, wie sie empfinden, ist nicht nur in den Genen begründet. Der Kulturkreis, das familiäre Umfeld, das „Milieu“ und die bisherigen Erfahrungen bestimmen mit, was akzeptabel oder was nicht in Ordnung, was normal und was nicht normal ist (siehe auch Kap. 2.1). Das Alter und die gesellschaftliche Eingebundenheit spielen für die Präferenzen – das Bevorzugte in der Sexualität – eine wichtige Rolle.

Im Bereich der Sexualität ist es besonders schwierig zu beurteilen, was normal oder nicht normal, was gestört oder krank ist. Das liegt unter anderem daran, dass Sex meist im Verborgenen stattfindet. Zu einer Bewertung von Sexualpraktiken fehlen in der Regel die für einen Vergleich nötigen objektiven Informationen. Solche Vergleiche, die vorwiegend durch Befragungen erhoben werden, können zwischen Alten und Jungen, zwischen Männern und Frauen, zwischen Frauen und Frauen, Männern und Männern, diversen Personen, zwischen verschiedenen sozialen Gruppen oder Kulturen erfolgen.

Männer erleben ihre Sexualität mit Frauen, Männern oder diversen Personen, Frauen erleben ihre Sexualität mit Männern, Frauen oder diversen Personen, diverse Personen erleben ihre Sexualität mit Frauen, Männern oder anderen diversen Personen. Ob andere Männer, andere Frauen und andere diverse Personen dabei das Gleiche erleben, weiß man nur ungenau, existierende Statistiken sind meist fehlerbehaftet. Vielleicht stellen wir uns deshalb manchmal die Frage: „Bin ich normal?“ oder „Bin ich gut genug?“

Das hauptsächliche Wissen über Sexualität wird in der Pubertät zunächst durch den Austausch mit Gleichaltrigen erworben, dann durch eigene Erfahrungen und heutzutage vielfach durch das Internet, seltener übrigens durch unsere Eltern. Gerade die Internetmedien und -foren, insbesondere die pornografischen Filme, sind allerdings oft denkbar schlechte Modelle, dennoch werden dort viele Informationen eingeholt, und es wird verglichen. Dabei ist Sexualität so individuell, wie es die Menschen sind. Sie ist persönlich und privat, und auch manches, was moralisch bedenklich ist, kann in Ordnung sein, wenn sich Erwachsene freiwillig, alleine oder gemeinsam in die jeweiligen Situationen begeben und ihre Sexualität selbstbestimmt leben. Normal für einen selbst ist das, was man gerne und ohne Gewissensbisse tut. Als normal bei anderen empfindet man all das, was einen selbst nicht abstößt. Oft ist die Toleranz in Bezug auf das, was andere tun, größer als in Bezug auf das, was man selbst begehrt oder erleben möchte.

Positive Sexualität äußert sich

- körperlich (z. B. beim Mann: Erektion, Ejakulation; z. B. bei der Frau: Feuchtwerden der Scheide, Orgasmusgeschehen)
- im Verhalten (Streicheln, Stimulieren, Eindringen, Bewegen, Stöhnen)
- in den Gedanken (z. B.: Ich darf nehmen, ich darf geben, ich darf mich einfach fallen lassen, ich kann lustvolle Fantasien haben)

- in den Gefühlen (Lust, Leidenschaft, Erregung, Freude, Glück, Entspannung)
- in der partnerschaftlichen Beziehung (z. B.: mit viel Zeit oder einem Quickie, Kommunikation mit Sprechen über Sex, dem/der anderen Gutes tun, sich verwöhnen lassen, Nein sagen dürfen, Wünsche äußern dürfen)
- auf gesellschaftlicher Ebene (kulturell akzeptierter, tolerierter Umgang mit speziellen Lebensformen der Sexualität wie heterosexuell, homosexuell, bisexuell, asexuell, divers).

Beim Mann ist das sexuelle Verlangen meist ab der Pubertät und den ersten Masturbationen vorhanden. Bis zum 50. Lebensjahr ist das sexuelle Verlangen sehr stark ausgeprägt und kann danach langsam abnehmen. Manche Männer kommen mit zunehmendem Alter in die männlichen Wechseljahre, man spricht bei dieser hormonellen Umstellung von der sogenannten Andropause. In der Andropause nimmt die Testosteronproduktion ab und bewirkt manchmal einen Rückgang der Libido.

Bei der Frau erwacht die Lust bisweilen etwas später und steigt mit der Zeit und vor allem mit der Erfahrung stetig an. In der Menopause (den weiblichen Wechseljahren) sinkt der Östrogenwert und die Eierstöcke produzieren weniger Testosteron. Doch die Lust nimmt dabei nicht unbedingt ab, da sie nicht nur von dem körperlichen Geschehen abhängt. Ältere Frauen erleben öfter einen zufriedeneren Sex als junge Frauen.

Bei der Selbstbefriedigung, die nicht von allen praktiziert und gebraucht wird, ist es absolut natürlich, sich sexuell auf die Art und Weise der persönlichen Wahl zu befriedigen (siehe auch Kap. 1.9).

Und was ist nun guter Sex? Bernie Zilbergeld (1994), der bereits erwähnte amerikanische Sexualwissenschaftler, formuliert es folgendermaßen:

> Sie haben guten Sex, wenn Sie sich mit sich selbst, mit Ihrem Partner oder Ihrer Partnerin und bei dem, was Sie machen, wohlfühlen. Wenn Sie später, nachdem Sie Zeit zum Nachdenken hatten, sich immer noch mit sich selbst, mit Ihrem Partner oder Ihrer Partnerin und bei dem, was Sie gemacht haben, wohlfühlen, können Sie davon ausgehen, dass Sie guten Sex hatten. Das heißt, es ist eigentlich gar nicht nötig, dass dabei Geschlechtsverkehr, irgendein anderer Akt oder eine bestimmte Abfolge von Praktiken stattzufinden haben. Es braucht sogar nicht einmal zu einem Orgasmus zu kommen, und die Aktivität kann ohne zeitliche Vorgabe von ein paar Sekunden bis zu mehreren Stunden dauern. (S. 71)

1.2 Was noch eine Rolle spielt

Lassen Sie uns nun einige ergänzende Blicke auf die sexuellen Grundlagen werfen, und zwar zur Sexualentwicklung, zum sexuellen Erleben, zu Dimensionen und Funktionen der Sexualitäten, zur kulturellen Einordnung, zur Bedeutung der Hormone auf die Sexualität und was Sex mit unserem Gehirn zu tun hat. Dies kann die Zuordnung verschiedener Aspekte rund um Sexualitäten erleichtern helfen.

Erfahrungsbereiche der Sexualentwicklung

Der Sexualforscher Gunter Schmidt (2004) benennt vier zentrale Erfahrungsbereiche, die die spätere Sexualentwicklung entscheidend prägen: die Bedürfnisgeschichte, die Körpergeschichte, die Beziehungsgeschichte und die Geschlechtergeschichte. Sexualität ist erstens ein Bedürfnis, ein Verlangen, und in ihr schlägt sich auch die individuelle Geschichte eines Menschen mit Bedürfnissen und Wünschen nieder. Zweitens machen wir Sexualität mit dem Körper und den Sinnen und in ihr spiegeln sich unsere Erfahrungen mit unserem Körper und unserer Sinnlichkeit wider, die wir von früh an machen. Real oder in der Fantasie vollzieht sich Sexualität in Beziehungen zu anderen Menschen und in ihr offenbart sich als Drittes die individuelle Beziehungsgeschichte eines Menschen von früh an. Viertens machen wir Sexualität als Mann, als Frau oder als diverse Person, egal ob wir schwul, lesbisch, divers, queer oder hetero sind. Mit diesen Erfahrungen zeigt sich die individuelle Geschichte als Mädchen oder Jungen oder diverses Kind, als Frau oder Mann oder diverse Person.

Das Vier-Komponenten-Modell des sexuellen Erlebens

Das sexuelle Erleben lässt sich nach Stoleru, Fonteille, Cornelis, Joyal und Moulier (2012) in vier Komponenten darstellen:

1. Kognitive Komponente: Hierin gehören die Wahrnehmung und Bewertung eines Reizes hinsichtlich seiner sexuellen Bedeutung. Die Aufmerksamkeit wird gesteigert und auf das sexuell Stimulierende gerichtet, wobei ein Abgleich mit Erinnerungen und Vorstellungen erfolgt.
2. Emotionale Komponente: Genitale Veränderungen werden mit steigender sexueller Erregung und steigendem Wohlbefinden wahrgenommen.
3. Motivationale Komponente: Das Verhalten richtet sich auf sexuell attraktive Reize aus. Unbewusste wie auch bewusste Erfahrungen der sexuellen Erregung und des sexuellen Antriebs, des sexuellen Drangs, veranlassen, ein sexuelles Verhalten auszulösen und durchzuführen.
4. Autonome und neuroendokrine Komponente: Dazu zählen genitale, kardiovaskuläre, respiratorische und hormonelle Prozesse, die den Organismus in einen Status der physiologischen Bereitschaft versetzen, ein sexuelles Verhalten auszuführen.

Dimensionen von Sexualitäten

Betrachtet man einmal die Dimension von Sexualitäten – dies betrifft sowohl die sexuelle Gesundheit wie auch die sexuellen Störungen –, lässt sich eine erste übergeordnete Dimension beschreiben, zu der die Geschlechtsidentität, Geschlechtsrolle, sexuelle Orientierung, Erotik, Lust und Intimität sowie Reproduktion gehören.

Zur zweiten Dimension zählen Gedanken, Fantasien, Wünsche, Einstellungen, Werte, Verhaltensweisen und Praktiken sowie gelebte Beziehungen.

Und in einer dritten Dimension finden sich biologische, psychologische, soziale, ökonomische, politische, kulturelle, rechtliche, historische, religiöse und spirituelle Aspekte.

Funktionen von Sexualitäten

Das Praktizieren von Sexualität kann sehr unterschiedliche Funktionen haben und sehr unterschiedliche Bedürfnisse befriedigen.

Die längste Tradition hat die *Fortpflanzungsfunktion.* Sehr schnell kommen *Lust* und *Spaß* hinzu, was sicherlich viele der vielleicht 3.000 bis 5.000 „Geschlechtsverkehre" im Leben motiviert. Sex kann der *Entspannung* dienen, wie auch der *Kompensation* von Nicht-Sexuellem, z. B. Unzufriedenheit, Streit mit Partner*innen, Einsamkeit, Misserfolg, Angst usw. Sex kann alleine stattfinden, sehr häufig (mindestens) zu zweit, wobei die Interaktion dann auch der *Kommunikation* dienen kann.

Und damit sind wir gleich bei der *Beziehungsfunktion*, die dazu beiträgt, dass sich das Miteinander festigt und auch Liebe ausdrücken kann. Hier hat Sex sicherlich mit die Funktion, durch die *Intimität* der geliebten Person nahe zu sein. *Bestätigung*, z. B. um Leistung zu zeigen, wie auch die Bestätigung, um sich männlich, weiblich, begehrenswert zu fühlen, können ebenso zu den Motiven gehören, um Sex zu machen.

Kulturelle Einordnung

Volkmar Sigusch (2005) sieht es als notwendige Erkenntnis an, dass das, was unter Sexualität verstanden oder sexuell gelebt wird, einem ständigen kulturellen Prozess der Umkodierung, Transformation und Umbewertung und damit einer ständigen Veränderung unterliegt. Im Alltagsbewusstsein aber scheint es immer noch so, als ob Sexualität ihrer Struktur nach eine unveränderbare, von Natur gegebene, Einheit darstellt. Tatsächlich aber ist sie ein veränderbar Zusammengesetztes.

Veränderungsseite

Hier wird das Zusammenspiel zwischen den vier menschlichen Ebenen aus Verhalten, Gedanken, Körper und Gefühlen betrachtet, das für die Veränderungsseite psychischer Störungen besondere Relevanz hat.

Sex und Neurobiologie

Laut dem Neurobiologen Simon LeVay (1993) haben wir das größte Sexualorgan zwischen den Ohren, wobei er das Limbische System im Gehirn meint. Von hier werden die nervalen Impulse über die Nervenbahnen in der Wirbelsäule an die Genitalien gesendet. Die Durchblutung der Genitalien wird ebenfalls von hier oben gesteuert. Aber insbesondere wird das, was wir visuell, körperlich, emotional und kognitiv erleben, ggf. als sexuell interpretiert.

Das Theater der Hormone

Last but not least ist das Hormontheater der Sexualität genauer zu betrachten. Da gibt es Wechselwirkungen zwischen dem Östrogen-Testosteron-Zusammenspiel, das für Lust und Triebhaftes sorgt und Sexualität initiiert. Die Dopamin-Noradrenalin-Verbindung fokussiert die Aufmerksamkeit und sorgt für Annäherung. Die Verbindung von Oxytozin-Vasopressin, die Bindungshormone, schaffen Sicherheit und Gebundenheit.

1.3 Sexuelle Orientierung: männlich, weiblich, divers, homo, hetero, queer, trans, inter …

Es gibt eine große geschlechtliche und sexuelle Vielfalt und ebenso eine erstaunliche Vielfalt sexueller Lebensweisen, Ausdrucksformen sowie Präferenzen. Und so ist es sinnvoll, Begriffe, die mit Gefühlen, Lebensweisen, Praktiken, aber auch politischen Diskursen zu tun haben und mit umkämpften, diskriminierenden sowie verletzenden Erfahrungen verbunden sind, zunächst einmal zu definieren.

Kleines Lexikon

Agender: Steht für Menschen, die sich mit keinem Geschlecht identifizieren.

Allosexuell: Das Begehren für andere Menschen ist in einem mindestens durchschnittlichen Maße vorhanden.

Amourös: Bezieht sich mit Verliebtheits-, Liebes- und Romantikgefühlen auf ein bestimmtes Geschlecht. Amouröse Vielfalt drückt aus, wenn diese Gefühle sich auf verschiedene Geschlechter richten.

Asexuell: Steht für Menschen, die keine sexuelle Erregung erleben und kein Bedürfnis nach Sex verspüren (siehe auch Kap. 1.4).

Bisexuell: Eine sexuelle Orientierung ist auf mindestens zwei Geschlechter bezogen.

Cis-geschlechtlich: Die Geschlechtsidentität entspricht dem Geschlecht, das bei der Geburt auf der Grundlage der gesellschaftlichen Einordnung der Genitalien zugewiesen wurde.

Demisexuell: Sexuelles Begehren wird nur für Menschen entwickelt, mit denen bereits eine Bindung aufgebaut wurde.

Gender: Geschlechtliche Vielfalt.

Genderqueer: Die Geschlechtsidentität ist weder eindeutig weiblich noch eindeutig männlich, sie liegt dazwischen oder auch jenseits von männlich oder weiblich, sie kann situativ oder phasenweise wechselnd empfunden werden.

Geschlecht: Beinhaltet die Selbstverortung aufgrund gesellschaftlicher oder persönlicher Dimensionen. Bedeutsam können drei Ebenen sein: Körper, Identität und Ausdruck. Die geschlechtliche Vielfalt setzt sich aus diesen mindestens drei Ebenen zusammen. Auf der körperlichen Seite werden verschiedene Merkmale mit dem Geschlecht in Zusammenhang gebracht, so die Sexualorgane, die Körpergröße, die Behaarung, die Stimme und die Fähigkeit, einen Orgasmus zu erleben. Möglich sind männlich, weiblich oder intergeschlechtlich.

Geschlechtsdysphorie: Dysphorie meint ein Gefühl von Unwohlsein und Irritation in Bezug auf das eigene Geschlecht. Körperliche Geschlechtsdysphorie bedeutet, dass die Geschlechtsidentität einer Person nicht zum eigenen Körper passt.

Geschlechtsidentität: Bezeichnet das psychische Geschlecht oder auch das Wissen über das eigene Geschlecht. Neben der Zweigeschlechtlichkeit Mann/Junge und Frau/Mädchen gibt es andere verschiedene Möglichkeiten der Identifikation. Geschlechtsidentität kann sich z. B. über Kleidung, Styling, Sex, Identität und vieles mehr ausdrücken.

Heterosexuell: Die sexuelle Orientierung bezieht sich im Rahmen der Zweigeschlechtlichkeit auf Personen des anderen Geschlechts.

Homosexuell: Die sexuelle Orientierung bezieht sich auf Personen des eigenen Geschlechts (lesbisch/schwul). Dabei muss sich der Begriff „homosexuell" nicht allein auf Sexualität beziehen, er wird auch z. B. in Verbindung mit Liebe, Bindung, Familie oder Menschenrechten genutzt.

Intersexuell/intergeschlechtlich: Betrifft Menschen, deren chromosomales oder genetisches und/oder hormonelles und/oder genitales Geschlecht nicht eindeutig dem entspricht, was in Gesellschaft und Wissenschaft als körperlich weiblich bzw. männlich gilt.

LGBTQI+: Ist eine Abkürzung für Lesbian, Gay, Bi, Trans, Queer und Intersex. Auf Deutsch steht das also für lesbisch, schwul, bisexuell, trans, queer und intersexuell. Das Pluszeichen steht für weitere Geschlechtsidentitäten.

Monogamie: Eine Lebensweise, in der romantische und sexuelle Beziehungen nur mit einer Person auf einmal gelebt werden. Sexualität mit oder gegenüber anderen Menschen bedroht die monogame Beziehung.

Non-Binary: Betrifft die Geschlechtsidentität jenseits der binären Ordnung von männlich oder weiblich, wird ebenso wie genderqueer oft als Überbegriff verschiedener nicht binärer Identifikationen genutzt.

Offene Beziehung: Eine Liebesbeziehung, in der ein Paar sich gegenseitig die Priorität gibt, aber auch Sex oder Liebschaften mit anderen Menschen erlaubt sind. Ein zugehöriger Begriff ist *Polyamorie* (siehe dort).

Pansexuell: Eine sexuelle Orientierung, die sich auf Menschen aller Geschlechter richtet bzw. auch andere Merkmale als das Geschlecht des Gegenübers für die Anziehung entscheidend findet.

Polyamorie: Menschen sprechen miteinander ab, mit mehreren Menschen gleichzeitig verbindliche Liebes- oder Sexbeziehungen einzugehen bzw. eingehen zu dürfen.

Promiskuität: Mit häufig wechselnden Menschen Sex haben.

Queer: Eine Bezeichnung für alle, die nicht heterosexuell sind und/oder nicht in zweigeschlechtliche Normen passen. Ein Begriff, der auch negativ gebraucht wird, wenn Personen von der Norm abweichen.

Sexismus: Abwertung bzw. Gewalt bezüglich Diskriminierung meist von Frauen oder Mädchen.

Sexuelle Orientierung: Drückt im allgemeinen Sprachgebrauch aus, zu welchen Geschlechtern ein Mensch sich sexuell hingezogen fühlt, z. B. schwul, lesbisch, queer, heterosexuell, homosexuell, bisexuell usw.

Trans: Hierzu gehören transgender, transgeschlechtlich und transsexuell. Dies bezeichnet Menschen, deren Geschlechtsidentität nicht dem Geschlecht entspricht, das ihnen bei der Geburt, meist aufgrund der Interpretation ihrer Genitalien, zugewiesen wurde. Durch die Bezeichnung „Trans*“ entsteht ein

Überbegriff für alle genannten Begriffe, die mit „Trans" beginnen. Manche Trans*-Menschen empfinden ihren Körper als falsch (körperliche Geschlechtsdysphorie) und streben eine teilweise, umfänglichere oder möglichst vollständige (dann chirurgische) körperliche Angleichung an. Andere Trans*-Menschen empfinden ihren Körper als richtig und haben vor allem Probleme damit, wie gesellschaftlich von ihrem Körper auf ihr Geschlecht geschlossen wird (soziale Geschlechtsdysphorie). Manche streben deshalb körperliche Angleichungen an, andere nicht. Auch Intersexuelle können trans* sein, wenn sie eine andere Geschlechtsidentität haben, als die ihnen durch Eltern und/oder Medizin zugewiesen wurde.

Transsexualität: Ist wie auch der Begriff „Trans*" generell umstritten. Die Begriffe werden als diskriminierend oder auch als pathologisierend erlebt.

*Trans*Frau, Transfrau, Trans-Frau bzw. Trans*Mann, Transmann, Trans-Mann:* Bezeichnungen für erwachsene Personen mit weiblicher/männlicher Geschlechtsidentität, denen bei Geburt eine männliche/weibliche Geschlechtsidentität zugewiesen wurde, oft auf Grundlage der Interpretation ihrer Genitalien. Die angehängte Geschlechtsbezeichnung kennzeichnet das gewünschte Geschlecht.

Es gilt generell zu überlegen, wann welche Unterscheidung notwendig ist, wann sie diskriminierend ist und wann ohne Differenzierung von Männern, Frauen, Jungen, Mädchen, Genderqueers usw. gesprochen werden sollte.

Und wer bestimmt nun, welches Geschlecht der Mensch hat und lebt? Dazu hilft es, noch einige Aspekte weiter auszuführen.

Körpergeschlecht: Menschen sind körperlich sehr unterschiedlich, dabei spielen Geschlechtsorgane, Hormone und Chromosomen eine Rolle. Medizin und Biologie teilen in weiblich und männlich ein. Menschen, die nicht in diese Schublade passen, gelten als intergeschlechtlich. Das in der Geburt festgestellte Geschlecht wird in die Geburtsurkunde eingetragen. Bei intergeschlechtlichen Babys, also bei unklarer genitaler Zuordnung, wird der Eintrag offengelassen.

Geschlechtsidentität: Hier geht es darum, zu welchem Geschlecht ein Mensch sich zugehörig fühlt, z. B. männlich, weiblich oder weder männlich noch weiblich oder genderqueer. Die Geschlechtsidentität kann mit dem Geschlecht in der Geburtsurkunde übereinstimmen. Diese Menschen sind dann Cis-Männer oder Cis-Frauen. Als transgeschlechtlich werden Menschen bezeichnet, bei denen die Geburtsurkunde nicht mit der Identität übereinstimmt. Diese Menschen sind dann z. B. Transfrauen (biologisch männlich), Transmänner (biologisch weiblich) oder Genderqueers. Was zählt, ist die Geschlechtsidentität.

Geschlechtsausdruck: An Männer und Frauen gibt es gesellschaftliche Erwartungen, wie sie sich kleiden oder verhalten sollen, welche Themen sie interessieren oder welche Dinge sie gut können. In Wirklichkeit sind Menschen aber vielfältiger als ihre zugewiesenen Ausdrucksformen.

Sexuelle Orientierung: Spielt das Geschlecht eine Rolle beim Verlieben? Haben alle Menschen Lust auf Sex? Um diese und mehr Fragen geht es beim Thema „Sexuelle Orientierung". Menschen verlieben sich oder begehren andere auf vielfältige Weise. Manche Menschen sind heterosexuell, andere homosexuell und verlieben sich in Menschen des gleichen Geschlechts. Frauen bezeichnen sich dann als lesbisch, Männer als schwul. Bisexuelle und Pansexuelle interessieren sich für zwei oder mehr Geschlechter. Als Queer bezeichnen sich meistens Menschen, die nicht heterosexuell lieben. Andere wollen damit deutlich machen, dass sie nicht in Schubladen gesteckt werden wollen. Menschen haben die unterschiedlichsten Körper, Geschlechtsidentitäten, Ausdrucksweisen und sexuelle Begehren. Bei manchen bleibt dieser Bereich ein Leben lang gleich, bei anderen verändert er sich. Ein respektvoller Umgang ermöglicht es allen, sich damit wohlzufühlen. Wichtig ist, dass Menschen es selbst bestimmen können, wie sie leben und lieben.

Für die sexuelle Orientierung werden auch immer wieder statt homosexuell und heterosexuell die Begriffe *gynäphil* und *androphil* gebraucht. *Gynäphil* sind erwachsene Personen mit Hauptzielrichtung des romantischen, emotionalen und sexuellen Interesses auf Frauen. Androphil ist vergleichbar mit der Orientierung auf Männer. So sind z. B. gynäphile Männer heterosexuell, da sie sich von Frauen angezogen fühlen, während gynäphile Frauen homosexuell sind, da sie sich von Frauen angezogen fühlen. Die folgende Tabelle versucht Ordnung zu bringen bezüglich des biologischen und gefühlten bzw. erlebten Geschlechts, der sexuellen Orientierung, des Begehrens und Hingezogen-Fühlens sowie der Hauptzielrichtung.

Tabelle 1: *Zuordnungen der geschlechtlichen Identitäten*

Biologisches Geschlecht	*Gefühltes Geschlecht*	*Orientierung*	*Begehren*	*Hauptzielrichtung*
Mann	***Mann***	Heterosex Homosex	Frau Mann	Gynäphil Androphil
Mann	***Frau*** (Transfrau)	Heterosex Homosex	Mann Frau	Androphil Gynäphil
Frau	***Frau***	Heterosex Homosex	Mann Frau	Androphil Gynäphil
Frau	***Mann*** (Transmann)	Heterosex Homosex	Frau Mann	Gynäphil Androphil

Bei Bisexualität sind die Zuordnungen bezüglich Orientierung, Begehren und Hauptzielrichtung weniger bedeutend.

Geschlechtsentwicklung: Hierin lernen Kinder bis zum Alter von drei Jahren, sich als Junge oder Mädchen wahrzunehmen. Etwas später lernen sie, das Geschlecht als eine stabile Kategorie anzusehen. Sie lernen, dass sich aus Jungen Männer, aus Mädchen Frauen entwickeln. Zwischen dem sechsten und siebten Lebensjahr realisieren Kinder, dass sich die eigene Geschlechtlichkeit auch über verschiedene Situationen hinweg als konstant zeigt. Sie lernen auch, dass sich das Geschlecht durch Verhaltensänderungen oder andere Kleidung nicht verändern lässt. Diese Sichtweise ist insofern als kritisch anzusehen, da sie der Entwicklung von Kindern mit Variationen in der Geschlechtsidentität, z. B. bei transsexueller Entwicklung, nicht gerecht wird. Diese starre Sichtweise hat insofern häufiger zu starken Entwicklungsproblemen geführt, da intersexuelle Kinder durch Umfeld und Behandlung nach Maßgabe ihres biologischen Geschlechts, oder wie auch immer dies durch Eltern und Mediziner*innen definiert war, falsch erzogen wurden. Besonders belastend war dies, wenn bereits im Kindesalter geschlechtsangleichende Operationen vorgenommen wurden, die nicht der geschlechtlichen Identität des Kindes oder heranwachsenden Jugendlichen entsprachen. Um diese Probleme zukünftig zu vermeiden, wurde festgelegt, dass entsprechende Erziehungs- und Behandlungsmaßnahmen erst durch die Selbstbestimmung des Kindes oder Jugendlichen erfolgen dürfen. So wird denn auch nach der Geburt bei nicht klarer biologischer Definition des Geschlechts kein Geschlechtseintrag in der Geburtsurkunde vorgenommen.

Der Fragebogen KSOG (Klein-Sexual-Orientation-Grid, siehe Fiedler, 2004) ermöglicht komplexe Abbildungen sexuellen Erlebens und sexueller Orientierung. Beim sexuellen (Selbst-)Erleben werden sexuelle Neigungen, sexuelle Fantasien und sexuelle Verhaltensmuster erfasst. Dies betrifft den Bereich der sexuellen Orientierung, die Art der bevorzugten emotionalen Paarausrichtung, die Art der interpersonell sozialen Zugehörigkeit, den Wunsch, einen hetero-sexuellen bzw. homosexuellen Lebensstil nach außen präsentieren zu wollen, und die Frage, ob sich die Person subjektiv selbst als mehr, eher, weniger oder nicht als hetero- bzw. homosexuell einstuft. So ermöglicht das KSOG für die therapeutische Arbeit eine Bestandsaufnahme sexueller Neigungen und Vorlieben zu einem bestimmten Zeitpunkt.

Es gibt bislang keine eindeutigen Befunde, aus denen die Entwicklung einer sexuellen Orientierung, z. B. in Bezug auf Homosexualität und Heterosexualität, zurückgeführt werden könnte. Die zukünftige Forschung sollte sich mehr darauf konzentrieren, andere Entwicklungsmodelle als die Alles-oder-Nichts-Orientierung vorzusehen. Sie sollte den komplexen Wechselwirkungen zwischen Biologie, Entwicklung, Lernprozessen sowie gesellschaftlichen und kulturellen Einflüssen Rechnung tragen.

Abschließend sei bemerkt, dass es, so wie es sehr viele und unterschiedliche Facetten der Geschlechtsidentität gibt, auch zahlreiche Störungen der Geschlechtsidentität gibt. Diese sind ebenso wie die sexuellen Funktions- und Luststörungen in den psychiatrischen Diagnosekatalogen verzeichnet (siehe auch Kap. 2.2). Dazu gehören Transsexualismus, Störung der Geschlechtsidentität im Kindesalter wie auch andere Störungen der Geschlechtsidentität. Diese Störungen können sich z. B. ausdrücken in einem starken Verlangen nach den primären und/oder sekundären Geschlechtsmerkmalen des anderen Geschlechts, im starken Verlangen nach Zugehörigkeit zum anderen Geschlecht, in der starken Überzeugung, typische Gefühle und Reaktionen des anderen Geschlechts zu haben, oder auch starkem Leid und Beeinträchtigungen in sozialen, beruflichen oder anderen wichtigen Lebensbereichen. Hinzu kommt oft der starke Wunsch, sich von seinen primären und/oder sekundären Geschlechtsmerkmalen aufgrund der empfundenen Abweichungen zu befreien. Die psychotherapeutische Arbeit dient dazu – zumeist über mehrere Jahre –, die verschiedenen Phasen im Verlauf der transsexuellen Entwicklung zu begleiten, die Probleme mit der körperlichen Geschlechtsentwicklung, dem Geschlechtsrollenverhalten, dem Geschlechtsidentitätserleben und der Identitätsentwicklung im Allgemeinen zu berücksichtigen, das Leben vor, während und nach dem Rollenwechsel zu thematisieren und zu unterstützen, den Leidensdruck zu mindern, die Folgen von Entwicklungsverzögerungen und spezifischen Traumatisierungen zu bearbeiten und zu helfen, geschlechtsbezogene Erlebens- und Verhaltensweisen zu gestalten. Ansonsten geht es bei der psychotherapeutischen Arbeit und Begleitung darum, wie bei allen anderen psychischen Problemen auch, das Leidvolle und Problembereitende in Bezug auf die Störungen der Geschlechtsidentität herauszuarbeiten, die individuellen Bedingungen dafür in Erfahrung zu bringen und spezifisch zu behandeln. Daher gibt es kein allgemeingültiges, sondern stets ein auf die betroffene Person und deren Angehörige zugeschnittenes Behandlungskonzept. Oft betrifft es dann, genau wie bei anderen psychischen Problemen, die Probleme im Verhalten, in den Gedanken, in den Einstellungen, in den Gefühlen, insbesondere in Bezug auf das körperliche Erleben und tief sitzende Konflikte, wie auch Probleme in den jeweiligen Lebenswelten sowie in den Beziehungen und Familien (Literatur zu Behandlungskonzepten, siehe Becker, 2004).

1.4 Asexualität ist keine Störung

Es gibt keine einheitliche Definition von Asexualität. Menschen beschreiben sich als asexuell, wenn ihnen jegliches Interesse an Sexualität und sexueller Erregung fehlt. Sie verspüren kein sexuelles Verlangen, fühlen sich nicht durch andere Personen sexuell angezogen und führen keine sexuellen Handlungen mit anderen aus, insbesondere nicht mit dem Ziel einer sexuellen Befriedigung. Sie erleben diesbezüglich auch kein Defizit. Rein körperlich sind viele asexuelle Menschen zu Sex fähig.

Einige asexuelle Menschen befriedigen sich selbst, andere wiederum nicht. Selbstbefriedigung wird genutzt, um z. B. ein angenehmes Gefühl zu erzeugen und von ihren Körpern ein sexuelles Vergnügen zu bekommen. Es werden dabei zur Erregung in der Regel keine sexuellen Gedanken oder Fantasien genutzt.

Das entscheidende Kriterium ist also, keine Sexualität mit anderen Personen leben zu wollen. Es gibt aber keine genaue Trennschärfe für die Definition Asexualität. Einerseits werden Personen ohne jegliches sexuelle Verlangen und sexuelle Aktivitäten als asexuell angesehen, andererseits können auch solche Personen als asexuell betrachtet werden, die ein geringes sexuelles Verlangen, aber kein Interesse an Sexualität mit einem anderen Menschen haben und sich selbst befriedigen. Einer Umfrage von Bogaert (2004) zufolge beträgt der Anteil an asexuellen Menschen in der Bevölkerung circa ein Prozent. Bogaert definiert eine Person als asexuell, wenn sie sich nach eigener Angabe noch nie durch einen anderen Menschen sexuell angezogen gefühlt hat. Er schloss Personen ein, die sich (zum Teil häufig) selbst befriedigen, sich für nicht menschliche Sexualobjekte interessieren und sich durchaus sexuell auch interessieren, wenngleich ihnen noch kein Mensch begegnet ist, den sie als anziehend erlebt haben. Würde man diese strenge Definition von Asexualität anlegen, müsste ihr Anteil allerdings weniger als ein Prozent an der Gesamtbevölkerung anzusehen sein. Insofern lässt sich vielleicht Asexualität als Abwesenheit von sexuellem Verlangen oder durch ein sehr geringes sexuelles Verhalten definieren, wobei Selbstbefriedigung durchaus einbezogen sein kann. Allerdings dürfte es eine hohe Dunkelziffer geben.

Wichtig ist, Asexualität nicht als sexuelle Störung anzusehen. Asexuell sowie mit Sex lebende Personen sind gleich zufrieden oder gleich unzufrieden mit ihrer Sexualität, wenngleich diese bei asexuellen Menschen meistens gar nicht stattfindet.

Manche Personen, die glauben, asexuell zu sein, obwohl sie gerne Sex haben möchten, aber zu gehemmt dafür sind oder an sexuellen Funktionsstörungen leiden, fallen nicht unter die eben beschriebene Definition. Andererseits glauben Personen, an sexuellen Problemen zu leiden, obwohl sie in Wirklichkeit gar keine sexuellen Probleme haben, sondern einfach nur asexuell sind. Dann würde es darum gehen, diese Asexualität emanzipatorisch zu akzeptieren und zu leben. Asexuelle Personen leiden also *nicht* unter einem Mangel an sexuellem Verlangen.

Meist liegt Asexualität sehr früh im Leben vor, wobei auch da bereits sexuelles Verlangen nicht vermisst wird. Asexualität kann aber auch erst im späteren Leben auftreten und dann womöglich mit der Störung eines Mangels an sexuellem Verlangen verwechselt werden.

Generell ist es wichtig, die Emanzipation als asexuelle Personen zu akzeptieren und zu fördern und nicht als psychische oder sexuelle Störung zu sehen.[1]

1.5 Wie das Sprechen über Sexualität gelingt

Über Sexualität zu sprechen, ist sowohl auf weiblicher als auch auf männlicher Seite mit Vorurteilen behaftet. Vielleicht reden Männer nicht so gerne über Sex, weil von ihnen erwartet wird, dass sie wissen müssten, wie guter Sex ausschaut, dass sie auch wissen müssten, was Frauen guttut, oder weil sie es zu wissen glauben. Vielleicht haben Frauen noch ganz tief in sich das Muster verinnerlicht, dass Frauen nicht über Sex sprechen.

Vielleicht gibt es aber auch ganz andere Gründe, nämlich, dass wir es nicht gelernt haben, über Sex zu sprechen. Vielleicht, weil wir keine guten Vorbilder hatten und keine guten Erfahrungen machen konnten, wobei sich das eben Gesagte vor allem auf das Sprechen über Sex in partnerschaftlichen Beziehungen bezieht.

Dass Sexualität Sprache hat, können wir spätestens bei Charlotte Roche in „Feuchtgebiete" nachlesen, weiterhin in vielen erotischen Texten im Internet, in pornografischen Filmen, aber auch beim Zuhören von Inside-Gesprächen Jugendlicher, wenn sie unter sich sind und über Mädchen, Jungen und Partnerschaften reden.

Aber selbst wenn Sexualität Sprache hat, macht sie auch deswegen sprachlos, weil es in den eigenen Partnerschaften einerseits an Worten und Bezeichnungen fehlt, mit denen über Sexualität gesprochen werden kann. Andererseits, und auch das ist wichtig, verschlägt es vielen beim Sex oder in Bezug auf Sex die Sprache: Es gibt wenig Raum für eine individuelle Ausformung der Sexualität. In den verschiedensten Medien werden den Personen Normen und Werte entgegengebracht, wie Sex zu sein und zu funktionieren hat. Die „normalen" Details über Häufigkeiten, Größen von Geschlechtsorganen, Intensitäten, Praktiken usw. werden überall verkündet und fordern so zum persönlichen Vergleich heraus. Selten existiert ein ganzheitliches und mit Gefühlen besetztes Modell von Sexualität, bei dem aus dem Höchstpersönlichen, Unkontrollierbaren und Leidenschaftlichen Überindividuelles, Kollektives, Öffentliches und Kontrollierbares geworden ist. Es existieren Fantasiemodelle vom Sex, bei dem der Penis riesig ist und die ganze Nacht nicht schlappmacht oder Frauen von Höhepunkt zu Höhepunkt bis zur Ekstase gejagt werden. Wie sollen Männer, Frauen und Personen mit diversem Geschlecht bei vermuteten Unzulänglichkeiten oder wenn sie sich mit solchen Fantasiemodellen persön-

[1] AVEN: Netzwerk für Öffentlichkeits- und Aufklärungsarbeit zu Asexualität. Deutschsprachiges Unterforum: http://www.asexuality.org/de

lich vergleichen, auch noch reden? Und auch der Mythos „Darüber spricht man nicht" gilt weiterhin. Zwar ist das Sprechen über Sexualität freier geworden, aber diese Liberalisierung hat viele nicht erreicht, und sie ist auch wieder konservativer geworden.

Die Gesellschaft hat in der Regel keinen gemeinsamen Wortschatz über Sexualität. Es gibt die medizinische Fachsprache, die Bürokratensprache, die Alltagssprache, die Kindersprache, die Blümchensprache, die vulgäre Sprache. Und so heißt der Penis auch Glied, Zipfel, Schnitzelwutz, Schwanz, da unten. Und die Vagina wird auch Scheide genannt (ist übrigens das Gleiche wie Vagina) oder Muschi, Möse, Venus, Vulva, da unten. Sprechweisen unterscheiden sich inhaltlich und gefühlsmäßig sowie wertend. Dabei ist es erstaunlich, dass gleiche Bezeichnungen – z. B. bumsen, schnackseln, ficken, vögeln, poppen, Liebe machen oder miteinander schlafen – bevorzugt oder abgelehnt werden können, je nach Erfahrungen und Bewertungen, je nach Situation und persönlicher Lerngeschichte. Wer sexuelle Wörter ausspricht und hört, verbindet mit ihnen Gefühle von Lust, Spaß, Ablehnung, Fremdheit, Distanz, Angst, Scheu, Erregung, Geilheit usw., denn Sprache und ihre Bedeutung unterliegen auch Lernprozessen, wie wir im Folgenden noch sehen werden.

Schauen wir uns die sexuelle Sprache einmal genauer an:

- Miteinander schlafen, miteinander ins Bett gehen: Das beschreibt eigentlich inhaltlich gesehen nichts Sexuelles.
- Ficken: bedeutet reiben.
- Vögeln: Warum die Bezeichnung „Vogelen" für die Begattung bei Vögeln in der Zeit des Mittelhochdeutschen auf Menschen übertragen wurde, ist nicht überliefert.
- Bumsen: Dies kann mit Versinnbildlichung lauter Musik (Paukenschlag), aber auch mit einer Detonation und folglich einer eher nicht prickelnd-rauschenden Assoziation verbunden werden.
- Fellatio und Cunnilingus sind schön klingende Wörter und bedeuten Blasen und Lecken. Aber geblasen wird bei einer sexuellen Tätigkeit eigentlich nicht. Es wird geküsst, gebissen, gezüngelt, gelutscht, aber selten geblasen.
- Vagina: Dieser Ausdruck stammt von dem lateinischen Wort für Scheide. Die Vagina wird mehr als passiver Behälter gesehen, der auf eine Penetration wartet wie die Scheide auf das Schwert.
- Vulva: Das Wort geht zurück auf das lateinische „volva" (die Gebärmutter). Indem der Uterus zunehmend die Vulva als Bezeichnung für die Gebärmutter verdrängte, verschob oder verengte sich die Bedeutung von Vulva auf den äußeren Genitalbereich. Die antike Etymologie leitet Vulva von „valvae" (Flügeltüren) her, da sie den Samen wie durch eine Tür einlässt und durch sie der Fötus heraustritt.[2]

[2] Angelehnt an Wikipedia „Vulva"

Gerade die Sexualorgane und Geschlechtsteile für Frauen und Mädchen haben den Geruch der Schande, wie es der österreichische Kabarettist Bernhard Ludwig einmal formulierte. Dafür steht auch das Wort Scham. Von Frauen werden daher Vulva, Venushügel, Perle, Muschi als sprachliche Alternative vorgeschlagen.

Aber auch das männliche Glied könnte eine Alternative vertragen: Pimmel, Ständer, Schwanz, Steifer und Penis haben für sich gesehen keine lustvolle Bedeutung.

Die medizinischen Fachausdrücke wie Sexualakt, Erektion, Ejakulation, Geschlechtsorgan, Penetration und Koitus sind im Wesentlichen sprachliche Werkzeuge der Anatomie und der Physiologie und können nicht einmal dem Reichtum annähernd gerecht werden, den die sinnliche und sexuelle Erfahrung in sich birgt.

Ebenso wie das Optische oder auch Gerüche können sexuelle Begriffe durch Lernprozesse aus einer vielleicht eher neutralen Bewertung eine negative wie auch eine positive Bewertung erlangen. Werden sie im Kontext sexueller Handlungen und sexuellen Erlebens mit bestimmten starken Gefühlen verbunden, wie z. B. Lust und Erregung im Positiven oder Aversion, Ekel, Angst im Negativen, oder werden sie verbunden mit starken körperlichen Empfindungen, wie z. B. einer starken sexuellen Erregung und einem Orgasmuserleben oder auch Schmerz, können sie in der Folge beim Hören oder Sprechen ähnliche Gefühle auslösen wie in der erlebten Situation. Insofern haben viele Menschen erlebt, dass neutral oder auch vielleicht unangenehm geprägte Begriffe durch das Sprechen über oder beim Sex eine positive Bewertung erfahren haben und auch umgekehrt. Eine Frau, die bei sexueller Gewalt sexuelle Begriffe vom Täter hört, wird diese kaum mehr positiv erleben können.

Da es keine perfekte Sprache für Sexualität gibt, kann es sein, dass sich die Partner*innen nicht verstehen,

- weil vermeintlich nicht die „richtigen" Worte gefunden werden
- weil die Sprache der einen Person der anderen nicht gefällt und keine guten Gefühle hervorruft
- weil Hemmungen das Finden von Worten behindern.

Leider ist die sexuelle Sprache sehr männlich gefärbt. In ihren Ausdrücken beschreibt sie oft die Ansichten des Mannes über Sexualität, über die weibliche als auch männliche Sexualität und über die Körper. Sexuelle Sprache bringt teilweise Abwertendes mit sich und wird zur Abwertung genutzt. Dabei sind der „Schlappschwanz" und das „Fick dich ins Knie" noch harmlos im Vergleich zu der Abwertung der Person der Frau durch die Bezeichnung „Fotze".

Auch sexuell glückliche Paare wissen oft wenig voneinander. Obwohl viele Frauen selbst als zufriedene Partnerin deutlich Probleme angeben, sexuell erregt zu werden, wissen viele Partner*innen nichts davon. Bei Paaren in sexuell gestörten Beziehungen scheinen noch größere Wissenslücken und Fehleinschätzungen hinsichtlich der Wünsche, Vorlieben und Bedürfnisse der jeweiligen Partner*innen zu liegen als bei zufriedenen Paaren. Kommunikationsstörungen sind daher auch eine wichtige aufrechterhaltende Bedingung sexueller Störungen. So können Erektionsstörungen, vaginistische Reaktionen, Schmerzen, unlustvolle Gefühle, Orgasmusprobleme oder Lustlosigkeit als Alternativfunktionen oder Ersatzreaktionen herhalten für das, was der Körper ausdrücken und die Sprache nicht zu vermitteln mag. Streikt der Körper durch Probleme bei der Erektion, des Orgasmus, der Scheidenfeuchtigkeit usw., könnte es sich übersetzt so anhören wie: „So, wie du Sex machst, das mag ich nicht. Das tut mir weh. Das befriedigt mich nicht. Ich mag mehr Zärtlichkeiten. Du gehst nicht auf meine Bedürfnisse ein." usw.

Viele Frauen, Männer und diverse Personen sagen in den Beratungen und Therapien, dass sie niemals mit ihrem Partner oder ihrer Partnerin darüber geredet haben, wie sie z. B. ihre sexuelle Beziehung verbessern könnten. Viele haben Hemmungen oder haben es nie gelernt zu sprechen. Die Furcht, die andere Person zu kränken, zu verletzen oder zu verärgern, ist weitverbreitet.

Jede Sprache dient auch der sozialen Kontrolle. Sie färbt nicht nur unser Denken, sie formt es auch. Wörter oder Redewendungen, die wir im Fernsehen hören, im Internet lesen oder in der Unterhaltung beiläufig erfahren, auch solche, die wir nicht aussprechen, formen unser Denken, unser Empfinden und unsere Einstellungen zu dem, was um uns herum passiert. Die öffentlich erfahrene sexuelle Sprache kann als Modell dazu dienen, über Sexualität in Beziehungen zu sprechen, sie kann aber auch blockieren und die Vermeidung fördern.

Sexualität ist nicht die wichtigste Angelegenheit in unserem Leben. Es ist auch nicht notwendig, immer über Sex zu sprechen. Aber: Sex ist ein Teil des Lebens, und die Hoffnungen und Ängste, die uns anderswo berühren, zeigen sich auch beim Sex. Es ist sinnvoll, immer über Sexualität sprechen zu können, wenn es gewünscht und notwendig ist. Diese Fähigkeit gehört mit zur Eigenverantwortung für die eigene Sexualität. Nur mit ihr, verbal oder nonverbal, können wir unsere Wünsche und Bedürfnisse äußern über das, was uns guttut oder was wir nicht mögen. Werden die sogenannten Veto- und Egoismus-Regel in der Sexualität konstruktiv praktiziert, ist Sprechen unabdingbar (siehe auch Kap. 3.5.8).

Zu der Fähigkeit, über Sexualität zu sprechen, gehört die Notwendigkeit, die eigenen Wünsche und Gefühle zu erfahren, zu kennen und nach ihnen zu handeln und gleichzeitig Verständnis für andere Menschen aufzubringen und sich ihnen mitteilen zu können. Es geht also um eine gute Mischung aus Geben und Nehmen.

In der Partnerschaft über Sexualität zu sprechen, kann dazu beitragen, unseren Partner*innen näherzukommen, die sexuelle Beziehung zu verbessern, das Selbstwertgefühl zu stärken und auch die körperlichen und emotionalen

Belastungen der Geheimhaltung zu verringern. Sprechen über Sexualität ist wichtig, denn Gespräche über Sexualität, über eine befriedigende als auch problematische, gehören zu einer bewussten Partnerschaft. Das Sprechen über Sexualität kann entlastend wirken, wenn dadurch eine größere Sicherheit über das eigene Empfinden erlangt wird und die Bedürfnisse der Partner*innen erfahren werden. Je kürzer und einfacher eine Botschaft ist und je wohler man sich dabei fühlt, desto besser. Wenn dem Partner oder der Partnerin schon zu Beginn einer Beziehung verbal oder nur nonverbal gesagt wird, was man beim Sex mag und was nicht, hilft dies, negative Muster zu verhindern. In der Regel wird das getan, was einem selbst gefällt, was vorangegangenen Partner*innen gefallen hat, was man über die sexuellen Vorlieben gelesen hat und wovon man glaubt, sich am wenigsten zu blamieren. Das muss aber nicht genau für diese Partnerschaft, die jetzt gerade begonnen hat oder in der man lebt, gleichermaßen von Bedeutung sein.

Es ist wichtig, zum richtigen Zeitpunkt und in der richtigen Form das Richtige zu sagen und zum falschen Zeitpunkt lieber zu schweigen. Und wie es gute Gründe gibt, über Sex zu sprechen, gibt es dafür auch weniger gute Gründe. Das Sprechen über Sex darf nicht dazu dienen, unangemessen und verletzend zu kritisieren, belastende Schuldgefühle loszuwerden, zu strafen oder zu demütigen. Eine gute sexuelle Sprache ist eine Stärke, die genutzt werden sollte.

1.6 Sexuelle Fantasien – Hilfen für die Lust?

Um es vorwegzusagen, niemand braucht sich wegen seiner sexuellen Fantasien zu schämen. Sich lustvolle Gedanken zu machen, ist natürlich und gesund, stimulierende Vorstellungen bereichern den Alltag und damit das Leben schlechthin. Sie sind kostenlos und haben selten schädliche Nebenwirkungen. Daher ist es durchaus in Ordnung, sich immer wieder schöne „Filme" zu ersinnen, im Hinterkopf abzuspielen und in vollen Zügen zu genießen. Fantasien kreisen um etwas Irres, Unreales, Verruchtes, bisweilen Verbotenes, ja Gefährliches. Gleichwohl geht von den selbst erdachten Träumen keine direkte Gefahr aus. Sie mögen zwar von heiklen Aktionen handeln, die aufs Angenehmste erregen können, aber in Wirklichkeit nicht in die Tat umgesetzt werden wollen.

Das Nutzen sexueller Fantasien ist weitverbreitet. Fast alle Männer und die Hälfte aller Frauen haben vor allem dann sexuelle Fantasien, wenn sie wenig oder gar keinen Sex haben. Viele können mithilfe ihrer Fantasien Sex auch in einer unbefriedigenden Paarbeziehung genießen. Sexuelle Fantasien sind je nach Lebensalter unterschiedlich bedeutsam. Bei jüngeren Personen, die noch keine praktischen partnerschaftlichen sexuellen Erfahrungen gemacht haben, entstehen sie meist bei der Selbstbefriedigung. Später, wenn das sexuelle Erleben besonders stark ausgeprägt ist, sind Fantasien weniger bedeutend; mit zunehmendem Alter, wenn der Körper stärkere Anreize benötigt, werden sexuelle Fantasien wieder umso wichtiger.

Der menschliche Verstand ist so beschaffen, dass er im Inneren jeden gewünschten Aspekt der Außenwelt in Form von Bildern darstellen kann. Und dazu gehören auch Dinge, die gar nicht wirklich existieren. Man kann sich vorstellen, wie das Leben verlaufen würde, mit der jungen Nachbarin zu schlafen oder mit dem Lieblingssänger, auch wenn man nie Sex mit ihnen hatte und höchstwahrscheinlich auch nie haben wird. Eine sexuelle Fantasie ist eine gedankliche Vorstellung jedweder möglichen sexuellen Aktivität. Viele Fantasien sind wie Filme. Sie erzählen eine Geschichte und bewegen sich von Anfang über eine Mitte bis zum Ende. Aber Fantasien müssen auch gar nicht komplex sein. Sie beginnen an irgendeiner Stelle einer Handlung und brechen möglicherweise abrupt wieder ab. Sie beinhalten vielleicht nur einen einzigen Kuss. Sexuelle Fantasien können flüchtige Tagträume oder rasch vorüberziehende Erinnerungsbilder sein. Sie können aber auch exzessiv ausgestaltete Geschichten mit sehr persönlicher Note sein und das vor allem im Zusammenhang mit Selbstbefriedigung. Nicht nur aus diesem Grund stellt die Fantasie für viele Personen eine sehr bedeutsame Dimension ihrer Sexualität dar. So können Fantasien das widerspiegeln, was Menschen im wirklichen Leben wollen, was ihnen aber nie oder aktuell nicht zur Verfügung steht.

Ein Merkmal von Fantasien ist, dass wir uns in ihnen auf ungewöhnliches, sogar verbotenes Terrain begeben können, ohne dafür zur Rechenschaft gezogen zu werden, zumal wir mit unseren geheimen Wunschvorstellungen ja niemand anderen damit konfrontieren, geschweige denn belästigen. Die Bundesprüfstelle für den Jugendschutz forscht nicht in den privaten Fantasiewelten. Fantasien sind eine grenzenlose Spielwiese, auf der Menschen risiko- und hemmungslos umhertollen und sich Extremem hingeben können.

Die Fantasie ist durchaus kein schwacher Trost für entgangenes reales Erleben, sie ist eine sehr kreative Möglichkeit und eine ganze Welt für sich. Trotzdem werden sexuelle Fantasien in ihrer Bedeutung oft überschätzt und sind inhaltlich keineswegs so ausgefallen wie vielfach angenommen. Das, was viele Bücher über sexuelle Wachträume der Personen beschreiben, entspringt häufig einzig der Fantasie ihrer Autor*innen. Die häufigste Fantasie während des Koitus ist z. B., mit einer anderen Frau oder einem anderen Mann zu schlafen.

Im Zusammenhang mit sexuellen Fantasien stellen sich zahlreiche Fragen: Aus welcher Befindlichkeit heraus entstehen sexuelle Fantasien? Welche Gründe haben sie und welche Funktionen erfüllen sie? Welche gefühlsmäßigen Nachwirkungen haben sie? Wie ist die Beziehung zwischen sexueller Zufriedenheit und sexuellen Fantasien? Wie unterscheiden sich diese sexuellen Wunschbilder in Abhängigkeit von Geschlecht und Alter? Für die meisten

Menschen sind sexuelle Fantasien die zuverlässigste Möglichkeit, Lust zu steigern und auch zum Orgasmus zu kommen. Erotische Vorstellungen können Erregung hervorrufen, das Lustempfinden steigern und damit starkes Verlangen wecken. Sie können aber auch dazu beitragen, einen Mangel an Lust oder Befriedigung auszugleichen, und stellen ein durchaus preiswertes Vergnügen dar, das in der Regel gute Gefühle auslöst, und zwar unabhängig davon, ob Partner*innen zugegen sind oder nicht.

Erotische Vorstellungen (siehe ausführlich Joyal, Cossette & Lapierre, 2015) bestehen oftmals aus Erinnerungen an frühere sexuelle Begegnungen, an Filmszenen oder an andere Darstellungen, vor allem auch pornografischer Art. Häufig spielen auch der eigene Partner oder die eigene Partnerin in den Fantasien eine Rolle, vor allem in sehr lustvoll erlebten Situationen. Fantasien bieten die Möglichkeit, sich Situationen vorzustellen, die man nie erlebt hat, vielleicht nie erleben wird und auch gar nicht wirklich erleben möchte. Dazu gehören auch Vorstellungen bestimmter, nicht unbedingt gesellschaftsfähiger Praktiken.

Bei Frauen belegen romantisch-leidenschaftliche Vorstellungen eindeutig die vorderen Plätze bei den Fantasien: z. B. mit einem Mann oder einer Frau Zärtlichkeiten auszutauschen, in den oder in die sie verliebt sind, sich leidenschaftlich zu küssen, sich ganz in Zärtlichkeiten hinzugeben, ohne selbst aktiv zu sein. Die Beliebtheit und die große Bedeutung solcher Vorstellungen stehen für Frauen jedoch keineswegs im Gegensatz zu genitaler Sexualität, die sich ebenfalls unter den zehn häufigsten auftretenden Fantasien findet.

Bei Männern gehören ebenfalls, wenn auch mit einem etwas geringeren Stellenwert, romantisch-leidenschaftliche Fantasien zu den wichtigsten Vorstellungen. Am häufigsten stellen sich jedoch Männer den Körper einer Frau oder eines Mannes vor. Das reine Vorstellungsbild eines Frauen- oder Männerkörpers bildet für Männer eine größere Attraktivität und verursacht eine deutlich höhere sexuelle Erregung als die Vorstellung eines männlichen oder weiblichen Körpers für Frauen. Nur bei der Masturbation hat das Bild von einem Körper bei Frauen eine größere Bedeutung.

Während Frauen sich meist vorstellen, selbst attraktiv und sexuell anziehend zu wirken, ist es in den Fantasien der Männer bedeutsamer, eine möglichst attraktive Frau oder einen möglichst attraktiven Mann zu erobern. Anders ausgedrückt: Für die erotischen Fantasien der Frauen ist begehrt zu werden wichtiger, für Männer das Begehren. Fast allen Frauen dienen Fantasien als Lustquelle bei der Selbstbefriedigung. Beim Geschlechtsverkehr ist das Bild deutlich uneinheitlicher. Einige Frauen fantasieren überhaupt nicht, andere nur bei unbefriedigt erlebtem Sex. Wieder andere brauchen Bilder, um überhaupt Lust erleben zu können.

Männer setzen ihre erotischen Fantasien viel stärker als Ersatz für mangelnde sexuelle Kontakte bzw. als Kompensation für unbefriedigendes sexuelles Leben ein als Frauen. Frauen fantasieren sexuell stärker aus positiven Gefühlszuständen heraus, wenn sie zufrieden und entspannt sind, während die Fantasien der Männer oftmals von Gefühlen wie Langeweile, Einsamkeit, Anspannung und sexuellem Unbefriedigtsein begleitet sind.

Arbeit mit Fantasien ist auch ein wichtiges Mittel, um sexuelle Probleme zu erkennen und zu verändern. Fantasien bzw. Imaginationen können helfen,

- Ängste zu reduzieren
- Hemmungen abzubauen
- sexuelle Wünsche und Bedürfnisse kennenzulernen und zu entwickeln
- Gefühle zu spüren
- Vorstellungen über die partnerschaftliche Sexualität kennenzulernen
- unterdrückte Gefühle wieder zu erwecken
- neues soziales Verhalten zu erproben
- sexuelle Erfahrungen zu machen.

Sexuelle Fantasien dienen auch dazu, ausgefallene und gesellschaftlich nicht akzeptierte Vorstellungen zu durchleben, selbst wenn wir uns im täglichen Leben vernünftig, konstruktiv, beherrscht und sozial angemessen verhalten. In der Fantasie können die unvernünftigsten, destruktivsten, unbeherrschtesten, asozialsten und auch verrücktesten Vorgänge ausgemalt werden. Fantasierter Sex findet selten im Schlafzimmer statt, eher an malerischen Stränden, auf exotischen Inseln, im Verließ einer Festung, auf einer Wiese und beim Zuschauen anderer Personen.

Oft spielen in sexuellen Fantasien Themen zwischen Macht und Ohnmacht eine wichtige Rolle. So gibt es den Wunsch, devot zu sein und gegen den eigenen Willen genommen zu werden. Oder dominant zu sein und zu demütigen und die andere Person für eigene sexuellen Bedürfnisse zu benutzen.

Sexuelle Fantasien können eine Paarbeziehung sowohl bereichern als auch gefährden. Das hängt ganz von der Fantasie selbst ab und auch von der Rolle, die sie zwischen Partner*innen spielt. Sexuelle Fantasien sind häufig begleitet von ambivalenten Gefühlen: Wonach die Sehnsucht strebt, ist für die Realität nicht unbedingt wünschenswert. Daher wird das Ausleben der Fantasien in der Realität eben auch diese Zwiespältigkeit zum Ausdruck bringen. Fantasien können dann ein Risiko darstellen, wenn sie zwischen den Partner*innen stehen, das heißt, wenn man die andere Person zwanghaft als Objekt der eigenen Fantasie betrachten muss. Grenzüberschreitend wird es dort, wo die Vorstellung wichtiger wird als die eigentliche Begegnung. Oder wenn zwischen Spiel und Vorstellung auf der einen Seite und der realen Beziehung auf der anderen Seite nicht mehr unterschieden werden kann.

Ob die sexuellen Fantasien in der Partnerschaft mitgeteilt und besprochen werden oder ob versucht werden sollte, gemeinsam mit der Partnerin oder dem Partner einen Teil der Träume wahr werden zu lassen, kann nicht allgemein beantwortet werden. Vielleicht ergibt es Sinn, einmal vorsichtig zu erforschen, was unseren Partner*innen zuzumuten ist und wo deren sehnsüchtige Wünsche sind. Werden die Fantasien und sehnsüchtigen Träume immer stärker, stellen sie sich immer mehr zwischen Partner und Partnerin, können sich diese, wenn sie unterdrückt werden, auch unbewusst bemerkbar machen und so Einfluss auf die Beziehung nehmen. Beim partnerschaftlichen Sex kann eine unbewusste Fantasie die Sexualität so überlagern, dass Partner*innen nicht mehr wirklich wahrgenommen werden können und die Grenze zwischen Fantasie und Realität verschwimmt.

Ob sexuelle Fantasien stimmig, unkompliziert oder bedrohlich sind, scheint in erster Linie davon abzuhängen, wie häufig sie auftreten, wie stark der Mann, die Frau oder die diverse Person auf sie angewiesen ist oder sich von ihnen abhängig fühlt. Bedrohlich können vor allem Gewaltfantasien und Fantasien mit strafrechtlich relevantem Inhalt sein, wenn die Befürchtung besteht oder zunimmt, dass aus der Fantasie vielleicht Realität werden könnte. Sind solche Befürchtungen vorhanden, hat es durchaus Sinn, professionellen Rat zu suchen. Diese fachliche Unterstützung wird insbesondere dann wichtig, wenn begonnen wird, die Umsetzung der Fantasien in die Realität zu bahnen und in den Gedanken oder real vorzubereiten.

Sind sexuelle Fantasien nicht lustvoll und bereichernd, können sie die sexuelle Entwicklung hemmen. Verharren ein Mann, eine Frau oder eine diverse Person zu sehr in Idolen und Idealbildern der sexuellen Erfüllung, wird die sexuelle Entwicklung gebremst werden. Als Belastung stellen sich also die Abhängigkeit von sexuellen Fantasien und ein damit verbundenes Abtauchen aus der realen partnerschaftlichen Sexualität dar.

Fazit

In der Regel sind sexuelle Fantasien normal, lustvoll, bereichernd und können zur sexuellen Weiterentwicklung verhelfen. Wen ein schlechtes Gewissen wegen seiner Fantasien plagt, der sollte daran denken, dass es einen großen Unterschied gibt zwischen der Fantasie und deren Ausführung. Die Hindernisse des wirklichen Lebens, die eigenen Werte und die Normen der Gesellschaft werden in der Regel dafür sorgen, dass die Fantasie dortbleibt, wo sie hingehört, nämlich im Kopf. Wenn allerdings sexuelle Fantasien, insbesondere mit belastenden und grenzüberschreitenden Bildern, einen zu großen Raum in der Sexualität einnehmen, sollte professionelle Hilfe aufgesucht werden.

1.7 Sexuelle Mythen

Bei vielen Frauen, Männern und diversen Personen, die von sexuellen Problemen belastet sind, spuken Mythen über Sexualität im Kopf herum. Da ist jede Berührung sexuell, Männer können und wollen jederzeit, Frauen geben sich passiv hin, Sex ist gleich Geschlechtsverkehr, ein kleiner Penis kann den Partner oder die Partnerin nicht befriedigen, richtige Männer und richtige Frauen haben keine sexuellen Probleme und und und.

Informationen können helfen, sexuelle Mythen als Fantasiemodelle zu sehen, gute Aufklärung kann helfen, sexuelle Mythen zu entzaubern. So hat die Penisgröße keinen Einfluss auf die sexuelle Potenz, da sich die Scheide beim Koitus der Penisgröße anpasst. Frauen, Männer und diverse Personen können gleichermaßen nehmen und geben, genau dieses Wechselspiel führt zu sexueller Zufriedenheit. Es gibt eine große sexuelle Spielwiese, auf der all das möglich ist, was Partner*innen in ihrer Beziehung zusagt. Wenn Sex auf Penis, Scheide und Koitus reduziert wird, wird die Bedeutung von Zärtlichkeit, Erregung, entspanntem und kraftvollem sexuellem Spiel, von Zuneigung und Geborgenheit nicht genügend erkannt.

Viele Mythen, die im Folgenden noch näher beschrieben werden, sorgen dafür, dass Personen es schaffen, zusätzliche Probleme und Unzufriedenheit zu bewirken. Sie erschweren Lösungen für schon vorhandene Probleme. Es ist aber nicht notwendig, in destruktiven Vorstellungen zu verharren, sie können aufgegeben und an ihre Stelle können realistische und konstruktive Leitbilder der Sexualitäten gesetzt werden. Auf diese Weise kann es gelingen, unser Sexualleben so zu gestalten, dass es unseren Ansichten, Gefühlen und Gedanken, dem Interesse an uns selbst und unseren Partnerschaften weit besser entspricht.

Zilbergeld nennt verschiedene Mythen, die Männer und Frauen über Partnerschaft und Sex bewegen, und er empfiehlt, über deren Sinnhaftigkeit nachzudenken und sie zu „entzaubern" (siehe dazu Kap. 3.5.4). Schauen wir uns einige Mythen näher an!

Mythos: Wir sind aufgeklärte Menschen, haben keine Probleme und fühlen uns beim Sex immer wohl

Viele ältere Personen haben die sexuelle Revolution der 60er- und 70er-Jahre erlebt und die Vorstellung mitgenommen, Prüderie und Hemmungen hinter sich gelassen zu haben. Danach soll das Recht auf sexuelles Vergnügen von Geburt an zu eigen sein und es kümmert wenig, was Kirche oder Eltern dazu sagen. Gemacht wird, was und mit wem es gewünscht wird und Spaß macht. Toleranz steht oben an, Sex entspannt. Die heutige Pornografie verstärkt diesen Glauben, denn da scheinen sich alle beim gierigen Sex wohlzufühlen. Kein Mann sorgt sich um die Länge und Härte seines Penis oder um sein Durchhaltevermögen beim Sex. Keine Frau sorgt sich um ihr Gewicht oder um den Zustand ihrer Brüste, Schenkel und Hüften, geschweige denn um ihre Fähigkeit, feucht zu werden und Orgasmen zu bekommen, am besten mehrere hintereinander. Niemand zweifelt daran, sich oder dem Partner oder der Partnerin überwältigende Erlebnisse verschaffen zu können. Alle machen gern alles:

vaginalen, oralen, analen Sex, Sex in der Öffentlichkeit, Sex mit mehreren Partner*innen gleichzeitig, ohne Schutz vor Schwangerschaft und Krankheiten.

In Wirklichkeit wissen wir jedoch, dass Sex heute zwar öffentlich diskutiert und gezeigt wird, es in unserem Privatleben aber oft ganz anders zugeht. Hier ist Sexualität oft noch zu so etwas wie einer Schattenexistenz verurteilt und Schweigen ist eher die Regel. Hier sind die alten Tabus häufig noch immer in Kraft, und unser Glaube, dass wir sexuell befreit und aufgeklärt wären, zeugt eher von Engstirnigkeit. Irgendwo zwischen Aufgeklärtsein und Toleranz auf der einen sowie Tabuisierung auf der anderen Seite bewegen wir uns. Und je konfliktbesetzter der Zwiespalt ist, umso schwerer fällt es, das Verhalten zu verändern.

Mythos: Zum guten Sex gehört ein Orgasmus

Generell ranken sich viele Mythen um den Orgasmus. Nicht nur, dass ein Orgasmus zum guten Sex gehört, auch der multiple Orgasmus, das heißt ein Höhepunkt nach dem anderen, soll für besonders guten Sex sorgen. Und es besteht auch ein Interesse daran, welche Art von Orgasmus eine Frau erlebt. Im Land der Fantasien sind Orgasmen schnell und wild, kommen bereits nach kurzen und gewaltigen Stößen und ein besonderes Highlight stellen die gemeinsamen Orgasmen der Partner*innen dar. Die Gleichsetzung von Sex mit Orgasmus ist so normal geworden, dass es fast schon verwegen ist, daraus einen Mythos zu beschreiben.

Männer setzen sich ebenso wie Frauen unter Druck, schnelle und laute Orgasmen zu erleben, damit sie sich gut fühlen können. Dass dem Orgasmus so viel Bedeutung zugemessen wird, liegt auch daran, dass es ansonsten kaum ein sichtbares oder hörbares Zeichen befriedigender Sexualität gibt. Wir vermuten, dass wir es nur so uns selbst und unseren Partner*innen zeigen können, dass wir den Sex tatsächlich genießen. Ein Orgasmus ist die klarste Bestätigung, die man sich dafür vorstellen kann.

Keinesfalls soll hier gegen die Bedeutung des Orgasmus gesprochen werden. Ein Orgasmus wird nicht ohne Grund als sexueller Höhepunkt bezeichnet, da er sehr schönen, intensiven Gefühlen auch eine anschließende wohlfühlende Entspannung ermöglicht. Dennoch sollten wir uns vergegenwärtigen und auch zugestehen, dass Sex gut sein kann, auch wenn Partner*innen keinen Orgasmus bekommen.

Mythos: Jede Berührung ist sexuell oder sollte zu Sex führen

Berühren ist ein zwischenmenschliches Bedürfnis. Bereits junge Jungen und junge Mädchen lernen gute und schlechte Berührungen. Man kann Berühren als elementares menschliches Bedürfnis sehen, elementarer als Sex. Berührungen beruhigen, geben ein Gefühl von Liebe und Geborgenheit, viele Menschen fühlen sich einfach gut dabei. Die Vorstellung, Berührungen seien immer etwas Sexuelles, steckt mehr noch für Männer als für Frauen so tief, dass Körperkontakt nur in Verbindung mit Sex gesehen oder als Einladung dazu verstanden werden kann. Es ist dann fast etwas Gelerntes, Konditioniertes, wenn der Körper bei Berührungen mit sexueller Erregung reagiert.

Wenn Sex nicht möglich ist, z. B. bei Erkrankungen oder bei einem massiveren sexuellen Problem, werden Berührungen noch wichtiger als eine Quelle von Geborgenheit und Verbundenheitsgefühl, einfach auch, damit der Körper etwas Schönes erleben kann. Es wäre doch unsinnig, um eine Umarmung oder Zärtlichkeit zu bekommen, den ganzen sexuellen Geschlechtsakt mit „einkaufen" zu müssen. Der Mythos, dass Berührungen immer sexuell sind, nimmt uns die Freude an den vielen einfachen Berührungen des Alltags. Die Corona-Pandemie hat uns gezeigt, wie belastend der Entzug von Berührungen und Umarmungen sein kann. Es wäre ziemlich irritierend und setzt unter Druck, müssten wir gleich Sex haben, wann immer wir jemanden berühren oder um selbst berührt zu werden.

Mythos: Nur keine Gefühle zeigen und nicht dauernd reden

Hier unterscheiden sich möglicherweise Männer und Frauen. Vielleicht ist es überzogen zu sagen, Frauen wollen reden, Männer wollen handeln. Oder dass eine Frau nicht verstehen kann, warum ihr Partner nicht weiter aus sich herausgeht bzw. über seine Gefühle spricht und nicht auf ihr Mitteilungsbedürfnis eingeht.

Oder dass er nicht verstehen kann, warum sie zuvor so viel reden muss und nicht gleich zur Sache kommen will.

Frauen möchten vielleicht eher, dass Probleme zunächst gelöst werden, bevor es zum Sex kommt. Männer wollen vielleicht eher Sex, um ihre Probleme zu lösen. Vor, beim und auch nach dem Sex kann Sprechen wichtig sein, allerdings sollte der Sex auch nicht zerredet werden. Wir wissen heute, dass Sexualität durch Reden besser wird, dass Menschen, die guten Sex haben, sagen, dass es gut ist, über Sex zu reden, über Vorlieben und Wünsche und das heißt eben auch über Gefühle, über gewünschte Veränderungen usw. (siehe auch Kap. 1.5).

Aber das Reden über die Sexualität schützt auch, denn Sex kann riskant sein. Ungewollte Schwangerschaften oder Geschlechtskrankheiten bedürfen Verhütungsschutz. Bestimmte sexuelle Praktiken können schmerzhaft sein, z. B. Analverkehr, oder einfach auch nicht gewünscht. Dann ist es auch wichtig, NEIN sagen zu können und den praktizierten Sex auszuhandeln. Reden schützt, Reden hilft und Reden befreit.

Mythos: Es gibt eine lebenslange und leidenschaftliche Sexualität

Dieser Mythos sorgt heute noch maßgeblich für Unzufriedenheit in den sexuellen Beziehungen. Es ist die Mär von der lebenslangen und leidenschaftlichen sexuellen Partnerschaft. Partnerschaften basieren auf gefühlsmäßiger Verbundenheit, die allerdings äußerst anfällig ist für Schwankungen. Nicht ein Zuviel an Triebspannung oder ängstigenden sexuellen Fantasien und Wünschen belastet, vielmehr ist Lustlosigkeit zum Problemthema Nummer eins bei sexuellen Störungen in Partnerschaften geworden. Nicht die lebenslange und leidenschaftliche Sexualität gehört zu unserer Beziehungsrealität, sondern die Herausforderung, mit einer guten Regulierung von Nähe und Distanz zu einer stimmigen und befriedigenden Sexualität beizutragen.

Mythos: Männer können und wollen jederzeit

Das immer wieder nachgesagte Männlichkeitsmodell, dass ein richtiger Mann immer Lust auf Sex hat und dazu allzeit bereit ist, könnte es ja einem Mann sogar schwer machen, eine sexuelle Einladung ablehnen zu wollen. Männer, die sich von diesem Mythos befreit haben, die über sich selbst und ihre Bedürfnisse nachdenken, erkennen, dass sie ihr Ziel, körperliche Zuwendung zu erhalten, auch ohne Sex erreichen können. Natürlich kommt es vor, dass ein Mann lieber lesen, schlafen, spazieren gehen, reden, arbeiten oder getröstet werden will, als Sex zu haben. Und gut ist es, wenn er sich dies auch eingestehen kann. Dieser immer noch vorherrschende Mythos setzt insbesondere junge Männer unter ungeheuren Druck, so früh wie möglich mit dem Sex anzufangen. Doch warum sollte ein Jugendlicher sexuell intim werden, bevor er überhaupt Lust darauf hat?

Mythos: Sex ist gleich Geschlechtsverkehr

Männer und Frauen lernen, dass es beim Sex hauptsächlich um Geschlechtsverkehr geht und für die meisten Menschen sind diese beiden Begriffe immer noch gleichbedeutend. Auch in Lesematerialen oder im Internet zum Thema Sexualität werden Sex und Geschlechtsverkehr häufig so behandelt, als seien beide Begriffe identisch. Küsse, Zärtlichkeiten, Stimulierung der Genitalien mit den Händen oder mit dem Mund sind gut, können schöne Gefühle bereiten, dienen aber allzu oft lediglich als Vorbereitung auf das eigentliche Ziel, nämlich Penis und Vagina, Vagina und Vagina oder Penis und Penis zu vereinigen. Schon der Begriff „Vorspiel", mit dem wir diese anderen Aktivitäten im Allgemeinen beschreiben, zeigt deren im Vergleich zum Geschlechtsverkehr niedrigen Status an. Auch wenn sie schön sind, auch wenn sie wichtig sind, häufig dienen sie allzu sehr als Mittel zum Hauptzweck.

Da in den allermeisten Fällen nicht Empfängnis durch Sex angestrebt wird, gibt es keinen vernünftigen Grund, warum Sexualität den Geschlechtsverkehr einschließen und auf ihn hinauslaufen müsste, außer wenn die Partner*innen es wünschen. Dies ist durchaus nicht selten und in Ordnung. Es gibt glücklicherweise beim Sex keine „normale“ oder „natürliche“ Vorgehensweise. Der Spielraum an sexuellen Möglichkeiten, Stellungen, Praktiken usw. ist sehr groß und die meisten kommen ohne den Koitus aus.

Auf Geschlechtsverkehr als notwendigen Teil von Sex oder gar dem einzig wahren zu beharren, schafft eine Reihe von Problemen. Eines der häufigsten sind der Leistungssex und die Orientierung darauf. Es fällt umso schwerer, andere Momente zu genießen oder genießen zu können, einfach das, was gerade passiert, wenn wir zu sehr auf den Höhepunkt, auf den Orgasmus fixiert sind und damit immer schnell zum Geschlechtsverkehr übergehen. Viele Arten von Stimulierung können zu befriedigendem Sex führen und es ist unnötig, sich selbst um die Lust und das Vergnügen zu bringen, intensiv zu genießen.

Männer, Frauen, diverse Personen und Paare sollen so viel Geschlechtsverkehr haben, wie sie es gerne möchten. Nur das unausweichliche Bedürfnis danach schafft Probleme, wenn die Genitalien nicht so funktionieren, wie wir es gerne möchten. Dann machen sich viele Menschen Sorgen und verzichten lieber ganz auf den Sex. Zu zahlreichen sexuellen Praktiken braucht es jedoch keine besonders steife oder überhaupt eine Erektion, braucht es auch keine feuchte Vulva. Gerade bei Männern ist die Erektion Gradmesser für sexuelle Erregung und auch dafür, ob und wie Geschlechtsverkehr funktionieren kann. Wenn die Erektion allerdings nicht so intensiv ausfällt wie gewünscht, wenn die Lust nicht so stark erwacht, wie es eigentlich vertraut ist, lässt man Sex lieber gleich bleiben. Andere sind bereit, es zwar noch zu versuchen, hören aber auch auf, sobald klar wird, dass sie keinen steifen Penis bekommen oder die Vulva nicht feucht wird. Wieder andere probieren beispielsweise, ihre Partner*innen mit der Hand oder dem Mund zu stimulieren, fühlen sich aber immer noch schlecht dabei, wenn sie keine oder keine in ihrem Sinne ausreichende Erektion oder sexuelle Erregung verspüren. Manchmal besteht auch keine Bereitschaft, voll erregt zu werden, um dann möglicherweise „mittendrin hängen gelassen zu werden“. Dass es noch eine andere Art und Weise zur Befriedigung gibt, ist ihrer Meinung nach doch nicht dasselbe, dann lieber also gar nicht.

Warum nicht ein bisschen mehr Flexibilität? Es wäre in der Tat ein Zeichen auch sexueller Reife!

Mythos: Sex muss wie ein Erdbeben sein, mindestens …

Diesen Mythos beschreibt Bernie Zilbergeld für den Mann so: „Er ist einen halben Meter lang, hart wie Stahl und macht die ganze Nacht nicht schlapp.“ Und für den Sex mit der Frau schreiben andere Autoren: „Feuersbrünste dürren die Körper aus. Ein Orgasmus jagt den anderen. Ihre Hand umschloss einen gewaltigen muskulösen Pfahl, der prallgefüllt mit Blut in ihrer Hand wie ein Tier pulsierte. Die Wucht, mit der er in sie eindrang, die unglaubliche Lust, ließ sie aufstöhnen. Ihr Körper empfing mit einem wilden Beben die Pfeile seiner blitzartigen Stöße. Sie wölbte ihren Körper höher und höher, bis sie zum ersten Mal im Leben von einem Orgasmus in Stücke gerissen wurde."

Egal, ob früher Schriftsteller wie Harold Robbins oder heutzutage Schriftstellerinnen wie Charlotte Roche, Normen und Werte werden öffentlich bekannt gemacht, äußern sich dann als sexueller Mythos und spuken problemfördernd in den Köpfen herum. Jede Berührung soll sexuell sein und zu jedem guten Sex gehört ein Orgasmus, am besten ein multipler und ein gleichzeitiger. Quantität geht vor Qualität, mit den bekannten Werten und Häufigkeiten wird verglichen, und guten Sex scheint es immer anderswo zu geben, nur nicht in der eigenen Beziehung.

Oft liegt das sexuelle Problem nicht in der gestörten Funktion der Genitalien, sondern in der eigenen Vorstellung, wie sich die Vulva oder der Penis zu verhalten haben. Erregung lässt sich aber nicht einplanen oder fordern, wenn keine Lust zum Sex vorhanden ist oder wenn gar kein Orgasmus gewünscht wird, denn wenn die Rahmenbedingungen nicht stimmen, werden Vulva oder Penis auch nicht mit sexueller Erregung reagieren. Das ist kein Problem, das ist normal und verständlich. Uns Menschen gelingt es jedoch, daraus ein Problem zu machen. Auch wird versucht, sexuelle Erregung mit entsprechenden körperlichen Reaktionen herbeizuzwingen, wenn eigentlich kein Verlangen gespürt wird. Und warum sollte man also alle Glieder verrenken, nur um einen Orgasmus zu erleben? Viele Männer versuchen, ihren eigenen Orgasmus zu erzwingen, indem sie besonders heftig stoßen und jede denkbare Fantasie heraufbeschwören. Frauen, Männer und diverse Personen setzen ihre Partner*innen unter Druck, schnelle, laute Orgasmen zu haben, damit sie sich gut fühlen können. Vorgetäuschte Orgasmen bei Frauen sind immer noch nicht aus der Mode gekommen, nicht wenige Männer täuschen ebenfalls einen Orgasmus vor, wenngleich dies physiologisch nicht so einfach ist.

Brauchen wir wirklich ein klares Zeichen und einen Orgasmus als offensichtlichste Bestätigung? Der Grund, weshalb ein Orgasmus ein besseres Anzeichen ist als eine schlichte Aussage über sexuelles Erregtsein oder dem Gefallen daran, hat mit unseren eigenen Erfahrungen zu tun. Insbesondere wenn Frauen, Männer und diverse Personen unglücklicherweise außer einem Orgasmus nicht viel vom Sex haben, gehen sie davon aus, dass es für ihre Partner*innen auch so sei. Den Sex nur mit einem Orgasmus genießen zu können, trifft glücklicherweise für viele nicht zu. Sex kann gut sein, auch wenn die Partner*innen keinen Orgasmus bekommen, nur ein Orgasmus für einen oder eine der beiden Akteur*innen dabei herauskommt oder auch ein Orgasmus geschieht, bei dem weder die Wände wackeln noch das Bett zusammenbricht.

*Mythos: Beim Sex nicht auf Partner*innen hören*

Auch wenn Wert daraufgelegt wird, im Bett verwöhnt zu werden, gibt es Personen, die tun, was immer sie wollen, und ungeachtet dessen, was ihre Partner*innen sagen. Bei Männern gilt auch der Spruch: Männer wissen, was Frauen brauchen. Eine Form dieses Mythos ist, dass Frauen nicht unbedingt Nein meinen, wenn sie Nein sagen zu einem bestimmten Sex oder zum Sex im Moment oder überhaupt. Und dass es sich auszahlen könnte, sie ohne Rücksicht auf ihre Proteste zu drängen. Es musste leider erst gesetzlich geregelt werden, dass ein Nein auch ein Nein ist.

Um diese verschiedenen Ebenen zu klären, gibt es in der Sexualtherapie einerseits die Egoismus-Regel, andererseits aber eben auch die Veto-Regel. Die Egoismus-Regel besagt, dass wir alle gleichermaßen auf unsere Bedürfnisse achten und auf unsere Körper hören sollten und dass wir uns durchaus egoistisch in die sexuelle Partnerschaft einbringen können. Die Veto-Regel wiederum besagt, dass der Partner oder die Partnerin ein unumstößliches Veto-Recht haben, das sich, kurz gesagt, in diesem besagten Nein äußert. Damit sowohl die Egoismus-Regel als auch die Veto-Regel praktikabel sind, bedarf es einer guten Kommunikation, die sich insbesondere auch in Sprache äußert. Die Übung *„Hallo – Ja – Nein – Bitte"* (Übung Nr. 23) eignet sich dafür gut, mit Egoismus und Veto zu einem stimmigen partnerschaftlichen Sex zu kommen. Wir können lernen, unsere Partner*innen ernst zu nehmen, ihnen zuzuhören, sie zu verstehen, auf ihre Vorschläge, aber auch auf ihre Klagen zu achten. Das nicht zu tun, macht das Leben und die Beziehungen und natürlich auch den Sex schwieriger.

Mythos: Guter Sex ist spontan, da gibt es nichts zu planen

Partner*innen mögen Signale geben, flirten, sich necken und verführen, aber es scheint ein Mythos zu sein, dass Sex nicht planbar ist. Wir haben keine Probleme, Verabredungen, Abendessen, Ferien, das Grillen auf dem Balkon und gesellschaftliche Ereignisse zu planen. Kaum jemand geht mit gepacktem Koffer zum Flughafen und fragt, ob in den nächsten Stunden irgendwelche Flüge zu interessanten Orten abheben. Nur wenigen Personen bereitet es Probleme, darüber zu reden, wann und wie das Abendessen gestaltet werden soll.

Weil wir aber Sexualität als etwas betrachten, das sehr störanfällig ist, wird lieber der verstohlene Weg gesucht, und der heißt: Spontaneität. Den Sex zu planen, schließt gewöhnlich (aber nicht immer) das Reden darüber mit ein. Etwas, bei dem die meisten von uns sich sowieso eher unwohl fühlen, wie in anderen Kapiteln gezeigt wird. Je weniger wir planen und je weniger wir darüber sprechen, umso weniger macht es uns verlegen. Aus dem Mangel an Planung ergibt sich, dass wir oft weniger Sex haben, als wir es uns wünschen.

Unsere spontanen Einladungen erhalten manchmal eine Abfuhr, weil es entweder an Zeit oder an Energie fehlt. Und zum anderen: Wer holt sich schon gerne einen Korb oder eine Abfuhr? Und wenn es zum „wortlosen" Sex kommt, ist er vielleicht nicht so gut, wie er sein könnte, wenn wir nur willens wären, ihn zu planen, uns Zeit zu nehmen, uns darauf zu freuen, uns in die richtige Stimmung zu bringen usw.

Mehr verlässlichen und besseren Sex zu haben, heißt, vielleicht darüber nachzudenken, ob die Spontaneität tatsächlich so entscheidend ist. Und Planung muss Spontaneität nicht ausschließen. Paare, die guten Sex haben, können ihn planen, aber auch spontan sich anbietende Gelegenheiten nutzen. Beides sollte gleichermaßen möglich sein.

Mythos: Richtige Männer und richtige Frauen haben keine sexuellen Probleme

Man könnte den Eindruck gewinnen, als würden sexuelle Probleme nicht existieren. Trotz der Tatsache, dass Millionen von Personen an sexuellen Problemen leiden, ist in Film und Fernsehen niemand davon befallen, da klappt der Sex (fast) immer. Also wird es auch nicht dargestellt, dass der Sex gestört sein kann, wie man mit seinem Partner oder seiner Partnerin darüber sprechen könnte und wie man sein Sexleben so gestalten kann, wenn sexuelle Probleme existieren.

Viele Menschen sprechen mit Freund*innen und Kolleg*innen über unterschiedlichste körperliche Erkrankungen. Schon bei den psychischen Problemen wird das Sprechen schwieriger, bei sexuellen Problemen versagt meist die Stimme. Sexuelle Probleme zu haben, könnte ja bedeuten, dass bei uns grundsätzlich etwas nicht ganz stimmt, dass etwas mit dem sexuellen Mann- oder Frausein nicht in bester Ordnung ist. Wie in Kapitel 2.4.1 und 2.4.2 zu zeigen sein wird, können Verursachung und aufrechterhaltende Bedingungen sexueller Probleme so vielfältig sein, dass eine persönliche Scham darüber unnötig ist. Dabei können sexuelle Probleme, je früher sie bekannt, anerkannt und ausgesprochen werden, unterstützt und wieder bewältigt werden. Nicht in der Lage zu sein, sich ein Problem einzugestehen, bedeutet auch, es nicht allein oder mit Partner*in lösen zu können. Da sich sexuelle Probleme in der Regel in der partnerschaftlichen Sexualität äußern, wissen unsere Partner*innen natürlich auch um das Problem, und möglicherweise traut sich niemand in der Partnerschaft so recht, darüber zu reden. Es kehrt dadurch eher eine Distanz ein und die Beziehung kann zu kriseln beginnen. Manchmal hält die Beziehung das sexuelle Problem, das sich in der Regel symptomatisch bei einer Person des Paares äußert, nicht mehr aus und zerbricht daran. Das ist traurig, denn in der Mehrzahl der Fälle hätten der Mann oder die Frau oder beide in Bezug auf das Problem Hilfe suchen und finden können.

Dies stellt nur eine Auswahl von sexuellen Mythen dar, die in vielen Köpfen kursieren und dafür sorgen, dass wir nervös werden, da wir uns durch diese störenden und problemfördernden Einstellungen zusätzliche Probleme und Unzufriedenheit schaffen, wodurch Lösungen, die meist schon im Kern vorhanden sind, erschwert werden. Wichtig ist die Botschaft, dass wir in diesen destruktiven Vorstellungen über unsere Sexualität nicht steckenbleiben müssen. Wir können sie aufgeben und an ihre Stelle realistische und konstruktive Leitbilder unserer Sexualität setzen. Besonders gut ist es, wenn wir nicht versuchen, uns an diesen überzogenen Maßstäben, die manchmal tief greifende gesellschaftliche Ursachen haben, zu messen. In Kapitel 3.5.4 werden Lösungen für sexuelle Probleme aufgezeigt, die von destruktiven Einstellungen und problemfördernden Mythen geleitet sind.

1.8 Sexuelle Praktiken

Als sexuelle Praktiken werden alle Handlungen bezeichnet, die subjektiv der Befriedigung des sexuellen Erlebens dienen. Verschiedene Praktiken können auf die Selbstbefriedigung, auf die Sexualität zwischen zwei und mehr Personen oder auch auf Objekte bezogen sein.

Die Bewertung sexueller Praktiken ist kulturabhängig, Praktiken werden häufig mit der Bezeichnung „normal" oder „nicht normal" versehen. Sie können für die Person selbst – oder wenn andere es tun – als „in Ordnung" empfunden oder auch abgelehnt werden. Sexuelle Praktiken können legal sein, sie können aber auch, unabhängig von der gesellschaftlichen Norm, gesetzlich verboten sein. Verboten sind sie insbesondere dann, wenn sie anderen Menschen Schaden zufügen oder das Prinzip der sexuellen Selbstbestimmung verletzen.

Sexuelle Praktiken können sich auf *sexuelle Stellungen* beziehen, sie können mit bestimmten *sexuellen Handlungen* verbunden sein, sie können ohne jeglichen körperlichen Kontakt durchgeführt werden oder es können beim Sex *Objekte* oder *Gegenstände* verwendet werden. Es kann auch die Einbeziehung bestimmter *Körperteile* genutzt werden.

Im weitesten Sinne fällt die Nutzung spezieller Sexualpraktiken unter den Begriff der sexuellen Präferenzen, das heißt, was beim Sex und in welcher Form der Sex besonders gewünscht wird (siehe dazu auch weiterführend das Kap. 1.3 und wenn es um Störungen in Bezug auf die sexuellen Präferenzen geht Kap. 2.4.5).

Im Folgenden sollen einige gängige Sexualpraktiken kurz beschrieben werden, eine ausführliche Beschreibung zahlreicher sexueller Praktiken findet sich z. B. bei Wikipedia.[3] Aufgrund der Vielfalt sexueller Praktiken hat die folgende

[3] https://de.wikipedia.org/wiki/kategorie: Sexualpraktik

Beschreibung Anschauungscharakter, aber keinen Anspruch auf Vollständigkeit.

Gängige Sexualpraktiken

Selbstbefriedigung: Sie kann an verschiedenen Orten durchgeführt werden, es können verschiedene Formen der Stimulierung mit der Hand oder den Fingern an der Klitoris, dem Penis, dem Anus sowie der Brust praktiziert werden, dabei können verschiedene Hilfsmittel (Sexspielzeug) genutzt werden.

Sex zwischen zwei Personen: Hier sind zunächst unterschiedliche *Stellungen* zu benennen, die insbesondere den Geschlechtsverkehr betreffen. Die klassischen Stellungen: Person A liegt oben, Person B liegt unten; beide liegen nebeneinander, eine Person in der Löffelchenstellung abgewandt. Die Löffelchenstellung geht im Knien (englisch: Doggy) und im Stehen.

Beim sogenannten *Vaginalverkehr* sind heterosexuell Penis und Scheide vereint, bei lesbischen Frauen haben die beiden Vulven Kontakt. Bei der *Reiterstellung* kniet Person A, Person B hat den Penis in Scheide oder Anus eingeführt.

Variabel sind auch die Praktiken, in denen die Genitalien oder andere Körperregionen mit den Händen, ggf. bis zum Orgasmus, stimuliert werden (englisch: Handjob).

Oralverkehr (oder auch Sex auf Französisch): Bezeichnet die Stimulierung der Genitalien mit dem Mund, den Lippen oder der Zunge. Von Fellatio wird gesprochen (englisch: Blowjob), wenn Penis und Hoden wie auch Anus oral stimuliert werden, von Cunnilingus wird gesprochen, wenn Vulva und Klitoris wie auch Anus mit der Zunge oder den Lippen stimuliert werden. Die Stellung 69 bezeichnet die gleichzeitige orale Stimulierung, beide Personen liegen entgegengesetzt. Werden Anus von Partnerin oder Partner oral stimuliert, wird auch von Anilingus gesprochen.

Zur Etikette des Oralverkehrs gehört eine gute Hygiene. Geruchs- und Geschmacksneutralität sind (falls nicht anders ausdrücklich gewünscht, bitte vorab klären!) besonders zu empfehlen. Am besten ist eine regelmäßige Intimpflege, damit auch spontaner Sex möglich ist. Insbesondere wenn Oralsex von Heteropaaren durchgeführt wird, ist eine besondere Sensibilität der aktiven Person wichtig, da die Gegebenheiten und Gewohnheiten des anderen Körpers unvertraut sind. Eine gute verbale oder nicht verbale Kommunikation kann helfen, den Sex für beide lustvoll und erregungssteigernd durchzuführen.

Analverkehr: Hier wird der Penis durch den Anus in den Enddarm des Partners oder der Partnerin eingeführt und kann in verschiedenen Stellungen praktiziert werden. Auch bei Analverkehr bedarf es einer besonderen Sensibilität des aktiven Partners, insbesondere um Schmerzen beim Einführen in die enge Körperöffnung des Anus zu verhindern. Hier ist vor allem die Mitwirkung der passiven Partnerin oder des passiven Partners bei den ersten Versuchen mit Analverkehr notwendig. Am häufigsten werden Gleitgels auf Wasserbasis für den Analsex genutzt, da der Anus selbst bei größter Erregung keine Flüssigkeit absondert. Besonders eignen sich geschmacks- und geruchsneutrale Gleitcremes und -gels (siehe Übung Nr. 3). Da sich im Darm Bakterien befinden, sollte, um eine Übertragung in die Scheide zu vermeiden, beim Geschlechtsverkehr nicht unmittelbar von Anal- zu Vaginalsex gewechselt werden. Gleiches gilt für die Nutzung von Dildos beim Analverkehr.

Sexspielzeug (auch Sextoys genannt): Damit sind Gegenstände gemeint, die der Stimulierung bei der Selbstbefriedigung oder der Stimulierung des Partners oder der Partnerin dienen. Zum Sexspielzeug gehören Vibratoren, Dildos, Lustkugeln, Penisringe, Keuschheitsgürtel, Sexpuppen, Körperteile aus Latex, Peitschen, Fesselutensilien, Klammern usw. Vibrierende Sextoys, wie Vibratoren oder eingestülpte Latexteile, können die Stimulierung steigern.

Bondage: Bezeichnet Praktiken zur Fesselung oder zur Einschränkung der Bewegungsfreiheit, die ebenfalls der sexuellen Stimulierung dienen. Die Person, die sich fesseln lässt, gibt die Kontrolle für einen definierten Zeitraum und die vorher definierte Art der Fesselung an die aktive Person ab und überträgt ihr damit auch eine bestimmte Macht in der sexuellen Aktivität. Ein Codewort wird vorab vereinbart, das die Praktik sofort beendet. Diese Praktik findet, wie viele andere sexuelle Praktiken, mit Einwilligung und unter Einvernehmen statt.

Voyeurismus: Damit wird das Beobachten sexueller Handlungen anderer Personen bezeichnet, wissentlich oder heimlich, zur eigenen sexuellen Erregung. Das heimliche Betrachten von Körperteilen wird auch „spannen" genannt. Dabei suchen voyeuristisch motivierte Personen nach Orten, an denen sich andere Personen entweder vermeintlich unbeobachtet oder auch mit dem einschlägigen Wissen ausziehen oder nur knapp bekleidet zeigen, wie in öffentlichen Toiletten, Saunen, Schwimmbädern, an Fenstern nach Einbruch der Dunkelheit, auf dafür bekannten Parkplätzen. Als Hilfsmittel werden Kameras, Ferngläser usw. genutzt. Voyeurismus wird auch als Störung der Sexualpräferenz (siehe Kap. 2.4.5) definiert. Insbesondere das Anfertigen von Bildmaterial beim Voyeurismus ist strafbar.

Objektsexualität (auch Objektophilie): Bezeichnet die sexuelle Anziehung zu unbelebten Objekten, wie z. B. Sexpuppen, wobei der Unterschied zum Fetischismus darin liegt, dass das Objekt als quasi eigenständiges Gegenüber wahrgenommen und als attraktiv erlebt wird.

Online-Sexualität: Ist mit seinen Unterformen E-Sex und Cybersex laut Sigusch (2013a) eine durch das World Wide Web mögliche Form sexueller Aktivitäten, die ein Ausmaß und eine Auswirkung hat und haben wird, die unser Vorstellungsvermögen übersteigen: „Die Bewohner von Digitalia boosten, sharen, bloggen, twittern, chatten, posten, trollen und sexen, was das Zeug hält … leben nicht nur mit, sondern im Netz, sind gewissermaßen Netizen" (ebd., S. 23). Darunter fallen Internetsexografie, Pornografie, Sexartikel, Sexualinformationen usw. Beim E-Sex geht es um virtuelle Sexualkontakte bis hin zum Orgasmus mittels Texten und Bildern. *Cybersex* nutzt bei Kontakten auch die Sprache mittels einer Kombination aus virtual-realer Erotik und real-mechanischer Stimulation. Dies sind sexuelle Kontakte ohne körperliche Einbeziehung, die per Bild und Ton über das Internet ausgelebt und in der Regel durch Masturbation begleitet werden. Dazu gehören geschriebene oder verbale sexuelle/erotische Chats, zum Teil mit dem Einsatz von Webcams, sowie Telefonsex mit der Befriedigung sexueller Wünsche über das Gespräch am Telefon (häufig auch kommerziell).

1.9 Selbstbefriedigung

Im Fünften Buch Moses können wir lesen:

> Da sprach Judas zu Onan: Gehe zu deines Bruders Weib und nimm sie zur Ehe, dass du deinem Bruder Samen erweckest. Aber da Onan wusste, dass der Same nicht sein eigen sein sollte, wenn er einging zu seines Bruders Weib, ließ er's auf die Erde fallen und verderbte es, auf dass er seinem Bruder nicht Samen gäbe. Da gefiel dem Herrn übel, was er tat, und er tötete ihn auch.

Das wirft natürlich kein schönes Bild auf die Selbstbefriedigung, auch Onanie genannt, und die Schatten des mehr als 2000 Jahre alten Bibeltextes waren sicherlich auch noch im letzten Jahrhundert spürbar.

Doch kommen wir zur heutigen Realität der Selbstbefriedigung. Für viele Frauen, Männer und diverse Personen ist Selbstbefriedigung im Erwachsenenleben ein wichtiger Bestandteil ihrer Sexualität. Sie bereitet für sich schöne Erlebnisse und dient nicht nur als Ersatzhandlung, wenn es keine Beziehung gibt, die partnerschaftliche Sexualität problematisch ist oder fehlt.

Selbstbefriedigung ist normal und natürlich, sie ist nicht anormal oder unnatürlich. Und dennoch schämen sich immer noch Menschen dafür oder haben Schuldgefühle, kommen sich selbstsüchtig oder zu einseitig sexuell vor. Und wenn sie eine Partnerin oder einen Partner haben, denken sie, dass sie mit diesem Sex haben sollten und nicht mit sich selbst, daher verheimlichen sie ihre Selbstbefriedigung.

Früher wurde diese Form der sexuellen Lust mit „Selbstbefleckung", „sich an sich selbst vergehen", „die einsame Schande" usw. beschrieben. Heute werden Begriffe benutzt wie Masturbation, Onanie, mit sich selbst spielen oder sich selbst befriedigen. Und dies ist durchaus eine der häufigsten sexuellen Betätigungen. Viele Jugendliche beginnen ihr eigenes Sexualleben irgendwann mit Selbstbefriedigung. Und die meisten davon werden es ihr ganzes Leben lang weiter tun, denn laut Schätzungen stimulieren sich rund 70 Prozent aller erwachsenen Personen selbst sexuell. Auch wenn es immer noch gegenteilig beschrieben wird, hat die Selbstbefriedigung ihren Zweck und ihre Vorteile:

- Sie macht Spaß und gehört zu den schönen Dingen des Lebens. Warum sollten wir uns denn nicht selbst ein schönes Gefühl verschaffen dürfen?
- Bei der Selbstbefriedigung ist es egal, wie man aussieht. Denn man hat Sex mit jemandem, wie es im „Stadtneurotiker" von Woody Allen einmal heißt, den man liebt.
- Man muss sich nicht um die Gefühle, Wünsche oder Absichten eines anderen Menschen kümmern. Man kann tun, was man will, so lange oder so kurz, wie man es will, und dabei bekommen, was immer man erwartet.
- Selbstbefriedigung ist ein hervorragender Weg herauszufinden, wie man gerne berührt, stimuliert und erregt werden möchte, und zwar nicht nur an den Genitalien, sondern überall. Das Erlebnis kann dann an den Partner oder die Partnerin weitergegeben werden, gerade auch, um das gemeinsame Sexualleben zu bereichern.
- Selbst bei der Überzeugung, dass Sex mit Partner*innen das beste Mittel ist, erotische Bedürfnisse zu befriedigen, kann es Zeiten geben, in denen entweder keine Partner*innen existieren, diese kein Bedürfnis nach Sex haben oder man sich selbst vielleicht nicht sexuell mit jemand anderem beschäftigen möchte. Man braucht sich dann das sexuelle Vergnügen trotzdem nicht zu versagen.
- Gerade bei der Bewältigung sexueller Probleme, wie Erektionsstörungen, Schmerzen beim Sex, Orgasmusprobleme, kann Selbstbefriedigung oder können spezielle Selbstbefriedigungstechniken hilfreich sein.

Es ist durchaus möglich, dass Partner*innen etwas dagegen haben, wenn der/die andere masturbiert. Vielleicht stellen sie dann die eigene Attraktivität infrage, vielleicht kommt ihnen der Gedanke, nicht genügend sexuell befriedigen zu können. Und vielleicht ist da tatsächlich etwas dran. Umso wichtiger wäre es, über solche Gedanken oder Gefühle zu sprechen.

Selbstbefriedigung kann dann problematisch sein, wenn sie zum Abtauchen aus persönlichen oder partnerschaftlichen Konflikten genutzt wird, wenn sie exzessiv, z. B. in Verbindung mit Internetpornografie, eingesetzt wird oder wenn sie ganz regelmäßig als Ersatz für den partnerschaftlichen Sex herangezogen wird. Dann wird es eher um die Bewältigung der Gründe gehen, für die die Selbstbefriedigung funktionalisiert wird.

Eigentlich gelten für die Selbstbefriedigung dieselben Regeln wie für jede andere sexuelle Aktivität auch. Wenn das, was sexuell getan wird, was immer es auch sein mag, weder uns selbst noch unseren Partner*innen noch der Beziehung schadet, sollte der Sex mit sich selbst einfach genossen werden.

Selbstbefriedigung oder besser sexuelle Selbstberührungen können auch mit dem Koitus kombiniert werden. So ist es für manche möglich, eine noch stärkere sexuelle Erregung zu verspüren oder einen Orgasmus zu erreichen. Auch wie bei der Masturbation in Gegenwart des Partners oder der Partnerin haben einige Menschen hier eine innere Schranke, die sie vor den Selbstberührungen zurückschrecken lässt. Da kommen schnell wieder Mythen ins Spiel, die glauben lassen, dass es nur auf „normale" Art und Weise, also insbesondere mit dem Koitus, möglich sein müsste, einen Orgasmus zu erzielen. Außerdem sollen ja auch der Partner oder die Partnerin nicht gekränkt werden. Die Überzeugung, als Partnerin oder Partner dafür zuständig zu sein, zu einem Orgasmus zu verhelfen, ist ebenfalls tief verwurzelt.

Glücklicherweise denken heute immer weniger Menschen, dass die Selbstbefriedigung beim Koitus etwas Unnormales sei. Viele stellen fest, dass es den Partner oder die Partnerin erregt, wenn sie sich selbst während des Geschlechtsverkehrs stimulieren. Insbesondere Frauen erleben, dass sie durch die zusätzliche Stimulierung der Klitoris, des Anus oder auch der Brust während des Koitus leichter zum Orgasmus kommen können. Auch bei Männern lässt sich die für den Orgasmus erforderliche Erregung manchmal mithilfe der Stimulierung der Hoden, des Anus oder der Brustwarzen verstärken. Auch das ist Selbstbefriedigung. Und so trägt die Masturbation während des Geschlechtsverkehrs dazu bei, die sexuelle Erregung zu steigern. Die Suche nach dem individuellen und spezifischen Muster, das ein Höchstmaß an Erregung verschafft, führt zu einer befriedigenden sexuellen Erfahrung.

Masturbationserfahrungen im Jugendalter prägen ein praktisches Körperwissen, und sie tragen dazu bei, die individuellen sexuellen Wünsche und Bedürfnisse zu erkennen. Jungen als Jugendliche masturbieren regelmäßig, laut der Bundeszentrale für gesundheitliche Aufklärung (BZgA) mehrfach pro Woche bis mehrmals am Tag. Masturbation ist für sie noch immer die erste sexuelle Aktivität, bevor sie Orgasmuserfahrungen beim Masturbieren machen und auch bevor sexuelle Erfahrungen in Beziehungen gemacht werden. Die Hälfte der Mädchen macht als Jugendliche ihre ersten sexuellen Erfahrungen bei der Masturbation. Lediglich ein Viertel der weiblichen Jugendlichen hat sich bis zum Alter von 18 Jahren noch niemals selbst befriedigt (siehe auch Matthiesen, 2013).

Masturbationstechniken für den Mann sind sehr vielfältig. Meist wird mit den Fingern einer Hand oder mit der ganzen geschlossenen Hand der Penis stimuliert. Besonders intensiv ist die Berührung der Nervenenden unterhalb der Eichel, über die die Finger oder die ganze Hand gestrichen werden. Gerade bei unbeschnittenen Männern ist die Stimulierung dieser Nervenenden zu intensiv bis schmerzhaft, sodass die Vorhaut darüber liegen bleibt. Zusätzlich können die Hoden massiert, der Damm und der Anus gestreichelt werden. Druck und Geschwindigkeit können variieren. Manche Männer nutzen auch ein Gel oder Massageöl.

Manche Männer genießen die Stimulation des Anus während der Masturbation durch Einführen eines Fingers oder eines Dildos. So lässt sich auch die Prostata mit massieren, was für manche Männer das Orgasmuserleben steigert. Ein Penisring kann durch einen leichten Blutstau im Penis für mehr Ausdauer sorgen. Er erhärtet die Erektion sowie deren Dauer und kann das Gefühl beim Orgasmus noch intensiver erleben lassen. Der Penisring, meist aus Gummi oder Hartplastik, wird dazu über den Penisschaft und ggf. auch über die Hoden gestreift und direkt an der Peniswurzel platziert. Weiteres Spielzeug sind sogenannte Masturbatoren, die bei manueller oder elektrischer Nutzung den eingeführten Penis bis zum Orgasmus stimulieren können.

Die meisten *Frauen stimulieren bei der Selbstbefriedigung* vor allem die Klitoris und den umliegenden Vulva Bereich. Es kann sanft mit Zeige- oder Mittelfinger gestreichelt oder massiert werden, die Bewegung können beschleunigt und der Druck kann verstärken werden. Zusätzlich können Analregion sowie Brüste berührt und massiert werden, auch können ein Finger oder ein Dildo anal eingeführt werden. Manche Frauen nutzen zusätzlich Kissen und Vibratoren, um den Druck und die Stimulierung zu erhöhen. Es gibt auch eine vaginale Stimulierung durch Einführen und Bewegung eines oder mehrerer Finger oder eines Vibrators in die Scheide. Mit Berührung der vorderen Scheidenwand kann Druck auf den sogenannten G-Punkt ausgeübt werden (zu dessen umstrittener Existenz siehe auch Kap. 1.11.1).

Manche Frauen mögen keine direkte Berührung der Klitoris, sie bilden mit Zeigefinger, Mittelfinger und Ringfinger ein Fläche, die sie entlang der Vulvalippen auf die Stelle legen, wo sich die Klitoris befindet, also auf das obere Drittel. Andere Frauen schieben mit dem Mittel- und Ringfinger die beiden Vulvalippen auseinander, sodass ihre Klitoris komplett frei liegt. Besonders jetzt ist wichtig, dass die Finger und die Vulva immer feucht sind, ggf. durch Massageöl, Gleitgel oder Speichel. Mit zwei Fingern wird die Vulva kreisend massiert, an deren Ende sich die Klitoris befindet. Diese Technik wird von den meisten Frauen verwendet (zum Thema Selbstbefriedigung „normal oder nicht normal" siehe auch Kap. 2.1; zum Thema Historie der Selbstbefriedigung, siehe Braun, 1995).

Für alle heißt das Spiel mit der Erregung, die Erregung bei der Stimulierung kommen und gehen lassen. Dies kann den Reiz erhöhen, bis am Ende der Orgasmus kommt.

1.10 Herausforderung Internet

Nach Aussagen des Sexualwissenschaftlers Arne Dekker (2013) gehört der Konsum von Internet-Pornografie heute für Jugendliche und junge Erwachsene, hier insbesondere für Männer, zur Normalität und stellt für sich genommen keinen Grund zur Beunruhigung dar.

Striptease-Tänzerinnen, erotische Texte, nur unter der Ladentheke erhältliche pornografische Texte und Bilder, Sex-Kinos und Videokabinen halfen früher beim Bedürfnis, vor allem von Männern, sich sexuell anzuregen und zu stimulieren. Heute hat das Internet die Dominanz für bild- und tonbezogene sexuelle Stimulierung übernommen und es gewinnt mit all seinen Ausprägungen zunehmend an Bedeutung für die sexuelle Sozialisation und den sexuellen Alltag Jugendlicher und vieler Erwachsener. Das Internet hat möglicherweise die sexuelle Entwicklung und das Sexualleben einfacher gemacht, es ist aber auch eine Quelle für sexuelle Probleme geworden. Insbesondere die frei zugänglichen Seiten zum Thema Sex haben im Internet mittlerweile eine nicht mehr zu überschauende Größenordnung angenommen. Da Bedarf und Abnehmerzahl groß sind, wird auch entsprechend viel produziert.

Und so wie das Internet ein wichtiger Teilaspekt des menschlichen Lebens geworden ist und viele Aspekte des Alltags bedient, hat es vielfältige Funktionen auch für den sexuellen Alltag übernommen. Da sind zum einen Angebote zur Information und zur Aufklärung, wobei insbesondere der Sexualpädagogik ein großer Stellenwert zukommt. Meist ist das Internet anonym, kostenlos, leicht zu bedienen, und unabhängig vom Ort, an dem man sich gerade befindet, sind Zugriffe darauf möglich. Die Suchmaschinen helfen, auf alle möglichen Informationen und Aufklärungen zum Thema Sexualität hinzuweisen. Da die Informationen aber keinerlei Kontrolle unterliegen und inhaltlich nicht überprüfbar sind, besteht natürlich auch die Gefahr, dass Institutionen und Einzelpersonen wenig professionell im Netz informieren.

Zum anderen findet sich im Internet „Internetsexualität" oder einfach „Internetsex" – bisher gibt es keine einheitliche Definition –, was als Sammelbegriff für sämtliche auf Sexualitäten bezogene Informationen und Handlungen im Internet verstanden werden kann, die sexuell motiviert sind. Meist werden aber unter „Internetsex" das Betrachten von Pornografie, die Nutzung von Webcams zur Darstellung von Sex und sexuell motivierte Chatrooms verstanden. Hinzu kommen Online-Spiele mit sexuellen Inhalten und das Einkaufen in Internet-Sexshops bedient darüber hinaus das anonym gewünschte Kaufverhalten.

Auch wenn das Nutzungsverhalten bei Internetsex aufgrund schwieriger Definition und methodischer Probleme bisher nicht annähernd genau beschrieben werden kann, so ist davon auszugehen, dass Schüler*innen sowie Studierende, sowohl viele Männer als auch viele Frauen wie auch diverse Personen, entsprechend konsumieren. Bei Erwachsenen scheinen jedoch Männer zu den häufigeren Nutzern zu gehören. Dekker und Matthiesen (2015) haben durch Umfragen (Stichjahr: 2012) herausgefunden, dass in einem Zeitraum von vier Wochen 23 % der Frauen und 85 % der Männer mindestens einmal Pornos gesehen haben, fast ebenso viele haben sich dabei selbst befriedigt. Und immerhin

31 % der Männer und vergleichsweise nur 3 % der Frauen hatten das Gefühl, den Internetsex-Konsum schwer kontrollieren zu können. Sexuelle Störungen werden durch übermäßigen Pornokonsum mit Selbstbefriedigung begünstigt (Berger et al., 2017). Daher sollten im beratenden und therapeutischen Kontext neben einer Sexualanamnese auch immer eine Medienanamnese erhoben werden.

Als Vorteil der Nutzung von Internetsex kann neben der Anonymität, der Kostenfreiheit und dem leichten Zugang auch der hohe Grad an Kontrolle über die Situation beschrieben werden.

Bereits seit Bestehen des Internets werden negative Einflüsse des Pornografiekonsums wie bei youporn, xhamster, tubegold und Co. auf Rollenbilder, sexuelle Sozialisation und Partnerschaften diskutiert. Eine generell schädliche Wirkung von Internetpornografie ist wissenschaftlich bisher nicht belegt. Vielfalt und Umfang diesbezüglicher Internetinhalte machen es fast unmöglich, wissenschaftlich zweifelsfrei schädigende Einflüsse zu belegen, hilfreich könnten ggf. Einzelfallstudien sein, um z. B. gefährdende Reaktionen auf bestimmte gewaltdurchsetzte pornografische Filme aufzuzeigen (siehe ausführlicher Rose, 2018). Es ist sinnvoll, mögliche Probleme zu diskutieren, die durch das Konsumieren der Sex-Seiten im Internet und damit verbundener sexueller Stimulierung und Befriedigung auftreten können. Hier ist natürlich insbesondere von Bedeutung, wenn der Konsum überhandnimmt und sich in Richtung einer Abhängigkeit entwickelt. Auch können partnerschaftliche Probleme dadurch entstehen, dass das Interesse an pornografischen Materialien die partnerschaftliche Sexualität verändert, real gelebter partnerschaftlicher Sex uninteressanter wird, die Gefühle von Lust und Erregung sich verändern, aber auch die Gefühle von Partner*innen verletzt werden, wenn sie vom Internetkonsum erfahren. Dann stellt sich die Frage, wie normal der Konsum und die damit verbundene sexuelle Erregung und Masturbation empfunden werden können, wenn Partner*innen der Ansicht sind, dass sie nicht mehr gut genug oder attraktiv genug für ihren Partner oder ihre Partnerin sind und sexuelle Wünsche nicht mehr genügend befriedigen können. Da die Nutzung von Pornografie zur sexuellen Stimulierung meist im Geheimen passiert, kann bei Bekanntwerden auch ein Vertrauensverlust in der Beziehung entstehen.

Nach Young (2008) lässt sich die Steigerung des sexuellen Verlangens hin zu einer Verhaltenssucht auf mehreren Ebenen beschreiben:

- Das Internet dominiert die Gedanken.
- Die Nutzungsdauer wird gesteigert, um Erregung aufrechtzuerhalten und sexuelle Höhepunkte zu erleben.
- Versuche scheitern, den Internetkonsum zu kontrollieren, zu reduzieren oder zu stoppen, die Online-Zeit währt länger als gewünscht.
- Das Internet wird funktionalisiert zur Regulierung bzw. zum Umgang mit Emotionen wie Hilflosigkeit, Kontrollverlust, Schuld, Angst, Depressionen usw.

- Bei dem Versuch, den Konsum zu kontrollieren, treten Unruhe, depressive Verstimmungen oder Gereiztheit auf.
- Innerpsychische Konflikte oder Konflikte zwischen Personen treten durch den Internetkonsum auf, auch berufliche Aktivitäten, Hobbys oder andere Interessen werden vernachlässigt oder negativ beeinflusst.
- Das Ausmaß des Konsums wird immer mehr vor anderen verheimlicht.

Meist gelangen betroffene Frauen, Männer oder diverse Personen zunehmend in einen Teufelskreis der Sucht: Sexuelle Erregung und der sexuelle Höhepunkt durch den Konsum bzw. die stimulierte Befriedigung sind manchmal intensiver als sexuelle Erregung und Orgasmus in der partnerschaftlichen Sexualität. Kurz nach Verlassen des Internets treten unangenehme Gefühle wie Frust, Scham, Verstimmung oder Schuld auf, die in der Kombination mit anderen psychischen oder innerpsychischen oder sozialen Problemen schnell wieder die „Eintrittskarte" in das nächste Aufrufen von Sex-Seiten bilden. Wenn die Befriedigung mit den kostenlosen Sex-Seiten nicht ausreicht, werden häufig zu bezahlende Sex-Seiten oder entsprechende Angebote aufgerufen, was auch zu einer finanziellen Belastung führt. Eine erste wichtige Voraussetzung für eine Normalisierung ist es, dass Betroffene ihre sexuelle Abhängigkeit erkennen, anerkennen und aus der Welt des unbeobachteten und anonymen Internetsurfens auftauchen können (ausführlicher dazu siehe Kap. 2.4.3; Möglichkeiten der Problembewältigung siehe Kap. 3.6.5 mit Beispiel *Computer-Sex-Abhängigkeit*).

Auch wenn Jugendliche schon sehr früh über das Internet mit sexuellen Informationen, Sexbildern und Sexfilmen konfrontiert werden, gehört für die meisten Jugendlichen die Sexualität in eine Liebesbeziehung, die Idealen wie Liebe und Treue folgt. Knapp ein Fünftel der 15-Jährigen und etwa zwei Drittel der 17-Jährigen sind heute bereits sexuell erfahren, wie die Bundeszentrale für gesundheitliche Aufklärung (BZgA) 2010 in repräsentativen Wiederholungsbefragungen von 14- bis 17-Jährigen und ihren Eltern beschrieben hat. Wichtig ist vielleicht noch anzumerken, dass nach diesen Untersuchungen Jugendliche heute so gut verhüten wie noch nie. Sowohl die chemische Verhütung durch die Pille als auch die mechanische Verhütung durch das Kondom sind als Verhütungsmittel üblich und akzeptiert. Die Pornografienutzung durch Jugendliche kann als normal, altersangemessen und weitverbreitet angesehen werden, schädigende Wirkungen des Pornografiebetrachtens konnten bisher nicht nachgewiesen werden. Auch zeigen sich keine generellen Auswirkungen durch Pornografiekonsum im Jugendalter auf sexuelle Einstellungen als spätere Erwachsene. Eine Studie der Universität Hohenheim untersuchte, da auch für Jugendliche die meisten Pornoseiten im Netz frei zugänglich sind, das diesbezügliche Onlineverhalten von Kindern und Jugendlichen mit der Frage: Wie wirkt Pornografie auf die sexuelle Entwicklung? Der Erstkontakt mit Pornografie findet früh statt, häufig schon bei Kindern zwischen 12 und 13 Jahren. In einer repräsentativen Studie hat der Kommunikationswissenschaftler Jens Vogelgesang

(Quandt & Vogelgesang, 2018) 1.048 Jugendliche befragt. 70 Prozent gaben an, bereits mit pornografischem Material in Berührung gekommen zu sein. Die Hälfte davon unfreiwillig durch Bilder in Klassenchats, bei Instagram oder in WhatsApp-Gruppen. Fazit: Pornos sind Teil der Pubertät, und oft unterschätzen Eltern, was ihre Kinder bereits gesehen haben. Dass Jugendliche sich im Internet zurechtfinden, heißt nicht, dass sie dessen Inhalte auch einordnen können – im Gegenteil. „Wir dürfen Medienkompetenz nicht mit Lebenskompetenz verwechseln", sagt Julia von Weiler vom Verein „Innocence in Danger" in Berlin.[4] Auch Sexualwissenschaftler*innen fordern vom Gesetzgeber einen besseren Schutz. Doch nationale Verbote sind im World Wide Web wirkungslos. Und die meisten Jugendlichen können durchaus zwischen Pornografie und Realität unterscheiden. Wie gefährlich ist das Gucken von Pornos wirklich? Wird der pornografische Konsum intensiv betrieben, werden paraphile Handlungen oder Gewaltpornografie häufiger betrachtet und wird Gewalt positiv bewertet, kann ein höheres Risiko, real sexuell übergriffig zu werden, nicht ausgeschlossen werden. Hier kann es auch zur Wechselwirkung mit bestimmten Persönlichkeitseigenschaften kommen (Hill, 2011) (zur Nutzung des Pornografiekonsums im Zusammenhang mit sexuellen Störungen, siehe Kap. 2.4.3). Es ist dringend notwendig, Minderjährige vor dem altersmäßig unbeschränkten Zugang zur Internetpornografie zu schützen, z. B. indem den Anbietern im Netz Auflagen erteilt werden können. Solche Schritte sind auch bereits geschehen.

Neben den sexualbezogenen Informations- und Aufklärungsangeboten und den oben beschriebenen Nutzungen dient das Internet auch der Suche nach Sexual- und Beziehungspartner*innen. Werbesprüche wie „Alle 12 Minuten verliebt sich ein Single auf ..." mit erfolgversprechenden Anpreisungen sind zwar verlockend, aber auch zu hinterfragen.

Eine wichtige Bedeutung hat das Internet in Bezug auf Sexualität für Selbsthilfeangebote, Sexualberatung, Sexualpädagogik und Sexualtherapie (z. B. pro-familia-Projekte, www.sextra.de, die zum Teil hohe Qualitätsstandards erfüllen, siehe hierzu auch Kap. 3.1 sowie hilfreiche Adressen im Anhang, Kap. 2).

1.11 Die Genitalien

1.11.1 Die weiblichen Genitalien

Bei den weiblichen Genitalien werden die inneren Genitalorgane und die äußeren Genitalorgane unterschieden.

Die *äußeren Genitalien* bildet die Vulva, die oftmals missverständlich als Vagina bezeichnet wird. Der äußerlich ggf. mit einem Handspiegel zu sehende

[4] https://www.innocenceindanger.de/

Teil der weiblichen Geschlechtsorgane umfasst somit den Venushügel, die großen und kleinen Genitallippen (unsinnigerweise auch „Schamlippen" genannt, heute besser Vulvalippen), die Klitoriseichel, den Harnröhrenausgang sowie den Vaginaeingang.

Zu den *inneren Genitalien* gehören von innen nach außen die Eierstöcke, in denen die Eizellen heranreifen und die auch die größte Menge der Sexualhormone Östrogen und Progesteron produzieren. Den Eierstock verbinden die Eileiter mit der Gebärmutter. Die Gebärmutter mündet mit Gebärmutterhals und Muttermund in die Scheide bzw. Vagina (identische Bezeichnung). Der Gebärmutterhals bildet den unteren Teil der Gebärmutter und enthält die Öffnung zur Scheide, den sogenannten Muttermund (Zervix). Die Öffnung selber ist von einer dicken Schleimhaut umgeben und ragt etwa drei Zentimeter in die Scheide. Normalerweise ist die Öffnung eng verschlossen, was die Verhinderung von aufsteigenden Keimen garantiert. Während einer Geburt wird die Zervix unter hormonellem Einfluss weicher und unter den Wehen öffnet sich die Zervix und bereitet so die Geburt vor.

Die Vagina oder Scheide wiederum mündet dann in die äußeren Genitalorgane, die Vulva. Tiefer gelegen, hinter dem Scheideneingang, ist der Damm, der sich zum Anus hin öffnet.

Der Scheideneingang ist in der Regel vor der ersten gynäkologischen Untersuchung bzw. dem ersten Geschlechtsverkehr mit dem sogenannten Jungfernhäutchen (Hymen) bedeckt, später ist nur noch ein kleines Hautfältchen erkennbar.

Die Scheidenfeuchtigkeit (Lubrikation) wird durch die beiden Bartholin-Drüsen, die Paraurethraldrüsen und die kleinen Vorhofdrüsen produziert. Sie ist in ihrer Intensität nicht unbedingt der Intensität von sexueller Erregung gleichzusetzen. Starke Nässe bedeutet nicht unbedingt, dass die Frau stark erregt, geringe oder fehlende Feuchtigkeit heißt nicht, dass sie nicht erregt ist. Auf dem Höhepunkt der weiblichen Erregung wird aus den Paraurethraldrüsen, die neben der Mündungsöffnung der Harnröhre liegen, stoßweise ein dünnflüssiges Sekret extrahiert, was auch mit „weiblicher Ejakulation" bezeichnet wird. Der Begriff „weibliche Ejakulation" ist insofern nicht ganz richtig, weil diese Flüssigkeit nicht mit dem Orgasmus und auch nicht mit dessen Qualität zusammenhängt. Manche Frauen befürchten, dass das bei der Erregung abgegebene Sekret der Paraurethraldrüsen Urin sei und sie beim Sex uriniert hätten, was aber nicht der Fall ist.

Der Blutzufluss in den erogenen Zonen lässt diese bei sexueller Erregung anschwellen. Dann können sich die Brüste, die Klitoris und die inneren und äußeren Vulvalippen vergrößern. Das zentrale Organ der Entstehung der weiblichen Lust ist die Klitoriseichel, sie entspricht der Peniseichel und ist bei kleinerer Fläche mit mindestens gleich vielen Nerven durchzogen wie die Peniseichel. Von außen sichtbar ist lediglich die Klitoriseichel, der Rest des Organs (siehe Abb. 1) ist nicht sichtbar. Vorhofschwellkörper, auch Vorhofbulben genannt, umschließen den Vaginaeingang und erstrecken sich über die

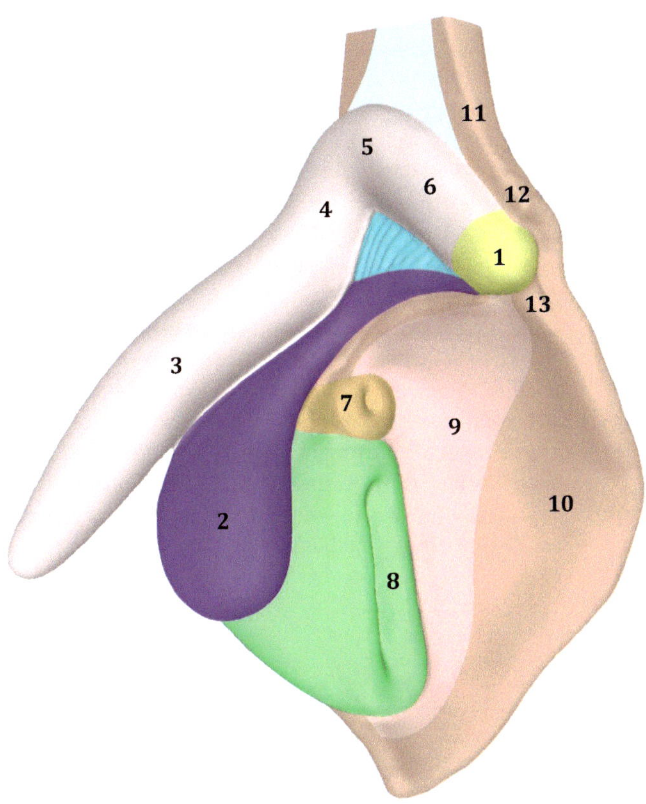

Abbildung 1: *Modell der Vulva*[5]
1 Klitoriseichel | 2 Vorhofbulben | 3 Klitorisschenkel | 4 aufsteigender Klitoriskörper | 5 Klitoriswinkel | 6 absteigender Klitoriskörper | 7 Harnröhre | 8 Scheide | 9 Scheidenvorhof | 10 innere Vulvalippe | 11 Klitorisvorhaut | 12 Klitorishaube | 13 Klitorisbändchen
Bildnachweis: © Daniel Haag-Wackernagel, Modell Vulva, KESSEL medintim GmbH, mit freundlicher Genehmigung des Autors.

Harnröhre bis hin zur Klitoriseichel. Diese liegt auf dem nicht sichtbaren Klitoriskörper, der mit den Klitorisschenkeln weit in den Unterleib hineinragt. Die Klitoris ist an beiden Seiten jeweils etwa zehn Zentimeter lang. Die meisten

[5] http://haag-wackernagel.ch/userdata/filemanager/data/Produkteblatt-Vulva2020.pdf

Frauen kommen nicht durch den vaginalen Koitus zum Orgasmus. Das ist also ganz normal. Wenn Frauen beschreiben, dass sie vaginal zum Orgasmus kommen können, ohne dabei die Klitoris direkt zu berühren, wird meist durch den Penis die Klitoris auch von unten her vaginal stimuliert. Damit hat auch der sogenannte G-Punkt zu tun, der etwa an der Stelle liegt, wo die Stimulierung der Klitoris vom Inneren der Vagina her erfolgt. Das heißt: Frauen, die vaginal zum Orgasmus kommen können, kommen eigentlich auch klitoral, nur eben indirekt, durch eine andere Form der Stimulierung, nämlich über die Klitorisschenkel. Es hängt also vieles mit der Klitoris zusammen.

Sigmund Freud hat den Frauen insofern keinen guten Dienst erwiesen, weil er einfach beschloss, ohne jeglichen wissenschaftlichen Hintergrund, dass eine Frau nur dann „reif" ist, wenn sie vaginal zum Orgasmus kommt, ein Irrtum des sonst legendären und angesehenen Psychotherapeuten.

Wenn Frauen masturbieren, dann meistens so, dass sie die Klitoris und ihre Umgebung stimulieren. So ist es die klitorale Stimulierung, die bei den allermeisten Frauen zum Orgasmus führt. Es gehört zu den sexuellen Mythen, dass Frauen in der Vagina die größte Lust empfinden. Da die Penisstimulie-

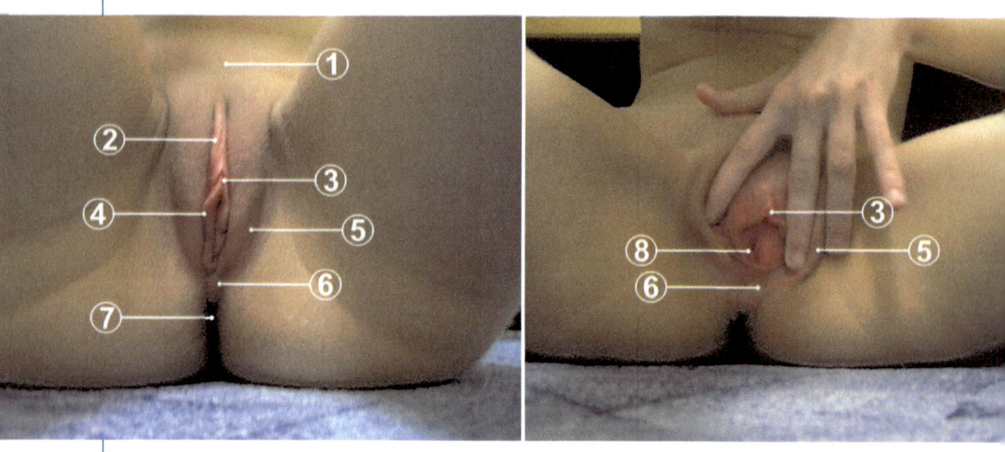

Abbildung 2: *Äußere Geschlechtsorgane einer Frau:*
1 Venushügel | 2 Klitorisvorhaut | 3 Klitoriseichel | 4 innere Vulvalippen | 5 äußere Vulvalippen | 6 Perineum (Damm) | 7 Anus | 8 Vagina
Bildnachweis: Von Courageous Cunts – https://commons.wikimedia.org/wiki/File:Courageous_Cunt_07.jpg, https://commons.wikimedia.org/wiki/File:Courageous_Cunt_08.jpg, CC BY 2.5, https://commons.wikimedia.org/w/index.php?curid=67043465

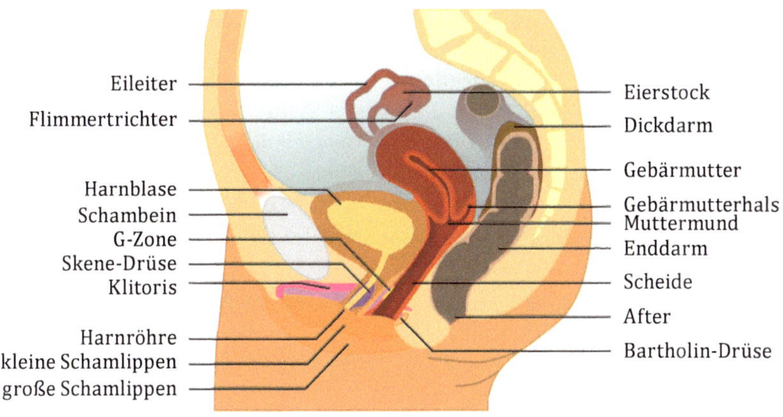

Abbildung 3: *Schematische Darstellung der inneren Geschlechtsorgane einer Frau*
Bildnachweis: Von Tsaitgaist, Überarbeitung von Sciencia58 - File: Female anatomy with g-spot-en.svg, CC BY-SA 3.0, https://commons.wikimedia.org/w/index.php?curid=97618164

rungen in der Regel in der Vagina stattfinden, reicht diese Stimulierung den meisten Frauen aber nicht für einen Orgasmus aus. Manche Frau zieht es daher vor, während des Geschlechtsverkehrs selbst oder durch ihren Partner bzw. ihre Partnerin die Klitoris mit einem oder zwei Fingern zu berühren und zu streicheln. Andere Frauen pressen den klitoralen Bereich gegen ein Körperteil des Partners oder der Partnerin, häufig gegen das Schambein. Andere Frauen berichten von Zentren oder bestimmten besonders sensiblen Bereichen innerhalb der Vagina, wobei sie durch Stöße gegen diese Stellen ihren Orgasmus hervorrufen. Diesen sehr sensiblen Stellen wurde schließlich der oben erwähnte Name G-Punkt (Gräfenberg-Spot) zugewiesen, der eine spezielle anatomische Struktur hat.

Im Laufe der sexuellen Erregung kann es bei Frauen, aber ebenso bei Männern, zu einer sichtbaren Muskelanspannung der Hände, im Gesicht, in den Schenkeln, im Bauch und anderen Stellen im Körper kommen. Es kann auch unwillkürliche Kontraktionen oder Zuckungen im Becken, im Gesäß und an anderen Körperstellen geben. Durch Ablenkung kann die emotionale Erregung sehr schnell absinken, was von den physischen Veränderungen begleitet wird, die einen niedrigen Erregungsgrad widerspiegeln. Werden die sexuell erregenden Aktivitäten wieder aufgenommen, steigt auch der Erregungsgrad wieder an und der vorherige Effekt kann wieder erzielt werden.

1.11.2 Die männlichen Genitalien

Die *äußeren und sichtbaren Genitalien* bestehen aus dem Penis und dem Hodensack. Im Hodensack ruhen die Hoden und Nebenhoden. In den Hoden werden die Spermien produziert, des Weiteren die männlichen Sexualhormone.

Die produzierten Spermien, die in den Nebenhoden gelagert werden, machen sich im Verlauf der sexuellen Stimulierung auf den Weg durch die *inneren Genitalien,* durch die Samenleiter, vorbei an dem Samenbläschen bis zur Prostata. Durch die Prostata werden die Spermien, vorbei an den Cowper-Drüsen, durch die Harnröhre nach außen geleitet. Die Bläschendrüsen oberhalb der Prostata produzieren etwa zwei Drittel des ganz frischen Ejakulats, das eine gelartige Konsistenz hat, die Samenfäden aufnimmt und deren Weitertransport unterstützt. Die Prostata wiederum bildet das letzte Drittel des Ejakulats. Die Cowper-Drüse (nach dem Anatom William Cowper benannt, medizinisch: Bulbourethraldrüse) unterhalb der Prostata steuert noch ein wenig durchsichtiges Sekret bei, das bei sexueller Erregung oft vor der Ejakulation bereits als sogenannte „Lusttröpfchen" aus der Eichel austritt. Alles, was sich zwischen den Nebenhoden und dem sichtbaren Teil des Penis befindet und abspielt, wird zu den inneren Genitalien des Mannes gezählt.

Werden längere Zeit keine Spermien aus den Nebenhoden „abgerufen", werden sie vom Körper absorbiert. Daher müssen sich Männer auch keine Sorgen machen, wenn sie längere Zeit keine Ejakulation haben. Die sogenann-

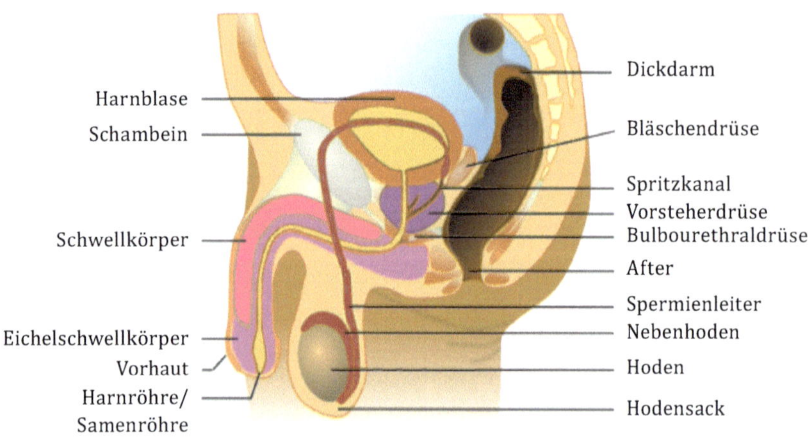

Abbildung 4: *Schematische Darstellung der Geschlechtsorgane eines Mannes Bildnachweis: Von Tsaitgaist, CC BY-SA 3.0 <https://creativecommons.org/licenses/by-sa/3.0>, via Wikimedia Commons*

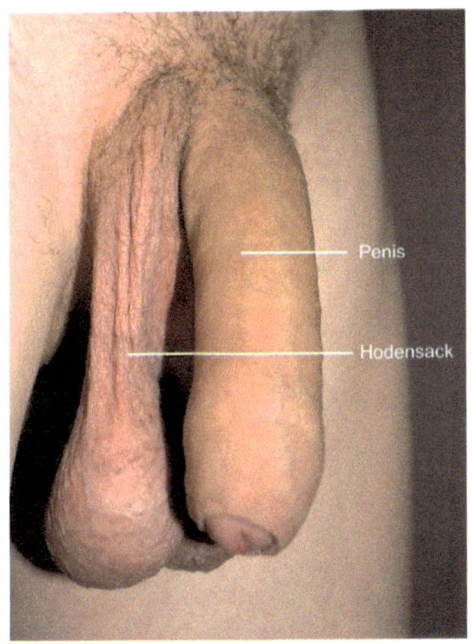

Abbildung 5a: *Penis des Mannes (unbeschnitten) Bildnachweis: Von tacco – cropped from File: Erected and flaccid Penis.jpg, Gemeinfrei, https://commons.wikimedia.org/w/index.php?curid=3427737*

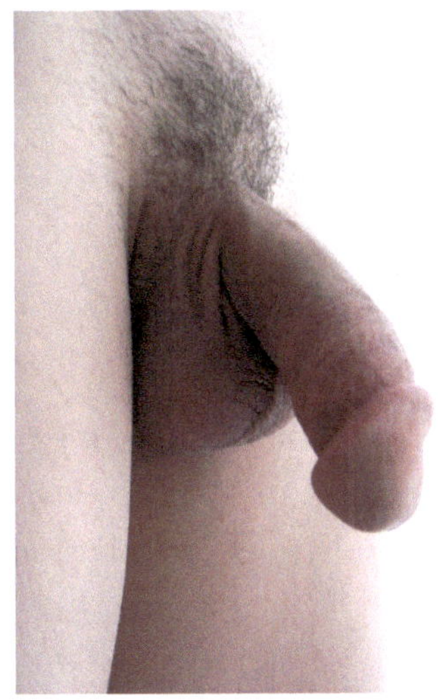

Abbildung 5b: *Penis des Mannes (beschnitten) Bildnachweis: Von J Ortiz – Eigenes Werk, Gemeinfrei, https://commons.wikimedia.org/w/index.php?curid=35172610*

te Pollution kann bei männlichen Jugendlichen hin und wieder zu spontanen Ejakulationen führen, die dann auch Spermien enthalten können.

Größe, Kraft und Verlässlichkeit sind für viele Männer wichtige Eigenschaften ihres Penis. Dabei wird die Erfahrung gemacht, dass der Penis, der bei sexueller Erregung erigiert, sich in der Regel willkürlichen Beeinflussungen entzieht.

Der Penis besteht im Wesentlichen aus drei Schwellkörpern und der Harnröhre, die gleichzeitig die Samenröhre darstellt. Im schlaffen Zustand des Penis wird von der Harnröhre gesprochen, bei der Erektion von der sogenannten identischen Samenröhre. Beim Penis wird weiter unterschieden zwischen der sogenannten Peniswurzel, die ihren Halt im Beckenboden findet, dem Penisschaft, der Eichel und der Vorhaut, der verlängerten Haut des Penisschafts. Die Schwellkörper werden von Blut durchflutet, bei starker Blutzunahme schwellen sie an. Während einer zunehmenden Erektion steigt der Druck in den Schwellkörpern sehr stark an, wobei der mittlere Schwellkörper weniger

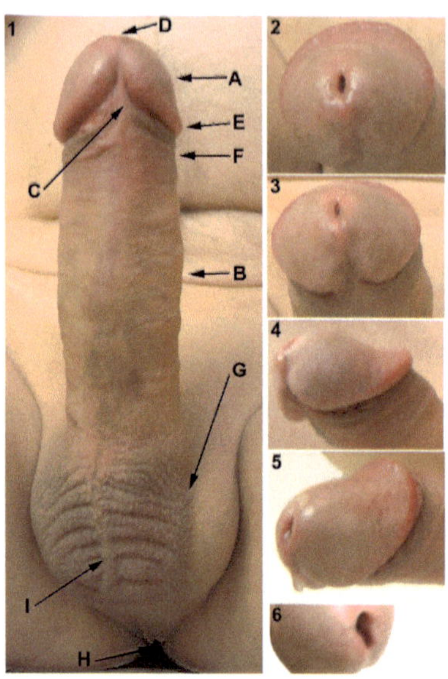

Abbildung 5c: *Äußere anatomische Strukturen des menschlichen Penis:*
A = Eichel | B = Penisschaft | C = Vorhautbändchen |
D = äußerer Harnröhrenausgang | E = Eichelrand |
F = Penisvorhaut | G = Hodensack | H = Anus | I = Verwachsungsnaht
Bild 5 zeigt einen sogenannten Lusttropfen (Präejakulat)
Bildnachweis: Von Mlight23 – Eigenes Werk, CC BY 3.0, https://commons.wikimedia.org/w/index.php?curid=23002402

starken Druck entwickelt, sodass die darin verlaufende Samenröhre noch genügend durchgängig bleibt für das Ejakulat.

Vielleicht hilft eine Analogie vom Aufpumpen eines Reifens, um die Erektion physiologisch besser verstehen zu können: Wenn Luft in einen Luftschlauch (der den Schwellkörpern entspricht) gepumpt wird, drückt der Schlauch gegen den Mantel des Reifens, der die Ausdehnung beschränkt. Also erhärtet sich ein Reifen genau wie der Penis. Indem die Schwellkörper im Penis sich mit Blut füllen und von innen gegen die Hauthülle drücken, wird der Blutabfluss des Penis, der durch sehr kleine Venen erfolgt, verringert.

Die Penisvorhaut kann über der Eichel liegen, dann wird davon gesprochen, dass der Penis unbeschnitten ist. Liegt die Eichel frei, wird von einer Beschneidung gesprochen. Grund für eine medizinisch indizierte Beschneidung ist die angeborene oder erworbene Vorhautverengung (Phimose), ansonsten finden Beschneidungen häufig aus kulturellen oder religiösen Gründen statt. Die

Beschneidung ist weltweit der am häufigsten durchgeführte chirurgische Eingriff.

Unterhalb der Eichel befinden sich punktförmige Nervenenden, die bei der Stimulierung, z. B. bei Auf- und Abbewegungen der Hand, in der Scheide oder durch die Anuswand, zu einer starken sexuellen Stimulierung führen können. Das Ejakulationszentrum liegt im Rückenmark und bewirkt auf nervalem Wege Kontraktionen der Muskulatur von Hoden, Samenleiter, Drüsen und Prostata. Zu einem bestimmten Zeitpunkt erfolgt dann die Ejakulation, und wenn diese mit subjektiven Gefühlen einer starken sexuellen Erregung bzw. eines Höhepunktes verbunden ist, wird von einem Orgasmus gesprochen.

Heterosexuelle Männer haben selten real erigierte Penisse gesehen, allerdings sind sie durch das Internet mit vielfältigen Erektionen vertraut. So wie schlaffe Penisse unterschiedlich groß sein können, variieren auch erigierte Penisse in Größe, Form und Ausrichtung. Manche Penisse zeigen durch die Erektion nach vorne, manche nach unten, manche nach oben. Auch wenn Penisse in der Größe variieren, sind die Unterschiede im erigierten Zustand durchaus geringer. Ein kleiner schlaffer Penis kann bei der Erektion mehr an Größe zunehmen als ein größerer schlaffer Penis. Dennoch gibt es gewisse Größenunterschiede, woran auch nichts zu ändern ist. Manche Männer nehmen

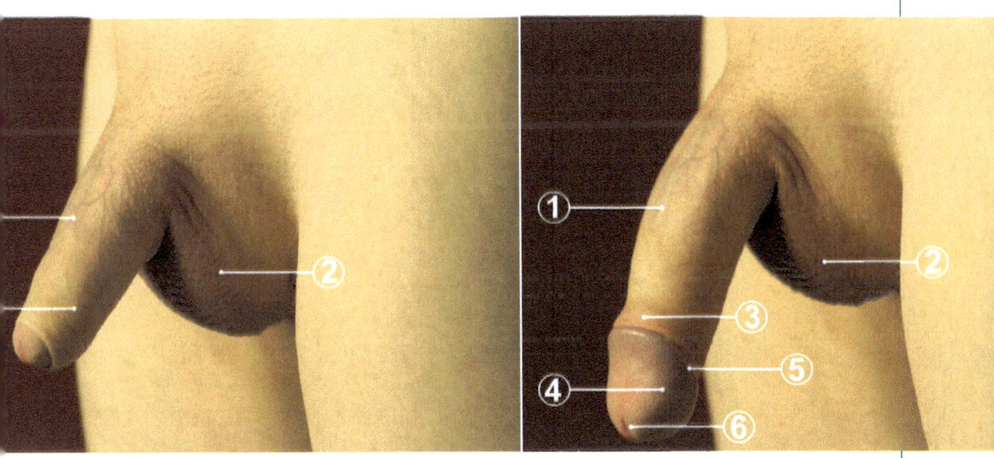

Abbildung 6: *Äußere Geschlechtsorgane eines Mannes:*
1 Penis | 2 Hodensack mit Hoden | 3 Vorhaut | 4 Eichel |
5 Eichelkranz mit Nervenenden | 6 Mündung der Harnröhre
links = unbeschnittener Penis, rechts = beschnittener Penis
Bildnachweis: Cuddlestheboa, Public domain, via Wikimedia Commons

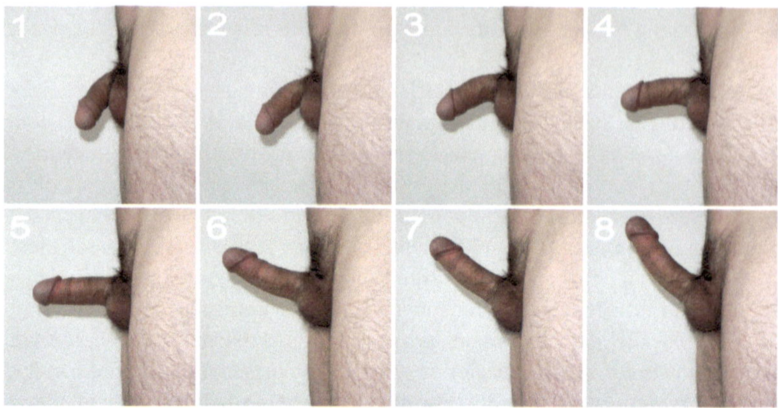

Abbildung 7: *Entwicklung der männlichen Erektion über verschiedene Phasen. Deutlich erkennbar sind die Aufrichtung und Größenzunahme des Penis. Bilder 5–8 sind Beispiele für erigierte Penisse. Bildnachweis: Von ItsKenny88 – Eigenes Werk, CC BY-SA 4.0, https://commons.wikimedia.org/w/index.php?curid=42351566, https://de.wikipedia.org/wiki/Penis_des_Menschen*

jedoch an, dass ein größerer Penis besser sei und von Frauen oder auch Partnern bevorzugt würde. Mehrere Studien zeigen jedoch, dass viele Frauen keinen Wert auf große Penisse legen, vielleicht in der Fantasie, aber in der Praxis kann ein großer Penis eher hinderlich oder schmerzhaft sein.

Ein Penis muss nicht unbedingt steif sein, um Lustgefühle hervorrufen zu können. Eine Erektion bedeutet schlicht und einfach nur, dass der Penis steif ist. Ob damit ein Wunsch nach Sex verbunden ist, hängt davon ab, wie sich der Mann fühlt und wie erregt er ist. Ein nicht erigierter Penis hat ebenso viele Nervenenden wie ein steifer Penis und kann daher bei Stimulierung gute Gefühle entstehen lassen. Ob diese genauso genussreich wie bei einem steifen Penis sind, ist schwer zu sagen. Obwohl die Anzahl der Nervenenden dieselbe bleibt, ist es möglich, dass durch die Anschwellung die Empfindungen verstärkt werden. Manche Männer finden die Stimulierung schöner, wenn ihr Penis steif ist, andere sagen, es mache keinen Unterschied. Ein Orgasmus ist auch mit einem weichen Penis durchaus möglich.

Es gibt zwei Gründe, warum man der Lust, die ein Mann an einem schlaffen Penis haben kann, mehr Beachtung schenken sollte. Erstens baut dies den Erektionsdruck ab, und je weniger Anforderungen an den Penis gestellt werden, desto besser wird er funktionieren. Zweitens erweitert dies die sexuellen Spielmöglichkeiten. Sex kann also auch ohne Erektion genossen werden, und

Partner*innen wissen durchaus, wie sie Lust bereiten können, auch wenn keine Erektion da ist. Erektion und Orgasmus sind zwei getrennte Dinge und hängen nicht unbedingt voneinander ab. Genauso wie es eine Erektion ohne Orgasmus geben kann, ist ein Orgasmus ohne Erektion möglich.

1.12 Sexuelle Reaktionen

Bereits vor Jahrzehnten haben die Ureltern der Erforschung männlicher und weiblicher Sexualität, William Masters und Virginia Johnson, die sexuellen Reaktionen in ihren physiologischen und psychischen Veränderungen beschrieben, die bei Männern und Frauen beim Sex vor sich gehen. Sie haben die Reaktionszyklen recht willkürlich in vier Phasen unterteilt: die Erregungsphase, die Plateauphase, die Orgasmusphase und die Rückbildungsphase. Dieses Modell hat lange große Verbreitung und Akzeptanz erfahren. Es hat aber auch zahlreiche Probleme nach sich gezogen, da bei nachfolgenden Studien viele Frauen, Männer und diverse Personen sich nicht in dieses Schema der Reaktionszyklen einordnen ließen und sich deshalb gefragt haben, ob mit ihnen etwas nicht stimmt, weil das Modell nicht auf sie zutrifft.

Alfred Kinsey, ein früher amerikanischer Sexualforscher, hat später geschrieben, dass nichts so charakteristisch für sexuelle Reaktionsschemata ist, wie die Tatsache, dass sie bei Individuen sehr unterschiedlich verlaufen. Es gibt also keine richtige oder normale Art des sexuellen Erlebens. Die sexuelle Reaktion ist das Resultat einer komplexen Wechselwirkung von vielen verschiedenen Faktoren, wie zum Bespiel dem Alter, der psychischen oder emotionalen Befindlichkeit, dem Erregungsgrad, dem Verhalten von Partner*innen, den Gefühlen für unsere Partner*innen usw. Neben den von Masters und Johnson beschriebenen Reaktionen mit den vier Erregungsreaktionen lassen sich also auch andere männliche und weibliche Reaktionszyklen aufführen. Heute wird eher von fünf Phasen des sexuellen Erlebens gesprochen: die Lustphase, die Erregungsphase, die Plateauphase, die Orgasmusphase und die Entspannungsphase.

Das sexuelle Erlebnis beginnt mit *Lustgefühlen*. Dies geht in die zunehmende *Erregung* über, was sich beim Mann in einer stärker werdenden Erektion ausdrückt, bei der Frau in einer Zunahme der muskulären Anspannung in den Genitalien mit stärker werdender Feuchtigkeit in der Vulva. Auch Herzschlag, Atemfrequenz und Muskelanspannung erhöhen sich insgesamt. Irgendwann stagniert die Erregung mit den beschriebenen körperlichen Veränderungen auf einem hohen Niveau in der *Plateauphase*, vielleicht nehmen die Lubrikation und die Erektion weiter zu, beim Mann können sich dann auch Lusttröpfchen am Eingang der Harnröhre bemerkbar machen. In der *Orgasmusphase* kommt es bei beiden Geschlechtern zu Kontraktionen der Beckenbodenmuskulatur.

Beim Mann kündigt sich der sogenannte Point of no return an, an dem es kein Zurück in Bezug auf die einsetzenden, meist drei bis fünf umfassenden Kontraktionen der Ejakulation bzw. dem Orgasmus mehr gibt. Bei beiden Geschlechtern setzt nun also der Orgasmus ein, bei der die Frauen in dieser Phase bis zu 15 Kontraktionen der Beckenmuskulatur erleben, was bei ihnen auch von einer speziellen Sekretion begleitet ist. Es gibt in dieser Phase weitere körperliche Veränderungen, wie z. B. Schwitzen, das Zusammenziehen des Schließmuskels, der Gesichtsmuskulatur und weiteres Ansteigen der Atem- und Pulsfrequenz sowie des Blutdrucks. Diese Phase dauert insgesamt nur wenige Sekunden bis höchstens eine halbe Minute. In der *Entspannungsphase* erschlafft die körperliche Muskulatur wieder und gleichzeitig setzt eine allgemeine Entspannung ein. Manche Männer und Frauen finden es in der Regel schön, wenn anschließend ein sogenanntes „Nachspiel" erfolgt mit Schmusen und Streicheln, andere wiederum möchten für einen Moment ganz bei sich und ohne Reaktion ihrer Partner*innen sein. Manche Männer empfinden die Berührung des Penis jetzt als unangenehm oder sogar schmerzhaft. Frauen können manchmal direkt in oder nach dieser Phase einen weiteren Orgasmus erleben. Männer erleben eine sogenannte Refraktärzeit, in der ein erneuter Orgasmus erst nach einigen Stunden, manchmal auch nach einigen Tagen wieder möglich ist. Dies ist auch altersabhängig.

Männer berichten hin und wieder, dass die Entspannungsphase bei ihnen eher Mattigkeit und auch das Bedürfnis nach Einschlafen bewirkt. Bei Frauen kann es manchmal eher so sein, dass sie eine stärkere Verbundenheit fühlen und sich Umarmung, Kuscheln oder ein entspanntes Gespräch wünschen.

Gelegentlich erleben es Männer und Frauen, dass auf die Plateauphase mit mehr oder weniger starker Erregung kein Orgasmus und damit auch keine Orgasmusphase folgt. Dann dauert auch der Entspannungsprozess länger, da Muskelanspannung und Blutstau langsamer verschwinden als nach einem Orgasmus. Manche Männer und Frauen haben das Bedürfnis, durch Selbststimulierung oder durch Stimulierung mit Hand und Mund durch ihre Partner*innen dann doch einen Orgasmus möglich zu machen, andere erleben so etwas wie einen Stau in der Beckengegend und wünschen sich einfach nur Ruhe.

Dass aber grundsätzlich dem Erleben einer Erektion, dem Erleben einer feuchten Vulva, dem Erleben eines Orgasmus Zahlreiches im Weg stehen kann, wird in Kapitel 3 beschrieben und auch, wie damit umzugehen ist.

1.13 Sexualität in der Schwangerschaft und nach der Geburt

In einer Studie von von Sydow (2016) gaben befragte Paare an, dass sie während der Schwangerschaft sexuell aktiv waren, wenngleich die Frequenz im

Verlauf der Schwangerschaft kontinuierlich abnahm. Dennoch ist auch die Sexualität in Bezug auf Schwangerschaft und Geburt mythenbehaftet, obwohl Überlegungen, ob Sex dem Kind während der Schwangerschaft schadet, ob Sperma im Mutterleib zu Infektionen führt, ob die Kräfte für die Geburt nicht „vergeudet" werden, ob eine Fehlgeburt drohen könnte, ob der Fötus nicht geschädigt werden könnte usw., wissenschaftlich keinesfalls belegt sind. Und um es gleich vorab zu sagen: Es gibt nur sehr wenige Gefahrenpunkte, sodass Sex durchaus selbst in dieser aufregenden und gleichzeitig herausfordernden Zeit zum Beziehungsleben in der Partnerschaft gehören kann und durchaus auch sollte. Leider besteht diesbezüglich ein Problem bei den beratenden und behandelnden Fachleuten, vor allem den Gynäkolog*innen, denen es oft noch schwerfällt, unverkrampft über das Thema „Sexualitäten" zu sprechen. Auch wenn das Thema der zwischenmenschlichen Sexualitäten nur in geringem Umfang zur medizinischen Ausbildung gehört, können allein Ärzt*innen am besten entscheiden, ob durch Sex eine Gefahr für das Kind im Mutterleib besteht. Sie sollten sich daher offen dafür zeigen, von der Frau oder den Paaren konkret nach sexuellen Möglichkeiten während der Schwangerschaft und nach der Geburt befragt zu werden bzw. ihnen das Thema Sexualitäten auch ungefragt anzubieten.

Sollten der sexuelle Koitus, also das Einführen des Penis in die Scheide, oder intensive Koitusbewegungen, auch bei lesbischen Paaren, tatsächlich nicht möglich sein, bedeutet dies keinesfalls einen Verzicht auf Sex. Streicheln, Erregen, Küssen, sexuelle Spiele ohne Koitus sind keinesfalls schädlich, für die partnerschaftliche Ausgeglichenheit aber oft sehr sinnvoll. Vielleicht empfiehlt es sich, eine möglicherweise wilde in eine sanftere Gangart zu ändern, damit das heranwachsende Kind im Bauch nicht allzu sehr geschüttelt und geschaukelt wird.

Medizinisch gesehen kann Sex in der Schwangerschaft etwas Gutes sein. Sexuelle Erregung fördert die Durchblutung der Genitalien, der Orgasmus der Frau stärkt ihre Muskeln im Genitalbereich, beides stellt ein gutes Training für die Geburt dar. Aus medizinischer Sicht sollte nach ärztlicher Rücksprache auf den Koitus (und nur darauf) verzichtet werden, wenn die Gefahr einer Früh- oder Fehlgeburt besteht, wenn die Frau bereits mehrere Fehlgeburten hinter sich hat, bei einer falsch sitzenden Plazenta, bei vaginalen Blutungen oder bei Schmerzen im Unterleib. Die Sorge vieler werdender Eltern, dass ein Orgasmus eine Fehlgeburt auslösen könnte, ist unbegründet. Kontraktionen beim Orgasmus sind für das Kind im Uterus ungefährlich. Es liegt wohlverpackt und gut geschützt in der Gebärmutter.

Und auch der Penis des Mannes kann das ungeborene Kind nicht verletzen. Der Muttermund ist gegen Infektionen bis zur Geburt durch einen Schleimpfropf verschlossen, daher können keine Spermien in den Uterus eindringen. Bei den Koitusstößen schiebt sich der Penis an der Gebärmutter vorbei und kann das ungeborene Kind, das im Furchtwasser liegt, nicht treffen. Sorgen vor einer Infektion kann darüber hinaus durch ein Kondom vorgebeugt werden.

Häufiger sind Probleme eher psychischer Natur. Das Paar sieht sich nur noch als werdende Eltern. Das ungeborene Kind nimmt bereits breiten Raum ein, der weniger Platz lässt für das Liebesverhältnis der Partner*innen. Viele Frauen fürchten auch, dass der Partner oder die Partnerin sie wegen der mit der Schwangerschaft verbundenen körperlichen Veränderungen nicht mehr attraktiv findet. Dies bestätigt sich, wenn Partner*innen den Körper ihrer Frau als fremd empfinden und Berührungen vermeiden. Auch können die Gedanken an die zukünftige Elternrolle Sorgen wecken. Egal ob es eine gewünschte, eine zufällige oder anfangs störende Schwangerschaft ist, können Konflikte mit der Entscheidung für ein Kind oder der plötzlichen Lebensveränderung entstehen.

Vor allem Männer, die Vorstellungen von wildem und hemmungslosem Sex verinnerlicht haben und die wenig Alternativen in der Zärtlichkeit, der Erotik und der Leidenschaft kennen, werden möglicherweise Probleme damit bekommen, dass ihre Partnerin in der Schwangerschaft diese Form des Sex ablehnt und sich daher auch keine sexuellen oder sogar zärtlichen Begegnungen mehr wünscht.

Untersuchungen haben gezeigt, dass Frauen, die in der Partnerschaft eine erfüllte, befriedigende und nicht mit Angst verbundene Beziehung leben, nicht so viele körperliche und seelische Probleme mit der Schwangerschaft haben als weniger zufriedene und weniger sexuell ausgeglichene schwangere Frauen.

Auch für die Selbstbefriedigung der Frau während der Schwangerschaft gilt: Sie ist nicht nur unschädlich, sondern sogar förderlich für die körperlichen Veränderungen und das Wohlgefühl. Sich selbst zu befriedigen, kann gerade in Momenten der Schwangerschaft, in denen der Geschlechtsverkehr und die intensivere partnerschaftliche Sexualität aus ganz verschiedenen Gründen vielleicht nicht gewünscht oder möglich sind, für Frauen eine sinnvolle und lustvolle sexuelle Alternative sein.

Häufig verändert sich die Sexualität eines Paares während der Schwangerschaft. Es gibt aber keine Regel, in welcher Form diese Veränderungen eintreten. Manche Paare haben zu Beginn und zum Ende der Schwangerschaft häufiger und intensiver Sex, bei anderen ist die Lust in der Mitte der Schwangerschaft größer und nimmt gegen Ende der Schwangerschaft etwas ab. Keine Lust auf Sex bedeutet nicht, keine Lust auf Berührungen und Zärtlichkeit zu haben. Sich geborgen fühlen ist gerade für Frauen in der ersten Phase der Schwangerschaft manchmal wichtiger als ein Orgasmus. In der letzten Phase der Schwangerschaft wird alles etwas schwerfälliger. Der Rücken schmerzt, die Brüste sind empfindlicher, die Gebärmutter drückt mehr auf die Blase und die Bewegungen werden anstrengender. Aus der Zweierbeziehung wird in dieser Phase der Schwangerschaft zunehmend eine Dreierbeziehung, das wachsende Kind bekommt eine immer größere Bedeutung. Der meiste Genuss beim körperlichen Zusammensein wird in der letzten Phase der Schwangerschaft durch mehr Sanftheit und Zärtlichkeit erreicht. Die Frau genießt leichte Massagen ihres Partners oder ihrer Partnerin, mag es vielleicht, wenn

Vulva und Klitoris mit Fingern und Lippen berührt, Bauch und Brüste gestreichelt werden. Das führt zu einer wohligen und leichten erotischen Entspannung, die wiederum auch dem Kind guttut. Und die Partner*innen haben das Gefühl, dabei zu sein und in die Schwangerschaft einbezogen zu werden.

Frauen spüren am besten, was ihnen in welcher Phase der Schwangerschaft guttut. Sie können in jeder Phase der Schwangerschaft Liebespartnerin sein, jedoch lassen sich Liebesbeziehungen nicht per Knopfdruck an- und ausschalten. Eine in der Schwangerschaft andauernde Liebes- und Sexualbeziehung hat auch große Chancen, in der Zeit nach der Geburt lustvoll weitergeführt zu werden. Je mehr eine Frau ihre zunehmenden Rundungen und Körperveränderungen bejaht, umso mehr wird sie von sich aus ein positives Selbstbild haben und dies auch nach außen ausstrahlen können.

Für den Partner oder die Partnerin können die Körperveränderungen der schwangeren Partnerin auch bedrohlich wirken. Dies geschieht allerdings umso weniger, je mehr Frauen ihre Partner*innen intensiv an ihren körperlichen und psychischen Veränderungen teilnehmen lassen. Hier bietet sich das entspannte Gespräch an. Allerdings ist die werdende Mutter nicht für die Gefühle und Ängste des Partners oder der Partnerin verantwortlich. Aber sie kann dazu beitragen, dass Gespräche eine Grundlage für Auseinandersetzungen bieten und der Partner bzw. die Partnerin etwas Aufregendes und Wunderbares miterleben kann. Es ist immer besser, Ängste, Unsicherheiten oder abgewehrte Gefühle wie z. B. Ekel auszusprechen, als sie subtil und quälend mit sich herumzutragen. Ängste, die zugelassen und auch gelebt werden, verlieren viel von ihrem Schrecken. In Geburtsvorbereitungskursen für Paare, z. B. an Volkshochschulen, Familienbildungsstätten oder in privaten Vereinen, können sich Paare mit Fragen und Schwierigkeiten beschäftigen, was befreiend wirken kann. Aber auch in diesen Kursen wird leider häufig das Thema Sexualität vernachlässigt, was ein Grund mehr für interessierte zukünftige Eltern sein sollte, das Thema aktiv in die Gespräche einzubringen.

Wenn es gelingt, über sexuelle Bedürfnisse, aber auch Abneigungen, in dieser Zeit zu sprechen und Hemmschwellen zu überwinden, kann das Paar Möglichkeiten des Sex entdecken, die vielleicht auch später zu einer noch lustvolleren und befriedigenderen Sexualität beitragen. Stellungswechsel können in dieser Zeit sinnvoll sein, z. B. die Frau kniet, der Partner dringt von hinten in sie ein, oder die Frau setzt sich auf den Penis des Mannes, oder die Frau liegt mit dem Rücken im Schoß des Mannes oder der Partnerin, sie streicheln sich, erregen sich oder machen oralen Sex.

Viele Frauen kennen die Übelkeit zu Beginn der Schwangerschaft, insbesondere in den ersten drei Monaten. Haben sie diese Phase der Übelkeit hinter sich gelassen, sind sie wieder offener für Sex. Sie sind aber auch empfindlicher als zu anderen Zeiten, eine Chance für viele zärtliche und intensive Berührungen der größer werdenden Brüste und der stärker durchbluteten Genitalien wie des ganzen Körpers.

Moderne Väter haben ermutigend gezeigt, dass die Schwangerschaft für sie ein selbstverständliches partnerschaftliches Erleben ist. Sie haben sich in die enge Bindung zwischen Mutter und Kind einbeziehen lassen und sind oft die besten Gesprächspartner für ihre schwangeren Partnerinnen.

Vieles, was bisher gesagt wurde, gilt auch für die *Sexualität nach der Geburt*. Einige Aspekte sollen zusätzlich erwähnt werden.

Die Geburt eines Kindes bedeutet für viele Eltern viel mehr als nur eine Veränderung des Lebensplans. Die Paare sortieren die Grundlagen ihres Zusammenseins völlig neu. Das Gleiche gilt, wenn auch in deutlicherem Ausmaß, für alleinerziehende Mütter. In den ersten Wochen nach der Geburt des Kindes ist Sexualität für die meisten Frauen kein Thema. Der Körper muss sich zunächst einmal von den Strapazen der Geburt erholen. Die Körperregionen, die sonst Lust bereiten, beschäftigen die Frau jetzt in ganz anderer Art und Weise: Schmerzen, Wundgefühl im Genitalbereich, manchmal Schwellungen sowie Blutergüsse und mögliche Folgen eines Dammschnitts oder Kaiserschnitts müssen zurückgehen oder verheilen. Das Stillen ruft an den Brüsten in der Regel andere Gefühle hervor als die erotische und sexuelle Berührung und Stimulierung. Aber der Körper stellt sich meist in erstaunlicher Schnelligkeit wieder um: Der Uterus zieht sich zusammen, die Dehnungen gehen zurück, länger hält meist noch ein erst blutiger und dann farbloser Ausfluss an.

Zusammen zu schlafen ist nach ärztlichem Rat und aus körperlicher Sicht meist nach sechswöchiger Enthaltsamkeit wieder möglich. Viele Ärzt*innen halten nur eine dreiwöchige Pause für nötig, denn nach dieser Zeit sind die vaginalen Wunden in der Regel verheilt und die Blutungen abgeklungen. Länger anhalten können Beschwerden nach einem Dammschnitt.

Bei vielen Frauen entsteht schnell wieder der Wunsch nach Zärtlichkeit und Sex, aber viele haben auch Angst vor dem ersten Mal, haben Angst davor, dass es wehtut. Und die durch die Sorgen vermehrte Anspannung kann die Wahrscheinlichkeit steigern, dass das Eindringen des Penis unangenehme Gefühle hervorruft und schmerzt. Behutsames Vorgehen, die Führung der Frau beim anfänglichen Sex und das Miteinander-Reden sind besonders wichtig. Kräftiges Stoßen kann tatsächlich zu diesem Zeitpunkt sehr schmerzhaft sein.

Es ist wichtig, die besten Stellungen beim Sex zu finden, die nicht unangenehm, sondern wohltuend erlebt werden. Ein Training der Genitalmuskulatur (siehe Übung Nr. 29) kann der Frau helfen, die Genitalregion zu stärken und besser zu durchbluten, was wiederum hilfreich für das sexuelle Erleben sein kann. Die Übung kann auch Partner*innen guttun.

Es ist nicht außergewöhnlich, wenn Frauen, die gerade Mutter geworden sind, nach der Geburt eine Zeitlang keine Lust auf Sex haben. Auch wenn körperlich alles in Ordnung ist, zeigen sich plötzlich eine Reihe psychischer Veränderungen. Die Bindung zum Kind löst, insbesondere bei dem ersten Kind, unbekannte Gefühle aus, und der von der Geburt gezeichnete Körper kann meist noch nicht wieder als sexueller Körper wahrgenommen werden. Manche

Frauen schämen sich für die körperlichen Veränderungen und erleben sich nicht mehr als attraktive Partnerin. Partner*innen können in dieser Zeit helfen, dieses seelische Erleben durch Zuwendung zu unterstützen, dass die junge Mutter ihren Körper wieder gerne mag. Sie können zeigen, dass Liebe und Zärtlichkeit nicht an bestimmte Körperkonturen gebunden sind. Sie können durch zärtliche Berührungen, durch Nähe, durch Schmusen und Streicheln ihrer Partnerin helfen, ihr eventuell eingebrochenes, auf den Körper und die Lebensveränderung bezogenes Selbstwertgefühl zu stärken.

Partner und Partnerinnen fühlen sich durch die Schmerzen und Wunden der jungen Mutter betroffen und haben Sorge, ihr beim Sex auch noch wehzutun. Manchmal können sie nicht gut damit klarkommen, dass ihre Liebespartnerin auch Mutter ist und sich noch jemand anderes „an der Brust zu schaffen macht" und sehr viel Aufmerksamkeit benötigt. Auch können sie sehr unangenehme Gefühle, bis hin zu starkem Ekel, durch die körperlichen Veränderungen ihrer Frau erleben. Wenn sie sich alleingelassen und ausgeschlossen fühlen, können sie vielleicht in Konkurrenz mit dem „kleinen Rivalen" oder der „kleinen Rivalin" geraten.

Eltern sollten es schaffen, dem Nachkömmling einen Platz in ihrer Mitte zu geben und trotzdem nach und nach die Liebesbeziehung wieder zu beleben. Aus sexuellem Frust und aus Eifersucht können sich lang anhaltende Distanzierungen ergeben, was auch spontane „Quickies" nicht mehr möglich macht. Wichtig ist zu wissen, dass das Rufen des Kindes aus Hunger, das Schreien wegen Blähungen oder das Sich-bemerkbar-Machen aus Langeweile oder auf der Suche nach Kontakt für eine lange Zeit Vorrang haben werden.

Folgende Empfehlungen können zusammengefasst gegeben werden:

- Die Partner*innen sollten möglichst keine Distanz aufkommen lassen.
- Die Partner*innen sollten sich in die Situation der Frau und Mutter, aber auch in der des Mannes und Vaters gegenseitig einfühlen lernen.
- Möglichst schnell über aufkommende Ängste und Schwierigkeiten sprechen.
- Sich immer mehr in die Doppelrolle als Vater/Partnerin und Geliebte(r) sowie als Mutter und Geliebte einbringen.
- Zeit lassen für die Veränderungen, nicht drängen, keinen Druck ausüben.
- Sich nach der Geburt immer wieder Erholungen vom Kinderbetrieb einplanen, das heißt, Zeit für die Liebe finden.
- Vieles in der Kinderbetreuung und im Haushalt kann geteilt werden, damit die Frau und Mutter nicht besondere Mehrfachbelastungen erfahren muss. Das regelmäßige Stillen und die auch gewollte Kinderbetreuung bringen neben der Freude ebenso vielfache Belastungen mit sich.
- Kleinkinder melden sich nicht nur zu angenehmen Zeiten, sondern auch mehrfach nachts. Hier kann es eine Aufteilung der Nächte geben, indem der Partner oder die Partnerin in der Betreuungsnacht der Frau das Kind zum Stillen bringt, um es dann wieder zurückzulegen, zu wickeln und zu betreuen.

- Eine gute Partnerschaft verkraftet sexuelle Ruhepausen. Nach einiger Zeit der sexuellen Distanz, für die die Gründe sehr unterschiedlich sein können, kommt in der Regel der Wunsch nach zunehmend intensiver und leidenschaftlicher Sexualität wieder stärker auf.
- So oft wie möglich über Wünsche und Gefühle sprechen, sich austauschen und auch die zwangsläufig aufkommenden Alltags- und Beziehungskonflikte ansprechen und zu klären versuchen.
- Selbst im Stress der Kinderpflege lohnt es sich, im Gespräch zu bleiben und durch kleine und zärtliche Berührungen sich immer wieder zu signalisieren, dass intensive Liebesgefühle vorhanden sind.
- Sich so früh wie möglich auf die Veränderungen vor und nach der Geburt einstellen. Je größer der Unterschied zwischen dem, was man sich erhoffte, und dem, was dann real kommt, ist, umso negativer können die Auswirkungen auch auf die sexuelle Beziehung sein.
- Leider „verlieren" manche Paare ihre Sexualität während der Schwangerschaft und nach der Geburt. Dies muss gar nicht aus sexuellen Problemen heraus geschehen, die Sexualität schläft einfach ein und wacht dann nicht wieder auf. Um dem vorzubeugen, ist es wichtig, auch während der Schwangerschaft und nach der Geburt in ganz unterschiedlicher Form körperlich sexuell im Kontakt zu bleiben.

1.14 Sexualität in langen Beziehungen: die erotische, leidenschaftliche oder auch erlöschende Flamme

Gunter Schmidt, Sexualwissenschaftler aus Hamburg, spricht bei den Vorstellungen lebenslanger und leidenschaftlicher sexueller Partnerschaften von einem Mythos (Schmidt, 2014). Heute basieren Partnerschaften, im Vergleich zu früher, weniger auf Zweckgemeinschaften, sondern vor allem auf emotionaler Verbundenheit. Dabei wissen wir, dass Gefühle anfällig und schwankend sind. Lustlosigkeit ist laut Gunter Schmidt in langen Partnerschaften zu einem bedeutenden Problem geworden. Dabei ist auffällig, dass Paare, bei denen beide berufstätig sind, den Hauptteil der sexuell Lustlosen stellen. Berufsstress, Karrierestreben, Kindererziehung, Haushaltsführung und Abgespanntsein würden immer weniger Muße für die Liebe lassen. Wenn Sexualität dann zum Termin im Wochenendfahrplan geworden ist, wenn die Anziehungskraft fehlt, wenn Stress die Lust auf Sexualität reduziert sowie Erschöpfung und Müdigkeit die Energie für sexuelle Aktivitäten nehmen, werden auch die Genitalien von den sexualfeindlichen Rahmenbedingungen angesteckt.

Für manche Paare in langen Beziehungen ist der Sex belastet oder unbedeutend geworden. Aber wohl nicht für alle. Zilbergeld schreibt, dass er keine Beweise für Vorurteile gefunden hat, dass Sex in langfristigen Beziehungen weniger frei, weniger effektiv oder weniger befriedigend sei als Sex in jungen Partnerschaften, unter Singles oder bei Affären. Er sieht sich aus einer Reihe von Untersuchungen darin bestätigt, dass verheiratete Paare häufigeren und besseren Sex zusammen haben als andere. Seiner Meinung nach ist auch für die meisten Menschen in langfristigen Beziehungen erfüllende Erotik das Ergebnis von Zeit, Vertrautheit, einiger Mühe und Kooperation. Auch wenn Sex in langfristigen Beziehungen in der Regel nicht nur wunderbar oder aufregend ist, ist er doch für die meisten Personen genauso gut und wahrscheinlich sogar noch besser als die sich anbietenden Alternativen. Und wenn in vielen Ehen der Sex durchaus einiges zu wünschen übriglässt, wenn er in einigen Funktionen gestört, unbefriedigend oder langweilig ist, findet sich einer der Hauptgründe darin, dass viele dieser Beziehungen selbst unbefriedigend sind. Die Paare aber, bei denen die Sexualität aus ganz unterschiedlichen Gründen für eine Zeit, auch für eine längere Zeit, in den Hintergrund gerückt ist, können sich durchaus berechtigte Hoffnungen machen, sie wieder lebendig und auch befriedigend werden zu lassen.

Vielleicht, so fährt Zilbergeld fort, spürt jemand ein unerträgliches Verlangen nach dem Menschen, den er oder sie gerade kennengelernt hat. Wie viel wurde getan, um genau diese Person ins Bett zu bekommen, die Gedanken daran fühlen sich wie eingebrannt an. Und als es dann endlich geschehen ist, kann man nicht genug von dieser Person bekommen, jedenfalls nicht in den ersten Wochen oder Monaten. Aber nach einigen Jahren des Zusammenlebens kennen beide ihre Körper, ihre Vorlieben und ihre Eigenschaften, und sie können sich haben, wann immer sie es möchten. Doch da scheint es oft interessanter, mit dem Computer zu spielen, zu arbeiten, fernzusehen oder einfach schlafen zu gehen.

Clement und Eck (2014) sehen drei Gründe für schwindende Lust in Langzeitbeziehungen: die Institutionalisierung der Beziehung durch Heirat bzw. Zusammenleben, die Übervertrautheit und die multiplen desexualisierten Rollen.

Zum zweiten Punkt gehört, wenn wir zu dem Anfangsthema dieses Kapitels zurückkommen, dass heutige Beziehungen sehr emotionsabhängig sind. Aus Liebesgemeinschaften werden z. B. elterliche Zweckgemeinschaften, die Gefühle füreinander bleiben folglich nicht immer gleich, sondern unterliegen Schwankungen und Störanfälligkeiten. Somit scheint ein guter Umgang mit Nähe und Distanz auch für die Zukunft eines langfristig guten Sexuallebens mit der gleichen Partnerin oder dem gleichen Partner zielführend zu sein und dem Selbstverständlichkeitssyndrom entgegenzuwirken.

Hilfreich ist zunächst die Einsicht, dass Sex mit derselben Person sich mit der Zeit tatsächlich verändert. Die Häufigkeit nimmt normalerweise deutlich ab, obwohl es natürlich weitgehend in der eigenen Hand liegt, wie sehr der Sex abnimmt. Und das gegenseitige sexuelle Begehren? Möglicherweise wird Sex mit der Zeit ja weniger leidenschaftlich, dafür aber eher zärtlich und freundschaftlich.

Das heißt aber nicht, dass Sex, wenn beide seit 20 Jahren oder länger zusammenleben, nicht mehr lebendig und aufregend sein könnte.

Sollte Sex mit der Zeit „eingeschlafen" sein, kann ihm beim Aufwachen geholfen werden. Auch wenn das sexuelle Begehren nicht mehr dauerhaft so groß sein wird wie zu Beginn einer Beziehung, ist es entscheidend, ob dies akzeptiert werden kann. Und ob die Bereitschaft besteht, die zärtlichen, harmonischen und liebevollen Aspekte der Sexualität zu erforschen. Es gibt laut Zilbergeld einiges, was dazu beitragen kann, dass Sex auf lange Sicht befriedigend bleibt. Dazu gehört: Prioritäten setzen, die Zeit einteilen, Bezug nehmen, Sex isolieren, Distanz schaffen und wieder Nähe herstellen, Berührungen, Romantik, Vorfreude, Verspieltheit, Gefühle, Gespräche und das Erotisieren.

Dazu noch ein paar weitere Ausführungen:

Prioritäten setzen heißt, entschlossen zu sein, Sex schön zu machen. Wer dem Sex Priorität einräumt, betrachtet ihn als einen bedeutsamen eigenen Bestandteil und ist dafür bereit, sich Zeit für ihn zu nehmen und ihn so erfüllend wie möglich zu gestalten.

Sex kann nur gedeihen, wenn *Zeit* für ihn zur Verfügung steht. In vielen Beziehungen verbringen die Partner*innen nur wenig wirklich qualitativ wertvolle Zeit miteinander. Wenn Zeit für das Zusammensein zur Verfügung steht, sind oft Kinder, Haushalt, Finanzen, Wohnen usw. Hauptthemen. Partner*innen haben manchmal aufgehört, Dinge zu tun, die sie noch unternahmen, als sie um einander geworben haben. Wenn dem so ist, sind gewisse Veränderungen nötig, damit das Sexualleben wieder befriedigender wird. Zum Beispiel können Rendezvous miteinander arrangiert werden, wenn die Bereitschaft besteht, der Intimität wieder eine etwas höhere Priorität einzuräumen. Zeiteinteilung bedeutet, sich Zeit zum Zusammensein und für den Sex zu suchen und zu nehmen, aber auch Gelegenheiten spontan zu nutzen, die sich ergeben.

Bezugnehmen heißt, auf die andere Person einzugehen und entschlossen zu sein, die Beziehung in Form zu halten. Befriedigender Sex kommt in guten Beziehungen eher dann vor, wenn die Beziehungen gut sind. Wie bereits erwähnt, wird es in Partnerschaften immer Hoch- und Tiefpunkte geben und auch Zeiten extremer Belastung. Erfüllter Sex wird wahrscheinlich dann erreicht, wenn Nähe, Sympathie und Fürsorge spürbar sind, er wird viel unwahrscheinlicher, wenn Kälte, Wut und Ärger vorherrschen. Für zufriedene Paare ist charakteristisch, dass sie zwar Unstimmigkeiten haben, sich streiten, manchmal tagelang gar nicht miteinander reden, aber sich dann auch wieder versöhnen. Sie brauchen nicht lange Zeiträume zum Rückzug oder um ihre Wut mit sich herumzutragen, weil ihnen Mittel und Wege zur Verfügung stehen, wie sie die negative Spirale unterbrechen, einen Streit beenden oder einander nahe sein können, trotz zwischenzeitlich ungelöster Konflikte. Ein Patient hat mir einmal gesagt: „Auch wenn wir uns abends streiten und nicht ‚Gute Nacht' sagen, ‚Guten Morgen' sagen wir uns dann doch immer."

Ist der Alltag durch vielfältige Aktivitäten ausgefüllt oder eventuell sogar belastet, hat es Sinn, den Sex von diesem Hin und Her des Alltags zumindest teilweise zu *isolieren*. Dadurch wird der Sexualität ein geschützter Raum gegeben, der ihren Genuss vergrößern kann, auch wenn es im sonstigen Leben nicht gerade so positiv läuft. Aber wie kann es gelingen, unangenehme Aspekte zur Seite zu schieben und das sexuelle Leben trotzdem zu genießen? Ein Streit, z. B. am Abend, muss dennoch nicht daran hindern, das geplante Ausgehen durchzuführen und zumindest für ein paar Stunden die schlechten Gefühle beiseitezuschieben. So kann es dann möglich werden, sich zu amüsieren und guten Sex zu haben, vielleicht sogar die Problemlösung anschließend in konstruktiverer Stimmung zu bewältigen.

Auswege und Lösungen

Distanz und Nähe: Distanz kann hier so verstanden werden, dass sie hilft, wieder Nähe zu finden. Paare brauchen beides, Nähe wie Distanz. Damit ist nicht gemeint, sich voneinander fernzuhalten, damit hinterher der Sex wieder sehr lustvoll und befriedigend ist. Distanz findet in Beziehungen oft gezwungenermaßen statt. Zum Beispiel wenn Partner*innen beruflich unterwegs sind, wenn es eine Wochenendbeziehung gibt, wenn Partner*innen in durchaus räumlicher Nähe einmal eine wichtige Angelegenheit, ein wichtiges Projekt oder eine wichtige Aufgabe erledigen, die auch zeitlich beanspruchen und dadurch Distanz schaffen. Die oben angesprochenen schwankenden Gefühle in Beziehungen bringen häufig auch eine emotionale Distanz mit sich, eine Zeit der Lustlosigkeit, eine Zeit des Besinnens auf andere Dinge oder auf andere wichtige Menschen im Leben. Diese Distanz, auf die es Paare nicht unbedingt bewusst anlegen sollten, kann durchaus sinnvoll sein, um anschließend wieder viel Lust auf Nähe und damit verbundene Leidenschaft zu spüren. Paare, die guten Sex erleben, sind für gewöhnlich sehr sinnlich und wissen, wie wichtig körperliche Berührungen sind, ob Umarmungen, Küsse, sich bei der Hand halten, vielleicht zusammen ein Bad oder eine Dusche nehmen, wobei Erotik und Sex gar nicht im Zentrum stehen müssen. Durch Berührungen bleiben Menschen buchstäblich in Kontakt miteinander, sie vermitteln Liebe und erwecken dann auch erotische Gefühle, was den Übergang zum Sex fließend macht, wenn beiden danach der Sinn steht.

Paare, die sexuell zufrieden sind, schätzen es, umworben und verführt zu werden. Zärtlichkeiten, Komplimente, viele, auch kleine Dinge, Überraschungen, Bemerkungen über die Attraktivität der Partnerin und des Partners, leichte Berührungen beim Vorbeigehen, ein romantisches Abendessen, ein Picknick, kleine Geschenke usw. werden, gut dosiert und zum richtigen Zeitpunkt, auch die partnerschaftliche Sexualität stärken.

Manche Partner*innen sind sehr kreativ und wissen, wie sie ihre Erotik lebendig halten können. Ein erregendes Gefühl beim Gedanken an die Partnerin, ein kurzer Anruf mit ein paar lieben Worten, vieles kann dazu führen, sich darauf zu freuen, was nach der Arbeit oder am Abend passieren und vielleicht auch eine erregte Stimmung fördern kann, die dann zu einem leidenschaftlichen Sex führt. Steht einmal eine zeitliche Trennung an, gibt es viele Dinge, die in Gedanken, per Telefon oder WhatsApp unternommen werden können, um die Vorfreude stärker aufkommen zu lassen.

Experimentieren: Partner*innen, die auf lange Zeit guten Sex haben wollen, sollten auch einmal das Spielerische oder Verspielte mit in den Blick nehmen. Spielerisch mit Sex zu experimentieren, mit Stellungen, Praktiken, Sex-Spielzeug usw., die sensiblen Zonen des Partners oder der Partnerin einmal anders zu erforschen, heißt nicht, sofort jede gelesene oder mit Sexspielzeug praktizierte Technik auszuprobieren. Es kommt nicht so sehr darauf an, wie viele neue Spielarten und Positionen ausprobiert werden, es kommt auf die Einstellung an zu dem, was getan wird. Vieles, was im Internet an Sex demonstriert wird, macht gar nicht so viel Freude, ist gar nicht so leicht oder tut vielleicht sogar weh. Hier ist mit Verspieltheit gemeint, Spaß dabei zu haben, herauszufinden, was gefällt, auch Humor beim Sex zu haben, zu lachen, wenn das Bett quietscht, Kinder reinplatzen, oder wenn das, was ausprobiert werden soll, nicht funktioniert. Spielerisch mit Sex umzugehen heißt auch, keine strikten Regeln zu haben, offen zu sein gegenüber dem, was beim Sex gut ist und was von dem Partner oder der Partnerin gewünscht wird.

Bedürfnisse kommunizieren: Beim Sex zu experimentieren heißt auch, die eigenen Bedürfnisse zu kommunizieren, aber auch ein Nein vom Gegenüber zu erfahren und zu akzeptieren, wenn die eigenen Wünsche nicht auf Gegenliebe stoßen. Wenn beim Sex etwas nicht funktioniert, ist dies in der Regel keine ernste Angelegenheit. Wenn der Penis nicht groß oder gleich wieder schlapp wird, wenn der Orgasmus nicht kommt, wenn die Vulva zu trocken ist oder auch mal schmerzt, kann eine Akzeptanz mit einem nett gemeinten Satz: „Dann eben heute nicht so“, „Oh, oh, warum will sie denn wohl nicht?“, „Lass es uns anders probieren, da tut etwas weh“ hilfreich sein und die Verspieltheit unterstützen.

Aspekte und Facetten: Sexualität hat viele Aspekte und Facetten und in ihr drücken sich auch viele Gefühle aus. Manchmal geht es um ein zärtliches „Liebemachen“, dann kann es wieder ein wilder und leidenschaftlicher Koitus sein, bei dem starke Erregung empfunden wird, ein anderes Mal ist es reiner Spaß und ein lustvolles Spiel. Sex kann aber auch ein Ausdruck von Wut sein, Sex kann aggressive Elemente enthalten, manchmal gegenüber unseren Partner*innen, manchmal gegenüber uns selbst, manchmal beides zugleich. Manchmal kann Sex nach einer Minute vorbei sein oder er kann Stunden dauern. Abhängig vom vorherrschenden Gefühl kann Sex ganz ruhig verlaufen, es kann gestöhnt werden, es können zärtliche Worte ausgesprochen werden, freie oder obszöne Ausdrücke, die sonst nicht den Weg in den Mund finden, können dazugehören. Partner*innen, die beim Sex ihre für sie dazugehörigen Gefühle zeigen können, können hier und jetzt tun, sagen, sein und fühlen, was und wie sie es wollen. Wechselnde Gefühle in verschiedenen sexuellen Situationen, die sich aus unterschiedlichen Stimmungen ableiten, die auch ihren gefühlvollen Ausdruck finden, sind eine Bereicherung des sexuellen Erlebens.

Sprechen über Sex: Bereits an anderer Stelle (siehe Kap. 1.5) wurde beschrieben, wie wichtig das Sprechen über Sex für eine befriedigende Sexualität, aber auch für die Bewältigung von Problemen sein kann. Es gibt eine starke Wechselwirkung zwischen Gesprächen und sexueller Befriedigung. Das bedeutet nicht, dass Paare, die langfristig guten Sex haben, immerzu über Sex reden müssen oder auch besonders viel über Sex reden. Es bedeutet die Möglichkeit, dann über Sex zu reden, wenn es etwas zu sagen gibt. Gespräche über Sex geben die Chance, festgefahrene Verhaltensmuster zu ändern, Probleme zu lösen, das Zusammensein beim Sex freundlicher angehen zu können, Wünsche zu äußern, Nein sagen zu können, Bestätigung und Rückmeldung über das zu geben, wann man sich wohlfühlt und was verändert werden sollte.

Fantasien: Auch der Bereich der Fantasien wurde schon an anderer Stelle erwähnt (siehe Kap. 1.6). Sich erotisieren, kann heißen, sich voreinander auszuziehen, zusammen zu duschen, zusammen erotische Filme anzuschauen oder eben auch erotische Fantasien zu haben und, wenn das Bedürfnis besteht, sie auch mitzuteilen. Hier sind eine besondere Vorsicht und Behutsamkeit notwendig, da Inhalte erotischer Fantasien unsere Partner*innen auch ärgern, verletzen oder eifersüchtig machen können.

Die vielfältigen Vorschläge, die in den letzten Absätzen zu finden sind, bieten die Möglichkeit, Sexualitäten auch in langfristigen Beziehungen aufregend und leidenschaftlich zu erhalten. Viele der Vorschläge sind nützlich und letztlich hängt es davon ab, Neues auszuprobieren und Bewährtes zu behalten. Ohne Ausprobieren wird es keine Erfahrungen geben, was die Sexualität bereichern oder stören kann. Negativ ist es allerdings, sich einfach damit abzufinden, wenn sich Sexualität im Laufe einer langen Beziehung, manchmal auch verbunden mit dem Älterwerden, ins Leb- und Lieblose verändert und es einfach so hingenommen wird. Neues auszuprobieren, bedeutet sicherlich auch eine Haltung für Offenheit in der partnerschaftlichen Beziehung. Wie Veränderungen und welche Veränderungen ausprobiert und praktiziert werden, das können die Partner*innen in ihrer bereits lang andauernden Beziehung selbst herausfinden. Bei manchen Paaren wächst die sexuelle Zufriedenheit schon alleine dadurch, dass sie sich entschlossen haben, alle 14 Tage den Samstagnachmittag gemeinsam zu verbringen, ohne Besuche, ohne Anrufe, ohne Kinder, ohne Fernsehen und ohne Arbeit. Andere Paare nutzen dafür häufiger die Ferien. Aber für alle Paare gilt: Sex zu verbessern, heißt, neue Ideen in die Praxis umzusetzen.

Und sollten die Ratschläge nicht zielführend sein, um die Wünsche nach befriedigender Sexualität zu erfüllen, ist die Inanspruchnahme einer Sexualberatung zu empfehlen.

1.15 Sexualität und Alter

Das sexuelle Erleben kennt keine Altersgrenze. Untersuchungen haben gezeigt, dass mehr als zwei Drittel der älteren Menschen über 80 Jahre sexuelle Kontakte haben. Ein Drittel hat auch im hohen Alter noch Geschlechtsverkehr. Dennoch sind ältere Menschen bezüglich eines aktiven sexuellen Lebens widersprüchlichen Erwartungen ausgesetzt. Auf der einen Seite soll ausgeübte Sexualität das Jung- und Gesundsein zeigen, auf der anderen Seite werden insbesondere ältere Frauen, wenn sie ihre Wünsche nach Sexualität ausdrücken, öfter belächelt. Personen über 80 berichten von einer Verlagerung auf Sexualität ohne Geschlechtsverkehr, mit häufigerem Streicheln, mehr Zärtlichkeit und zum Teil auch Selbstbefriedigung. Während im Alter unter 65 Geschlechtsverkehr noch eine große Bedeutung für das sexuelle Erleben hat, entwickelt sich die Sexualität im Alter über 65 vorrangig zur Dimension Zärtlichkeit, der Wunsch nach Geschlechtsverkehr folgt danach. Geschlechtsverkehr findet mit zunehmendem Alter seltener statt, auch wenn er häufiger gewünscht wird. Während unter 50-Jährige noch angeben, circa zweimal pro Woche Geschlechtsverkehr zu haben, sinkt diese Frequenz bei über 70-Jährigen auf weniger als einmal pro Monat. Wenn Frauen über 75 Jahren den praktizierten Geschlechtsverkehr zunehmend seltener angeben, liegt es auch daran, dass bei heterosexuellen Beziehungen die männlichen Partner früher sterben. Nach Kirsten von Sydow (2009) nimmt die Intensität sexuellen Interesses mit dem Alter ab. Sie ist dennoch bei Männern fast immer auch noch im hohen Alter vorhanden, bei Frauen ist das sexuelle Interesse mehrheitlich ebenso ungefähr bis zum Ende des 70. Lebensjahres vorhanden.

Der Sexualtherapeut Claus Buddeberg hatte 2009 aufgrund seiner Erfahrungen geschrieben, dass mit wachsendem Alter Anatomie und Physiologie die Sexualität häufiger stören und empfindlicher machen. Wenn ein Arrangement mit den körperlichen Leiden möglich ist, steigen auch die praktizierte Sexualität und die damit verbundene Zufriedenheit.

Viele Menschen, die heute Mitte Siebzig und älter sind, sind entweder noch unter sehr rigiden sexuellen Normen aufgewachsen oder sie haben im jugendlichen Alter die sexuelle Liberalisierung der 1960er-Jahre erlebt. Dies haben auch die Einstellungen zu ihrer Sexualität im Alter entsprechend dahingehend beeinflusst, ob sie sich mit zunehmendem Alter eher als nicht mehr Sexualität praktizierende Personen erleben oder die sexuelle Freiheit bis ins hohe Alter bejahen.

Wenn Frauen, Männer und diverse Personen in früheren Lebensjahren sexuell sehr aktiv waren, werden sie auch im höheren Lebensalter sexuell aktiv bleiben. Und auch wenn Frauen erleben, dass mit zunehmendem Alter und hormonellen Veränderungen die Feuchtigkeit der Vulva geringer wird, wenn Männer erleben, dass es schwieriger wird, mit zunehmendem Alter eine Erektion zu bekommen, die Erektion länger zu halten oder der Penis nicht mehr so steif wird, heißt dies nicht, dass Frauen, Männer und diverse Personen mit steigendem Alter das Interesse an Sex und ihre Fähigkeit verlieren, ihn auf verschiedene Arten zu erleben und erotische Aktivitäten zu genießen. Es ist wichtig, sich von der gesellschaftlichen Tabuisierung zu befreien, dass auch ältere Personen sexuelle Wünsche haben. Dann kann Sexualität befreiter gelebt werden, da berufliche Aktivitäten und die damit möglicherweise verbundenen Sorgen nachgelassen haben, die Kinder groß sind und Schwangerschaftsverhütung keine Rolle mehr spielt, dass also Zeit und Gelegenheiten reichlicher vorhanden sind. Wichtig wäre, dass körperliche Veränderungen und Krankheiten Akzeptanz finden können, denn dann können Menschen auch bis ins hohe Alter eine lustvolle Sexualität mit vielen sehr schönen Momenten leben (Statistiken zum Sex im Alter, siehe Beutel, Stöbel-Richter & Brähler, 2008).

2. Sexuelle Störungen und Probleme

2.1 Normal – nicht normal, gestört – nicht gestört

„Normal“, aus dem lateinischen „normalis“, „nach dem Winkelmaß, nach der Regel gemacht“, ist die Bezeichnung für das, was dem Durchschnitt, der Norm entspricht, und hat im allgemeinen Sprachgebrauch allerdings oft einen beurteilenden und moralischen Beiklang. Und das bezieht sich auch auf die Sexualitäten. Bei Männern betrifft es häufig den Zeitpunkt der Ejakulation oder die Stärke der Erektion des Penis, bei Frauen insbesondere die Intensität der Lust, woran Normalität gemessen wird.

Früher war es einfacher, mit Fragen umzugehen, ob das, was man denkt, empfindet oder tut, anders ist und damit nicht normal oder gar unnatürlich. Die Medizin, aber auch die Religion produzierten lange Listen mit der Überschrift „Du sollst nicht“. Hier fanden sich alle Aktivitäten versammelt, die sündhaft, nicht normal oder ungesund sein sollten. Dagegen fiel die Liste der akzeptablen Dinge sehr kurz aus. Die Masturbation bzw. Selbstbefriedigung, die wahrscheinlich häufigste Sexualpraktik, war nicht auf der Akzeptanzliste zu finden. Die Drohung, Selbstbefriedigung könne zum Wahnsinn führen, zu Rückenmarkschwund oder anderen fürchterlichen Erkrankungen, wurde noch bis ins letzte Jahrhundert ausgestoßen. Als nicht normal wurden früher eingestuft der Oralverkehr, der Analverkehr, die Selbstbefriedigung, Homosexualität, bis hin zum Sex, der nur der Selbstbefriedigung diente. Es gab viele Tabus, doch haben sich die Verhältnisse seit damals glücklicherweise verändert, sowohl in der Öffentlichkeit als auch im Privatleben. Vieles ist lockerer geworden, und heute sind sich die meisten Expert*innen darin einig, dass die Existenz strenger Regeln über das, was beim Sex normal sein soll, an sich selbst eine Krankheit darstellt. Ein wichtiger Grund dafür ist unser Wissen um die unglaubliche Bandbreite sexuellen Denkens, Fühlens, Fantasierens, körperlichen Erlebens und Verhaltens. So denken manche Leute jeden Tag hundertmal an Sex, andere hingegen können sich nicht einmal daran erinnern, wann ihnen zuletzt ein sexueller Impuls gekommen ist. Dasselbe gilt für das sexuelle Verhalten, und die Menschen gehen mit dem, was ihnen auch körperlich zur Verfügung steht, äußerst erfinderisch um.

Für die Behauptung, diese oder jene sexuelle Aktivität, diese oder jene Praktik seien schlecht oder nicht normal, kann es Begründungen nur dahingehend geben, dass es einer Person oder Partnerschaft schadet. Es liegt auf der Hand, dass die meisten der schädlichen Auswirkungen, die früher dem Sex zugeschrieben wurden, reine Rationalisierungen des eigenen Abscheus vor bestimmten Arten von Sex waren. Es lässt sich keinerlei Begründung für die Meinung finden, dass Sex mit einer Person des eigenen Geschlechts krankhaft wäre, dass Sex vor der Ehe nicht normal oder schädlich sein könnte, dass Masturbation außerhalb oder innerhalb einer Partnerschaft schaden würde, dass man Analverkehr besser unterlassen sollte oder dass es schädlich oder schlecht sei, fünfmal am Tag Sex zu haben. Natürlich gibt es immer noch Menschen, die Sex abstoßend finden, insbesondere jenen Sex, der ihrer persönlichen Vorstellung nach nicht akzeptabel ist.

Die Vielfalt, Sexualitäten zu leben, die in Kapitel 1.3 ausführlich beschrieben ist, deutet darauf hin, dass zumindest in unserer heutigen Kultur sexuelle Toleranz eher die Regel als die Ausnahme ist. Dies gilt sowohl für Expert*innen der sexuellen Fachwelt als auch für die breite Öffentlichkeit.

Am Begriff der Masturbation oder Selbstbefriedigung bzw. Onanie (näher in Kap. 1.9 erläutert), kann das Prinzip der Normalität und der Anomalie vom Sex gut verdeutlicht werden. Selbstbefriedigung ist weder anormal noch unnatürlich, löst aber dennoch bei manchen Menschen, insbesondere wenn sie in Beziehungen leben, unangenehme Gefühle aus, z. B. ein Schamgefühl oder ein Schuldgefühl. Denn: Wenn es schon eine Partnerin oder einen Partner gibt, warum sollte man dann Sex mit sich selbst haben? So berichtet eine Frau: „Es ist mir peinlich, aber ich masturbiere ungefähr einmal die Woche, und das schon meine ganze Ehe hindurch. Ich habe gerne lustvoll Sex mit meinem Partner, aber manchmal habe ich einfach Lust, es mir selbst zu machen. Das nimmt dem, was wir zusammen machen, nichts weg, trotzdem möchte ich nicht, dass mein Partner es erfährt oder mitbekommt. Ich hätte keine Erklärung dafür, warum ich es tue."

Bei aller Normalität von Selbstbefriedigung an sich müssen sich Partner*innen mit negativen Reaktionen in ihrer Beziehung auseinandersetzen, sollte ihre Selbstbefriedigung heimlich erfolgen und die andere Person dann doch davon erfahren. Die Vorwürfe können vielfältig sein und verletzende Behauptungen enthalten, nämlich sexsüchtig zu sein, nicht mehr zu lieben oder krank zu sein, und letztlich spiegelt sich darin ein partnerschaftlicher Konflikt wider, der sich auf das partnerschaftliche Sexualleben erstreckt oder auch andere Beziehungsebenen berührt. Hier kann es insbesondere helfen, den Hintergrund für das Verheimlichen oder für die Vorwürfe herauszufinden, zu besprechen und gemeinsame Lösungen herauszuarbeiten.

Resultieren die Vorwürfe aus anerzogenen Einstellungen zur Sexualität, ist es wichtig, diese eigenen störenden Haltungen zu überprüfen und sich vielleicht selbst mit moderneren Auffassungen zu Sexualität und in diesem Falle zur Selbstbefriedigung zu beschäftigen. Auch kann in der Partnerschaft ein Arrangement getroffen werden, das mehr Toleranz insbesondere zum sexuellen Verhalten des oder der anderen vorsieht.

Und wie ist es mit exzessiver Masturbation? Da für Selbstbefriedigung dieselben Regeln wie für jede andere Sexualität gelten, stellt sich auch hier die

Frage nach der Norm: Ab wann ist ein Verlangen gesteigert, bis wohin ist es noch normal? Diese Frage kann man nur sich selbst beantworten: Leide ich unter einem zu intensiven, gesteigerten sexuellen Verlangen? Erlebe ich die häufige Masturbation selbst als störend, behindert es mich in meinem alltäglichen Leben, erlebe ich mich selbst vielleicht als krankhaft (siehe dazu auch Kap. 2.6 und 3.6.5)?

Die Frage nach normal bzw. nicht normal taucht heutzutage auch im Zusammenhang mit der Nutzung des Internets auf. Sexuelle oder pornografische Inhalte im Internet begleiten zunehmend häufig sexuelle Aktivitäten, wie auch die Masturbation, was zunächst keinesfalls als anormal oder krankhaft eingestuft werden sollte. Filme oder Bilder werden zur Stimulierung genutzt, beflügeln die Fantasien, können unter gewissen Bedingungen aber auch problematisch oder schädigend sein.

Nur weil Partner*innen nicht dieselben Vorlieben haben oder nicht derselben Meinung sind wie man selbst, wann, wo oder wie Sex stattfinden sollte, heißt es noch lange nicht, dass mit ihnen oder mit einem selbst etwas nicht stimmt. Es bedeutet aber, dass wir in Beziehungen eine gute Lösung für unsere Verschiedenheiten finden sollten. Dazu kann ein 3-Ebenen-Modell partnerschaftlicher Sexualität herangezogen werden: das Übereinstimmende, das zu Tolerierende und das No-Go (siehe Kap. 3.6.3).

Eine zufriedenstellende partnerschaftliche Sexualität definiert sich zum einen darüber, welche Wünsche an die Sexualität Partner*innen gemeinsam haben. Es kann sich auf die Häufigkeit beziehen, auf die sexuellen Praktiken sowie auf ein gutes Wechselspiel aus Geben und Nehmen, aus Aktivität und Passivität. Dann wird es immer individuelle Wünsche des oder der Einzelnen geben, die sich ebenfalls auf die Häufigkeit und die Art der sexuellen Praktiken beziehen. Hier sollten beide sich prüfen, was man sich gegenseitig zugesteht, was man für den Partner oder die Partnerin bereit ist zu tun und worauf man sich einlassen kann, ohne dass dies momentan eigenen Bedürfnissen entspricht (z. B. Sex im Bad, ein Fesselspiel, eine spezielle Stellung, der Besuch eines Swingerclubs). Das wäre die Toleranz für das Anderssein unserer Partner*innen, in der Sexualität selbst nicht schadet, nicht aversiv ist und nicht den eigenen Einstellungen sowie Haltungen deutlich zuwiderläuft. Als Drittes gibt es das „No-Go". So kann der Wunsch z. B. nach Analverkehr, nach Häufigkeit, nach Nutzung von Fetischen, nach einem „Seitensprung", nach Schmerzen erzeugender Sexualität, nach Gruppensex usw. abgelehnt und von dem Partner oder der Partnerin dafür auch keine Toleranz eingefordert werden, wenn dies situativ oder generell dessen bzw. deren Gefühlen oder Haltungen widerspricht.

Das Modell „Übereinstimmung – Toleranz – No-Go" ist kein starres Modell. Gelebte Toleranz, z. B. bezüglich bestimmter Praktiken und Präferenzen, kann auch zu mehr Gemeinsamkeit in der Partnerschaft führen: Es ist durchaus sinnvoll, sich insbesondere im Bereich Toleranz auf Experimente einzulassen und die Erfahrung zu machen, durch mehr Toleranz in Bezug auf Aktivität oder

Passivität selbst mehr sexuelle Möglichkeiten in der eigenen Partnerschaft erleben zu können. Das Modell „Übereinstimmung – Toleranz – No-Go" ist partnerschaftsabhängig und für jede partnerschaftliche Sexualität neu zu definieren, es bedarf insbesondere einer guten Kommunikation zwischen Partner*innen (siehe dazu auch Kap. 2.4.4 und 3.6.4, dafür hilfreiche Übungen finden sich in Teil II, z. B. *„Der sexuelle Wunschzettel"*, Übung Nr. 53 und 54).

Um zur Ausgangsfrage zurückzukehren: Für die Frage, was ist normal und was nicht, lautet der Ratschlag, diese Frage so weit wie möglich zu vergessen. Wir sollten unsere Aufmerksamkeit lieber darauf richten, wie zufrieden wir mit uns selbst sowie unserem eigenen Sexualleben sind und was unserer sexuellen Lust guttut. Dies gilt sowohl für unsere eigene Sexualität wie auch für unsere Sexualität in Partnerschaften.

Das Thema „normal und nicht normal" in Bezug auf problematische sexuelle Präferenzen wird ebenfalls in Kapitel 2.4.5 erörtert.

2.2 Probleme mit den Sexualitäten – eine Übersicht

2.2.1 Psychiatrische Klassifikationen (ICD)

In der ICD-10 (International Statistical Classification of Deseases and Related Health Problems), dem psychiatrischen Klassifikationssystem psychischer Störungen, werden unter F52 Sexuelle Funktionsstörungen, unter F64 Störungen der Geschlechtsidentität und unter F65 Störungen der Sexualpräferenz kategorisiert.

F52 Sexuelle Funktionsstörungen

Hier werden sexuelle Störungen (außer Identitäts- und Präferenzstörungen) kategorisiert, die nicht durch eine organische Störung oder Krankheit verursacht werden.

F52.0 Mangel oder Verlust von sexuellem Verlangen: Hierzu gehören die herkömmlich als Luststörung bezeichneten Probleme, wobei der Verlust des sexuellen Verlangens das Grundproblem ist und nicht auf anderen Funktionsstörungen beruht.

F52.1 Sexuelle Aversion und mangelnde sexuelle Befriedigung: Insbesondere die partnerschaftliche Sexualität ist hier mit großer Angst oder Furcht verbunden, sodass sexuelle Aktivitäten vermieden werden (sexuelle Aversion), oder sexuelle Reaktionen verlaufen normal und ein Orgasmus wird erlebt, aber die entsprechende Lust daran fehlt (Mangel an sexueller Befriedigung).

F52.2 Versagen genitaler Reaktionen: Hierzu gehört bei Männern die Erektionsstörung, wobei Erektion und Stärke der Erektion unbefriedigend sind oder die Erektion ausbleibt. Bei Frauen ist das Hauptproblem die zu geringe oder fehlende Scheidenfeuchtigkeit (Lubrikation der Vagina oder der Vulva).

F52.3 Orgasmusstörung: Der Orgasmus (männlich oder weiblich) tritt nicht oder nur stark verzögert ein. Es wird auch von von einem gehemmten Orgasmus gesprochen.

F52.4 Ejaculatio praecox: Beim Mann besteht die Unfähigkeit, die Ejakulation ausreichend zu kontrollieren, der Samenerguss kommt aufgrund persönlicher Bewertung oder durch Bewertung des Partners bzw. der Partnerin zu früh.

F52.5 Nichtorganischer Vaginismus: Die Beckenbodenmuskulatur der Frau, insbesondere die Scheiden- und Vulvamuskulatur, ist im Sinne eines Spasmus so verkrampft, vor allem im Eingang der Vagina so verschlossen, dass das Eindringen des Penis, eines Fingers, eines gynäkologischen Instruments oder eines Dildos nicht möglich oder extrem schmerzhaft ist.

F52.6 Nichtorganische Dyspareunie: Eine Schmerzstörung, die sowohl bei Frauen als auch bei Männern auftritt und im Zusammenhang mit sexuellen Handlungen steht. Sie wird vor allem in den Genitalien lokalisiert. Sexuelle Handlungen sind zwar möglich, können aber nur unter zum Teil starken Schmerzen stattfinden.

F52.7 Gesteigertes sexuelles Verlangen: Diese populär auch als „Sexsucht" beschriebene sexuelle Problematik ist als „Störung mit Krankheitswert" mittlerweile in der Fachwelt so umstritten, dass sie bereits im DSM-5, einem alternativen Klassifikationssystem psychischer Störungen, gestrichen wurde. Sexsucht kann als zunehmend gesteigertes sexuelles Verlangen bezeichnet werden, das verbunden ist mit sexuellen Fantasien, dem Bedürfnis nach Selbstbefriedigung, häufig wechselnden Sexualpartner*innen und exzessivem Pornografiegebrauch. Diese sexuelle Störung ist mit subjektivem Leiden verbunden und auch damit, Beginn, Dauer und Beendigung sexueller Handlungen sowie von Fantasien nicht mehr gut kontrollieren zu können (ausführlich zu diesem Thema siehe Kap. 2.4.3 und 3.6.5).

F64 Störungen der Geschlechtsidentität

F64.0 Transsexualismus: Hierunter ist der Wunsch klassifiziert, dem anderen Geschlecht anzugehören, so zu leben und darin anerkannt zu werden. Manchmal besteht der Wunsch nach chirurgischer und hormoneller Behandlung, um den eigenen Körper dem bevorzugten Geschlecht so weit wie möglich anzugleichen.

F64.1 Transvestismus unter Beibehaltung beider Geschlechtsrollen: Um zeitweilig die Erfahrung der Zugehörigkeit zum anderen Geschlecht zu erleben, erfolgt das Tragen gegengeschlechtlicher Kleidung. Der Kleiderwechsel ist nicht von sexueller Erregung begleitet und es besteht auch nicht der Wunsch nach dauerhafter Geschlechtsumwandlung oder chirurgischer Korrektur. Transvestismus kann eine Vorstufe der Transsexualität sein.

F65 Störungen der Sexualpräferenz

F65.0 Fetischismus: Damit wird der Gebrauch und die Benutzung von (unbelebten) Objekten als Mittel zur sexuellen Erregung und Befriedigung bezeichnet. Kleidungsstücke, Gegenstände aus Gummi, Leder oder Plastik, die Benutzung von Windeln o. Ä. dienen in der Regel der Verstärkung der auf üblichem Wege erreichten sexuellen Erregung und auch generell als Erregungsersatz.

F65.1 Fetischistischer Transvestismus: Hier werden in der Regel Kleidungsstücke des anderen Geschlechts zur sexuellen Erregung genutzt. Es wird der Anschein vermittelt, dass eine Person des anderen Geschlechts auftritt. Beim transvestitischen Fetischismus stehen ausschließlich die sexuelle Erregung und das starke Verlangen durch Kleidung im Vordergrund, die allerdings nach dem eingetretenen Orgasmus und dem Nachlassen der sexuellen Erregung unmittelbar wieder abgelegt wird.

F65.2 Exhibitionismus: Sexuelle Erregung wird dadurch hervorgerufen, dass die eigenen Genitalien vor meist gegengeschlechtlichen Fremden in der Öffentlichkeit entblößt werden, ohne dass es zu einem näheren Kontakt kommt. Oft wird das exhibitionistische Verhalten mit Masturbation verbunden.

F65.3 Voyeurismus: Darunter wird der Drang verstanden, anderen Menschen bei sexuellen Aktivitäten oder Intimitäten, z. B. Entkleiden, zuzusehen, ohne dass die beobachtete Person es bemerkt. Das voyeuristische Verhalten führt zu sexueller Erregung und ist oft mit Selbstbefriedigung gekoppelt.

F65.4 Pädophilie: Damit ist die sexuelle Präferenz für Kinder gemeint, entweder Jungen oder Mädchen oder Kinder beiderlei Geschlechts in der Vorpubertät (Pädophilie) oder in einem frühen Stadium der Pubertät (Hebephilie). Pädophilie liegt vor, wenn eine sexuelle Erregbarkeit durch Kinder besteht, die als primär zu gewichten ist. Dazu gehört, dass die sexuellen Wünsche und die Wünsche nach Beziehung und Liebe vorrangig oder ausschließlich auf vorpubertäre Kinder gerichtet sind. Sexualität, Beziehung und Liebe können wie bei anderen Menschen auch unterschiedlich gewichtet sein.

F65.5 Sadomasochismus: Beim Sadismus werden sexuelle Aktivitäten unter Zufügung von Schmerzen, Erniedrigung oder Fesseln bevorzugt. Das Leiden unter dieser Art der Stimulation steht für Masochismus, wenn das Leiden anderen zugefügt wird für Sadismus. Häufig werden masochistische wie auch sadistische Aktivitäten zur sexuellen Erregung der von dieser Störung betroffenen Person genutzt.

F65.6 Multiple Störungen der Sexualpräferenz: Diese sexuelle Störung trifft zu, wenn bei einer Person mehrere sexuelle Präferenzen mit Krankheitswert auftreten, ohne dass eine davon im Vordergrund steht.

F65.8 Sonstige Störungen der Sexualpräferenz: Dies stellt die heute wohl häufigste Sexualpräferenz dar, in der eine Vielzahl anderer sexueller Präferenzen und Aktivitäten klassifiziert werden. Dazu können das Pressen des eigenen Körpers an andere Personen zur sexuellen Stimulation in Menschenansammlungen gehören, sexuelle Handlungen an Tieren (Zoophilie), Strangulieren und Luftabbinden (Anoxie) zur Steigerung der sexuellen Erregung, obszöne Telefonanrufe, sexuelle Handlungen an toten Menschen (Nekrophilie) u. a. m.

Eine grundlegend überarbeitete Version der ICD-10, die ICD-11, ist im Januar 2022 in Kraft getreten.[6] Darin werden neue Störungsdiagnosen aufgenommen, Fachbezeichnungen ersetzt sowie auch gestrichen. So wird z. B. die Diagnose „Störungen der Geschlechtsidentität", die aus den drei Hauptkategorien „Transsexualismus", „Transvestismus unter Beibehaltung beider Geschlechtsrollen" und „Störung der Geschlechtsidentität des Kindesalters" besteht, ersetzt durch die Fachbezeichnung „Geschlechtsinkongruenz", weiterhin mit einer Unterscheidung nach dem Lebensalter, was Psychopathologisierungen überwindet. Darüber hinaus ist die Diagnose „Gesteigertes sexuelles Verlangen" gestrichen worden (siehe auch Hoyer & Velten, 2017).

2.2.2 Sexuelle Probleme kurz gelistet

Sexuelle Probleme und Störungen können sich beziehen auf

1. Unzufriedenheit mit den körperlichen Reaktionen (sogenannte Funktionsstörungen)
2. Hadern mit den Gefühlen von Lust, Erregung und Leidenschaft (sogenannte Luststörungen)

[6] Erst nach einer flexiblen Übergangszeit von fünf Jahren soll die Berichterstattung nur noch ICD-11-kodiert erfolgen. Der konkrete Zeitpunkt einer Einführung der ICD-11 in Deutschland zur Mortalitätskodierung steht noch nicht fest, wird aber aufgrund der hohen Integration der ICD im deutschen Gesundheitswesen und der damit verbundenen Komplexität noch mehrere Jahre in Anspruch nehmen und kann auch die für die Mortalitätskodierung angedachte flexible Übergangszeit überschreiten. Sowohl für die Mortalitätskodierung als auch für die Morbiditätskodierung gilt, dass bis zu einer Einführung der ICD-11 im jeweiligen Anwendungsbereich die ICD-10 weiterhin die gültige amtliche Klassifikation für Deutschland bleibt. Zu den auf sexuelle Störungen bezogenen Tools siehe u. a.: https://icd.who.int/ct11/icd11_mms/en/release?

3. Probleme mit den sexuellen Präferenzen (worauf wir „stehen")
4. Probleme mit der sexuellen Identität
5. Partnerschaftsprobleme.

Zu den einzelnen Punkten:

1. Unzufriedenheit mit den körperlichen Reaktionen

(sogenannte Funktionsstörungen)
Hier finden sich beim Mann:

- Erektionsstörungen (Dauer und Stärke der Erektion von Beginn an oder im Verlauf des Sex nicht ausreichend), mangelndes sexuelles Verlangen
- Priapismus (schmerzhafte Dauererektion)
- Frühzeitige Ejakulation, verzögerte oder ausbleibende Ejakulation
- Schmerzen beim Sex (z. B. Penis-, Eichel- oder Hodenschmerz).

Bei der Frau:

- Mangelndes Feuchtwerden von Scheide und Vulva (fehlende Lubrikation)
- Hypersekretion (zu viel Feuchtigkeit)
- Schmerzen beim Sex (insbesondere innerhalb der Genitalien)
- Vaginismus (Muskelverkrampfung des Scheideneingangs).

2. Hadern mit den Gefühlen von Lust, Erregung und Leidenschaft (sogenannte Luststörungen)

Hier finden sich:

- Sexuelles Verlangen (Appetenz) wird nicht oder nur selten gespürt
- Sexuelles Verlangen ist zu intensiv oder zu häufig
- Lustlosigkeit oder nachlassende Lust beim Sex
- Gleichgültigkeit gegenüber Sexualität
- Widerwillen, Ekel, Aversion
- Orgasmus wird nie oder selten erlebt
- Orgasmus ohne Gefühle von Lust und Befriedigung
- Unangenehme Gefühle und Empfindungen nach dem Sex wie Verstimmung, Gereiztheit, innere Unruhe, Depressionen, Missempfindungen im Genitalbereich, Kopfschmerzen.

Häufig treten verschiedene Probleme mit den körperlichen Reaktionen und den Gefühlen parallel auf.

3. Probleme mit den sexuellen Präferenzen (worauf wir „stehen")

Hier finden sich:
Probleme mit den eigenen sexuellen Präferenzen (Vorlieben), auch *Paraphilien* genannt, wenn sie Leiden erzeugen oder Betroffene in wichtigen Bereichen des alltäglichen Lebens beeinträchtigen, z. B. im Beruf oder in den Beziehungen zu anderen Menschen.

Devianzen werden die Präferenzen genannt, die andere Menschen körperlich oder psychisch schädigen und strafrechtlich relevant sind. Dazu gehören u. a. die Pädophilie mit missbräuchlichem Handeln und Exhibitionismus (siehe auch Kap. 2.4.5).

Alle Frauen, Männer und diverse Personen haben Präferenzen beim Sex, manchmal auch sehr ungewöhnliche. So kann manchmal hinter einer Lust-, Erektions- oder Schmerzstörung eine Paraphilie stecken, wenn eine „normale" sexuelle Begegnung die betroffenen Personen einfach nicht genügend erregt, oder auch, wenn die Präferenz bedrängt bzw. hilflos macht. Dann kann Leid verursacht werden und das Leiden kann sich auf die eigene Person oder andere Personen beziehen. Zu Paraphilien gehören Fetischismus (Gebrauch unbelebter Objekte), transvestitischer Fetischismus (Tragen von Kleidung des anderen Geschlechts), sexueller Masochismus (gedemütigt werden oder leiden), sexueller Sadismus (andere demütigen oder anderen Leiden zufügen). Teilen zwei erwachsene Menschen eine sexuelle Präferenz, ohne dass bei einem bzw. einer Leid erzeugt wird, so wird nicht von einer Paraphilie gesprochen.

Zu den Devianzen, den strafrechtlich relevanten Präferenzen, gehören u. a.:

Exhibitionismus (Zur-Schau-Stellen der Genitalien), Voyeurismus (Beobachten sexueller Aktivitäten anderer), Pädophilie (Sex mit Kindern), Hebephilie (Sex mit vorpubertären und pubertierenden Jugendlichen), Frotteurismus (Sich-Reiben an einer Person oder ihr Berühren, die dem nicht zugestimmt hat) etc. Die strafrechtliche Relevanz beruht auch auf der Verletzung der sexuellen Selbstbestimmung einer Person. Strafrechtlich relevante sexuelle Präferenzen, die andere Menschen körperlich oder psychisch schädigen, werden den Delinquenzen oder Devianzen zugeordnet.

4. Probleme mit der sexuellen Identität

Hierzu gehört der Wunsch, als Angehöriger bzw. Angehörige des gefühlten anderen Geschlechtes zu leben und anerkannt zu werden. Dieser Wunsch geht meist mit Unbehagen oder dem Gefühl der Nichtzugehörigkeit zum eigenen biologischen Geschlecht einher. Manchmal besteht der Wunsch nach hormoneller und chirurgischer Angleichung an das gefühlte Geschlecht. Lange Zeit galt hierfür der Begriff „Transsexualität", wobei Transmann für den Wunsch, Mann zu sein, stand (bei einem weiblichen Körper) und Transfrau für den Wunsch, Frau zu sein (bei einem männlichen Körper). Heute sprechen wir von transidenten Personen. Auch bei Kindern, die (ansatzweise) mit beiden Geschlechtsorganen geboren werden, werden sexuelle Identitätsstörungen diagnostiziert, wobei hier der Begriff „Intersexualität" verwendet wird bzw. wurde.

Störungen in diesem Bereich sind vielschichtig. Es gibt Störungen mit der sexuellen Identität (beziehen sich auf die eigene Person), mit der sexuellen Orientierung (ist auf eine andere Person gerichtet und definiert das nachhaltige Interesse einer Person bezüglich des Geschlechts eines potenziellen Partners/

einer potenziellen Partnerin auf der Basis von Emotion, romantischer Liebe, Sexualität und Zuneigung) und mit der geschlechtlichen Identität (das innere und persönliche Wissen, zu einem oder zu keinem Geschlecht zu gehören) (vgl. auch Kapitel 1.3).

5. Partnerschaftsprobleme

Leben Personen in einer Partnerschaft, können sexuelle Probleme aus Beziehungsproblemen heraus erwachsen. Sexuelle Probleme des einzelnen Partners oder der einzelnen Partnerin können sich aber auch auf die Beziehung belastend auswirken. Zur Belastung kann die Sexualität in Beziehungen dann werden, wenn bei einer Person sexuelle Probleme auftreten oder wenn die Bedürfnisse zwischen den Partner*innen unterschiedlich sind oder werden, z. B. hinsichtlich der Häufigkeit, des Erlebens, der Art des Sex oder der Präferenzen.

Wenn dann das sexuelle Erleben ruht, vermindert ist oder die Intensität und das Kribbeln nicht mehr die früher gewohnte Tiefe erreichen, wächst die Unzufriedenheit. Die meisten Paare übersehen dabei, dass eine befriedigende Sexualität nicht von selbst und automatisiert existiert, sondern immer wieder neu belebt werden sollte. Viele haben sich mit der unbefriedigenden Sexualität abgefunden, verzichten ganz auf ihre Sexualität oder leiden nicht mehr darunter. Viele Paare kennen die lustfeindliche Routine, bei der Sex nur noch einem früheren Ritual folgt, nicht darüber gesprochen und auf äußere Attraktivität nicht mehr geachtet wird. Keiner fängt mehr an, niemand verführt mehr, jeder wartet, dass der oder die andere es tut. Kindererziehung und Haushaltsführung auf der einen, Berufsstress und Karrieredenken auf der anderen Seite und als Folge Abgespanntsein lassen immer weniger Muße für die körperliche Liebe.

Andererseits sind bei Paaren, bei denen nach anfänglicher Verliebtheit und dem dadurch hervorgerufenen Rausch der Leidenschaft die Sexualität im Verlauf der Partnerschaft reifer und tiefer geworden ist, aus diesem Wandel viele Chancen für Zufriedenheit und Lust erwachsen. Diese sexuell zufriedenen Paare schlafen vielleicht einmal in 14 Tagen, vielleicht einmal im Monat miteinander. Dafür geht Qualität vor Quantität. Sinnlichkeit und Erotik leben auch in langen Partnerschaften, selbst bei Paaren im hohen Lebensalter. Und diese Paare können Mut machen, dass niemand sich mit dem Schicksal einer unbefriedigenden Sexualität in der Partnerschaft abfinden muss (siehe dazu auch Kap. 1.15 und 2.4.4).

2.2.3 Warum ICD-Diagnosen wenig hilfreich sind

Psychiatrische Diagnosen im ICD oder DSM (Diagnostic and Statistical Manual of Mental Disorders, herausgegeben von der Amerikanischen Psychiatrischen Gesellschaft) dienen auch bei sexuellen Störungen grundsätzlich nicht zur Beschreibung des psychischen Leidens. Vielleicht lassen sich die klassischen Bezeichnungen für sexuelle Funktionsstörungen, wie z. B. frühzeitige Ejakulation, Orgasmusstörung, Vaginismus, gut für eine interdisziplinäre Verständigung oder in den Abrechnungssystemen mit den Krankenkassen nutzen, für eine psychotherapeutische Behandlung sexueller Probleme sind sie nur in geringer Weise aussagekräftig und damit nur eingeschränkt brauchbar. Wir müssen davon ausgehen, dass die Diagnosen nach ICD und DSM weitgehend auf den Aussagen von Patient*innen beruhen. In diesem Prozess werden also aus Aussagen Symptome, aus Symptomen Krankheiten und aus Krankheiten Diagnosen.

So sagen die Begriffe im ICD und DSM nichts über Ursachen, aufrechterhaltende Bedingungen und therapeutische Ansatzmöglichkeiten aus. Sie vermitteln den Anschein, dass sich eine befriedigende Sexualität durch die Herstellung von Funktionen (wieder-)erlangen lässt. Sichtweisen sexueller Störungen als Beziehungsstörungen bleiben unberücksichtigt. Es wird einseitig vermittelt, es gebe einen gestörten Partner oder eine gestörte Partnerin, nämlich diejenige Person mit der gestörten Funktion.

Darüber hinaus stellt eine Funktion bzw. eine Funktionsstörung nur einen kleinen Teil der Erlebenssphäre von Sexualität dar. Eine sexuelle Funktion, intakt oder nicht intakt, sagt wenig oder nichts aus über Intensität und Tiefe des Erlebens, über Lust und Befriedigung. Am sexuellen Erleben, wie auch an der gestörten Sexualität, sind viele Ebenen und Bedingungen beteiligt, wie in Kapitel 2.6 gezeigt werden wird.

Wichtig ist ebenfalls, wenden wir einmal den verhaltenstherapeutischen Blick auf die sexuelle Problematik an, dass in dieser Konzeption nicht der Vaginismus, die Erektionsstörung, das Orgasmusproblem, die Lustlosigkeit oder der sexuelle Schmerz zum therapeutischen Ansatzpunkt werden – zum therapeutischen Ansatzpunkt werden die Bedingungen, die für die Aufrechterhaltung der sexuellen Problematik von Bedeutung sind. Hier kommen die in Kapitel 2.6 beschriebenen 10 Gründe für die Existenz sexueller Störungen zum Tragen, bei denen durch therapeutische Veränderungen z. B. von Problemverhalten, störenden Kognitionen, belastenden Gefühlen, körperlichen Aspekten, Partnerschaftskonflikten oder problematischen Lebensbedingungen eine Chance auf Bewältigung des sexuellen Problems besteht.

2.3 Sexuelle Probleme herausfinden und diagnostizieren

Das diagnostische Vorgehen bei der Veränderung sexueller Störungen gliedert sich in einen Problemlöseprozess, der wie folgt verstanden werden kann:

Zunächst ist es wichtig, eine ausführliche *Problembeschreibung* vorzunehmen. Wie sieht das sexuelle Problem aus, wie äußert es sich im Verhalten, in den Gedanken, in den Gefühlen? Wie oft und in welchen Situationen tritt es auf und wodurch wird es ausgelöst? Wie reagieren Partner*innen, sofern eine Beziehung besteht?

In einer *Problemanalyse* werden die aufrechterhaltenden Gründe für die heutige Existenz des Problems herausgearbeitet: Warum ist das sexuelle Problem *heute* da, was hält es aufrecht? Die Problemanalyse gibt uns Hinweise darauf, was durch Therapie, durch Beratung und durch Selbsthilfe erreicht werden kann.

Hält z. B. ein Vermeidungsverhalten (Sex wird nicht praktiziert) das sexuelle Problem aufrecht, wäre es das *Veränderungsziel*, ein Annäherungsverhalten zu erreichen. Hindern problematische Gedanken daran, Sex zufriedenstellend zu leben, wäre das Veränderungsziel, eine konstruktive Gedankenwelt aufzubauen. Halten partnerschaftliche Konflikte das sexuelle Problem aufrecht, könnte als Ziel formuliert werden, die partnerschaftlichen Konflikte zu lösen, um das sexuelle Problem positiv zu beeinflussen.

Die Veränderungsziele geben uns nun Hinweise darauf, mit welchen *Vorgehensweisen, Interventionen und therapeutischen Maßnahmen* wir zum Erreichen dieser Ziele kommen können. Diese Interventionen, die im dritten Kapitel ausführlich dargestellt werden, sind z. B. Übungen zur sexuellen Selbsterfahrung und zur Verhaltensänderung, körperorientierte Verfahren, Arbeit mit Fantasien und Vorstellungen, Übungen, die zur Veränderung der Gefühle beitragen, Übungen mit Partner*innen und auch Übungen, die sich spezifisch auf die Lust- und Funktionsstörungen beziehen. Auch können Methoden einbezogen werden, die die soziale Kompetenz stärken.

Da dieser Veränderungsprozess immer wieder besprochener Leitfaden des *Problemlöseprozesses* ist, sei er hier nochmal kurz zusammengefasst:

Problembeschreibung: Wie heißt das Problem, wie sieht es aus und wie äußert es sich?

Problemanalyse: Was sind die aufrechterhaltenden Gründe für die heutige Existenz des Problems?

Zielanalyse: Was soll durch die Selbsthilfe, die Beratung oder die Therapie erreicht werden?

Veränderungsplanung: Welche Interventionen können dafür genutzt werden, die gewünschten Ziele zu erreichen?

Bei der Durchführung der geplanten Interventionen ist zu überlegen, welche Interventionen in welcher Reihenfolge sinnvoll einzusetzen sind. Und immer wieder kann überprüft werden, ob die vollzogenen Schritte den Weg unterstützen, um die geplanten Ziele zu erreichen. Falls nicht, sind auf diesem Wege auch Umformulierungen der Ziele oder Veränderungen der Interventionen notwendig.

In der therapeutischen Arbeit gibt es verschiedene *Methoden, die die Diagnostik unterstützen*, deren Einsatz den genannten Zielen dient und die auch ein Leitfaden sein können für die Selbsthilfe.

Zu diesen diagnostischen Methoden gehören:

- Exploration bzw. Sexualanamnese
- Selbstbeobachtungen, die die Frau, der Mann, die diverse Person oder das Paar durchführen
- Selbstbeschreibungen über das Auftreten der Probleme und das damit verbundene Leid
- spezielle Fragebögen
- die Arbeit mit Vorstellungen und Fantasien
- Durchführung spezieller Übungen
- mögliche organmedizinische und/oder psychiatrisch-psychotherapeutische Abklärungen.

In der *Exploration*, die in erster Linie der Gewinnung verschiedenster Informationen dient, wird die Problemsicht der betroffenen Person oder des betroffenen Paares erfragt. Im Beratungs- oder Therapiekontext hilft dies den Fachleuten, aber auch den betroffenen Patient*innen, das Problem in all seinen Zusammenhängen zu erkennen und zu verstehen.

Die Patient*innen erhalten im Beratungs- oder Therapiekontext Gelegenheit, die eigene Problemsicht darzustellen sowie den Leidensdruck und die persönlichen Änderungswünsche zu beschreiben. Die Fachperson strukturiert das Gespräch zunehmend, um entsprechend des beratenden oder therapeutischen Ansatzes wesentliche Informationen zu gewinnen.

Folgende Fragen können für die Problembeschreibung hilfreich sein:

- Wie äußert sich das aktuelle Problem? Zum Beispiel der Orgasmus kommt zu spät, die Ejakulation kommt zu früh, beim Koitus schmerzt die Scheide, keine Lust auf Sex mit dem Partner oder der Partnerin, es tritt ein Scheidenkrampf auf, die partnerschaftlichen Wünsche in Bezug auf Sexualität sind zu unterschiedlich, Sex ist aversiv usw.
- Welche konkreten Verhaltensweisen des Partners oder der Partnerin, welche Gedanken, welche körperlichen Reaktionen, welche Gefühle sind im Zusammenhang mit dem beschriebenen sexuellen Problem von Bedeutung?
- Wodurch wird das Problem ausgelöst, z. B. durch bestimmte Gedanken, durch Reaktionen der Partner*innen, durch spezielle Stimulierungen, durch bestimmte Gefühle, durch äußere Bedingungen?
- Wie läuft Sexualität ab vom ersten Impuls bis zu den Momenten nach dem sexuellen Erleben und Verhalten?
- Welche Form von Körperkontakt, Zärtlichkeit und sexuellem Erleben werden als angenehm erlebt?
- Wie wird die Sexualität bei der Selbstbefriedigung erlebt?
- Welche bisherigen Versuche sind erfolgt, um das Problem zu lösen? Gab es dabei hilfreiche Möglichkeiten?

Diese und weitere Fragen können helfen, die aktuelle Situation und das aktuelle sexuelle Problem besser zu erkennen, zu beschreiben und zu verstehen.

Bei der Beschreibung sexueller Störungen in der Exploration eignen sich die von Hauch (2020) vorgeschlagenen Kategorien, die vor allem bei der Einordnung sexueller Lust- und Funktionsstörungen in partnerschaftlichen Beziehungen helfen können.

Hierbei geht es insbesondere darum, in welcher *Phase der sexuellen Interaktion* mit dem Partner oder der Partnerin das sexuelle Problem auftritt:

In der sogenannten *Annäherungsphase* können sich fehlende Lust bzw. der Verlust der Lust bemerkbar machen, ebenso wie ein exzessives sexuelles Bedürfnis. Auch Gleichgültigkeit gegenüber der Sexualität, die nicht mit Asexualität zu verwechseln ist (siehe Kap. 1.4), kann sich in dieser Phase als problematisch erweisen. Gefühle wie Ekel, Aversion oder ein sexueller Widerwille mit den entsprechend verbundenen Gedanken können sich in dieser Phase zeigen.

In der *Phase der sexuellen Erregung und Stimulierung* können beim Mann Erektionsstörungen auftreten. Dauer und Stärke der Erektion sind im subjektiven Erleben oder für den Geschlechtsverkehr nicht ausreichend. Des Weiteren kann es zu einer schmerzhaften Dauererektion kommen (Priapismus). Die Frau kann ein mangelndes Feuchtwerden (fehlende Lubrikation) verspüren, ein übermäßiges Feuchtwerden (Hypersekretion) und bei Frau wie Mann kann die Lust in dieser Phase nachlassen.

Beim *Kontakt der Genitalien und in der Phase des Koitus* können Schmerzen auftreten, bei der Frau im Bereich der Vulva oder der Scheide, beim Mann im Penis und insbesondere an der Eichel. Schmerzen beim Sex werden Dyspareunie genannt. Partnerin wie Partner können erleben, dass die Lust nachlässt, beim Mann kann die Erektion nachlassen, bei der Frau können vaginistische Reaktionen auftreten.

In der *Phase des Orgasmuserlebens* können Probleme dadurch beschrieben werden, dass der Orgasmus nie, selten oder ohne Gefühl von Lust und Befriedigung auftritt, dass er (insbesondere beim Mann) vorzeitig auftritt, verzögert oder mit ausbleibender Ejakulation bzw. dass sich die Ejakulation ohne ein Gefühl der Befriedigung (Orgasmuserleben) zeigt.

In der *nachorgastischen Phase* können Verstimmungen auftreten, Gereiztheit, innere Unruhe, depressive Gefühle, Missempfindungen im Genitalbereich, Kopfschmerzen und Schlafstörungen.

Darüber hinaus sollte herausgefunden werden, ob die so beschriebenen sexuellen Probleme *initial* sind, ob sie also bereits bei den ersten sexuellen Erfahrungen im Leben eines jungen Menschen auftreten und sich z. B. in Schmerzen, frühzeitigem Samenerguss, einem Nachlassen der Lust usw. äußern. Häufig spielt hier auch eine große Verunsicherung in Bezug auf die zu erwartende oder durchgeführte Sexualität eine Rolle.

Es kann unterschieden werden, ob die Störung *partiell oder total* ist: Von partiell wird gesprochen, wenn es eine persönliche oder partnerschaftliche Sexualität gibt, die beeinträchtigt, aber nicht gänzlich ausgelöscht ist. Es könnte

z. B. sein, dass der Penis hin und wieder erigiert oder nicht steif genug wird. Es kann sein, dass die vaginistische Reaktion bei der Frau nicht immer auftritt, sodass z. B. gynäkologische Untersuchungen und das Einführen eines Tampons oder Fingers durchaus möglich sind.

Weitere Unterscheidungen liegen darin, ob die Störungen von bestimmten sexuellen *Praktiken abhängig* sind, z. B. bei der Masturbation nicht auftreten oder sich auch unter bestimmten Formen der Stimulierung nicht zeigen.

Auch ist zu überprüfen, ob die Problematik *abhängig ist vom gegenwärtigen Partner oder von der gegenwärtigen Partnerin*, dass die Probleme z. B. in früheren Partnerschaften nicht aufgetreten sind oder bei außerpartnerschaftlichen sexuellen Erfahrungen oder Nutzung von Prostitution nicht auftreten.

Situationsabhängig sind z. B. sexuelle Störungen, die nicht auftreten in Phasen von Entspannung, im Urlaub, wenn die Kinder einmal nicht zu Hause übernachten usw., ansonsten aber vorhanden sind.

Weiterhin ist die *Dauer* der beschriebenen sexuellen Störung von Bedeutung. Von sexuellen Störungen im Sinne einer zu diagnostizierenden Erkrankung sollte erst gesprochen werden, wenn die Problematik seit mindestens sechs Monaten besteht.

Margret Hauch (2020) merkt an, dass bei diesen formalen Beschreibungsmerkmalen keine abstrakten Begriffsungeheuer gebraucht werden sollten, wie z. B. „sekundäre, praktik- und partnerbezogene, partielle Erregungs- und Orgasmusstörung". Die Betrachtung dieser formalen Aspekte kann aber dabei helfen, den Blick darauf zu richten, was trotz der Problematik an sexuellem Erleben möglich ist. So können auch ausgeblendete Ressourcen in den Blick genommen werden.

Bei der Beschreibung sexueller Probleme sollte letztlich auch eine Art *„Schweregrad"* der Problematik berücksichtigt werden. Dafür können Zahlen von 0 (ist kein Problem) bis 10 (ist größtmögliches Problem) benutzt werden, um subjektive Einschätzungen und Veränderungen der Problematik im Verlauf eingesetzter Interventionen zu registrieren.

Soll die sexuelle Problematik einer Person oder des Paares noch ausführlicher in den Blick genommen werden, weil es z. B. bei lang andauernden und weit in die Biografie zurückreichenden sexuellen Störungen als sinnvoll erscheint, kann eine ausführliche *Anamnese* sowohl der gegenwärtigen als auch der lebensgeschichtlichen Sexualität erhoben werden. Zusätzlich zu den in der Exploration beschriebenen Themen geht es in der Sexualanamnese um die Sexualität in der Kindheit und Jugendzeit, im Verlauf der Pubertät, in verschiedenen Partnerschaften sowie um die Veränderung der persönlichen Sexualität in der Lebensgeschichte, auch mit Bezug zu Aspekten in der Ursprungsfamilie wie Aufklärung, Nacktheit usw. Gerade bei der Auseinandersetzung mit der eigenen Sexualität, dem Blick auf die erlebte Zufriedenheit und Probleme kann eine Sexualanamnese hilfreich sein. Im Teil II (Übungsteil) findet sich ein an Margret Hauch (2020) orientierter Leitfaden für die Anamnese und Exploration sexueller Störungen (Übung Nr. 28).

Bei der Beschreibung der eigenen Sexualität und insbesondere sexueller Störungen und Probleme ist es für viele Menschen schwierig, offen über intime und tabuisierte Lebensbereiche wie die Sexualität zu sprechen bzw. auf Fragen hin Antworten zu geben. In den Gesprächen mit Fachpersonen befürchten Betroffene, vielleicht aufgrund von Scham und möglicher Selbstabwertung, sich offen über ihre sexuellen Probleme zu äußern. Dies ist zu berücksichtigen, sowohl für die persönliche Offenheit sich selbst gegenüber als auch für die Offenheit im Gespräch mit Fachleuten. Dann sind Behutsamkeit und langsames Herantasten hilfreich, und es ist davon auszugehen, dass in der zunehmenden Auseinandersetzung mit der eigenen Sexualität und den eigenen sexuellen Problemen mehr Offenheit möglich sein wird.

Fragebögen

Im Rahmen der Gewinnung von Informationen zur sexuellen Problematik können neben der Exploration und gegebenenfalls der Sexualanamnese auch verschiedene Fragebögen genutzt werden. In einem Fragebogen zur Lebensgeschichte, der in verschiedenen Variationen im Kontext von Beratung und Psychotherapie existiert, befinden sich im Regelfall auch Fragen zur Sexualität und zur Partnerschaft. Des Weiteren gibt es spezifische auf Sexualität und sexuelle Probleme ausgerichtete Fragebögen, die als Selbstbericht gute Ergänzungen zur Exploration und Sexualanamnese dienen können. Informationen über sexuelle Situationen, das Sexualverhalten, Gefühle im Kontext von Sexualität, die partnerschaftliche Sexualität, die Beziehung zur eigenen Sexualität und zum eigenen Körper, qualitative und quantitative Aspekte, die partnerschaftliche Kommunikation usw. lassen sich auf diesem Wege erheben und eignen sich im fachlichen Kontext zur Weiterführung und Ergänzung der diagnostischen Gespräche.

Bei Beratung und Therapie sollten Fragebögen über Sexualität nie vor einem ersten intensiven therapeutischen oder beratenden Kontakt an Patient*innen zum Ausfüllen und Beantworten ausgegeben werden. Gerade weil das Thema „Sexualität" sehr schambesetzt ist, ist der Aufbau von Empathie in der beratenden und therapeutischen Beziehung eine wichtige Voraussetzung dafür, Patient*innen mit entsprechender Erklärung Fragebögen in der Praxis, in der Klinik oder Zuhause ausfüllen zu lassen. Fragebögen dienen neben der Erhebung von aktuellen Informationen in Bezug auf die sexuelle Problematik auch der Feststellung von Veränderungen im Verlauf der verwendeten Interventionen.

In Teil II werden unter den Übungen auch Listen und ein Fragebogen (Übung Nr. 19) aufgeführt, die helfen können, sich über Antworten zu verschiedenen Themen sexueller Zufriedenheit, sexueller Unzufriedenheit, sexueller Probleme und partnerschaftlicher Probleme klar zu werden.

Für die fachlich-psychotherapeutischen Belange finden sich aufgelistete Beispiele für Fragebögen zum Sexualverhalten und zur sexuellen Zufriedenheit sowie zur Erfassung sexueller Funktionen und Funktionsstörungen bei Briken und Berner (2013) sowie bei Richter, Brähler und Strauß (2014).

Tagebuchaufzeichnungen

In der Sexualität und bei sexuellen Störungen spielen Intimität und Geheimnisse eine wichtige Rolle. Es ist daher zu empfehlen, dass sich Betroffene und Interessierte im Bereich der Selbsthilfe wie auch im Bereich Beratung und Therapie ein persönliches Tagebuch zulegen, in das sie im Verlauf der Selbstbeobachtungen persönliche Informationen und Erfahrungen, Fragen oder Probleme usw. eintragen. Informationen aus diesen Tagebuchaufzeichnungen können gerade in der diagnostischen Phase zur Beschreibung und Verursachung sexueller Probleme als Erinnerungsstütze hilfreich sein. Für die Tagebuchaufzeichnungen gibt es kein Raster und keine Vorgaben, alles, was rund um das Thema Sexualität (und Partnerschaft) von Bedeutung erscheint, kann hier schriftlich festgehalten werden.

Fantasien

Fantasiereisen und Fantasieübungen sowie Vorstellungsübungen und Imaginationen sind gerade beim Vorliegen sexueller Probleme zur diagnostischen Erhebung sehr geeignet. Während des Fantasieerlebens kann mit Gedanken, mit körperlichen Reaktionen, mit Situationen, mit dem eigenen Verhalten und dem Verhalten von Partnerin und Partner spielerisch experimentiert werden. Insbesondere wenn Situationen aktuell nicht real herstellbar sind, können Fantasien dazu dienen, sexuelle Erfahrungen aus der Vergangenheit wieder in Erinnerung zu rufen und mögliche sexuelle Situationen mit realen oder fiktiven Partner*innen sich vorzustellen, so als würde es jetzt passieren oder wie es in der Zukunft geschehen könnte. Damit können die eigene Sexualität und die sexuelle Problematik aktuell beschreibbar werden.

Erfahrungen können auch während der Fantasieübung gegenwartsbezogen laut ausgesprochen werden (z. B.: „Jetzt gerade, wo sie sich mir nähert, habe ich Angst, dass er – der Penis – wieder nicht groß werden wird." „Gleich wird es bestimmt wieder sehr wehtun."). Ein mitlaufendes Aufzeichnungsgerät kann anschließend helfen, wichtige Aspekte der Fantasie in das Tagebuch zu schreiben. Anwesende Fachpersonen können auf diese Weise gezielte Informationen zur aktuellen Problembeschreibung erhalten. Verbaler Austausch während des Fantasieerlebens zwischen Patient oder Patientin und Fachperson unterstützen und intensivieren im Regelfall die Vorstellungsstärke.

Übungen zum Fantasieerleben bzw. Fantasiereisen finden sich im Teil II, z. B. *„Fantasiereise auf deine Insel"* (Übung Nr. 16), *„Fantasiereise durch den Körper"* (Übung Nr. 17) und *„Fantasiereise zu den Genitalien"* (Übung Nr. 18).

Übungen im Therapieraum

Um gefühls- und körperbezogene Aspekte der sexuellen Störung zu erfahren, haben Übungen in der Einzel- und Paartherapie einen hohen diagnostischen Stellenwert. Bei Paaren können Übungen zur Berührung der Hände, Vertrauensübungen, Körperkontaktübungen, Nähe-Distanz-Übungen sowie Kommunikationsübungen je nach Art der sexuellen oder partnerschaftlichen Problematik Gedanken, Gefühle und körperliche Reaktionen auslösen, die für die Informationserhebungen sexueller Probleme von Bedeutung sein können. Auch können Gefühle und Körpererleben durch Übungen besser in Erfahrung gebracht werden als ausschließlich über das Gespräch. Werden Übungen zur Diagnostik der sexuellen Problematik eingesetzt, können sich Frauen, Männer und diverse Personen frühzeitig damit vertraut machen, dass zur Veränderung sexueller Probleme nicht nur Gespräche, sondern auch Übungen zur körperlichen und sexuellen Selbsterfahrung gehören. Wichtig ist, dass die Übungen Impulse setzen und für die Auswertung solcher Übungen immer genügend Zeit eingeplant wird.

Zahlreiche Übungen für die Beschreibung sexueller Probleme und zum Auffinden von aufrechterhaltenden Bedingungen finden sich in Teil II.

Organmedizinische Abklärungen

Gleichgültig ob sexuelle Probleme und Störungen durch Selbsthilfe oder fachliche Unterstützung bewältigt werden sollen, gehört der Blick auf die organmedizinische Seite dazu. Dies betrifft medizinische Abklärungen, die in der Regel in der fachärztlichen Praxis (Gynäkologie, Urologie, Allgemeinmedizin) helfen, organische Verursachungen sexueller Probleme auszuschließen. Eine frühzeitige organmedizinische Abklärung erscheint besonders dann sinnvoll, wenn Hinweise auf organische Bedingungen der Störung vorliegen, gegebenenfalls bei Schmerzen, bei extrem niedrigen sexuellen Bedürfnissen, bei Verdacht auf primäre und sekundäre anatomische Probleme, wenn Erektionen, Ejakulationen und Orgasmus auch bei Selbstbefriedigung ausbleiben, sowie bei Hinweisen auf andere somatische Erkrankungen. Auch kann die organmedizinische Abklärung die Motivation für Veränderungen insofern erhöhen, als das Ursachenverständnis der sexuellen Problematik häufiger somatisch ausgerichtet ist. Welche organmedizinischen Verursachungen für sexuelle Störungen relevant sein können, das findet sich in Kapitel 2.6.1.

Psychopathologische Abklärungen

Gibt es Hinweise auf psychische Erkrankungen, wie Psychosen, Süchte und Abhängigkeiten, Depressionen usw., sollte auch dies psychiatrisch oder psychotherapeutisch weiter überprüft werden, um deren eventuelle Mitbedingung für die sexuelle Störung abzuklären. Gegebenenfalls ist hier eine psychiatrische oder psychotherapeutische Begleitbehandlung notwendig.

2.4 Sexuelle Probleme ausführlicher

Bisher wurden sexuelle Probleme einerseits der sexuellen Interaktion zwischen zwei Menschen zugeordnet, andererseits wurden die herkömmlichen Diagnosezuordnungen zu internationalen Klassifikationssystemen beschrieben.

Hier sollen nun, wie auch in den weiteren Kapiteln, insbesondere auf die sogenannten sexuellen Funktionsstörungen und sexuellen Luststörungen bei Männern, Frauen, diversen Personen und Paaren eingegangen werden. Im folgenden Kapitel werden einige ausgewählte und häufiger vorkommende Probleme etwas ausführlicher geschildert.

2.4.1 Sexuelle Probleme von Männern

Auch bei Männern kommt der sogenannten *sexuellen Unlust* eine zunehmende Bedeutung als sexuelles Problem zu. Sexuelle Unlust entsteht dann leidvoll, wenn grundsätzlich sexuelles Interesse vorliegt, z. B. wenn der betroffene Mann sich um sexuelle Kontakte bemüht oder gerne auf Initiativen von Partnerin oder Partner eingehen möchte. Fehlende sexuelle Lust ist nicht zu verwechseln mit Asexualität (siehe auch Kap. 1.4), da bei ihr kein Leidensdruck in Bezug auf die fehlende sexuelle Lust und das fehlende Ausleben der Sexualität besteht.

Zu unterscheiden ist es, ob ein Mann bereits in seinem Leben sexuelle Lust erfahren hat und sie kennt (sogenannte sekundäre sexuelle Unlust) oder ob sie primär ist, also seit Beginn sexueller Aktivitäten besteht. Die sekundäre sexuelle Unlust kann auch eine Folge anderer sexueller Probleme sein, wie z. B. Probleme mit der Erektion, ein frühzeitiger Samenerguss oder kein erlebter Orgasmus. Verspürt der Mann keine sexuelle Lust (mehr), leiden häufiger Partnerin oder Partner mehr als der Betroffene selbst. Starke Spannungen in der Partnerschaft wie auch Schuldgefühle, Untreue oder Trennung können die Folge sein.

Ein ebenso häufiges sexuelles Problem bei Männern sind *Erektionsprobleme*. Der Begriff Impotenz gehört der Vergangenheit an, da Erektionsstörungen nicht einfach mit einem Stempel oder Makel zu versehen sind, die das Versagen und eine damit verbundene männliche Schwäche in den Vordergrund stellt.

Neben organischen Problemen können vielfältige psychosoziale Störenfriede das Auftreten der Erektion, das Beibehalten der Erektion oder auch eine ausreichende Erektion behindern. Bestimmte Gefühle wie Angst, Scham, Ekel, Stress, Langeweile, körperliche Probleme, Medikamente, Beziehungskonflikte, Angst vor erneutem Misserfolg, Gewalterfahrungen, negative Gedanken über Sexualität und die eigenen Fähigkeiten usw. können dafür sorgen, dass die Erektion verhindert wird und die Versteifung des Penis nicht so ausreichend gelingt, dass der Mann sein Glied in die Scheide der Partnerin oder den Anus des Partners einführen kann und beide befriedigend miteinander schlafen können.

Fast alle Männer kennen das einmalige oder mehrmals hintereinander auftretende kurzfristige Ausbleiben der Erektion und möglicherweise die damit verbundenen Gefühle des Versagens. Tritt über einen längeren Zeitraum und bei häufigerem Versuch keine Erektion mehr auf, wird in der Medizin von erektiler Dysfunktion gesprochen.

Meistens haben Männer bei der Selbstbefriedigung keine Erektionsprobleme, insofern sind von dem Problem so gesehen immer zwei Menschen gleichermaßen betroffen. Längerfristige Erektionsstörungen führen oftmals zu einer tief greifenden Beeinträchtigung der Partnerschaft und enden dann bisweilen auch in der Trennung einer anfangs harmonischen Beziehung. Daraus wird ersichtlich, dass auch die Partner*innen einen erheblichen Leidensdruck bei längerfristigen Erregungsstörungen eines Mannes entwickeln können. Daher ist dieses Problem auch als Beziehungsstörung zu betrachten.

Die körperliche Verursachung der Erektionsproblematik, die dann eine direkte medizinische Behandlung erfordern würde, schwankt zwischen fünf Prozent bei jüngeren Männern und 50 Prozent bei älteren Männern. Allerdings sind solche Prozentangaben als zweifelhaft anzusehen, da eine starre Trennung zwischen körperlichen und psychischen Faktoren beim Sex kaum möglich ist. Körper und Psyche sind untrennbar miteinander verbunden, wie bereits in Kapitel 2.6.1 gezeigt wurde. Umwelteinflüsse, hoher Blutdruck, ein hoher Cholesterinspiegel, Magengeschwüre oder Herzerkrankungen, Medikamenten- und Drogenkonsum, giftige Schadstoffe oder auch starker Alkoholgenuss können die Erektionsfähigkeit mindern oder verhindern (siehe hierzu ausführlich Kap. 1.11.2 und 2.6.1). Leider wird – außer unter vielen anderen Nebenwirkungen in Medikamenten-Beipackzetteln – oft nur unzureichend auf mögliche Erektions- und Lustprobleme hingewiesen. Noch problematischer ist es aber, dass zu selten Ärzt*innen diese Nebenwirkungen ansprechen und mit dem betroffenen Mann keine möglichen Lösungen suchen, wenn medikamentenbedingt Erektionsprobleme auftreten. Denn es gibt solche Lösungen.

Eine selten auftretende sexuelle Funktionsstörung ist der sogenannte *Priapismus.* Diese Problematik, auch prolongierte Erektion genannt, bezeichnet eine starke Dauererektion, die selbst bei abgeklungener sexueller Erregung anhält. Sie kann schlimmstenfalls zu einer Schädigung der Schwellkörper führen und wird daher auch als urologischer Notfall bezeichnet. Die Ursache für ihr Auftreten kann in einer übersteigerten Anwendung von Medikamenten liegen, die die Erektion befördern, wie z. B. Viagra, Cialis und Co., oder auch durch unsachgemäße Anwendung der Schwellkörper-Autoinjektionen (SKAT). Häufig ist der Priapismus mit Schmerzen im Penis verbunden, der aus der enormen Steife resultiert. Da hier im Notfall nur ein medikamentöses Abklingen der Schwellkörperspannung hilfreich ist, sollte eine Krankenhausambulanz aufgesucht werden.

Bei *Orgasmusproblemen* wird unterschieden zwischen der frühzeitigen Ejakulation, dem ausbleibenden Orgasmus, dem sehr stark verzögerten Orgasmus sowie der mangelnden sexuellen Befriedigung.

Beim frühzeitigen Orgasmus, oder besser gesagt der *frühzeitigen Ejakulation* (Ejaculatio praecox), erfolgt der Samenerguss, der dabei nur noch selten mit einem Lust- oder Orgasmusgefühl verbunden ist, entweder schon bei der Stimulierung des Penis, vor seinem Einführen, beim Einführen oder unmittelbar danach. Früher wurde diese sexuelle Störung als „vorzeitige" Ejakulation bezeichnet, dieser Begriff wurde aufgegeben, damit nicht impliziert wird, erst danach passiere der richtige Sex und alles andere gehöre zum Vorspiel. Dennoch ist natürlich schwierig festzulegen, wann eine Ejakulation zu früh ist. So können Betroffene das Auftreten der Ejakulation fast mit einer Minutenangabe ab Beginn der Stimulierung angeben, oder er kommt gefühlt zu früh, oder Partner*innen sind unzufrieden, ärgerlich, enttäuscht, weil nicht genügend befriedigt. Einerseits gehört es zur männlichen Selbstbestimmung und damit zu einer befriedigenden Sexualität, wenn eine Ejakulation oder dann ein Orgasmus zu einem stimmigen Zeitpunkt eintritt. Andererseits ist aber in der Regel nicht nur der Mann betroffen, sondern auch seine Partnerin oder sein Partner.

Unter frühzeitigem Samenerguss leiden die meisten betroffenen Männer seit Beginn ihres aktiven Sexlebens. Es könnte ein Zusammenspiel zwischen einer angeborenen Veranlagung und weiteren ungünstigen Bedingungen im Bereich des Erlernens und Auslebens von Sexualität dazu geführt haben, dass die betroffenen Männer ihren Samenerguss nicht ausreichend kontrollieren können. Meist ist die Selbstbefriedigung von diesem Kontrollproblem nicht direkt betroffen. Was festgestellt wurde, ist, dass männliche Jugendliche kaum räumliche Rückzugsmöglichkeiten für das Ausleben ihrer eigenen Masturbation hatten und haben, sich meistens versteckt und heimlich selbst befriedigen müssen und damit auch wenig Möglichkeiten finden, mit dem sogenannten Point of no return, dem Punkt, an dem es in Bezug auf die Ejakulation kein Zurück mehr gibt, zu experimentieren. Meist war das Bedürfnis da, möglichst schnell zum Samenerguss zu kommen. Angst vor Entdeckung und Schamgefühle haben eventuell so eine lustvolle Selbstbefriedigung verhindert.

Bei anderen Männern entwickelt sich die Ejaculatio praecox oft erst nach einer langen Phase befriedigender Sexualität. Hier spielen dann möglicherweise ein zu seltener Geschlechtsverkehr, daraufhin eine zu starke Selbstbeobachtung, Störungen in der Partnerschaft, mangelnde Kommunikation in der sexuellen Begegnung wie auch Angst- oder Stressgefühle eine wesentliche Rolle. Wenn die Ejakulation zu früh geschieht, ist sie unerwünscht, was auch verhindert, dass Lustgefühle aufkommen, es erfolgt lediglich eine körperlich bedingte Ejakulation. Bei einer sekundären Ejaculatio praecox sind die Bewältigungsmöglichkeiten besser als bei einer primären, das Eintreten des Höhepunktes (wieder) kontrollieren zu können.

Neben dem frühzeitigen Orgasmus leiden Männer auch darunter, dass sich der *Orgasmus sehr herauszögert*, in anhaltender oder wiederkehrender Form. Die betroffenen Männer benötigen eine intensive Stimulierung des Penis oder einen lang andauernden Geschlechtsverkehr, um zum Höhepunkt zu kommen, wenn dies überhaupt gelingt. Nicht mehr die Steigerung sexueller Lust steht dann im Vordergrund, sondern ein verzweifeltes Ringen um den Orgasmus, was meist mit körperlicher Erschöpfung, Unzufriedenheit oder genervtem Abbruch der sexuellen Handlungen durch den Betroffenen selbst oder durch den Partner oder die Partnerin endet. Meist sind die Gründe psychischer Natur durch einen Teufelskreis aus Enttäuschung und Vermeidung oder durch andere negative Gefühle, die diese Probleme auslösen und aufrechterhalten können. Auch geringe Körperempfindungen und Partnerschaftsprobleme, z. B. zu intensive Bindung oder Angst vor Nähe, können zu Orgasmusstörungen führen wie auch Nebenwirkungen von Medikamenten (siehe Kap. 2.6.1).

Zu benennen in diesem Zusammenhang ist eine *mangelnde sexuelle Befriedigung*. Es tritt zwar ein Orgasmus auf, dies ist aber eher mit einem körperlichen Gefühl der Ejakulation verbunden, ohne befriedigendes oder ausreichendes Lustgefühl.

Weitere sexuelle Störungen, die durchaus auch bei Männern auftreten können, betreffen die sexuelle Aversion und Schmerzen beim Sex. Die *sexuelle Aversion* ist nicht nur durch das Fehlen oder Ausbleiben von Lustgefühlen gekennzeichnet, sondern auch durch belastende Gefühle wie Ekel, Scham oder Angst, die bereits beim Gedanken an Sexualität auftreten können. Diese negativen Gefühle, die beim Ausüben von Sex erwartet werden, führen dann dazu, dass sexuelle Aktivitäten, insbesondere in der Partnerschaft, vermieden werden.

Schmerzen beim Sex sind bei Männern seltener als bei Frauen. Wenn sie auftreten, können sie lokalisiert werden am Penis, an der Eichel, an den Hoden oder insgesamt durch ein schmerzhaftes Gefühl im Unterleib. Haben diese Schmerzen keine organische Ursache – was auf jeden Fall medizinisch abzuklären ist – wird von einer psychogenen Dyspareunie gesprochen. Organische Bedingungen können eine Überempfindlichkeit der Nervenenden unterhalb der Eichel sein, eine Pilzinfektion, eine Entzündung der Harnleiter, der Prostata oder der Harnblase, Vorhautverengungen (Phimose) oder auch Schmerzen in den Hoden durch Entzündungsprozesse oder durch Quetschungen. Des Weiteren können Muskelschmerzen durch Verkrampfungen, z. B. in der Region des Anus, auftreten oder Schmerzen dadurch, dass die Stimulierung des Penis, der Hoden oder des Anus vorher zu intensiv durchgeführt wurde. Treten durch solche Formen von Beanspruchungen Schmerzen auf, sollte über eine Veränderung der sexuellen Praktiken nachgedacht werden.

Weitere Beschreibungen organisch bedingter sexueller Probleme von Männern finden sich unter Kapitel 2.6.1.

2.4.2 Sexuelle Probleme von Frauen

Bereits in der Phase der sexuellen Annäherung kann es vorkommen, dass Frauen *keine sexuelle Lust* und kein Bedürfnis verspüren, mit dem Partner oder der Partnerin intim zu werden. Dies ist das häufigste sexuelle Problem von Frauen. Manchmal finden sich hierfür auch Bezeichnungen wie Appetenzstörung, Libidomangel oder sexuelle Unlust. Auch hier gilt es, dieses Problem von Asexualität abzugrenzen, da diese keine Störung darstellt.

Bei den betroffenen Frauen besteht ein Mangel bzw. ein im Vergleich zu früher verringertes Interesse an sexuellen Aktivitäten. Dieses Defizit ist häufig verbunden mit einer zunehmenden Vermeidung oder einer resignativen Duldung von partnerschaftlicher Sexualität. Sexuelle Situationen werden immer mehr vermieden und die mit der Unlust verbundene mangelnde Lubrikation (Feuchtwerden von Vulva und Scheide) kann aufgrund der Trockenheit der Schleimhäute zu Schmerzen oder anderen Missempfindungen führen. Sollten sexuelle Erregungsgefühle auftreten, manchmal sogar verbunden mit einem Orgasmus, werden diese nicht als befriedigend genug erlebt. Insofern haben viele Frauen mit Luststörung auch eine Orgasmusstörung. Zu unterscheiden ist das „Ich habe einfach keine Lust auf Sex" von der sogenannten blockierten Lust.

Verschiedenste Einflüsse können die sexuelle Lust und Erregung nachhaltig stören: Beziehungskonflikte, Stress, Langeweile, Mehrfachbelastungen, körperliche Probleme, Gewalterfahrungen, negative Gedanken über Sexualität und die eigenen Fähigkeiten, Probleme in Bezug auf das eigene Körperbild usw.

Früher wurde diese sexuelle Problematik als „Frigidität" bezeichnet, dieser Begriff ist aber irreführend. Zum einen bezeichnet er ein generelles Persönlichkeitsmerkmal, zum anderen ist zu beachten, dass ein Mangel an sexuellem Verlangen nicht heißt, dass die betroffene Frau grundsätzlich nicht in der Lage ist, sexuell erregt zu werden oder sexuelle Befriedigung zu erlangen. Häufig ist die sexuelle Unlust auf Partner*innen, auf Situationen oder auf einen bestimmten Zeitraum bezogen. Insofern ist es gut, dass die Frigidität ebenso wie die Impotenz im Kuriositätenkabinett der Medizingeschichte verschwunden sind.

Das Leid der betroffenen Frauen kann unterschiedliche Ursachen haben: das Zweifeln an sich selbst, manchmal verbunden mit massiveren Selbstwertproblemen, sodass die sexuellen Aktivitäten mit dem Partner oder der Partnerin darunter leiden, oder auch der zusätzliche Stress, der mit der sexuellen Inaktivität verbunden ist. Häufig leiden aber vor allem die Partner*innen unter diesen sexuellen Problemen, die starke Belastungen in der Partnerschaft, bis hin zu Trennungen, mit sich bringen können.

Auch *sexuelle Aversion*, die anhaltende oder wiederkehrende Aversion gegenüber fast jeglichem genitalen Kontakt mit Sexualpartner*innen, wird vor allem durch Gefühle des Widerwillens beschrieben. Furcht, Angst, Ekelgefühle können schon bei dem Gedanken an Sex entstehen, werden aber auch durch Körpergerüche, Körperflüssigkeiten oder das Sehen oder Berühren einzelner Körperteile (eigene oder die der Partner*innen) ausgelöst. Körperliche Kontakte, Berührungen oder jegliche sexuellen Aktivitäten werden als Folge der Aversion vermieden.

Des Weiteren können Frauen unter einer *fehlenden sexuellen Befriedigung* leiden. Sie haben früher möglicherweise sehr positive sexuelle Erfahrungen mit starker sexueller Erregung und Befriedigung gemacht, aber sie fühlen sich, trotz gelegentlichem Orgasmus, heute unbefriedigt. Das stellt eine ganz subjektive Beschreibung auf emotionaler Ebene dar, die sich darin ausdrückt, dass die betroffene Frau sagt, sie vermisse erotische oder sexuelle Gefühle, sie erlebe zwar auch einen Orgasmus, aber das entsprechende Lustgefühl würde fehlen. Insofern können durchaus sexuelle Körperreaktionen auftreten, die aber nicht mit positiven sexuellen Gefühlen verbunden sind.

Auch können genitale Reaktionen ausbleiben und so die sexuelle Erregung beeinträchtigen. Es tritt keine oder *zu geringe Feuchtigkeit von Vulva und Scheide* (Lubrikation) auf, die Geschlechtsorgane werden nicht genügend durchblutet, dennoch kann durchaus sexuelles Interesse vorhanden sein und sexuelle Aktivitäten können erfolgen. Dies kann von einer zeitlich eingegrenzten Problematik sein, während derer die betroffenen Frauen sexuell nicht unzufrieden sind, in der sie auch darauf vertrauen können, dass sich die körperlichen Reaktionen wiedereinstellen. Nebenwirkungen von Medikamenten, depressive Stimmungen oder körperliche Erkrankungen können Risikofaktoren für das Ausbleiben der körperlichen Reaktionen bilden, häufig sind es auch hormonelle Einflüsse in verschiedenen Lebensphasen, insbesondere mit zunehmendem Alter nach der Menopause.

Vor allem beim Koitus, aber auch in der Phase der sexuellen Stimulierung können bei Frauen *Schmerzen* auftreten. Manchmal ist dies die Folge einer zu trockenen Vulva, manchmal verkrampft sich die Beckenbodenmuskulatur, häufig sind es auch organische Ursachen, wie Entzündungen, Pilzinfektionen oder Geburtsfolgen, z. B. durch Vernarbung nach einem Dammschnitt, die Ursachen für die Schmerzen beim Sex darstellen. Unabdingbar ist bei auftretenden Schmerzen immer eine ärztliche Untersuchung, um organische Bedingungen zu behandeln bzw. auszuschließen. Schmerzen beim Geschlechtsverkehr werden auch Dyspareunie genannt. Sie können sich in dumpfen oder beißenden Schmerzen, in Jucken, Brennen oder wehenähnlichen Schmerzen äußern. Sie können im Bereich der Vulva, am Scheideneingang oder im ganzen Unterbauch auftreten. Berührungen durch die Finger oder beim Einführen des

Penis können Auslöser der Schmerzen sein, nicht aber die Ursache. Die Angst vor den Schmerzen wiederum kann den Schmerz verstärken und zu zunehmender Vermeidung sexueller Aktivitäten führen. Auch ein zu großer Penis oder eine ungünstige Stellung können Schmerzen verursachen.

Schmerzhafte Verkrampfungen der Scheidenmuskulatur, teilweise auch der Beckenmuskulatur, werden *Vaginismus* genannt. Ein Einführen des Penis, eines Fingers oder gynäkologischer Instrumente wie auch die Nutzung eines Tampons sind häufig nicht möglich. Die Scheiden- und Beckenbodenmuskulatur, insbesondere der Muskelring um die Vulva herum, verkrampfen sich hierbei in der Regel bei jeglicher genitalen Berührung, wobei die Verkrampfung nicht unbedingt mit Schmerzen verbunden sein muss. Das sexuelle Problem kann sich entwickeln nach Verletzungen, nach schweren Geburten, nach sexuellen Gewalterfahrungen, nach Entzündungen, insbesondere im Genitalbereich, oder nach aversiven sexuellen Erfahrungen. Manchmal ist die Verursachung nicht feststellbar, dennoch werden aufgrund dieses sexuellen Problems sexuelle Aktivitäten öfter vermieden. Bei nicht genitalen oder auch genitalen, aber nicht eindringenden Berührungen und Stimulierungen können durchaus starke sexuelle Gefühle von Erregung erlebt werden. Auch kann die betroffene Frau durch entsprechende Stimulierungen, die sie selbst kontrolliert, einen Orgasmus erleben. Ein Vaginismus ist sehr häufig psychisch bedingt, dennoch sind ärztliche Untersuchungen notwendig, die meist aufgrund der Probleme bei gynäkologischen Untersuchungen bereits erfolgt sind.

Orgasmusstörungen bei Frauen zeichnen sich durch eine oft wiederkehrende Verzögerung oder ein Fehlen des Orgasmus aus, auch nach zum Teil sehr starker und lang anhaltender sexueller Erregung und Stimulierung. Unterschieden wird auch hier, ob das sexuelle Problem primär ist, das heißt, seit Beginn sexueller Aktivitäten besteht, oder ob die betroffene Frau ein Orgasmuserleben kennt, die Anorgasmie also später erworben wurde. Wie bei vielen anderen sexuellen Problemen auch können die Ursachen von Orgasmusproblemen vielfältig sein, meist gibt es nicht nur einen Grund, warum das Problem entstanden ist und warum es weiterhin aufrechterhalten wird. Hierbei ist insbesondere das Thema der nicht zielgerichteten oder nicht ausreichenden sexuellen Stimulierung zu berücksichtigen. Viele Frauen brauchen eine Stimulierung der Klitoris oder des Bereiches um die Klitoris herum und können durch reinen vaginalen Koitus nicht zu einer sehr starken Erregung oder zum Orgasmus gelangen. Trotz der Orgasmusproblematik können viele Frauen durchaus eine starke sexuelle Erregung erleben, die sie auch als befriedigend beschreiben.

Der Orgasmus ist sicherlich ein befriedigender Aspekt des Sexuallebens von Frauen. Allerdings ist der Orgasmus kein isolierter Teil der Sexualität, orgasmische Reaktionen hängen mit verschiedenartigen Aspekten zusammen. Sie setzen sexuelle Erregung voraus, aber sexuelle Gefühle können beeinflusst sein von der Fähigkeit, sich wohlzufühlen, von den Vorstellungen von Sexualität oder von den

Vorstellungen über Männer und Frauen. Viele Frauen haben mit unterschiedlichsten sexuellen Techniken und Hilfsmitteln versucht, zum Orgasmus zu kommen, aber nicht immer wirkt es. Manchmal verstärkt sich der Druck noch mehr und es wird noch intensiver versucht, zum Orgasmus zu kommen. Doch genau dies ist einem Orgasmus abträglich, da er sich nicht erzwingen lässt. Anstatt die Sexualität und das Vergnügen auch ohne Orgasmus als etwas Positives zu erleben, wird Sex vermieden oder so schnell wie möglich zu beenden versucht. Manchmal wird auch der Orgasmus vorgetäuscht, um das Selbstbild zu schützen und sich nicht der Kritik des Partners oder der Partnerin auszusetzen. Vielleicht kann der Gedanke helfen, dass, wenn die Dinge nur in richtiger Art und Weise getan werden, eine Fähigkeit zum Orgasmus möglich ist.

Wenn eine Frau noch nie einen Orgasmus erlebt hat, befürchtet sie, niemals einen zu bekommen, was nachvollziehbar ist. Sie erlebt, dass Sexualität ständig dargestellt wird, besonders in Zeitschriften, im Fernsehen und im Internet. Doch je mehr Sexualität betont wird, desto mehr fühlen sich betroffene Frauen unter Druck gesetzt, regelmäßig oder sogar mehrmals hintereinander einen Orgasmus zu bekommen, um sich sexuell vollwertig zu fühlen. Manchmal ist sich die betroffene Frau sogar sicher, dass sie die Einzige auf der Welt ist, die keinen Orgasmus erlebt. Dabei gibt es so viele Frauen, die keinen Orgasmus erleben, und es kann, neben den eben genannten, noch andere Gründe geben, warum eine Frau noch niemals einen Orgasmus erlebt hat. Es können religiöse oder moralische Werte in der Herkunftsfamilie gewesen sein, die die eigene Einstellung zur Sexualität sehr stark beeinflusst haben. Es können positive oder negative Gefühle zu sich selbst als Person oder zu sich selbst als sexueller Frau sein, die verhindern, sich sexuell mehr befriedigt zu fühlen. Es können die eigenen Erfahrungen mit gegenwärtigen oder vergangenen Beziehungen zu Männern oder Frauen sein, auf der emotionalen wie auf der sexuellen Ebene. Es mag mit den Gefühlen zum eigenen Körper zu tun haben, aber auch damit, wie bekannt und vertraut der betroffenen Frau überhaupt sexuelle Reaktionen und Möglichkeiten der sexuellen Erregung sind. Genauso wie Männer werden auch Frauen mit weiblicher Sexualität in einer Art und Weise konfrontiert, die nicht sehr ansprechend ist. Die Botschaft besteht häufig darin, sexy zu sein. Und diejenigen, die in vielen Bereichen als Vorbilder auch für Berührungen, Zärtlichkeiten und Sexualität dienen sollen, waren eben keine oder schlechte Modelle. Insofern wachsen Frauen oft mit sehr wenigen Vorbildern für eine positive weibliche Sexualität auf, die respektvoll sind und von denen sie sich wünschen könnten, sie zu übernehmen.

Auch Frauen können ein *gesteigertes sexuelles Verlangen* verspüren, wenngleich dies seltener vorkommt als bei Männern (siehe dazu das nächste Kap. 2.4.3).

Eine erst seit 2001 beschriebene, wenn auch seltene sexuelle Störung, die überwiegend Frauen belastet, ist das Persistent Sexual Arousal Syndrome (PSAS) oder Persistent Genital Arousal Disorder (PGAD). Dies beschreibt eine *andauernde, spontane und unerwünschte genitale Erregungsstörung*, die ebenfalls den sexuellen Problemen zugeordnet wird. Es handelt sich wohl in erster Linie um eine neurologische Störung. Alle bisherigen psychiatrischen, neurologischen und gynäkologischen Behandlungen waren weitgehend unwirksam, nur Medikamente konnten teilweise Linderung verschaffen. Frauen berichten von zig Orgasmen am Tag, die unerwartet, ungewollt und durch unterschiedlichste Reize wie kleinste Vibrationen und Bewegungen ausgelöst werden können. Das Auftreten von Erregung, das sowohl dauerhaft als auch periodisch verlaufen kann, ist unabhängig von einem vorliegenden sexuellen Verlangen, es geht mit organischen genitalen Symptomen wie Schwellungen, Kribbeln und teilweise auch Schmerzen einher und kann für die betroffenen Personen und ihre Partner*innen psychisch sehr belastend sein.

2.4.3 Exkurs: Gesteigertes sexuelles Verlangen – Sexsucht – Hypersexualität

Das Ausmaß des sexuellen Verlangens bietet zunächst keinen Anhaltspunkt für eine sexuelle Störung. Häufiges sexuelles Verlangen ist nicht krankhaft, und solange die betroffenen Personen nicht selbst darunter leiden oder anderen Leid zufügen, ist das okay. Hier dagegen sprechen wir von einem zunehmend gesteigerten sexuellen Verlangen, das verbunden sein kann mit sexuellen Fantasien, Bedürfnis nach Selbstbefriedigung, häufig wechselnden Sexualpartner*innen und exzessivem Pornografiegebrauch. Die Sexualität ist mit subjektivem Leiden verbunden und auch damit, Beginn, Dauer und Beendigung sexueller Handlungen sowie sexueller Fantasien nicht mehr gut kontrollieren zu können.

Ob es eine eigenständige Diagnose „sexuelle Sucht" geben soll oder nicht, wird kontrovers diskutiert. Bei der Ausgestaltung des DSM-5 und ICD-11 wurde das gesteigerte sexuelle Verlangen mittlerweile gestrichen. Ob es sich um die sexuelle Sucht, die Sexsucht, die Hypersexualität, die sexuelle Impulsstörung, die zwanghafte Sexualität, die Pornosucht oder das gesteigerte sexuelle Verlangen handelt, es steckt immer das gleiche Phänomen dahinter. Wenn Sexualität in gesteigerter Häufigkeit und Intensität Leidensdruck hervorruft und eine Beeinträchtigung sozialer, beruflicher oder anderer wichtiger Lebensbereiche nach sich zieht, sollte es zumindest als sexuelles Problem Berücksichtigung finden. Es hat wenig Sinn, Häufigkeit und Intensität in einer Normalverteilung zahlenmäßig zu fassen, entscheidend ist die persönliche Betroffenheit, was die Intensität des sexuellen Verlangens, des sexuellen Verhaltens oder der sexuellen Fantasien angeht. Insbesondere die negativen Konsequenzen, der daraus wachsende persönliche Leidensdruck und der erlebte Kontrollverlust kennzeichnen in der Regel diesen Problembereich. Psychosoziale Begleitprobleme, die eng mit dem Thema Sexualität verbunden sind, betreffen Prostituiertenbesuche, zwanghaftes Masturbieren, ungewöhnliche und vielfältige Fantasien, Voyeurismus und der Konsum pornografischen Materials.

Bei dieser Problematik spielt auch das Internet eine wichtige Rolle. Pornografisches Material ist in großem Umfang verfügbar, das Surfen ist anonym und nicht mit Kosten verbunden. Neben dem pornografischen Material haben auch der Cybersex (insbesondere mit Chatrooms) und Dating-Börsen für reale Kontakte eine große Bedeutung erlangt (siehe auch Kap. 1.10).

Begleitende Themen von Personen, die von einem gesteigerten sexuellen Verlangen betroffen sind, werden bestimmt durch Scham- und Schuldgefühle, Selbstwertprobleme, Isolation und Einsamkeit, Vernachlässigung verschiedener Lebensbereiche, Vermeidung und Herausschieben wichtiger anliegender Aktivitäten, Geheimniskrämereien, Konfliktscheu und fehlenden Umgang mit anderen bedrohlichen Gefühlen. Weiterführende Probleme können sein: zerbrechende Beziehungen mit Trennungen, Kündigungen im Arbeitsbereich, Schulden, Anfälligkeit für Kränkungen und häufigere Umzüge.

Lebt die betroffene Person in einer Partnerschaft, sind Partnerin oder Partner eventuell mit dem Wunsch nach gesteigertem Sex konfrontiert, was Beziehungsstress häufig vorprogrammiert. Wenn das Sexualleben und das sexuelle Verhalten nicht mehr gut kontrolliert werden können, wenn der Drang und Druck nach immer mehr Sex in den Vordergrund treten, kann es sein, dass andere Dinge des Alltags vernachlässigt werden. Der partnerschaftliche Sex ist irgendwann nicht mehr befriedigend und verliert seine positive Bedeutung.

Vielleicht stecken die Begriffe Don Juan und Nymphomanin noch in unseren Köpfen, sie sind aber ebenso veraltet wie negativ besetzt. Männer, Frauen und diverse Personen mit übermäßig gesteigertem sexuellem Verlangen haben nämlich keine Störung ihrer Persönlichkeit, sondern in Bezug auf den Sex oft die Impulskontrolle verloren oder Sex wird für sie zu einer Art Ersatzhandlung für andere Probleme.

Es soll aber betont werden – selbst wenn Sex einen größeren Stellenwert einnimmt als vielleicht bei anderen Personen, wenn Sexualpartner*innen häufiger wechseln und wenn viel masturbiert wird, aber eine Frau, ein Mann oder eine diverse Person sich trotz ständiger sexueller Aktivitäten mit sich im Einklang fühlen –, dass nicht von einer leidvollen sexuellen Störung gesprochen werden kann. Erst wenn das übermäßige Verlangen nach Sex das Leben quälend bestimmt, hat eher die Last als die Lust das Sagen.

Laut Rudolf Stark (2016) sind bis zu fünf Prozent der Bevölkerung in Deutschland, das sind zwischen 500.000 und 1 Million Menschen, von „Sexsucht" Betroffene, wobei die Anzahl betroffener Männer gegenüber Frauen deutlich überwiegt.

Die Fachwelt ist sich uneins, ob „Sexsucht" – oder fachlich beschrieben „Gesteigertes sexuelles Verlangen" – als psychische Störung einzuordnen ist. Es bestehen Ansichten, neben der Einstufung als Sucht diese Problematik auch als Zwangsstörung oder als Störung der Impulskontrolle zu definieren. Letztlich ist dies aber gleichgültig, entscheidend ist, dass die Betroffenen oder ihre Partner*innen leiden und entsprechende Hilfsangebote zur Verfügung stehen sollten.

Es liegen mittlerweile gute (Selbst-)Behandlungskonzepte vor, die Entstehung und Aufrechterhaltung dieses sexuellen Problems besser verstehen lassen und gut begründete Erklärungsmodelle sowie spezifische psychotherapeutische Maßnahmen anbieten (siehe Kap. 3.6.5). Bereits hier soll erwähnt werden, dass sexuelle Abstinenz eher nicht empfehlenswert ist, auch wenn teilweise von Sucht gesprochen wird. Wichtiger ist es, nahestehende Personen in das Problem einzubeziehen, sich anzuvertrauen und mit Partner oder Partnerin eine positivere Form von Sexualität mit verbundener Intimität zu erlernen.

Weitere Beschreibungen organisch bedingter sexueller Probleme von Männern finden sich unter Kapitel 2.6.1.

2.4.4 Sexuelle Probleme von Paaren

In den letzten Kapiteln wurden sehr unterschiedliche sexuelle Probleme beschrieben. Das heißt, dass die von Problemen betroffenen Frauen, Männer und diversen Personen Symptome ausgeprägt haben, die eng mit dem Thema Sexualitäten verbunden sind. Verschiedene sexuelle Probleme würden allerdings nicht belasten, wenn wir nicht in einer Partnerschaft lebten. In den Phasen der sexuellen Annäherung, der sexuellen Stimulierung, der sexuellen Vereinigung, beim Orgasmuserleben und nach dem Sex können sich verschiedene sexuelle Probleme also individuell zeigen, die ohne eine sexuelle Interaktion nicht auftreten würden. Insofern betreffen fehlende Lust, fehlende Erregung, Schmerzen beim Geschlechtsverkehr, Vaginismus, Erektionsprobleme oder auch Orgasmusstörungen fast immer zwei Personen gleichermaßen, wenn eine Partnerschaft existiert. Daher ist es in diesem Fall wenig sinnvoll, nur von einer Störung des Mannes, der Frau, des Partners oder der Partnerin zu sprechen, auch wenn die offenkundigen Symptome sich nur bei einer Person zeigen. Unabhängig davon können natürlich die Probleme, die sich beim Partner oder bei der Partnerin äußern, auch eng mit der Person und ihrer ursprünglichen Lebensgeschichte verknüpft sein. Die Aufrechterhaltung der sexuellen Problematik kann dann wieder, unabhängig vom Ursprung, auch partnerschaftsbezogen sein.

Länger andauernde sexuelle Störungen führen oftmals zu einer tief greifenden Beeinträchtigung einer Partnerschaft und enden bisweilen in der Trennung einer anfangs harmonischen Beziehung. Sexualität steht natürlich in der Regel nicht an erster Stelle einer Beziehung, dennoch stellt sie einen wichtigen integrierenden Bestandteil von Partnerschaften dar. Bleibt sie beständig aus, kann dies Spuren hinterlassen, es sei denn, beide sind ohne auf die Partnerschaft bezogene sexuelle Aktivitäten zufrieden und finden darin Übereinstimmung. Ansonsten ist ersichtlich, dass auch Partner*innen einen erheblichen Leidensdruck bei längerfristigen sexuellen Störungen entwickeln können. Da unterschiedliche sexuelle Störungen fast immer dann auftreten, wenn Partner*innen miteinander oder nur eine oder einer von beiden Sex haben möchten, ist es wichtig, die genannten sexuellen Störungen auch als Störungen der sexuellen Beziehung zu betrachten.

Bestehende Partnerschaftskonflikte können Folge, aber auch Ursache sexueller Störungen sein. Die sexuelle Störung kann eine Bedeutung für die Beziehung und eine Bedeutung innerhalb der Partnerschaft haben und so zum Austragungsort von Beziehungsproblemen werden. Insofern kann sie eine Funktion innerhalb der Beziehung einnehmen, z. B. die durch Familie und Beruf bereits besonders belastete Person in Ruhe zu lassen, das Zulassen von Sexualität oder ihre Zurückweisung als persönliche Stärke in der partnerschaftlichen Beziehung zu sehen, die Störung aufgrund von notwendigen Schuldzuweisungen offenzuhalten oder als Austragungsort eines Nähe-Distanz-Konfliktes zu nutzen. Das heißt, dass damit andere Probleme in der Beziehung „zugedeckt" werden, womit an die sexuelle Störung ein partnerschaftlicher Konflikt „delegiert wird", der anderweitig keine Lösung finden kann. Das sexuelle Problem stellt sich somit als Paar- oder Beziehungsproblem dar.

Mit dem Alter wandelt sich meist das Sexualleben und hat somit auch Einfluss auf die Partnerschaften. Bei Frauen ist ein wichtiger Zeitpunkt oft der Beginn der Wechseljahre. Der Körper verändert sich, und vor allem Frauen über 50 berichten, dass sie mehr Zeit brauchen, um sexuell erregt zu werden. An die Stelle des Bedürfnisses nach schnellem Sex tritt eher das Bedürfnis nach mehr Zärtlichkeit und Partnerschaftlichkeit. Die sexuelle Erregung und die Lustgefühle können gleich bleiben, sie können aber auch durch die hormonellen Veränderungen oder andere Rahmenbedingungen stärker oder schwächer werden. Der Penis eines 50-jährigen Mannes reagiert altersbedingt oft nicht mehr wie der eines 20-jährigen Mannes. Trotzdem können der junge wie der ältere Mann, die junge wie die ältere Frau, die junge wie die ältere diverse Person für sich selbst und mit Partner oder Partnerin sehr schöne sexuelle Gefühle erleben. Solange Partner*innen nicht von Fantasievorstellungen über eine unrealistische Funktion der Genitalien geleitet werden und an die Erwartungsmaßstäbe auch die Reaktionsmöglichkeiten des Körpers angepasst werden, kann Sex bis ins hohe Alter lustvoll und leidenschaftlich sein.

Insbesondere Frauen haben in den letzten 20 Jahren immer mehr Verantwortung für die eigene Sexualität übernommen, was auch zu Veränderungen der weiblichen Sexualität insgesamt geführt hat, und dies wiederum zu Veränderungen im Verhältnis der Geschlechter. Frauen reagieren zunehmend sexuell weniger entsprechend den Wünschen des Partners, was manche Männer immer noch nicht nachvollziehen können und wollen. Die sich daraus in den Partnerschaften ergebenden Spannungen können auch sexuelle Störungen, insbesondere des Mannes, aber auch der Frau und vor allem in der Partnerschaft nach sich ziehen.

Meist ist es ein Ursachenbündel, das für die Entstehung und Aufrechterhaltung sexueller Probleme verantwortlich ist. Daher ist es sinnvoll, die individuellen aufrechterhaltenden Bedingungen der Probleme des Mannes, der Frau oder der diversen Person bzw. die aufrechterhaltenden Bedingungen der partnerschaftlichen Beziehung für die sexuellen Probleme herauszuarbeiten, da sich aus ihnen Veränderungsschritte anbieten, die dann für die betroffene Person oder für die Partnerschaft insgesamt relevant sein können.

2.4.5 Problematische sexuelle Präferenzen

Als Ursachen gestörter Sexualpräferenzen wird ein biopsychosoziales Modell angenommen, das einerseits biologische, medizinische und genetische Faktoren beinhaltet, andererseits ungünstige Sozialisationsbedingungen in der Kindheit. In Kapitel 1.8 wurde über die Vielzahl möglicher sexueller Präferenzen von Männern, Frauen, diversen Personen und Paaren gesprochen, die mehr oder weniger häufig zu den Ausformungen im sexuellen Leben gehören (können). Neben der Bereicherung können Präferenzen das Sexualleben aber auch belasten. Im psychiatrischen Diagnosesystem (ICD-10) wird von Störungen der Sexualpräferenz, im DSM-5 von paraphilen Störungen gesprochen. Da auch die gestörten Sexualpräferenzen zum großen Thema „Sexualitäten" gehören, soll das Thema in diesem Buch zumindest am Rand mitaufgegriffen werden. Es können hier aber nur die Hintergründe dieser Störungsbereiche beschrieben werden, Behandlungsmöglichkeiten würden den Rahmen dieses Buches sprengen; es sei daher hier auf weiterführende Literatur verwiesen (z. B. Fiedler, 2004, 2018; Beier, Bosinski & Loewit, 2021; Briken & Berner, 2013; Vetter, 2009; Steingen, 2020).

Unter gestörten Sexualpräferenzen wird verstanden, wenn wiederholt auftretende Impulse und Fantasien auftreten, die auf ungewöhnlichen Gegenständen und Aktivitäten beruhen, und das Handeln entsprechend diesen Impulsen und Fantasien erfolgt. Damit eine psychische Störung diagnostiziert wird, müssen darüber hinaus deutliche Beeinträchtigungen im Leben existieren, die gestörte Präferenz seit mindestens sechs Monaten bestehen und ein Leiden oder Beeinträchtigungen in sozialen, beruflichen oder anderen Lebensbereichen verursachen.

Es ist wichtig zu wissen, dass Sexualpräferenzen als weitgefasster Begriff zunächst bestimmte Formen des sexuellen Auslebens bedeuten. Unterschieden werden die Störungen der Sexualpräferenz, auch Paraphilien genannt, bei denen die sexuelle Präferenz Leid hervorruft, bei sich selbst oder bei anderen. Unter dem Begriff der Dissexualität sind alle sexuellen Verhaltensweisen erfasst, bei denen das Wohl und die sexuelle Selbstbestimmung anderer Personen beeinträchtigt oder geschädigt werden.

Bei den Störungen der Sexualpräferenz werden einerseits die Präferenzen bezüglich der Sexualpraxis (Exhibitionismus, Voyeurismus, Sadismus, Masochismus, Frotteurismus, Fetischismus) oder bezüglich anderer Lebewesen (Pädophilie, Hebephilie, Gerontophilie [Sex mit alten Menschen], Zoophilie [Sex mit Tieren], Nekrophilie [Sex mit toten Personen]) unterschieden. Eine weitere Unterscheidung betrifft die rechtliche Einordnung: Sexuelle Präferenzen sind Straftaten, wenn sie gegen die sexuelle Selbstbestimmung anderer Menschen gerichtet sind (Devianzen), so z. B. der Exhibitionismus, der Voyeurismus, die Vergewaltigung, die Pädophilie bzw. die Hebephilie (der sexuelle Missbrauch von Jugendlichen in der Pubertät unter 14 Jahren), inzestuöse Handlungen innerhalb der eigenen Familienstrukturen, die Zoophilie und die Nekrophilie.

Im ICD-10 wird unterschieden zwischen

- *Fetischismus:* Meist unbelebte Gegenstände – Fetische –werden zur sexuellen Erregung und Befriedigung benutzt. Dazu können Kleidungsstücke, Sexspielzeug, Windeln, Materialien aus Stoffen wie Leder, Pelz, Wolle, Seide usw. gehören, es können dem aber auch Körperteile wie Füße, Haare, Pobacken, Achselhöhlen, Ohren usw. zugeordnet werden.
- *Exhibitionismus:* Durch Entblößung der sonst verdeckten Schamkörperteile wie Genitalien, Brüste oder mit sexuellen Aktivitäten in der Öffentlichkeit wird sexuelle Erregung erzeugt. Das Zur-Schau-Stellen von Geschlechtsteilen in der Öffentlichkeit steht in der Regel im Vordergrund.
- *Voyeurismus:* Das – meist heimliche – Betrachten entsprechend der eigenen Präferenz von sich entkleidenden oder nackten Personen oder das Beobachten sexueller Handlungen anderer führt zu sexueller Erregung.
- *Pädophilie:* Damit wird das primäre sexuelle Interesse an Kindern vor Erreichen der Pubertät bezeichnet. Wenn die psychischen Bedingungen der verschiedenen diagnostischen Manuale erfüllt sind, wird Pädophilie als psychische Störung bzw. als Störung der Sexualpräferenz oder auch als paraphile Störung klassifiziert. Seit etwa 30 Jahren wird synonym der Begriff „Pädosexualität“ benutzt. Sind die sexuell begehrten Kinder am Beginn der Pubertät, wird ab diesem Alter die Präferenzstörung „Hebephilie“ genannt.
- *Sexueller Masochismus/Sadismus:* Für diese Präferenz wird im ICD-10 auch der Terminus „Sadomasochismus“ verwendet. Sadismus drückt aus, dass ein Mensch Lust oder Befriedigung dadurch erlebt, dass er andere Menschen demütigt, ihnen Schmerzen zufügt oder sie unterdrückt. Als Masochismus wird bezeichnet, wenn ein Mensch Lust oder Befriedigung dadurch erlebt, dass ihm Schmerzen zugefügt werden oder er gedemütigt wird.

Auch bei Störungen der Sexualpräferenz ist es notwendig, eine individuelle Problemanalyse zu erstellen, um an den persönlichen Ansatzpunkten therapeutisch ansetzen zu können.

Für die ambulante oder stationäre Behandlung von Sexualdelinquent*innen (Sexualstraftäter*innen) gibt es zahlreiche symptomspezifische wie auch symptomübergreifende Behandlungskonzepte bis hin zu modularen Behandlungsprogrammen.

Verschiedene Behandlungsprogramme haben es sich zur Aufgabe gesetzt, dass aus Fantasien keine Taten werden dürfen. Es soll gelernt werden, die sexuellen Impulse zu kontrollieren und jegliches Problemverhalten zu vermeiden. Das Präventionsprojekt „Dunkelfeld", ein Berliner Ansatz aus der Charité zur therapeutischen Primärprävention von sexuellem Kindesmissbrauch, hat das Ziel, Männern mit pädophilen Neigungen präventive therapeutische Maßnahmen anzubieten, bevor sie ein Kind real sexuell missbrauchen. Dies wird nicht justizbekannten Personen angeboten, um die auf Kinder gerichteten sexuelle Impulse zu verspüren und nun aus diesem Grund von sich aus und ohne rechtlichen Druck therapeutische Hilfe aufzusuchen, also ein Therapieangebot für potenzielle Täter und Dunkelfeldtäter. Beier, Schäfer, Goecker, Neutze und Ahlers (2006) formulieren neun realistische Therapieziele: (1) Bewusstmachung und Realisierung der eigenen sexuellen Präferenz, (2) Akzeptanz der biografischen Kontinuität der sexuellen Präferenz, (3) Integration der sexuellen Präferenz in das Selbstbild bzw. die sexuelle Identität, (4) Aufdeckung krankmachender Wahrnehmungsfehler, (5) vollständige Verantwortungsübernahme für das eigene (insbesondere soziosexuelle) Verhalten in Vergangenheit, Gegenwart und Zukunft, (6) Perspektivenübernahme und Empathie mit potenziellen oder realen Opfern, (7) Identifikation von Reiz- und Gefährdungssituationen, (8) Erarbeiten und Erlernen systematischer Kontrollstrategien in Konfrontationssituationen und (9) vollständige Verhaltenskontrolle für das eigene Sexualverhalten in sämtlichen denkbaren Situationen ohne Delegation der Verantwortung nach außen. Mittlerweile haben sich in mehreren deutschen Städten Dunkelfeld-Ambulanzen etabliert, in denen betroffene Männer (seltener Frauen) anonym Hilfe finden können.

2.5 Wodurch sexuelle Probleme entstehen

Die Ursachen sexueller Probleme sind nicht gleichzusetzen mit den Gründen (Bedingungen), warum sexuelle Probleme heute bestehen und aufrechterhalten werden. Da in unserem Ansatz die Veränderung bzw. Bewältigung sexueller Störungen gegenwartsbezogen ist, das heißt, an diesen heute aufrechterhaltenden Bedingungen ansetzt, hat die Suche nach den Entstehungsbedingungen der sexuellen Probleme lediglich eine informelle und untergeordnete Bedeutung. Natürlich kann das Verständnis der Verursachung sexueller Störungen auch eine Reduktion der Schuld- und Schamgefühle in Bezug auf das heutige Leid bewirken und somit die Motivation für Veränderungen bestärken.

Die Verursachung sexueller Störungen lässt sich unterteilen nach psychischen Ursachen und körperlichen bzw. somatogenen Ursachen. Insgesamt gilt ein biopsychosoziales Verständnis sexueller Störungen, dem ein Zusammenspiel von sowohl körperlichen, psychischen als auch sozialen Faktoren bei der Entstehung und Aufrechterhaltung sexueller Probleme zugeschrieben wird. Und so wie es auch ganz unterschiedliche Ausprägungen und Formen sexueller Störungen gibt, kann deren Verursachung auf eine Vielzahl unterschiedlicher Faktoren zurückgeführt werden.

Häufig entstehen sexuelle Probleme und Störungen bereits vor Aufnahme einer intimen Beziehung, denn zahlreiche Wurzeln für sexuelle Probleme im Erwachsenenalter liegen in der Kindheit und werden aus verschiedenen Quellen gespeist. In der Kindheit gibt es eine Reihe von Faktoren, die die Entstehung sexueller Störungen begünstigt. Dazu kann eine generelle persönliche Unsicherheit gehören oder wenn kein gutes Körpergefühl entwickelt werden konnte, wenn in den Elternhäusern nicht über Sex gesprochen, wenn wenig Wissen über Sexualitäten vermittelt und wenig Gutes über die eigene Sexualität sowie das Mann- oder Frausein erfahren wurde. Ein wichtiger Punkt ist auch, wenn in der Kindheit oder Jugend keine guten Vorbilder, insbesondere durch Eltern, für Zärtlichkeit, Körperlichkeit und Beziehungsleben existierten.

Fragen, die in diesem Zusammenhang beantwortet oder im therapeutischen Kontext gestellt werden können: Gab es ein offenes Klima zum Thema Körperlichkeit und Sexualität oder gab es Tabus? Konnten Nähe und Zärtlichkeit bei den Eltern beobachtet werden? Welche Vorstellungen über das Sexuelle wurden vermittelt? Und hier spielen die in Kapitel 1.7 beschriebenen Mythen über die individuelle und die partnerschaftliche Sexualität eine besondere Rolle, denn diese Mythen werden hauptsächlich im Verlauf der späten Kindheit und Jugendzeit gelernt und verinnerlicht. In der persönlichen Entwicklung können auch eine sehr strenge Sauberkeitserziehung oder eine körperfeindliche Erziehung von Bedeutung sein (siehe Fallbeispiel *Ekelgefühle* in Kap. 3.5.12).

Negative persönliche Erfahrungen im engen und weiteren Kontext von Sexualität bilden ebenfalls einen wichtigen Faktor für eine unzufriedene oder gestörte Sexualität im Erwachsenenalter. Körperliche Misshandlungen, sexuelle Übergriffe und sexuelle Gewalterfahrungen sind besonders gravierende Erfahrungen, aber auch ein schmerzhafter erster Geschlechtsverkehr kann im Kontext mit anderen genannten Aspekten dazu führen, dass später ein befriedigendes Ausleben der erwachsenen Sexualität behindert wird.

Auf der Seite der Emotionen spielen insbesondere Ängste bei der Entstehung, Entwicklung und Aufrechterhaltung sexueller Probleme eine wesentliche Rolle. Solche Ängste, insbesondere Erwartungsängste, Versagensängste, Angst vor Schmerzen oder Angst vor Misserfolg, beginnen meist mit einem konkreten Ereignis, z. B. einem unerwarteten ersten Misserfolg „im Bett", und die Folgen dieses zunächst einmal frustrierenden Erlebnisses schaukeln sich danach in einem unseligen Teufelskreis hoch. Die Angst vor dem nächsten Mal, vor dem erneuten Versagen oder dem nächsten Schmerz ist dann der Grund dafür, dass nicht Lust und Erregung, sondern eben Angst und Sorge im Vordergrund der sexuellen Begegnung stehen. Im Sinne einer sich selbst erfüllenden Prophezeiung verursacht dies dann erneutes Versagen oder erneuten Schmerz und damit verbundene Anspannung. Erwartungsängste können in der Folge den Rückzug der Sexualität beschleunigen und Sexualität wird immer seltener praktiziert, bis sie schließlich ganz vermieden wird. Wobei wir bereits bei den aufrechterhaltenden Bedingungen angelangt sind.

Auch partnerschaftliche Aspekte können zur Reduktion sexueller Zufriedenheit und damit zur Entwicklung sexueller Probleme beitragen. Konflikthafte Muster in den Beziehungen, unterschiedliche Wünsche an den Sex bezüglich Häufigkeit und Präferenzen, ausgeprägtes sexuelles Verlangen und eine längere Dauer der Beziehung haben Einfluss auf das sexuelle Begehren, wobei durchaus auch Vertrautheit und Nähe zunehmen können.

Immer noch trägt die öffentliche Meinung über Sexualität zur Entwicklung sexueller Störungen bei, sodass wir bei der Suche nach den Verursachungen sexueller Störungen auch soziokulturelle Aspekte berücksichtigen sollten, wenngleich wir sie nicht einfach verändern können. Leistungsanforderungen und Erfolgserwartungen können sich in einem hohen Druck widerspiegeln, wenn es um das Ausmaß sexueller Aktivität geht. Insofern kann das Keine-Lust-Haben oder das Nichtwollen in der Fremdbewertung wie in der Selbstbewertung von vornherein bereits pathologisiert werden. Ob und wie sich der leichte Zugang sowie die Anonymität und die Kostenlosigkeit des Internets, insbesondere die Internetpornografie und der Cyber-Sex, auf die Sexualität von Frauen, Männern, diversen Personen und Paaren auswirken, ist bisher nicht ausreichend untersucht. Hier werden natürlich insbesondere Jugendliche in den Blick genommen, die bereits in der Vorpubertät und in der Pubertät im Internet auf jegliche Spielarten von Sexualität stoßen, die vom klassischen Blümchensex sehr weit entfernt sind. Im Internet ist scheinbar alles erlaubt, und vor allem bei ausländischen Pornoseiten reicht ein Mausklick, um zu versichern, dass Nutzer*innen volljährig sind. So haben Kinder und Jugendliche jederzeit Zugriff zu Darbietungen, die selbst auf manche Erwachsene eine verstörende Wirkung haben können. Über die Wirkung des allzu frühen Pornokonsums wie auch über die Wirkung von Darstellungen mit Gewalt streiten sich die Fachleute. Während die Bundeszentrale für Gesundheitliche Aufklärung (BZgA) die Haltung vertritt, Jugendliche seien in der Lage, zwischen diesen Darstellungen und der Wirklichkeit zu differenzieren – der Sexualforscher Peer Briken schließt sich hier der Meinung der BzgA an –[7], wird auch die Ansicht vertreten, dass regelmäßiger Pornokonsum die Neigung zu Anwendung sexueller Gewalt erhöhen würde, da in vielen Pornofilmen männliche Dominanz, Demütigung und Gewalt gegen Frauen dargestellt werden. So sollen laut der

[7] https://www.focus.de/familie/pubertaet/pornokonsum-bei-jugendlichen-sexual forscher-raet-eltern-zur-gelassenheit_id_8728188.html

Erziehungswissenschaftlerin Sabine Maschke, die mehr als 2700 hessische Schüler*innen zwischen 14 und 16 Jahren befragt hat, 35 Prozent der Mädchen bereits Erfahrungen mit sexualisierter körperlicher Gewalt gemacht haben. Maschke führt dies auf den frühen Pornokonsum männlicher Jugendlicher zurück (siehe dazu ausführlich Kap. 1.10).[8]

Ausführliche Beschreibungen der Ursachen sexueller Probleme durch organische und körperbezogene Bedingungen sowie den Einfluss von Missbrauch und Gewalt finden sich hier in den Kapiteln 2.5 bis 2.8.

2.6 Wodurch sexuelle Probleme aufrechterhalten werden: 10 Gründe

Informationen, die im Rahmen der Problembeschreibung gewonnen werden, dienen vor allem in einem der Verhaltenstherapie zugrunde liegenden Ansatz dazu, eine *Problemanalyse* der sexuellen Störung zu erarbeiten. Im Regelfall gibt es ein Zusammenwirken mehrerer Faktoren bei der Aufrechterhaltung sexueller Probleme. Die Problemanalyse hilft, die bedeutsamen Gründe herauszuarbeiten, warum das sexuelle Problem heute existiert. Die Problemanalyse ist der Dreh- und Angelpunkt des Veränderungsprozesses. Die Problembeschreibung liefert die Grundlage für die Erstellung der Problemanalyse, und von der Problemanalyse ausgehend werden die Veränderungsziele formuliert, aus denen heraus sich dann der Plan für den Veränderungsweg, also den Einsatz der Interventionen, zur Veränderung ableiten.

In unserem Verständnis sind die aufrechterhaltenden Bedingungen der sexuellen Problematik die eigentlichen Diagnosen, denn es geht darum, diese Bedingungen zu verändern und damit der sexuellen Störung ihre Existenzgrundlage zu entziehen.

Fallbeispiel: Eine Frau hat starke Schmerzen beim Sex

Kommt es zu Sex, so verspürt die Frau im Bereich der Vulva starke Schmerzen. Das schmerzhafte Erleben beim Sex verhindert nach und nach das Aufkommen erregender Gefühle. Auch ihre Gedanken kreisen eher um den Schmerz als um die sexuelle Lust. „Hoffentlich tut es nicht wieder weh", denkt sie, oder hinsichtlich ihrer Beziehung: „Hoffentlich muss ich heute nicht wieder Sex haben." Sie beginnt, sexuelle Aktivitäten immer mehr zu vermeiden, bis schließlich in ihrer Beziehung überhaupt kein Sex mehr stattfindet. Gynäkologische Abklärungen haben keine organmedizinische Verursachung der erlebten Schmerzen

[8] https://www.dw.com/de/der-grapscher-aus-der-klasse-sexuelle-gewalt-unter-jugendlichen/a-39217024

finden können. Die Selbstbefriedigung kann sie mit sexueller Erregung bis zum Höhepunkt erleben. In einer ersten Problemanalyse kann herausgearbeitet werden, dass das (nachvollziehbare) Vermeidungsverhalten und die angstfördernden Gedanken wichtige Bedingungen sind, die das Schmerzerleben stärken. Das Vermeidungsverhalten und die damit verbundenen Problemgedanken lassen für die betroffene Frau keine Möglichkeit zu, durch Verhaltensänderungen (andere Praktik, andere Stellung, stärkere Eigeninitiative, mehr Verantwortungsübernahme) auch mögliche neue Erfahrungen in der partnerschaftlichen Sexualität zu machen. Problemverhalten (Vermeidung) und Problemgedanken (Angstgedanken) sind wesentliche aufrechterhaltende Bedingungen der sexuellen (Schmerz-)Problematik. An diesen beiden Bedingungen würden auch die weiteren Schritte (Zielformulierung und Interventionen zur Problembewältigung) ansetzen.

Ein anderes Fallbeispiel:
Ein Mann leidet unter einer frühzeitigen Ejakulation

Eine Ejakulation (ohne besondere Lustgefühle) tritt bereits bei der Stimulierung mit der Hand oder mit dem Mund durch seinen Partner bereits nach ca. zwei Minuten auf. Die gesamte partnerschaftliche Sexualität ist für ihn kein Vergnügen mehr, er steht unter ständiger Selbstbeobachtung bei dem immer wieder misslingenden Bedürfnis, den Orgasmus hinauszuzögern. Ein langsames Annähern in der partnerschaftlichen Sexualität lehnt er ab. Sein Ziel ist es, möglichst schnell zu intensiven sexuellen Handlungen zu kommen, bevor die Ejakulation eintritt. Alle möglichen von ihm eingesetzten „Tricks" zur zeitlichen Verzögerung, z. B. vorab sich selbst zu befriedigen, haben keinen Erfolg. In der Problemanalyse lassen sich folgende aktuelle aufrechterhaltende Bedingungen des Problems der frühzeitigen Ejakulation für den betroffenen Mann herausarbeiten: Das Verhalten in Bezug auf sexuelle Aktivitäten hat sich deutlich verändert. Aufgrund seiner sexuellen Problematik begibt er sich nur noch selten in sexuelle Situationen in seiner Partnerschaft. Wenn es dann mal zum Sex kommt, ist er hocherregt, was den frühzeitigen Samenerguss begünstigt. Zum anderen bestehen bei ihm überhöhte Erwartungen, nicht zu schnell zu ejakulieren und vor sich selbst und dem Partner gegenüber nicht als Versager dazustehen. Generell ist bei diesem Mann eine problematische Leistungsorientierung festzustellen, auch finden sich Probleme mit seinem Selbstwertgefühl, was die Suche nach erfolgreicher Leistung verstärkt. In den Beratungsgesprächen steht er unter der fortwährenden Anspannung, das Problem so schnell wie möglich beheben zu müssen. Die Zeit laufe ihm davon und er sei im Leben sehr oft zu kurz gekommen. Eine organische Störung konnte differenzialdiagnostisch ausgeschlossen werden. Die aufrechterhaltenden Bedingungen zeigen sich also im sehr seltenen und ebenfalls belasteten Sexualverhalten, in konkreten, auf die Störung bezogenen Gedanken sowie in Einstellungen in Bezug auf ein negatives Selbstbild. Dies wären dann die Diagnosen, mit denen therapeutisch Veränderungsziele formu-

liert und Interventionen für das Erreichen dieser Veränderungsziele geplant würden. Die Diagnose „frühzeitige Ejakulation" würde für die Art der therapeutischen Arbeit nicht von Bedeutung sein, da das sexuelle Problem durch die Problembeschreibung und die Problemanalyse hinlänglich geklärt wäre.

Ein weiteres Fallbeispiel:
Ein Paar leidet unter einer Vaginismusproblematik der Frau

In diesem Beispiel wirkt sich das Problem mittlerweile nicht nur auf die Sexualität belastend aus, sondern auch auf die Stimmung in der gesamten Beziehung. Ohne auf die Vielfalt in Bezug auf die Problembeschreibung näher einzugehen, lassen sich als aufrechterhaltende Bedingungen der sexuellen Problematik insbesondere Aspekte auf der Beziehungsebene des Paares beschreiben. Auch hier ist wieder vor allem die nicht praktizierte Sexualität, die neue Erfahrungen verhindert. Des Weiteren lässt sich in dieser Beziehung ein massives Kommunikationsproblem diagnostizieren, das das Sprechen über Sexualität und die sexuellen Bedürfnisse verunmöglicht. Und es stellt sich ein Nähe-Distanz-Konflikt zwischen Partnerin und Partner heraus in Bezug auf die sehr unterschiedlichen Bedürfnissen wie Häufigkeit und Art des praktizierten Sex. Die ursprüngliche Verursachung der vaginistischen Problematik bei der Ehefrau, nämlich ein sehr schmerzhafter Sex infolge einer Pilzinfektion mit starken Entzündungen der vaginalen Schleimhaut, spielt für die aufrechterhaltenden Bedingungen aktuell keine Rolle mehr. Die vaginistische Problematik der Ehefrau hat aber in der Folgezeit in dieser Beziehung nach seiner organmedizinischen Verursachung eine wichtige Funktion übernommen, nämlich die Beziehung vor einer möglichen Trennung zu bewahren, die höchstwahrscheinlich eingetreten wäre, wenn die sexuelle Beziehung mit den unterschiedlichen und nicht zu vereinbarenden Bedürfnissen in Bezug auf Nähe und Distanz weitergeführt worden wäre. Dass es hier sowohl bei dem Ehemann als auch bei der Ehefrau sexualanamnestisch vor dieser Beziehung sexuelle Entwicklungen gegeben hat, aufgrund derer die unterschiedlichen Bedürfnisse in der Nähe-Distanz-Konstellation entstanden sind, ist für die Entstehung der Problematik von Bedeutung. Es dient zwar dem Verständnis der heutigen Problematik, hat für den Weg der Veränderung aber nur noch eine untergeordnete Bedeutung. Problemverhalten, gestörte Kommunikation sowie Konflikte in der Nähe-Distanz-Gestaltung der Sexualität sind als aufrechterhaltende Bedingungen die Diagnosen, aufgrund derer die Veränderungsziele und die für die Veränderungsziele sinnvollen Interventionen geplant werden.

Bei der Erarbeitung der Problemanalyse lassen sich sechs häufig auftretende *Problemkonstellationen* beschreiben, die maßgeblich zur Aufrechterhaltung der sexuellen Problematik im Bereich der Lust- und Funktionsstörungen beitragen.

Zu diesen Problemkonstellationen gehören Leistungsdruck und Versagensängste, Informations- und Erfahrungsdefizite, problemorientierte Einstellungen und Mythen, tief sitzende Konflikte, individuell oder auf die Partnerschaft bezogen, Probleme in der aktuellen Lebensgestaltung und organische Ursachen.

Konkrete Ängste finden sich im Regelfall nach einer oder mehreren sehr belastenden oder traumatischen Erfahrungen von Versagen, Schmerzen usw. Die daraus erwachsenden Befürchtungen schaukeln sich in einem sich selbst verstärkenden Teufelskreis auf. Auftretende Funktionsstörungen oder gehemmte Lust bestätigen die Erwartungsängste, wiederkehrende Schmerzen oder die Angst vor den Schmerzen verstärken sich selbst. Dies kann die Lust behindern und zunehmend werden sexuelle Aktivitäten vermieden.

Falsche Vorstellungen über die physiologischen Abläufe und die Reaktionen des Körpers bei der Sexualität, fehlendes Wissen und mangelnde Erfahrung in Bezug auf lustvolles sexuelles Erleben und verschiedene sexuelle Praktiken, Unsicherheit z. B. über die sexuelle Vorgeschichte des Partner oder der Partnerin, verbunden mit Furcht vor einer Infektion und Krankheit, Wissensdefizite über Verhütung und mögliche Schwangerschaften sowie über den eigenen Körper und das eigene sexuelle Erleben und vor allem über den Körper und das sexuelle Erleben des Partners oder der Partnerin sind Beispiele für solche Informations- und Erfahrungsdefizite, die sexuelle Störungen mit aufrechterhalten können.

Problemorientierte Einstellung und Mythen resultieren im Regelfall aus der persönlichen sexuellen Biografie. Sexualität wird geprägt und kann behindert werden durch die in der Erziehung gelernten Verbote und Tabus sowie durch negative und belastende persönliche Erfahrungen. Auch von den Medien verbreitete Fantasiemodelle für eine sogenannte „normale" Sexualität fordern zum Vergleich heraus und schüren Erwartungen, denen trotz vielfältiger Anstrengung nicht entsprochen werden kann. Fehlgeleitete Fantasiemodelle vom Sex haben die Chance, sexuelle Störungen vorzuprogrammieren.

Die sexuelle Problematik kann das psychische Gleichgewicht des betroffenen Mannes, der betroffenen Frau oder der betroffenen diversen Person aufrechterhalten. *Tiefsitzende Ängste* und damit verbundene Konflikte vor dem eigenen Versagen, vor dem eigenen Gewissen, Schuldgefühle, Ängste vor dem anderen Geschlecht, sexuelle Gewalt- und Missbrauchserfahrungen, Probleme mit der eigenen (sexuellen) Identität, religiöse Motive oder verdrängte Auseinandersetzungen mit gleichgeschlechtlichen Bedürfnissen lassen Betroffene die sexuelle Erregung, den Orgasmus, die partnerschaftliche sexuelle Interaktion oder den Koitus als Bedrohung erleben. Die sexuelle Störung schützt „als geringeres Problem" vor einem konflikthaften, traumatischen, aversiven Erleben.

Auch *Partnerkonflikte* können sich in der sexuellen Störung ausdrücken oder in ihr manifestieren. Der sexuellen Störung kommt eine Funktion innerhalb der Partnerschaft zu, z. B. als Austragungsort eines Nähe-Distanz-Konfliktes, als Übereinkunft, als Abstempelung des Partners oder der Partnerin oder als Ort für Schuldzuweisungen. Die sexuelle Störung verhilft zu einem Gleichgewicht in der partnerschaftlichen Beziehung, die ohne die sexuelle Störung aus der Balance geraten würde (siehe obiges Fallbeispiel *Ein Paar leidet unter einer Vaginismusproblematik der Frau*).

Auch eine *lustabträgliche Lebensgestaltung* kann Voraussetzung für unbefriedigende oder fehlende sexuelle Begegnung sein. Abgespanntsein vom Alltagsstress, berufliche Belastungen, starre sexuelle Termingestaltung für das Wochenende, Einsamkeit, kranke Kinder oder Eltern, Schulden, schlechte Wohnbedingungen usw. lassen wenig Raum für die Entfaltung auch spontaner sexueller Bedürfnisse und Befriedigungen.

Als aufrechterhaltende Bedingungen sexueller Störung sind *organische Ursachen* ebenso wie psychopathologische Ursachen in der Diagnostik zu überprüfen. Praktisch jede von Leiden begleitete Krankheit, die eine Beeinträchtigung des Wohlbefindens oder Schmerzen verursacht, kann sich negativ auf das sexuelle Leben auswirken (siehe hierzu ausführlich Kap. 2.6.1) Gerade bei organischen Bedingungen ist zu berücksichtigen, dass somatische und physiologische Veränderungen, die mit zunehmendem Alter einhergehen, auch Auswirkungen auf das sexuelle Erleben haben und oft nicht genügend berücksichtigt werden. Dies führt dazu, dass mit zunehmendem Alter entweder häufiger organische Verursachungen für sexuelle Probleme oder auch organische Verursachungen als störungsförderlich angenommen werden, die im Kontext eines Alterungsprozesses aber durchaus normal sind. Immer mehr organmedizinische Maßnahmen zur Behebung von sexuellen Problemen, z. B. Medikamente wie Viagra und Cialis, die SKAT-Spritze, Penisprothesen usw., tragen dazu bei, die „gestörte Funktion" als körperlich bedingt anzusehen, sie „reparieren" zu lassen, anstatt sich der psychischen oder sozialen Seite der Problematik zuzuwenden (siehe Kap. 3.4).

Die Problemanalyse ist – wie gesagt – Ergebnis der Problembeschreibung. Sie wird in der Regel nicht einmalig erarbeitet. Nach den ersten problemanalytischen Ergebnissen werden Ziele formuliert und Interventionen/Methoden genutzt, um die zu diesem Zeitpunkt bekannten aufrechterhaltenden Bedingungen zu verändern, d. h. auch, die gesetzten Ziele zu erreichen. Im Verlauf der Durchführung der Interventionen können weitere Bedingungen erfahrbar werden, z. B. wenn die Interventionen nicht ausreichend zielführend sind oder anderes spürbar wird. Manche, insbesondere motivationale, emotionale, körperbezogene Bedingungen (s. u. bei den 10 Gründen die Punkte 5–8), sind schwieriger zu erfassen und mit weiteren Problemen belastet, oder es fällt schwer, sie „loszulassen". Hier helfen auch weiterführende Methoden der Informationsgewinnung (siehe Kap. 2.3), um weiteren Bedingungen „auf die Schliche" zu kommen.

Im Veränderungsprozess sexueller Störungen hat es sich wie bei vielen psychischen Problemen bewährt, *10 Gründe als aktuelle aufrechterhaltende Bedin-*

gungen für die sexuelle Störung zu beschreiben. Das Vorliegen dieser 10 Gründe wird für jede individuelle Problematik, die sich bei einer Person äußert, überprüft, sodass sich daraus ein Zusammenspiel verschiedener Bedingungen für die Aufrechterhaltung der individuellen sexuellen Störung ergibt. So gut wie nie liegt nur eine dieser zehn Bedingungen für die betroffene Frau, den betroffenen Mann oder die betroffene diverse Person vor, meist handelt es sich um mehrere Bedingungen, die teils sehr bis teils weniger bedeutsam in der Problemanalyse zusammenspielen.

Im Folgenden werden diese 10 Gründe aufgelistet und in Stichworten beschrieben. Bei den Übungen in Teil II finden sich entsprechende Beispiele zum Ablauf diagnostischer Übungen für die *Erstellung der individuellen Problemanalyse* mit den 10 Gründen (Übung Nr. 5, mit Bildern).

1. Organisch — Gibt es organmedizinische (ggf. angeborene) Gründe, die das sexuelle Problem beeinflussen wie z. B. Diabetes, koronare Herzerkrankung, neurologische Erkrankungen, Alkohol, Nikotin, andere Drogen, hormonelle Störung, Missbildungen, operative Folgen, Nebenwirkungen von Medikamenten usw.?

2. Verhalten — Was tue ich oder was tue ich nicht und womit halte ich so das sexuelle Problem aufrecht? Zum Beispiel Vermeidungsverhalten, Kontrollverhalten, selbstschädigendes Verhalten, Verhalten mit negativen Konsequenzen, Rückversicherungsverhalten, bestimmte Stellungen und Praktiken.

3. Gedanken — Welche konkreten Gedanken, die problemfördernd sind, habe ich vor, während und nach der sexuellen Aktivität? Beinhalten die Gedanken Inhalte, die hinderlich sind für eine befriedigende Sexualität? Zum Beispiel: Hoffentlich (mit diesem Wort beginnen viele Problemgedanken) bleibt er groß! Hoffentlich kommen die Schmerzen nicht wieder! Dass er bloß nicht wieder so lange rammelt! Hoffentlich werde ich nass genug! Wieder so ein langweiliger Sex! Bloß nicht so schnell kommen!

4. Einstellungen — Normen, Werte, Überzeugungen, Mythen, Vorstellungen, Grundannahmen, die häufig beginnen mit: „Ich muss ...", „Ich darf nicht ...", „Ich soll (nicht) ...", „Man macht das so", „Andere machen es auch ..." usw. Auch hierzu gehören falsche Informationen und Wissensdefizite bezüglich der sexuellen Anatomie und Physiologie, der sexuellen Abläufe usw.

5. Gefühle

Welche problemfördernden Gefühle erlebe ich vor, während oder nach der sexuellen Aktivität? Hierzu gehören belastende Gefühle, die einer befriedigenden Sexualität abträglich sind, wie z. B. Schamgefühle, Schuldgefühle, Angst, Erwartungsängste, Versagensängste, Ekel, Traurigkeit, Ärger, Wut, Hilflosigkeit usw.

6. Körpererleben

Wie erlebe ich die (nicht nur) sexuellen Reaktionen meines Körpers vor, während oder nach der sexuellen Aktivität? Wie gehe ich selbst mit meinem Körper um? Wie bewerte ich meinen Körper? Welches Körperbild habe ich von mir? Welche Körperempfindungen, welche Körperreaktionen sind mitverantwortlich für die Aufrechterhaltung des sexuellen Problems?

7. Innerpsychische Konflikte/ Sinnhaftigkeit des Problems

Welche Bedeutung könnte das sexuelle Problem haben, um ein innerpsychisches Gleichgewicht aufrechtzuerhalten? Was wäre, wenn das Problem nicht mehr vorhanden wäre? Zauberfrage: Was wäre, wenn das Problem plötzlich weggezaubert würde, morgen früh wäre es nicht mehr da? Welche negativen Konsequenzen und Auswirkungen würde eine Problembewältigung nach sich ziehen? Welche persönlichen Bedürfnisse befriedigt das Problem, zu deren Befriedigung ich anders nicht in der Lage bin? Welche persönlichen Konflikte werden durch das Problem „zugedeckt"? Zusammengefasst: Welchen Sinn hat das sexuelle Problem in meinem Leben, wenngleich ich es eigentlich gar nicht haben möchte?

8. Partnerschaft

Welche Bedeutung/welchen Sinn könnte das Problem für meine partnerschaftliche Beziehung haben? Braucht die Beziehung das Problem für ihr Gleichgewicht? Verstärken die Beziehung oder der Partner/die Partnerin das Problem? Welche anderen partnerschaftlichen Probleme werden durch das sexuelle Problem „zugedeckt"?
Zusammengefasst: Welchen „Sinn" hat das sexuelle Problem in meiner Partnerschaft?

9. Lebenswelt

Inwieweit tragen Bedingungen der eigenen Lebenswelt dazu bei, dass das sexuelle Problem aufrechterhalten bleibt? Welche Bedeutung haben Stress, Arbeitslosigkeit oder Arbeitsprobleme, zu kleine Wohnung, Einsamkeit, Schulden, die Pflege von kranken Eltern oder Kindern, wenig freie Energie durch Mehrfachbelastungen im Leben, generelle Sorgen usw.?

10. Relikt

Ist das heutige sexuelle Problem ein Relikt/ein Überbleibsel aus der Zeit der Kindheit, der Jugend oder des bisherigen Erwachsenenlebens? War das, was heute belastend ist, früher einmal hilfreich, notwendig, schützend, stärkend, wird aber heute nicht mehr „gebraucht" und ist heute dysfunktional? Gab es das Problem in dieser oder ähnlicher Form bereits einmal, den Konflikt, die Gedanken, die Gefühle oder das Verhalten, es hat sich aber überholt?

Eine etwas andere Sichtweise zur Entstehung und Aufrechterhaltung sexueller Probleme beschrieben in unterschiedlicher Art und Weise Jürg Willi (1981) und Sam Keen (1992) bereits vor etlichen Jahren. Aus dieser Sichtweise können sich sinngemäß ebenfalls Implikationen für die Problemanalyse ergeben: Sexuelle Störungen einer Person werden hier als körperliche Reaktionen auf die inneren und äußeren Bedingungen angesehen (siehe auch Kap. 2.7).

> Wenn die Säfte nicht fließen oder keine Leidenschaft aufkommt, welche Botschaft drückt der Körper dann durch seine Weigerung aus? Könnten ein Mann oder eine Frau auf alle Stimmen in ihrem Inneren hören und die Vielfalt der Gefühle anerkennen, dann müssten nicht Penis und Scheide die Rolle der Sprachlosen spielen. (Keen, 1992, S. 169)

2.6.1 Exkurs: Organische Gründe, warum es sexuelle Probleme gibt

Ursachen, aufrechterhaltende Bedingungen oder Begleiterscheinungen sexueller Störungen können in körperlichen Gründen oder Erkrankungen liegen. Besondere Bedeutung haben bei der Problemanalyse sexueller Störungen internistische Erkrankungen wie Diabetes mellitus oder Herz-Kreislauf-Erkrankungen, hormonelle Störungen, Erkrankung oder Missbildung der Genitalien, Rückenmarkverletzungen, postoperative Folgen, insbesondere im Genitalbereich oder an der Prostata, Hirntraumata und neurologische Erkrankungen. Auch Nebenwirkungen von Medikamenten, hauptsächlich Psychopharmaka und Herz-Kreislauf-Medikamente, sowie Alkohol und andere Drogen können bei übermäßigem Genuss mitverantwortlich sein für sexuelle Störungen. Ebenso können sich andere psychische oder psychiatrische Erkrankungen, wie z. B. Depressionen oder Psychosen, problematisch auf die Sexualität auswirken.

Zu erwähnen sind noch zwei körperliche Probleme, Männer und diverse Personen betreffend, die den Sex direkt beeinträchtigen können. Die *Induratio penis plastica (IPP)* betrifft eine erworbene Penisverkrümmung und kann bei Männern durch sinkende Selbstwertgefühle und depressive Verstimmungen einen enormen Leidensdruck erzeugen. Bei der IPP verhärten sich Regionen im Penis (Plaques), meist beginnend unterhalb der Eichel und ggf. fortschreitend bis zur Peniswurzel. Dies führt in der ersten Phase zu Missempfindungen und Schmerzen, die in einer weiteren Phase zurückgehen. Dann vermehrt sich das Bindegewebe, und es kommt zur Ausbildung der Knoten (Plaques). Diese können sich wieder zurückbilden (bei 13 % der Patienten), sie können aber auch zu einer so starken Verkrümmung des Penis führen (bei 40 %), dass ein Koitus nicht mehr möglich ist. Bei 70 % der Patienten verkürzt sich der Penis, 54 % der Betroffenen klagen über eine begleitende erektile Dysfunktion. Beziehungsprobleme und emotionale Probleme treten bei IPP gehäuft auf. Die Ursachen für IPP sind noch unklar, es gibt wenig verlässliche Forschung, was zum Teil auch damit zusammenhängt, dass von IPP betroffene Männer aus Scham die Erkrankung verschweigen und ältere Männer diesen Zustand als altersgegeben hinnehmen. Die konservativen Therapien leiden an mangelhafter Evidenz und es werden seit Jahrzehnten viele komplett oder nahezu wirkungslose Medikamente tausendfach pro Jahr verschrieben. Eine Stoßwellentherapie auf die Plaques der IPP können die Schmerzen bei auftretender Erektion lindern, die Plaques in der Größe reduzieren, doch eine evidente Besserung der Funktionsstörung ist noch fraglich. Da durch die Stoßwellentherapie keine Nebenwirkungen zu erwarten sind, kann sie – meist als Privatbehandlung – genutzt werden, da manchmal bei wiederholter Therapie eine Besserung der erektilen Funktion erreicht wird. Auch hier besteht noch Forschungsbedarf. Es gibt auch spezielle operative Therapieverfahren, die meist von denen, die sie durchführen, nach Ausschöpfung aller konservativen Möglichkeiten und bei lang andauernder Problematik empfohlen werden. Es können jedoch zahlreiche Komplikationen nach entsprechenden Operationen auftreten wie Infektionen, erneute Deviationen, erektile Dysfunktionen, Nervenverletzungen, Penisschaft-Verengungen usw., daher sollte eine diesbezügliche Operation sehr genau indiziert und überlegt sein. Ein teamorientiertes Vorgehen ist insbesondere wegen der häufigen psychischen Belastungen und für eine erfolgreiche organmedizinische Behandlung dringend zu empfehlen. Die somatische sollte durch eine kognitiv-verhaltenstherapeutische Therapie ergänzt werden. Gegen die erektile Dysfunktion wäre nach entsprechender Indikation die Behandlung mit einem PDE-5-Hemmer hilfreich (ausführlich zu IPP siehe Soave et al., 2021).

Bei der *Prostatahyperplasie* ist die Prostata gutartig vergrößert, was vor allem das Wasserlassen einschränkt sowie weitere urologische Symptome nach sich ziehen kann. Sexuell ist es betroffenen Männern manchmal erschwert, eine Erektion zu bekommen. Des Weiteren kann es zu einem verminderten

Samenerguss und auch zu Schmerzen bei der Ejakulation kommen. Beide Erkrankungen treten mit zunehmendem Alter auf.

Generell ist davon auszugehen, dass körperliche Erkrankungen jedweder Art eine Verminderung der sexuellen Lust oder eine Beeinträchtigung sexueller Funktionen mit sich bringen können. Insbesondere wenn die sexuelle Funktion (Erektion, Orgasmus, Scheidenfeuchtigkeit) gestört ist, sollten organische Verursachungen mit abgeklärt werden.

Vor allem Berufsgruppen außerhalb der Medizin sollten ein besonderes Augenmerk auf organische Abklärung durch Ärzt*innen legen.

2.7 Den Körper ins Spiel bringen – der Sprache des Körpers vertrauen

„Der Körper ist die Bühne der Gefühle. Berühre ich den Körper, berühre ich die Seele, berühre ich die Seele, berühre ich den Körper." (Antonio Damásio)

Jedes menschliche Erleben, so auch das sexuelle, kann aus vier Blickwinkeln betrachtet werden: dem Verhalten, den Gedanken, den Gefühlen und dem Körper. Daher sollten wir bei der Beschreibung, der Erklärung oder der Veränderung sexueller Probleme die vier Ebenen und ihre Verbindungen untereinander mitberücksichtigen. Bereits bei der Problembeschreibung (siehe Kap. 2.4) wie auch bei den Entstehungsgründen (siehe Kap. 2.5) und bei den aufrechterhaltenden Bedingungen sexueller Probleme (siehe Kap. 2.6) wurde die Ebene des Körpers ebenso berücksichtigt wie die anderen drei Ebenen.

Bei den Problemanalysen hilft die körperbezogene Analyse herauszufinden, welche Rolle der Körper spielt, insbesondere die Haltung und Einstellung zum eigenen Körper bei der Aufrechterhaltung psychischer Probleme, hier also sexueller Probleme. Dies ist abzugrenzen von der sogenannten organischen Analyse, die hauptsächlich organmedizinische Aspekte umfasst, hier geht es um die Seite der Psyche.

Die körperbezogene Analyse ist sinnvoll, wenn es um die Bewertung des eigenen Körpers geht. Gerade bei den sogenannten sexuellen Funktionsstörungen spielt die Störung einer oder mehrerer körperlicher Funktionen eine entscheidende Rolle: Beim Vaginismus verkrampft sich die Muskulatur der Scheide sowie des Beckenbodens und bei Dyspareunie werden körperliche Schmerzen erlebt. Bei der frühzeitigen Ejakulation kommt der Samenerguss nicht zu dem Zeitpunkt, an dem er von dem betroffenen Mann oder dessen Partnerin oder Partner gewünscht wird. Bei Erektionsstörungen leidet der betroffene Mann darunter, dass sein Penis nicht groß wird, nicht groß genug wird oder nach einer Phase körperlicher Erregung wieder schlaff wird. Auch bei Problemen mit dem Orgasmus stellt sich nicht nur auf gefühlsmäßiger Ebene, sondern auch auf körperlicher Ebene ein Problem mit dem Orgasmuserleben ein. Meist betrifft das Leid also nicht die körperlichen Reaktionen, die gar nicht, zu wenig, zu viel oder anders auftreten. Es geht darum, dass sie nicht so auftreten, wie es vom Mann, der Frau, der diversen Person oder dem Paar gewünscht wird. Nicht der Körper ist also meist das Problem, sondern dass mit ihm gehadert wird, dass er in der Sexualität nicht den „Dienst" erfüllt, der gewünscht wird.

Egal auf welche Ebene der Sexualität und der sexuellen Störung wir schauen, immer wieder wird uns der Körper mit seinen verschiedenen Dimensionen begegnen. Neurobiologische Befunde lassen erkennen, in welchem Ausmaß das Gehirn auf zwischenmenschliche Beziehungen reagiert und wie Gene Beziehungen steuern können. Das Bindungshormon Oxytocin zeigt, dass die Neurobiologie des Gehirns abhängig ist von zwischenmenschlichen Bindungen. Vorgänge im Hypothalamus erweisen sich abhängig von der sexuellen Orientierung, wenn Frauen auf Männer, Männer auf Männer, Männer auf Frauen oder Frauen auf Frauen orientiert sind. Wir können davon ausgehen, dass Sexualität eine intensive Form der Körpersprache darstellt, denn Sexualverhalten vermittelt sich über Mimik, Gestik, Körperhaltung usw. Berühren, Küssen, Verhalten beim Koitus werden häufig auch im Zusammenhang mit sexuellem Erleben beschrieben, ob sie aber eine positive Qualität beinhalten, wird über Wahrnehmung und Bewertung im Gehirn gesteuert. Die Bedeutung der Fortpflanzungsdimension offenbart die Bedeutung der Sexualität für die Reproduktion.

Welche große Bedeutung die Einbeziehung des Körpers besitzt, zeigt sein Zusammenhang mit den Emotionen. Die Intensität der Emotionen kann nicht ohne den Körper erfahren werden, die Lokalisation von Emotionen erfolgt insbesondere im Körper, das heißt, dass in fast jeder Emotion auch ein Körpergefühl enthalten ist, dass wir also das Erfassen von Emotionen insbesondere über Körperempfindungen erschließen. Bereits der große Psychotherapie-Forscher Klaus Grawe (2004) hat durch seine Studien noch einmal deutlich festgestellt, dass wir auf emotionale Reaktionsbereitschaften, die im impliziten emotionalen Gedächtnis gespeichert sind, allein durch Gespräche überhaupt keinen Einfluss nehmen können. Die im emotionalen Gedächtnis gespeicherten Reaktionsbereitschaften können nicht unmittelbar angesteuert werden. Es müssen reale Erfahrungen sein, die die betreffende Person mit all ihren Sinnen macht, und nicht nur die Beschreibung von Erfahrungen. Insofern – und auch dies ist für die Veränderung sexueller Probleme von großer Bedeutung – hilft die Arbeit mit dem Körper einerseits zur direkten Sinneserfahrung und kann andererseits den therapeutischen Zugang zu den Emotionen erleichtern.

Wenn wir die Einbeziehung des Körpers bei der Diagnostik und Behandlung sexueller Probleme nutzen wollen, dann als wichtige Ebene zur Beschreibung der sexuellen Probleme, um einen besseren Zugang zu den Ebenen des Verhaltens, der Gedanken und der Gefühle zu bekommen. Körperbezogene und körpertherapeutische Interventionen helfen folglich, sexuelle Probleme zu bewältigen. Den Körper einzubeziehen bedeutet auch, das sprachliche Übergewicht zu reduzieren und so unbewusste Aspekte der sexuellen Probleme besser erkennen und abrufen zu können.

Zahlreiche Übungen, die in Teil II beschrieben werden, sind auf den Körper bezogen. Sie arbeiten

- mit dem Körperbild, umfasst Bewertung des Körpers, körperbezogene Empfindungen, Gefühle und Vorstellungen
- mit der Körperzufriedenheit und -unzufriedenheit
- mit körperlicher und sexueller Selbsterfahrung
- mit Berühren und Berührt-Werden und
- mit dem Zugang zu den Gefühlen in Bezug auf das Eigenerleben oder auch in Bezug auf die Gefühle zum Partner oder zur Partnerin, um ihn zu erleichtern.

Zwei Übungen sollen besonders betont werden: *Die „Fantasiereise zu den Genitalien"* (Übung Nr. 18) und *„Meine Vulva/mein Penis schreibt mir einen Brief"* (Übung Nr. 36).

Die Fantasiereise hilft, zunächst einmal einen sachlichen Zugang zu den eigenen Genitalien zu bekommen, was vorher oder anschließend durch die *„Spiegelübung der Genitalien"* (Übung Nr. 56) ergänzt werden kann. Gleichzeitig soll eine erste Bewertung für einzelne Teile der Genitalien vorgenommen werden. Möglicherweise können daraufhin einzelne Aspekte für die Bedingungen sexueller Störungen, die Zielanalyse und auch die Interventionen genutzt werden.

Für die Übung *„Meine Vulva/mein Penis schreibt mir einen Brief"* sind einige hinführende Bemerkungen hilfreich. Jürg Willi (siehe auch Kap. 2.6), Psychotherapeut aus Zürich, schlägt vor, bei sexuellen Problemen die Sprache des Körpers, also die Probleme mit der Lust oder dem Orgasmus, dem Schmerz, der Trockenheit der Scheide, dem Nichterigieren des Penis usw., in verstehbare Worte zu übersetzen. So ergibt es Sinn, auf die Weisheiten des Körpers zu hören und dessen Widerstand und Sträuben in eine direkte Sprache zu fassen, wozu oft allerdings großer Mut gehört. Denn wer gesteht schon gerne den Protest gegen das Funktionieren-Müssen als Mann oder Frau ein, den gesellschaftlichen Leistungsdruck, die Nichtattraktivität des Partners oder der Partnerin, die Weigerung, die Hemmung oder die Angst, immer wieder an frühere Gewalt oder Missbrauchserfahrungen erinnert zu werden? Wenn die Genitalien nicht so funktionieren, wie wir es uns gerne wünschen, wenn bei Frauen, Männern oder diversen Personen keine Leidenschaft aufkommt, welche Botschaft drückt der Körper dann durch seine Weigerung aus? Vielleicht haben die Genitalien, wie auch unser Herz, eine Weisheit, die uns unsere Probleme besser erklären kann als unser Kopf. Machen wir uns einmal klar, dass wir mit unserem Körper auf die Gedanken, unsere Partner*innen, die Situation, die Stimmung in der Beziehung und die uns angebotenen Bedingungen reagieren. Und wenn wir die Sprache des Körpers in der sexuellen Situation übersetzen, um zu einer veränderten Sichtweise und einer neuen Beschreibung der sexuellen Störung zu kommen, könnte es vielleicht heißen: „Ich bin nicht ohne Lust. Ich habe im Moment keine Lust auf dich. Ich habe keine Lust auf den Sex von Männern oder von Frauen. Ich habe Angst vor den Folgen. Ich habe es satt, als Objekt behandelt zu werden. Ich fühle mich schuldig. Ich bin nicht erregt. Ich habe Angst vor deinen Verletzungen. Ich möchte dir nicht wehtun. Ich möchte dir wehtun. Ich traue dir nicht. Ich fürchte, ich bin als Liebhaber nicht gut genug. Ich will, dass du aktiv wirst. Ohne Vertrauen, ohne Zärtlichkeit, ohne Verlangen will ich nicht mit dir schlafen. Ich gönne dir keine Lust. Nicht jetzt. Ich kenne dich noch nicht genug. Eigentlich will ich dir zeigen, wie toll ich bin. Ich darf auf keinen Fall versagen. Es wird bestimmt wieder wehtun."

Vulva und Penis schreiben Briefe

Und so wird in der Übung *„Meine Vulva/mein Penis schreibt mir einen Brief"* dem Penis oder der Vulva einmal eine Stimme gegeben. Was würde er, was würde sie wohl sagen, wenn er oder sie sprechen könnte? Was drückt der Körper durch den Schmerz, die Verweigerung usw. aus, wenn wir ihn in eine andere verstehbare Sprache übersetzen?

Hier ein paar Auszüge aus Briefen des Penis und der Vulva an die jeweiligen Patient*innen (siehe Übung Nr. 36):

Im Brief an Christof schreibt sein Penis:

Hallo Christof. Ich weiß, du bist sauer auf mich, weil ich nicht mehr auf Knopfdruck reagiere, so wie es dir gefällt und es für dich wichtig ist ... Jahrelang hast du, deine längeren Beziehungen ausgeklammert, auch nur ein Ziel verfolgt: Mit möglichst vielen Frauen zu schlafen, ob sie dein Typ waren oder nicht. Ich bin ja froh, dass ich nicht aus Holz bin, sonst hättest du noch Kerben eingeritzt. Mir hat das jedenfalls alles keinen Spaß gemacht, jedenfalls nicht oft. Ich für meinen Teil habe an diesem Stress so keine Lust mehr und habe dir das durch meine Verweigerung in diesem Leben hoffentlich klarmachen können. Also fang an, mich wieder zu mögen und nicht als Teil mit einem Ein- und Ausschalter zu betrachten! Dein Penis

Aus dem Brief des Penis an Otto:

... Ich bin jetzt fast 60 Jahre alt. Und eigentlich habe ich fast nie einen Mucks getan, auch wenn es mir manchmal zu viel wurde, wie du dich abgerackert hast, um endlich deinen Höhepunkt zu bekommen oder deine Frau zu befriedigen. Aber jetzt will ich nicht mehr. ... Ob du es willst oder nicht, und noch sage ich dir das ganz freundschaftlich, ich werde in Zukunft nicht mehr so schnell groß werden,

werde mich zwischendurch mal wieder ausruhen. Und wenn du mich das tun lässt, werde ich auch wieder groß werden. Und es wird manchmal länger dauern, bis ich zum Höhepunkt komme. Bitte gönne uns doch diese Möglichkeit, auch älter zu werden. Also, los jetzt, kannst auf mich zählen, dein Glied.

Brief des Penis an Franz:

Hallo, Franz: Du bist gemeint und wunderst dich, wer dich hier ruft. Es ist jemand, der zu dir gehört, und das seit vielen Jahren. Und den du offensichtlich kaum so richtig bemerkt hast. Ich bin ein Körperteil von dir, der mit dir ein ernsthaftes Wörtchen zu reden hat, da du ihn so lange ignoriert und zumindest nicht beachtet hast, nämlich dein Penis. Ja, da guckst du, bist richtig baff, wie ich bemerke, denn ich schien für dich ja nur noch zum Pinkeln da zu sein. Aber ich habe noch viel mehr zu bieten, was stark mit deinen Gefühlen zu tun hat, aber die scheinen dir ja seit vielen Jahren egal zu sein. Schon seit mehreren Jahren habe ich nicht mehr „meinen Mann stehen" können, obwohl ich das wieder gerne täte. ... Kümmere dich um mich, ich bin sicher, dass du mit mir ein glückliches Leben haben kannst. Also, bei aller Kritik, möchte ich mit dir zusammen deinen Mann stehen, damit wir ein glückliches Leben führen können. Ich bin gespannt auf das, was kommt. Tue was!!! Dein Penis

Brief des Penis an Jens:

Guten Tag, mein Herr ... (am Schluss) *Ich hatte dieser Tage auch zufällig Gelegenheit, mit Ihrem biologischen Herzen zu reden. Es würde mich nicht im geringsten wundern, wenn auch aus dieser Ecke Ihnen bald der Kündigungsbrief ins Haus flattert. Mit unfreundlichen Grüßen, Ihr Penis*

Brief der Vagina an Clara:

... Ich möchte auch mal „benutzt" werden. Wenn du dich immer nur mental befriedigst, habe ich ja nie eine Chance. Ich würde auch gerne mal einen normalen Orgasmus erleben. Andererseits kann ich deine Angst vor erneutem Schmerz aber auch verstehen und teile sie. Aber vielleicht finden wir ja einen Weg, das zu vermeiden. Deine Vagina

Brief der Vagina an Jutta:

Liebe Jutta, ... Manchmal denke ich, du magst mich und meinst es gut mit mir. Und dann bist du wieder so verletzend und ignorierst mich einfach. Es ist nicht leicht, dir meine Dinge zu erklären. Aber ich will es versuchen, so gut ich kann, weil ich hoffe, dass du dann einsiehst, wie sehr ich dich brauche. ... Ich finde es gut, dass du dich endlich einmal mit mir beschäftigst. Ich komme dir manchmal sehr weit entgegen in der Hoffnung, dass du behutsam mit mir umgehst. Einmal bekomme ich das, was ich mir ersehne. Aber das nächste Mal tust du mir weh. Verstehe bitte, dass ich dir nicht mehr gehorchen will, auch wenn du dann wütend auf mich bist. Aber damit schadest du nicht nur mir, sondern auch dir. Warum tust du das nur?

Ich bin allein, durcheinander und überfordert – aber ich brauche dich doch. Bitte lass mich nicht hängen. Deine Vagina

Fazit

Sexuelle Probleme sind vielschichtig und es gibt für sie oft nicht nur eine einfache Lösung. Wenn wir alle Ebenen des sexuellen Erlebens berücksichtigen, und dazu gehört insbesondere auch unser Körper, haben wir deutlich bessere Chancen, sexuelle Probleme zu bewältigen und unser Sexualleben befriedigender zu gestalten. Dazu gehören zur Selbsthilfe, zur Sexualberatung und zur Sexualtherapie unabdingbar Übungen zur körperlichen Selbsterfahrung, die dabei eng mit der sexuellen Selbsterfahrung verbunden sind für die Frau, für den Mann, für die diverse Person und für das Paar (siehe Kap. 3.5.6).

2.8 Auswirkungen von sexueller Gewalt und sexuellem Missbrauch

Sexueller Missbrauch von Kindern und Jugendlichen bedeutet, dass eine Person mit einem Kind oder jungem Jugendlichen sexuelle Handlungen vollzieht, ein Kind dazu bestimmt, sexuelle Handlungen an sich oder einem Dritten zu vollziehen. Neben der Vergewaltigung von Kindern und Jugendlichen gehört zu sexuellem Missbrauch das Vornehmen sexueller Handlungen an einem Kind zur eigenen sexuellen Stimulierung und Befriedigung. Dies zieht Geschlechtsverkehr und intime Berührungen an primären oder sekundären Geschlechtsteilen mit ein. Dazu gehört ebenso das Vornehmen sexueller Handlungen an sich oder anderen, die sexuellen Handlungen vor einem Kind und das Vorspielen pornografischer Darstellungen vor einem Kind oder einem Jugendlichen, unabhängig vom Willen des Kindes oder des Jugendlichen.

Eine besondere Bedeutung kommt dem innerfamiliären sexuellen Missbrauch von Kindern und Jugendlichen zu. Es ist nicht möglich, das tatsächliche Ausmaß von sexuellem Missbrauch anzugeben. Meist wird auf Zahlen aus Anzeigenstatistiken zurückgegriffen und anschließend hochgerechnet.

Neben den beschriebenen Handlungen selbst und deren gleich zu beschreibenden Konsequenzen sind vor allem folgende Strategien von Täter*innen für das Kind zusätzlich von großer zerstörerischer Bedeutung:

- Die Opfer sollen glauben, dass sie sich geirrt haben.
- Die Opfer sollen das Gefühl haben, dass sie selbst für die Tat verantwortlich sind.
- Die Taten werden von Täter*innen oder Angehörigen bagatellisiert oder verleugnet.

- Es kommt mit emotionalem Druck, aber auch gefühlsmäßiger Zuwendung zur Androhung bzw. Ausübung körperlicher oder psychischer Gewalt.
- Die Opfer werden verantwortlich gemacht, dass die Familie Schaden nimmt, wenn sie von dem Missbrauch erzählen würden.

Beim innerfamiliären sexuellen Missbrauch ist daher sehr fatal für das Kind oder den Jugendlichen sein Schweigen als oberstes Gebot durch den/die Täter*in, meist mit massiven Drohungen verbunden. Und das Nicht-darüber-Reden-Können ist für die Betroffenen untrennbar mit der Erfahrung des sexuellen Missbrauchs verbunden.

Amerikanische Untersuchungen haben ergeben, dass bis zu 40 Prozent der jungen Opfer unmittelbare Folgewirkungen in Form von auffälligen Verhaltensweisen und zum Teil massiven psychischen Beeinträchtigungen aufweisen. Aber auch unangemessene Reaktionen bei der Aufdeckung und/oder übereilte Interventionen können eine weitere Traumatisierung der Kinder und Jugendlichen bedeuten.

Häufig fehlen klare körperliche Symptome und Verletzungen, aber auch im psychischen Bereich finden sich oft keine eindeutigen Symptome des sexuellen Missbrauchs. Erfahrene Fachpersonen und aufgeklärte Eltern erkennen verbale oder nicht verbale Signale des Kindes, gehen auf verbale Andeutungen oder auch symbolische Ausdrucksformen sowie spezielle Verhaltensweisen des Kindes professionell ein und gehen auch sorgsam mit schließlich deutlicheren Ausdrucksformen des Missbrauchsgeschehens um.

Missbrauchte Kinder und Jugendliche können stark auffällig sein durch sehr belastende Gefühle wie Angst, Depressionen, Aggressionen, Einsamkeit, Minderwertigkeit oder Vertrauensverlust. Mit zunehmendem Alter werden auch Verhaltenssymptome deutlich. Missbrauchte Kinder im Vorschulalter zeigen vor allem Ängste, Albträume oder auch leicht sexualisierendes Verhalten. Ältere Kinder bis zur Pubertät leiden ebenfalls unter Ängsten und Albträumen und lassen Schulprobleme, hyperaktives oder aggressives Verhalten erkennen. Im jugendlichen Alter treten Depressionen, sozialer Rückzug, Suizidneigung, das Weglaufen von zu Hause, aber auch Alkohol- und Drogenmissbrauch auf.

Es gibt keine klaren und eindeutigen Auffälligkeiten, vieles kann, muss aber nicht auf sexuellen Missbrauch bei Kindern und Jugendlichen hinweisen. Wichtig ist es, dass zur Bewältigung des Missbrauchs bei Kindern und Jugendlichen eine liebevolle und unterstützende Familie mit ausgeschlossenem Täter oder ausgeschlossener Täterin sowie professionelle Hilfe notwendig sind. Wichtig ist es vor allem, dass die Opfer schnell erfahren, dass ihnen geglaubt wird, dass sie lernen und die Erfahrung machen, keine Mitschuld an dem Missbrauch zu haben, und dass die Verantwortung ausschließlich den Täter*innen zukommt. Entsprechende Schuldgefühle sollten so bald wie möglich bearbeitet werden. Wichtig ist es, dass Kinder und Jugendliche frühzeitig präventiv lernen,

- dass nur ihnen ihr Körper gehört
- dass sie das Recht haben, ihn zu schützen
- dass sie sich auf ihre eigenen Gefühle verlassen können
- zwischen guten und schlechten oder merkwürdigen Berührungen zu unterscheiden, und dass Letztere unbedingt abzuweisen sind
- dass sie in bestimmten Situationen Nein sagen dürfen und das Nein akzeptiert wird
- dass sie die Erlaubnis haben, nicht zu gehorchen oder sich zu wehren
- adäquate Geheimnisse von schlechten und beängstigenden Geheimnissen zu unterscheiden.

Sexuelle Gewalt findet auch häufig innerfamiliär oder in Partnerschaften im Erwachsenenalter statt, meist von Männern gegen Frauen. Eine Studie der Europäischen Union zum Thema „Gewalt gegen Frauen" aus dem Jahr 2014 zeigt, dass jede vierte bis fünfte Frau in Europa in der Vergangenheit körperliche oder sexuelle Gewalt erlebt hat. Auch in Deutschland war jede vierte Frau bereits mindestens einmal im Leben körperlicher oder sexueller Gewalt in der Partnerschaft ausgesetzt, so eine repräsentative Untersuchung zu Gewalt gegen Frauen in Deutschland vom Bundesministerium für Familie, Senioren, Frauen und Jugend aus dem Jahr 2004. Während des Moments des Übergriffs empfinden viele Betroffene Schutzlosigkeit und Ausgeliefertsein, berichten von Ohnmacht, Ekel, Scham, Schmerzen und Angst, bis hin zu Todesangst. Es ist wie ein Überwältigtwerden, der Körper ist erstarrt und gelähmt und in der Folge können sich, wie auch bei Kindern und Jugendlichen nach sexuellem Missbrauch, im Erwachsenenalter schwere sexuelle Störungen einstellen. Viele Folgebeschwerden lassen sich als Reaktion auf die Traumatisierung im Kontext der Sexualität unter der Diagnos einer posttraumatischen Belastungsstörung zusammenfassen.

So viel zu einem Exkurs zu einem sehr umfassenden Thema sexuellen Missbrauchs und sexueller Gewalt (ausführlicher siehe Stangl, 2021; Beier et al., 2021; Fegert, Hoffmann, König, Niehues & Liebhardt, 2015; Goldbeck, Allroggen, Münzer, Rassenhofer & Fegert, 2017; Caspari, 2021; Bormann, 2022).

Das vorliegende Buch befasst sich mit dem Thema „Sexualitäten", und die Sexualitäten bei Missbrauch beziehen sich insbesondere auf das Missbräuchliche im Erleben der Kinder, der Jugendlichen und der Erwachsenen sowie vor allem auf die daraus sich ergebenden Konsequenzen.

Die Frage, die es in unserem Zusammenhang zu beantworten gilt, lautet: *Welche Auswirkungen haben der sexuelle Missbrauch und die sexuelle Gewalt auf die sexuelle Entwicklung von Kindern, Jugendlichen und Erwachsenen und letztlich auf die gelebte Sexualität?* In der psychotherapeutischen Praxis wird immer wieder deutlich, dass das frühkindliche und jugendliche Erleben von sexuellem Missbrauch zu Belastungen in der Bindungsfähigkeit und zur Unfähigkeit einer befriedigenden Sexualität führen kann. Aus Sicht des Kindes wurde sexuelles Verhalten belohnt sowie die Beziehung zwischen Liebe und Sexualität gestört.

Dies kann dazu führen, dass Sexualität als Mittel eingesetzt wird, um Zärtlichkeit und Zuwendung zu erhalten. Aus dem Missbrauch erwachsene Schuldgefühle, niedrige Selbstwertgefühle, Selbstbestrafungstendenzen, Suchtprobleme, Essstörungen und Persönlichkeitsstörungen treten als Konsequenz letztlich auch in Verbindung mit sexuellen Problemen auf.

Sexuelle Traumatisierungen durch Missbrauch und Gewalt führen nicht automatisch zu sexuellen Problemen im Erwachsenenalter. Treten jedoch sexuelle Störungen als Folgen sexueller Gewalt auf, können diese viele Störungsbilder im Bereich des Verhaltens, der Gedanken, der Gefühle und der Körperbewertung annehmen sowie psychodynamische Konflikte hervorrufen. Dazu können gehören die Vermeidung von Sex aus Angst vor Retraumatisierungen, des Weiteren Schmerzproblematiken, vaginistische Reaktionen, sexuelles Risikoverhalten (wie ungeschützter Sex, riskante Sexualpraktiken), Hypersexualität und Auswirkungen auf die sexuelle Orientierung.

Da es immer noch zu wenig repräsentative Daten für die Verbreitung der verschiedenen sexuellen Störungen in der Durchschnittsbevölkerung gibt, kann nicht sicher gesagt werden, ob bestimmte Störungen oder Störungshäufigkeiten in der Gruppe missbrauchter Personen höher, niedriger oder gleich derjenigen in der nicht betroffenen Gruppe sind. Andererseits finden sich in verschiedenen Studien wiederholt Hinweise auf Missbrauchserlebnisse bei Patient*innen mit sexuellen Lust- und Funktionsstörungen. In der Therapie sexueller Störungen sollten in der Exploration oder der Anamnese biografisch immer auch sexuelle Missbrauchs- oder Gewalterfahrungen Bestandteil sein.

Hilfreich sind Fragen u. a. wie: Gab es sexuelle Erlebnisse, die unangenehm oder peinlich waren? Gibt es Erfahrungen, über die bisher noch mit niemandem gesprochen werden konnte oder über die man noch nie sprechen wollte? Gab es sexuelle Erlebnisse, die mit keinem oder nur teilweisem Einverständnis geschehen sind?

In der Problemanalyse können die Auswirkungen der Missbrauchserfahrung, die sich im Verhalten, in den Gedanken, den Einstellungen, den Gefühlen, der Körperbewertung, des Sinns usw. bemerkbar machen, als aufrechterhaltende Bedingungen der beschriebenen sexuellen Störung festgehalten und in ihre Bearbeitung entsprechend einbezogen werden. Besondere Aufmerksamkeit sollte auf die Bewertung und den Umgang mit dem eigenen Körper gelegt werden sowie auf die Sinnhaftigkeit der sexuellen Problematik oder auch, ob Auswirkungen des sexuellen Missbrauchs noch als Relikt einer vergangenen Erfahrung bestehen und in die Gegenwart wirken. Es könnte problemanalytisch erfahrbar werden, dass der Täter oder die Täterin, ohne weiter real existent zu sein, auch heute noch das (sexuelle) Leben beeinflussen oder dominieren. Hier sollte das therapeutische Ziel sein, mit der Vergangenheit abzuschließen, die Verantwortung für die heutige Sexualität selbst zu übernehmen und einen inneren Frieden zu finden. Die dafür wichtigen Schritte (z. B. therapeutische

Arbeit mit Vergebung, siehe Übung Nr. 59) würden dann weniger die Arbeit an der sexuellen Symptomatik betreffen als mehr einen allgemeinen psychotherapeutischen Kontext, mit eventuell positiven Auswirkungen auf die gegenwärtige Sexualität.

Ausführliche Beschreibungen der psychotherapeutischen Arbeit bei Erwachsenen nach sexuellem Missbrauch oder sexuellen Gewalterfahrungen liefern dazu auch Amann und Wipplinger (2005).

Abschließend soll noch angemerkt werden, dass gerade in den letzten Jahren die häufigen sexuellen Missbräuche in der Kirche, in Heimeinrichtungen und anderen Institutionen öffentlich wurden, was bei den psychischen Konsequenzen dieser Taten und deren Diagnostik ebenso zu berücksichtigen ist.

3. Hilfe bei sexuellen Problemen

Nachdem im ersten Kapitel wichtige Grundlagen rund um das Thema Sexualität beschrieben wurden, folgten im zweiten Kapitel Informationen zu der Vielfalt sexueller Störungen, ihren Beschreibungen, Begründungen und aufrechterhaltenden Bedingungen. Nun sind wir bei der großen Bandbreite der Veränderungsmöglichkeiten und Interventionen beim Vorliegen sexueller Probleme angelangt, denen wir uns im dritten Kapitel hier mit den Themen rund um Selbsthilfe, Sexualberatung, Sexualtherapie und Psychotherapie widmen.

Erlauben-Wissen-Übungen-Therapie: das PLISSIT-Modell – Welche Hilfe brauche ich?

Zunächst sei ein Modell vorgestellt, das PLISSIT-Modell von Jack S. Annon (1976), das für Veränderungsmöglichkeiten bei sexuellen Problemen herangezogen werden kann. Von Annon wird es auch als Versorgungsmodell beschrieben mit dem Ziel, fachlich nicht mehr zu tun als nötig.

Für die Bewältigung sexueller Probleme können je nach deren Intensität, deren verursachtem Leid und den aufrechterhaltenden Bedingungen unterschiedliche Hilfen sinnvoll sein. Nicht in jedem Fall ist eine umfassende sexualtherapeutische Behandlung notwendig, um ein sexuelles Problem in den Griff zu bekommen. Vorrangig sind Selbsthilfe- und Selbstheilungskompetenzen zu nutzen.

> Mitte der 1970er-Jahre entwickelte Jack S. Annon das sexualtherapeutische PLISSIT-Modell. Das Akronym „PLISSIT" steht dabei für ***P**ermission* (Erlaubnis), ***L**imited **I**nformation* (beschränkte Information), ***S**pecific **S**uggestions* (spezifische Vorschläge) und ***I**ntensive **T**herapy* (intensive Therapie). Annon geht dabei davon aus, dass viele Patienten, die an einem sexualtherapeutischen Problem leiden, keine intensive Therapie und nicht das gesamte zur Verfügung stehende Spektrum der Sexualtherapie benötigen, sondern dass ihnen durch die im Folgenden dargestellten, einfachen Schritte bereits hinreichend geholfen werden kann. Da das PLISSIT-Modell eine recht einfache Herangehensweise darstellt, kann es bis zum dritten Schritt *(Specific Suggestions)* nicht nur von Sexualtherapeut*innen, sondern auch von Angehörigen anderer Gesundheitsberufe angewandt werden. Die einfach gelagerten Fälle werden von den in den oberen Punkten beschriebenen Schritten abgefangen, komplexe Fälle landen schließlich bei der intensiven Therapie. (Wikipedia)[9]

[9] Webseite „Jack S. Annon". In: Wikipedia, Die freie Enzyklopädie. Bearbeitungsstand: 26. April 2020, 08:03 UTC. URL: https://de.wikipedia.org/w/index.php?title=Jack_S._Annon&oldid=199293702 (abgerufen: 13.03.2021)

Annon schlug im PLISSIT-Modell – nochmals kurz zusammengefasst – vier Stufen von Maßnahmen zur Veränderung vor: Erlauben (*P*ermission), Wissen erlangen (*L*imited *I*nformation), Üben (*S*pecific *S*uggestions), Sexualtherapie und Psychotherapie (*I*ntensive *T*herapy), die im Folgenden näher beschrieben werden.

Erlaubnis geben: Manches sexuelle Problem wird erst dadurch zum Problem, dass es Betroffenen schwerfällt, eine sexuelle Vorliebe oder spezifische Eigenarten zu akzeptieren. In der Sexualität ist erlaubt, was Spaß macht und Befriedigung schafft, wenn man es nicht gegen den Willen des Partners bzw. der Partnerin tut und wenn man andere oder sich selbst nicht schädigt. Zum Beispiel ist Selbstbefriedigung normal und braucht keinesfalls mit Schuldgefühlen einhergehen. Es ist ebenfalls normal und darf auch passieren, während des Sex Fantasien zu haben, in das sexuelle Spiel erregende sexuelle Dinge (Stiefel oder sogenannte Sextoys, Hilfsmittel wie Dildos oder Vibratoren) einzubeziehen, während der sexuellen Begegnung die Erektion oder die Lust zu verlieren, als heterosexueller Mensch homosexuelle Gedanken, Wünsche und Gefühle zu haben, auch mal über längere Zeit keine Lust auf Sex zu haben, sich voreinander selbst zu befriedigen, auch im Alter noch Lust auf Sex zu haben und diese auch auszuleben und vieles, vieles mehr. Statt sich zu fragen, ob mit einem etwas nicht stimmt, sollte man Vorlieben genießen!

Wissen erweitern: Manchmal hilft es schon, sich über bestimmte Zusammenhänge zu informieren. Wenn ein Mann sich für einen schlechten Liebhaber hält, weil seine Partnerin beim Koitus keinen Orgasmus bekommt, ist es für ihn vielleicht hilfreich und entlastend zu wissen, dass viele Frauen durch diese Art von Stimulation gar nicht zum Orgasmus gelangen können, sondern die (zusätzliche) Stimulation mit der Hand benötigen. Wenn beim Analverkehr Schmerzen auftreten, ist es sinnvoll, sich darüber zu informieren, welche spezielle Praktik des Analverkehrs schmerzfrei sein könnte. Auch können Informationen über Anatomie und Physiologie der Genitalien und der sexuellen Reaktionen sowie über Nebenwirkungen von Medikamenten hilfreich sein.

Spezifische Ratschläge und Übungen: Bei Problemen, die sich noch nicht verfestigt haben, können spezifische Ratschläge und Übungen in Bezug auf Veränderungen des Verhaltens, der Gedanken, der Einstellungen, der Gefühle oder auch des Umgangs mit dem eigenen Körper zur Problembewältigung hilfreich sein. Diese finden sich teilweise in der Selbsthilfeliteratur, aber auch fachliche Hilfe für Frauen, Männer, diverse Personen und Paare ist durch Sexualberatung ausgesprochen sinnvoll. Manchmal können mithilfe von Sexualberatung durch Fachpersonen oder in Sexualberatungsstellen wie auch Ehe- und Lebensberatungsstellen oft in wenigen Gesprächen gute Fortschritte erreicht werden. Übungen und konkrete Methoden sind auch ein wichtiges Element der Sexualtherapie. Ihre differenzierte Darstellung findet sich in Teil II dieses Buches.

Sexualtherapie und Psychotherapie: Ist die sexuelle Störung stabil, ist sie tief in der Psyche und den Lebenszusammenhängen eines Mannes, einer Frau, einer diversen Person oder eines Paares verwurzelt, ist eine Sexualtherapie notwendig. Dabei wird versucht, das sexuelle Problem mit besonderem Blick auf die Symptome zu erkennen, zu verstehen und in seinen aufrechterhaltenden Bedingungen zu identifizieren (siehe Kap. 2.8). Die verschiedenen aufrechterhaltenden Bedingungen der sexuellen Probleme bilden den Ansatzpunkt in der Behandlung und durch die Nutzung verschiedener therapeutischer Methoden wird sich die sexuelle Problematik verbessern. Liegt der sexuellen Störung eine tiefer gehende psychische Problematik oder Störung der Persönlichkeit oder der Partnerschaft zugrunde und drücken sich psychodynamische oder paardynamische Konflikte durch die sexuelle Symptomatik aus, kommen weitergehende sexualtherapeutische oder psychotherapeutische Verfahren zum Einsatz.

Sensate Focus

Was die Praxis bei der Selbsthilfe zur Bewältigung sexueller Probleme angeht, so spielen die Übungen des *Sensate Focus* eine bedeutende Rolle. Sensate Focus kommt auch an verschiedenen Stellen des Buches zum Einsatz, daher erfolgt hier bereits eine allgemeine Einführung in das Sensate Focus zur Problembewältigung:

Das Sensate Focus ist ein Trainings- oder Therapieprogramm, das heute als Grundlage einer eher verhaltenstherapeutisch orientierten Sexualtherapie für Männer, Frauen, diverse Personen und Paare gilt. Es wird häufig im Internet oder in Selbsthilfebüchern beschrieben und kann sicherlich Anwendung als Selbsthilfe finden, wenn das sexuelle Problem nicht sehr tief greifend ist und die sexuelle Symptomatik den Hauptansatzpunkt für Interventionen darstellt. Das Programm ist für sich genommen aber keine Sexualtherapie, wenngleich es, wie gesagt, als Grundlage sexualtherapeutischer Arbeit dient. Während der Übungen können sich unterschiedliche Probleme zeigen. Zum Beispiel kann es Paaren verwehrt sein, zu einem kontinuierlichen Üben zu gelangen, weil die Rahmenbedingungen es nicht zulassen oder weil Gefühle des einen oder der anderen daran hindern, mit einzelnen Schritten zu beginnen. Wenn keine tieferen Konflikte der sexuellen Störung zugrunde liegen, sind diese Übungen durchaus empfehlenswert, wobei es nicht um das Üben als solches geht, sondern um die Veränderung von problematischen Empfindungen und Gefühlen während der Übungen. Mit dieser anderen Haltung und Sichtweise können Betroffene im Schutz der beschriebenen Regeln in kleinen Schritten lernen, falsche und blockierende Vorstellungen abzubauen, lustvolle Erfahrungen zu machen und Mut zu fassen. Insbesondere der sogenannte Selbstverstärkungsmechanismus, der aufgrund von negativen Gefühlen wie Angst häufig zum Vermeiden sexueller Aktivitäten geführt hat, kann durch die Übungen durchbrochen werden, und Erwartungsängste, dass das Problem wieder auftritt, können reduziert werden.

3.1 Selbsthilfe

Bei sexuellen Problemen sollte, wie bei vielen anderen psychischen Störungen auch, nicht immer gleich professionelle Hilfe in den Blick genommen werden. Statt Beratung und Therapie können Selbsthilfe oder Selbsthilfeprogramme zur Problembewältigung führen und durch deren frühzeitige Nutzung kann verhindert werden, dass aus einer Sorge oder einer Belastung eine gravierendere Störung wird. Und selbst wenn sich eine manifestere psychische Problematik entwickelt hat, kann sie immer noch selbstständig überwunden werden. Dies setzt ein Verständnis darüber voraus, welcher Art die sexuelle Problematik ist, was sie aufrechterhält und wie auf eine solche Störung sinnvoll reagiert werden kann. Wenn das nicht ausreicht, stehen gute Beratungs- und Therapieangebote zur Verfügung. Und auch dabei kann die Fähigkeit zur Selbsthilfe gestärkt und können Selbsthilfeprogramme als Ergänzung zur professionellen Hilfe genutzt werden.

Selbsthilfe ist darauf ausgerichtet, die eigene Problemlösung zu unterstützen sowie Problemlösestrategien und Lösungswege bei der Nutzung eigener Kompetenzen aufzutun. Zunehmende Bedeutung erlangt die mediengestützte Selbsthilfe. Hierzu gehören Ratgebermaterialien, die als schriftliche Informationshilfen bei sexuellen Störungen verfasst sind. Sie erhalten in der Regel detaillierte Auflistungen und Beschreibungen typischer Beschwerden sexueller Störungen, deren diagnostische Erfassung, Informationen über Problemverläufe, die Beschreibung möglicher Konsequenzen der sexuellen Probleme und die Darstellung der wichtigsten Interventionen, ebenfalls in Selbsthilfe oder mit fachlicher Unterstützung. Die *Selbsthilfeliteratur* in Bezug auf sexuelle Störungen ist vielfältig (eine Auswahl siehe im Anhang, Kap. 3). Oft besteht hier die Qual der Wahl, welche schriftliche Selbsthilfe für die entsprechenden Probleme hilfreich genutzt werden kann.

Zur Selbsthilfe kann auch der Besuch einer *Selbsthilfegruppe* gehören. Als Themen rund um sexuelle Probleme finden sich in den verschiedenen Angeboten von Selbsthilfegruppen z. B. sexuelle Funktionsstörungen (Männer, Frauen, diverse Personen), Lustlosigkeit, sexuelle Abhängigkeiten, sexuelle Orientierung, sexueller Missbrauch bzw. sexuelle Gewalt.[10] Mitglieder von

[10] Webadressen rund um Selbsthilfe: https://www.nakos.de/themen/ https://www.selbsthilfeschweiz.ch/shch/de/selbsthilfe-gesucht/themenliste.html

Selbsthilfegruppen, die regional organisiert sind, sind Betroffene und ggf. ihre Angehörigen (Kontakte zu Selbsthilfegruppen siehe auch im Anhang, Kap. 2).

Internet- und computerbasierte Selbsthilfe für Interventionen gewinnen durch den einfachen Zugang sowie die zeitliche und lokale Flexibilität immer mehr an Bedeutung. Ob netdoktor.de, Hilfeportale, spezielle Online-Programme (siehe Kap. 3.1 und im Anhang, Kap. 2), Selbsthilfe bei sexuellen Störungen kann ohne und mit Unterstützung von Fachleuten stattfinden. Dabei können Expert*innen entweder beim ersten Schritt unterstützen, worauf die Weiterführung in Selbsthilfe geschehen kann. Oder die Selbsthilfe wird kontinuierlich fachlich begleitet. Dabei haben von sexuellen Problemen Betroffene zunehmend die Möglichkeit, ihr Tempo selbst zu wählen. Online-Selbsthilfe-Foren werden ebenfalls genutzt, um sich mit anderen Betroffenen über die Art der sexuellen Problematik und ihren Veränderungsmöglichkeiten auszutauschen. Neben den Vorteilen wie einer hohen Flexibilität, der Anonymität und der eigenständigen Selbsthilfe existieren jedoch auch Nachteile und Gefahren. So sind die Qualität, die empirische Überprüfung und die Seriosität in Bezug auf Informationen und Quellen oft problematisch. Ebenso stellt es ein Problem dar, wenn das Internet übermäßig genutzt wird und gleichzeitig ein Rückzug aus dem sozialen Leben erfolgt. Damit erhöht sich das Risiko der Abhängigkeit von den Internetaktivitäten.

Für computer- und internetbasierte Ansätze bei der Behandlung sexueller Störungen existieren zum Zeitpunkt der Buchherausgabe noch keine wissenschaftlich abgesicherten internetbasierenden Interventionen für Frauen, Männer, diverse Personen oder Paare. Wichtig ist es, darauf zu achten, ob die internet- und computerbasierten Interventionen durch Therapeut*innen begleitet werden oder nicht. Bei Selbsthilfeinterventionen werden die Programme meist weitgehend selbstständig durchlaufen, bei fachlich unterstützten Programmen erhalten die Teilnehmer*innen über Chats, Videokonferenzen oder E-Mails Rückmeldung durch Fachleute. Diese stehen dann auch für Fragen als Ansprechpartner*innen zur Verfügung.

Selbsthilfebücher oder Online-Angebote zur Selbsthilfe erhalten in der Regel Vorschläge und Übungen, die Veränderungen der sexuellen Problematik zum Ziel haben. Manchmal können sie helfen, durch die Durchführung der beschriebenen Übungen gezielt die sexuelle Störung zu lösen oder zumindest herauszufinden, was eigentlich genau das Problem und seine Bedingungen darstellt.

Auch *dieses Buch* ist teilweise als *Selbsthilfebuch* konzipiert. Es basiert auf vielfältigen psychotherapeutischen Konzepten und persönlichen Erfahrungen. Der Selbsthilfecharakter dieses Buches ist zum einen aufklärerischer Art, um sexuelle Probleme in ihrer Vielfalt erkennen und in ihren aufrechterhaltenden Bedingungen besser verstehen zu können. Zum anderen liegt der Schwerpunkt dieses Buches auf dem Übungsteil mit ausführlichen Beschreibungen und Anleitungen, wie diese Übungen durchzuführen sind. Alle Übungen für die möglichen durchzuführenden Interventionen finden sich in Teil II. In diesem dritten Kapitel werden die verschiedenen Teile des Vorgehens skizziert, und es wird beschrieben, wie einige wichtige Übungen fachlich eingebunden werden können (was mehr die therapeutische Seite betrifft).

Das Buch vermittelt also sachliche Informationen und Hilfestellungen, Probleme zu lösen, aber es sind auch Ansätze beschrieben, wie das Sexualleben bereichert werden kann. Da das Buch einem Problemlösungsprozess folgt, in dem Problembeschreibung, Problemanalyse, Zielanalyse und Interventionsplanung und -durchführung konsequent erläutert werden, ist das Buch gleichzeitig auch als *Fachbuch* konzipiert, da der beschriebene Problemlöseprozess einem multimodalen Modell in der Psychotherapie folgt. Fachpersonen, die über eine psychotherapeutische Qualifikation verfügen, benötigen grundsätzlich keine weitere Weiterbildung zur Beratung und Behandlung sexueller Lust- und Funktionsstörungen. Sexuelle Probleme sind psychische Probleme wie viele andere auch und haben in ihrer Erscheinung und auch in ihrer Veränderung einige Spezifitäten, die durch Fortbildungen, aber auch durch qualifizierte Literatur erarbeitet werden können. Auch diese Wissenserweiterung liegt dem Gedanken dieses Buches zugrunde.

Empfehlungen für Selbsthilfe-Interventionen

Wenn Sie die sexuellen Probleme mit Selbsthilfemöglichkeiten bearbeiten möchten, empfiehlt es sich – auch unter Zuhilfenahme einiger Kapitel dieses Buches –, dass Sie folgende Punkte beachten:

- Sie sollten sich einen konkreten Plan machen und sich von Anfang an bestimmte Ziele setzen, um eine Lösung effektiv angehen zu können, und auch entsprechend Zeit und Gelegenheit einplanen. Zum Beispiel kann bei frühzeitiger Ejakulation überlegt werden, die Kontrolle über die Genitalien und den Auslöser der Ejakulation so zu übernehmen, dass Erektion und Ejakulation einen Koitus von fünf Minuten möglich machen. Es sollten zwei entsprechende Zeiten pro Woche von mindestens 30 Minuten für dieses Vorgehen eingeplant werden.
- Sollte beim partnerschaftlichen Sex der Orgasmus ausbleiben, können hier zweimal 30 Minuten pro Woche für ein Selbsthilfeprogramm eingeplant werden.
- Wenn es entsprechend des Programms sinnvoll erscheint, sich zunächst mit der eigenen Sexualität zu befassen und Übungen zur körperlichen und sexuellen Selbsterfahrung einzuplanen, sollte während der dafür notwendigen Zeit kein partnerschaftlicher Sex stattfinden. Dies betrifft nicht Berührungen, Küssen, Kuscheln und Streicheln, lediglich die Förderung gegenseitiger sexueller Erregung sollte für den Zeitraum des individuellen Vorgehens nicht stattfinden.

- Unabhängig davon, ob Sie alleine oder mit einer Partnerin bzw. einem Partner an sexuellen Problemen zusammen „arbeiten", sollten Sie sich auf jeden Fall überlegen, ob es für Sie der richtige Zeitpunkt ist, um mit einem Selbsthilfeprogramm zu beginnen. Ein längerer Besuch von Verwandten oder eine Zeit, in der Sie beruflich besonders in Anspruch genommen werden, oder wenn Sie mehrere Aktivitäten mit den Kindern geplant haben, können die Einhaltung des Zeitplans erheblich erschweren. Wenn Sie einmal mit dem Vorgehen angefangen haben, sollten Sie alle Hindernisse aus dem Weg räumen, damit Sie es auch durchführen können. In der Regel sind ein Zeitraum von drei bis sechs Monaten sowie systematische Anstrengungen notwendig, um die Bewältigung der sexuellen Probleme selbst in die Hand zu nehmen.
- Manchmal ist es hilfreich, sich einen verbindlichen Zeitplan für das Vorgehen zusammenzustellen, z. B. Mittwoch und Samstag um 18:00 Uhr. Daran sollten Sie sich dann aber auch halten. Wenn Sie zur vorgesehenen Zeit nicht in der richtigen Stimmung sind, sich auch nicht in eine solche versetzen können, dann verschieben Sie eine spezielle Übung und beschäftigen sich in der Zeit mit einem anderen Thema rund um Ihre sexuelle Problematik. Zum Beispiel kann in dieser Zeit auch ein partnerschaftliches Gespräch stattfinden.
- Selbsthilfeprogramme bestehen aus der Beschreibung des Problems, der Suche nach den aufrechterhaltenden Bedingungen, der Formulierung der Veränderungsziele (die sich aus den Bedingungen ableiten), der Planung der Interventionen (in der Regel Übungen), der Durchführung der Interventionen und der Prüfung, ob durch die durchgeführten Interventionen die gesetzten Ziele erreicht worden sind.
- Der größte Teil der zu planenden Selbsthilfeprogramme besteht aus den durchzuführenden Übungen. Ein häufiger Fehler ist es, die Übungen nicht konsequent und nicht oft genug durchzuführen oder damit aufzuhören, bevor das gesteckte Ziel erreicht ist. Vielleicht ist der Grund nicht ganz offensichtlich, denn auch wenn die Übungen ziemlich einfach strukturiert und leicht handzuhaben sind, können sie mit der Zeit zu einer Belastung werden. Doch es sollte nie das Ziel aus den Augen verloren werden. Manchmal muss man sich einfach vorstellen, wie gut es sein wird, wenn die Ziele erreicht sind. Das hilft vielleicht, die Übungen positiv und unbeschwert anzugehen.
- Je genauer Sie den gesetzten Zeitplan einhalten und je konsequenter Sie das Programm durchführen, desto bessere Ergebnisse können Sie erzielen. Das gilt vor allem für die heiklen intimen Bereiche. Solange Sie mit dem Programm arbeiten, gibt es in Ihrer Wohnung immer eine Person mehr: Entweder Sie und ich als Ihr stiller Begleiter oder Sie und Ihre Partnerin oder Ihr Partner und ich als Ihr stiller Begleiter. Auf so einen Eindringling kann man schnell empfindlich reagieren, aber benutzen Sie einfach das

Buch und mich im Hintergrund, um Ihre Ziele zu erreichen – dann können Sie Ihren Gast so schnell wie möglich wieder loswerden!

- Die Übungen bringen Ihnen dann besonders viel, wenn Sie sich die Zeit dafür nehmen. Fühlen Sie sich immer völlig abgespannt, wird sich der Erfolg nicht so gut einstellen. Es hat keinen Sinn, in aller Eile und zwischendurch eine Übung zu machen (mit wenigen Ausnahmen, die beschrieben sind), wenn Sie eigentlich keine Zeit dafür haben. Besonders gut können Sie profitieren, wenn Sie relativ entspannt und wach sind. Die in den Übungen genannte Zeit ist immer nur für die Übung selbst bestimmt. Es ist sinnvoll, etwas mehr Zeit einzuplanen, sich selbst darauf einzustellen und bei den Paarübungen vielleicht mit einem Gespräch oder mit Zärtlichkeiten zu beginnen, um sich auch einander nah zu fühlen und in die richtige Stimmung zu bringen.
- Treffen Sie alle notwendigen Vorbereitungen im Voraus, dann wird es leichter fallen, sich auf die Übungen einzustellen. Sorgen Sie dafür, dass das Zimmer, in dem Sie die Übung durchführen, aufgeräumt und ganz genau so ist, wie Sie es haben wollen. Vielleicht brauchen Sie eine Uhr, vielleicht bei bestimmten Übungen auch ein Gleitmittel, legen Sie beides bereit. Falls Sie etwas bei der Übung nachschlagen müssen, legen Sie das Buch ebenso in Ihre Nähe und schlagen Sie am besten schon die entsprechende Seite auf.
- Bei Paarübungen sollten Sie beide die Beschreibung gemeinsam durchlesen, damit Sie wissen, was von Ihnen erwartet wird. Sprechen Sie gemeinsam über Ihre jeweiligen Gefühle und über das, was Sie vorhaben, und bemühen Sie sich, eventuelle Meinungsverschiedenheiten aus dem Weg zu räumen, oder wenn dies nicht geht, die Übung zu verschieben.
- Es gibt keinen allgemeingültigen Fahrplan für die Durchführung von Programmen, um sexuelle Störungen zu bewältigen. Der Ablauf des Vorgehens wie auch der Ablauf der Übungen sollten auf Ihre persönlichen Bedürfnisse zugeschnitten werden. Wichtig ist, sich immer wieder zu vergewissern, auf dem Weg zur Erreichung der gesetzten Ziele zu sein. Manche Übungen bauen hinsichtlich des Vorgehens und auch der Schwierigkeiten aufeinander auf. Ist eine folgende Übung zu schwer oder zu anstrengend, können Zwischenübungen eingebaut werden. Auch können Übungen verändert werden, wenn sie nicht die gewünschten Resultate erzielen.
- Die Zeit, die für ein Programm benötigt wird, ist auch davon abhängig, wie oft Durchführungen pro Übung eingeplant werden. Geht es um Paarübungen, sollten Sie sich beide bezüglich der Häufigkeit einigen.
- Wichtig ist auch eine Einigung bezüglich der Person, die bei der Durchführung der Übungen die Kontrolle hat bzw. aktiv oder passiv ist. Dann bestimmt die aktive Person z. B. die Art der Stimulation, den Zeitpunkt der Unterbrechung, der Beendigung oder auch der Wiederaufnahme einer Übung. Wichtig ist auch, wenn Sie beispielsweise eine Zeit lang die das

Symptom tragende Person aktiv unterstützen und bei Ihnen das Gefühl zurückbleiben sollte, selbst immer nur die helfende Person zu sein, dann zu überlegen, wie im Wechselspiel auch Ihre Bedürfnisse befriedigt werden können.

- Wenn es Probleme gibt, gerade bei der Durchführung der Paarübungen, z. B. darauf zu warten, dass der Partner oder die Partnerin die Initiative ergreift, kann gemeinsam vereinbart werden, wer für die Initiierung der nächsten Übung zuständig ist und zum vereinbarten Zeitpunkt das Startsignal gibt. Gerade bei diesem Punkt entstehen viele Auseinandersetzungen, weil eine Person dachte, der oder die andere würde den Start der Übungen einleiten. Oder jemand versucht, generell die Kontrolle zu übernehmen.
- Weiterhin ist es für eine harmonische und wirkungsvolle Durchführung des Vorgehens förderlich, wenn beide, z. B. einmal pro Woche, eine regelmäßige Besprechung über das Vorgehen vereinbaren. Das gibt Gelegenheit, das Programm und die Fortschritte, die beiderseitigen Gefühle und eventuell gewünschte Veränderungen zu besprechen. Während dieser Gespräche sollten Sie sich gegenseitig ein paar Minuten Zeit einräumen, um ohne Unterbrechung über alles, was zur Sache gehört, sprechen zu können. Es kann lohnend sein, dem Partner oder der Partnerin genau zuzuhören, wenn aus ihrer Sicht die Dinge dargestellt werden.
- Im paarbezogenen Vorgehen sollte der Körperkontakt zwischen Ihnen nicht nur auf die Übungen beschränkt sein. Auch außerhalb der Übungen können Umarmungen, kann Küssen, Schmusen oder das Zeigen von Zuneigung auf alle möglichen Arten stattfinden. Und auch ansonsten ist es gut, so viel wie möglich Freude und Spaß miteinander zu haben. Wichtig ist allerdings, dass zwischen den Partner*innen körperlich und sexuell nicht mehr initiiert wird und stattfindet, als es im Selbsthilfevorgehen an der Reihe ist bzw. mit Erfolg absolviert wurde. Wenn einmal Ungeduld aufkommt, Sorgen, dass das alles sowieso nichts bringt, dass Ihnen sowieso niemand helfen kann, stellen Sie sich vor, wie es sein wird, wenn die sexuellen Probleme bewältigt sind: über Sex zu sprechen, mehr über Sex zu wissen, Intimität zu erleben, Sexualität ohne Versagensängste zu erleben usw. Dies kann vielleicht helfen, die verloren gegangene Geduld wiederzufinden und weiterzumachen.
- Ein Stocken beim Selbsthilfevorgehen kann aber auch ein Hinweis darauf sein, dass die sexuellen Probleme sich bereits so tief in Ihr Leben eingegraben haben und mit Ursachen und Bedingungen verbunden sind, die für Selbsthilfe nicht mehr zugänglich sind. Dann empfiehlt es sich, mit Sexualberatung oder Sexualtherapie oder ggf. einer weiterführenden Psychotherapie den sexuellen Problemen stärker auf den Grund zu gehen als Mann, als Frau, als diverse Person oder als Paar, um Problembewältigungen mit professioneller Hilfe zu schaffen.

- Ein häufiger Einwand bei dem Selbsthilfevorgehen ist es, dass ein Zeitplan zu starr oder zu unflexibel empfunden wird. Das ist richtig, er soll ja gerade starr und nicht flexibel sein, oder besser gesagt, können wir ihn als diszipliniert und systematisch begreifen. Es ist für das Vorgehen am wirkungsvollsten, sich neue Fähigkeiten mit einer gewissen Systematik anzueignen. Bei vielen Hobbys, wie Sport oder Klavierspielen, hat ja auch ein regelmäßiger Zeitplan Sinn, so wie es bei diesem hier beschriebenen Vorgehen notwendig ist. Dennoch muss ein Zeitplan nicht ohne jegliche Spontaneität sein, es ist vollkommen in Ordnung, eine Übung zu machen, wenn gerade der Sinn danach steht, obwohl sie an diesem Tag nicht im Übungsplan vorgesehen ist. Ebenso kann man auch mal einen eingeplanten Tag freinehmen, um anderes Wichtiges zu tun, und den vereinbarten Zeitpunkt verschieben.

Internet-Interventionen in der Psychotherapie (Sexualtherapie)

Therapie zu denjenigen zu bringen, die sonst keinen Zugang dazu haben, darin sieht Thomas Berger (2015) von der Universität Bern den großen Vorteil der Online-Programme. Je intensiver die persönliche Betreuung innerhalb des Online-Angebots ist, umso seltener werden die Online-Therapien und -Coachings abgebrochen, beobachtet Matthias Berking (2016).[11] Komplett automatisierte Programme sind aus seiner Sicht weniger empfehlenswert. Es sollte auch darauf geachtet werden, dass Programme von Fachleuten wie Psychotherapeut*innen, Psycholog*innen oder Ärzt*innen entwickelt wurden, damit sie als seriös bezeichnet werden können. Aber auch Angaben zur wissenschaftlichen Überprüfung und zum Datenschutz sollten beachtet werden.

Die Erforschung und Anwendung internetbasierter psychosozialer Interventionen haben in den letzten Jahren rapide zugenommen. Laut der Forschergruppe um Thomas Berger ermöglicht natürlich der technische Fortschritt derartige internetbasierte Interventionen, aber auch fehlende Angebote psychosozialer oder psychotherapeutischer Unterstützung sowie die zunehmende Spezifizierung und Standardisierung psychotherapeutischer Methoden lassen eine computergestützte Vermittlung therapeutischer Inhalte boomen. Es kann unterschieden werden zwischen angeleiteten und nicht angeleiteten Selbsthilfeprogrammen sowie einer Kombination aus konventioneller Psychotherapie (Face-to-Face-Kommunikation) und Angeboten per E-Mail, Chat oder Video bzw. Nutzung eines Selbsthilfeprogramms.

Sexualberatung und Sexualtherapie verzeichnen ein großes Versorgungsdefizit, Beratungs- und Behandlungsplätze für die Bewältigung sexueller Probleme

[11] https://www.augsburger-allgemeine.de/digital/Online-Therapie-So-sinnvoll-ist-eine-Psychotherapie-im-Netz-id36816862.html

sind leider wesentlich rarer als für die Behandlung anderer psychischer Probleme. Hier können sich durch internetgestützte Interventionen deutliche Versorgungsverbesserungen erreichen. So ist davon auszugehen, dass Internet-Interventionen bei der Bewältigung sexueller Störungen zunehmend auch in die psychosoziale und psychotherapeutische Routinepraxis implementiert werden.

Gerade für die Sexualberatung und Sexualtherapie können sowohl angeleitete Selbsthilfe mit wenig intensiver oder intensiver Begleitung als auch eine Kombinationsbehandlung Face-to-Face mit zusätzlich internetgestützten Interventionen sehr hilfreich sein, da vielfach Interventionen außerhalb des Therapieraums, in der Regel bei den Patient*innen zu Hause, stattfinden und durchgeführt werden. Nach den Berner Forschungsergebnissen zeigen sich Kombinationsbehandlungen – also herkömmliche Beratung und Therapie vor Ort, kombiniert mit internetgestützter Hilfe – wirksamer als nur Psychotherapie. Wie bereits an anderer Stelle hingewiesen wurde, können angeleitete Selbsthilfeprogramme generell sehr wirksam sein, nicht angeleitete Selbsthilfeprogramme werden dagegen häufiger abgebrochen oder erzielen geringere Effekte. Dies gilt gleichermaßen für internetgestützte Interventionen. Werden sie genutzt, ist unbedingt auf die Identität und Qualifikation der Anbieter*innen zu achten: z. B. darauf, welche Qualifikation Anbieter*innen mitbringen, welche Inhalte das Angebot hat, mit welchen Kosten es verbunden ist, ob der Datenschutz gewährleistet ist (z. B. die Verschlüsselung bei Datenübermittlung und -speicherung) und ob über Grenzen und Kontraindikationen der Interventionen informiert bzw. auf Notfallnummern hingewiesen wird.

Sehr aktuell sind Bezahlprogramme zur Selbsthilfe gegen sogenannte „Sexsucht" oder „Pornosucht",[12] aber auch zu verschiedensten sexuellen Lust- und Funktionsstörungen. Hier ist besonders eine Klärung der eben aufgeführten Voraussetzungen zu empfehlen.

3.2 Sexualberatung

Bei Problemen, die sich noch nicht verfestigt haben, können spezifische Ratschläge und Übungen in Bezug auf Veränderungen des Verhaltens, der Gedanken, der Einstellungen, der Gefühle oder auch des Umgangs mit dem eigenen Körper zur Bewältigung anderer Probleme hilfreich sein. Auch Psychoedukation ergänzt Sexualberatung. Das heißt, dass Patient*innen spezifisches Wissen über ihr Problem vermittelt wird.

Häufig stoßen wir auf diese Hilfe auch in der Selbsthilfeliteratur, meist ist jedoch fachliche Hilfe durch Sexualberatung sinnvoll. Manchmal kann Sexu-

[12] https://hilfebeisucht.de/wie-sie-sich-jetzt-von-ihrer-porno-und-sexsucht-befreien; https://www.safersurfing.org/pornosucht-hilfe-bei-abhaengigkeit/#single/0

alberatung durch Fachpersonen oder in Sexualberatungsstellen sowie Ehe-, Familien- und Lebensberatungsstellen in wenigen Gesprächen gute Fortschritte erreichen helfen. Sexualberatung anbieten können alle im psychosozialen Bereich arbeitende Berater*innen mit entsprechender Qualifikation. Auch die in Kapitel 3.3 genannten Fachpersonen können sexualberatende Hilfe anbieten. In der Sexualberatung findet keine tiefgehende Auseinandersetzung mit einem persönlichen Problem statt, zumal die aufrechterhaltenden Bedingungen des sexuellen Problems dies ggf. auch nicht erfordern. Dies wäre Inhalt sexualtherapeutischen Vorgehens.

Sexualberatung erfolgt in einer bis zu fünf Sitzungen, selten mehr. Zunächst wird in einem Gespräch das Anliegen besprochen und das Beratungsziel geklärt. Die Fachperson macht sich einen Eindruck von dem Problem und bespricht mit den Betroffenen, ob es sich mit Beratung klären lässt.

Die Themenpalette für Sexualberatung ist sehr umfassend. Es kann um sexuelle Sprachlosigkeit gehen, um Stolpersteine auf dem Weg der Veränderung, um belastende Lebensbedingungen, um Mythen und problemfördernde Gedanken sowie Auffassungen, um Wissensdefizite, um störendes und inadäquates Verhalten, was eine befriedigende Sexualität behindert. In Paarbeziehungen kann es um unterschiedliche Auffassungen bezüglich Häufigkeit und der Art sexueller Aktivitäten gehen oder um unverständliche oder unvereinbare sexuelle Vorlieben der Partner*innen. Auch die klassischen Probleme mit der Erektion, mit dem Orgasmus und mit Schmerzen beim Sex oder mit dem verminderten sexuellen Begehren können Inhalte der Sexualberatung sein.

Wichtig ist, dass sich die Probleme nicht zu sehr gefestigt haben, noch nicht zu lange andauern und durch Gespräche oder Übungen, die zu Hause durchgeführt werden können, lösen lassen. Die Beratung hat nicht das Ziel, Probleme vollständig lösen zu helfen. Beratung versucht, ein Verständnis über die sexuelle Problematik zu finden und auf dem Weg der Veränderung zu helfen. Dabei ist dann auch zu klären, wie der Weg in Selbsthilfe weitergeführt werden kann.

Sexualberatung eignet sich insbesondere, wenn eine erfüllende Sexualität bereits kennengelernt und erlebt wurde. Für die Sexualberatung kann es hilfreich sein zu erfahren, wodurch sich aus einer befriedigenden eine unbefriedigende oder gestörte Sexualität entwickelt hat. Der Beratungsweg ist dabei eher lösungsorientiert, sodass danach gefragt wird, warum es heute keine befriedigende Sexualität gibt. Im Sinne des Problemlösungsprozesses können Probleme in Richtung einer befriedigenden Sexualität identifiziert und aus dem Weg geräumt werden.

Pro familia, die wichtigste Beratungsstelle in Deutschland für sexuelle Probleme, schreibt unter Sexualberatung:

> Anlässe für das Aufsuchen der Sexualberatung sind häufig sexuelle Unzufriedenheit und sexuelle Störungen, die durch psychische, partnerschaftliche, lebensgeschichtliche, soziokulturelle und nicht zuletzt körperliche Faktoren

> verursacht werden können. Dabei werden gesellschaftliche Einflüsse mitreflektiert, in denen die Diskriminierung von Homosexualität und Intersexualität, Ungleichheit zwischen den Geschlechtern, Verletzung von Kinder- und Frauenrechten und interkulturelle Differenzen sowie Diskriminierung von Menschen mit Behinderungen gehören können. Bei Bedarf verweist die Beratung weiterführend an medizinische oder psychotherapeutische und andere Fachkräfte.[13]

Hier wird deutlich, dass ein großes Spektrum von Problemthemen rund um Sexualität zur Sexualberatung gehört, die ein vergleichsweise kurzzeitiges Angebot machen kann und aus der heraus geschulte Fachleute bei speziellen medizinischen Themen oder tief in der Psyche oder der Partnerschaft verwurzelte Konflikte weiterführende Fachkräfte empfehlen. Pro-familia-Beratungsstellen finden sich bundesweit (siehe auch im Anhang, Kap. 2).

Es empfiehlt sich, bei sexuellen Problemen zunächst ein Beratungsangebot zu nutzen, da therapeutische Hilfe in der Regel mit längeren Wartezeiten verbunden ist und sexualtherapeutische Angebote – wie bereits erwähnt – deutlich seltener als psychotherapeutische Angebote verfügbar sind.

Ein wichtiges inhaltliches Ziel der Sexualberatung ist es, dass Frauen, Männer, diverse Personen und Paare in einfühlsamer, verständnisvoller Atmosphäre über ihre sexuellen Probleme reden können und ihre eigenen Gefühle, Wünsche, Erwartungen, Sorgen und auch Ängste in Worte fassen können. Dies hilft, die sexuelle Sprachlosigkeit zu überwinden, und es können im Beratungsprozess insbesondere problematische Vorstellungen und Mythen über Sexualität korrigiert sowie fehlendes Wissen oder mangelnde Aufklärung nachgeholt werden.

Gerade in der Paarberatung wird durch das Sprechen über die Sexualität und die sexuellen Probleme auch die partnerschaftliche Kommunikation erleichtert und die sexuelle Sprachlosigkeit, die in vielen Beziehungen vorhanden ist, überwunden. Besondere Bedeutung hat die Paarberatung darin, die sexuellen Störungen als ein gemeinsames Problem zu verstehen. Im Gespräch mit dem Partner oder der Partnerin in Anwesenheit einer Fachperson hilft es, eine beidseitige partnerschaftliche Akzeptanz fur die sexuellen Probleme zu finden und eine verbesserte sexuelle Beziehungszufriedenheit zu erreichen. Bereits in der Beratung kann die Kommunikation verbessert werden, können Kommunikationsprobleme gesehen und problematische Muster, die auch Teil des sexuellen Problems sein können, beendet werden.

Aus den Beratungsgesprächen kann dann ein Behandlungsauftrag entstehen, wenn die sexuellen Probleme bereits zu sehr gefestigt oder in ihren Bedingungen zu tief greifend sind. Die *Kosten für Sexualberatung* sind in Beratungsstellen umsonst bis eher gering, auch abhängig von der eigenen finanziellen Situation. Bei niedergelassenen Berater*innen gibt es keine allgemeingültigen Sätze, die

[13] https://www.profamilia.de/fachpersonal/beraterinnen/sexualberatung

Honorare können in der Regel ausgehandelt werden. (Grundlegende Literatur zur psychosozialen Beratung sowie zum Spannungsfeld Beratung und Psychotherapie siehe Kupfer, Wesenberg, Gahleitner & Nestmann, 2021, sowie Nestmann, Engel & Sickendiek, 2007/2013.)

3.3 Sexualtherapie

Was ist Sexualtherapie?

Der Begriff „Sexualtherapie" sagt etwas aus über die zu behandelnde psychische Problematik, nämlich die sexuelle Störung. Sexualtherapie ist aber nicht als eigenständige Therapieform zu verstehen. Sie stützt sich im Großen und Ganzen auf die gleichen Prinzipien, die auch bei der Behandlung anderer psychischer Probleme gelten und dort Wirkung zeigen. Insofern unterscheidet sich die Psychotherapie sexueller Probleme nicht von jeder anderen Art von Psychotherapie, sie bedarf jedoch, wenn auch nicht immer, spezifischer Interventionen und Methoden, um die den sexuellen Störungen zugrunde liegenden und aufrechterhaltenden Bedingungen zu verändern. Auch wenn verhaltenstherapeutische Verfahren bei der Behandlung sexueller Probleme eine besondere Bedeutung haben, so kann doch *keine therapeutische Schule* für sich in Anspruch nehmen, sexuelle Störungen hinreichend und umfassend zu behandeln, zu viele unterschiedliche Ursachen, aufrechterhaltende Bedingungen, Zielvorstellungen und daraus abgeleitete therapeutische Strategien und Verfahren können beteiligt sein (siehe Kap. 2.6). Dennoch wird jede Therapeutin und jeder Therapeut mit der jeweils eigenen therapeutischen „Brille" an die Behandlung von Personen mit sexuellen Problemen herangehen, ob es die verhaltenstherapeutische, emotionsbezogene, kognitive, systemische oder tiefenpsychologische ist. Und das ist auch in Ordnung, sofern andere „Brillen" beim Blick auf die Probleme je nach Bedarf und Notwendigkeit zur Erweiterung und Ergänzung des eigenen therapeutischen Ansatzes herangezogen werden können (z. B. Strauß, Galliker, Linden & Schweitzer, 2021). Die zunehmende auch für andere psychische Störungen geltende Integration verschiedener therapeutischer Richtungen erfordert also eine gewisse Offenheit auf therapeutischer Seite für alternative Erklärungs- und Interventionskonzepte, was letztlich den von sexuellen Störungen betroffenen Patient*innen zugutekommt. Wir sprechen in diesem Buch der Einfachheit halber von *Sexualtherapie*, auch wenn es sie nicht – wie gerade beschrieben – als eigenständige Therapieform gibt. Es soll kennzeichnen, dass es eben um die Behandlung sexueller Probleme und Störungen geht.

Die Wirksamkeit von Psychotherapie – und das gilt auch für die Sexualtherapie – hängt ab von den genutzten therapeutischen Verfahren und von der Güte der therapeutischen Beziehung.

Im Bereich der *Aus-, Fort- und Weiterbildung* im psychotherapeutischen Bereich muss die Behandlung sexueller Störungen leider immer noch als Stiefkind bezeichnet werden. Meist findet dieser Themenbereich „Sexuelle Störungen und ihre Behandlungsmöglichkeiten" – wenn überhaupt – in den Curricula psychotherapeutischer und ärztlicher Weiterbildungen eine eher untergeordnete Rolle. Und dies, obwohl auch frühere Studien bereits gezeigt haben, dass viele Menschen im Verlaufe ihres Lebens auch unter sexuellen Störungen leiden und bei einer tiefer greifenden Problematik wenig fachliche Unterstützung finden. Gerade Ärzt*innen, hier insbesondere im Bereich der Gynäkologie, der Urologie, der Psychiatrie, auch der Allgemeinmedizin, sollten zumindest über entsprechende Basiskenntnisse verfügen, da sie häufig die Anlaufstelle von Frauen und Männern mit sexuellen Problemen sind. Laut Hartmann (2018) machen Ärzt*innen zu 95 Prozent den Erstkontakt für Hilfesuchende mit sexuellen Problemen aus.

Eine jetzt geschaffene ärztliche Zusatzqualifikation „Sexualmedizin", die längst überfällig ist, könnte Abhilfe schaffen. Die Ärztekammern sind in den Anerkennungen von Weiterbildungskonzepten und bereits sexualmedizinisch qualifizierten Ärzt*innen aber noch zu zögerlich.

Auch im Rahmen der Psychotherapieaus- und -weiterbildung könnten sexuelle Störungen und Sexualtherapie noch häufiger und intensiver vertreten sein. Auch die psychologisch-psychotherapeutische wie auch medizinische Forschung auf dem Gebiet der Sexualstörungen hat in den vergangenen Jahrzehnten trotz der Versorgungsdefizite nicht die Bedeutung erlangt wie andere Fachdisziplinen. Im Hochschulbereich gibt es heute nur noch in Berlin, Hamburg und Hannover universitäre Facheinrichtungen mit Forschungsausrichtung Sexualmedizin. In der Psychologie haben sich nur wenige Institute oder Fakultäten mit entsprechender Schwerpunktsetzung etabliert.

Die Fachgebiete der menschlichen Sexualität, der Sexualstörungen und der Sexualberatung und -therapie sind außerordentlich komplex und wie kaum andere psychosomatische, psychotherapeutische bzw. psychiatrische Themen meist mehrfach angesiedelt in der Medizin, der Psychologie, der Soziologie, der Biologie, der Psychotherapie und der Pharmakotherapie. Zwischen diesen Fachrichtungen bewegt sich das Thema „Sexualität" in unterschiedlichen Spannungsfeldern, nicht nur zwischen den Therapieschulen (Verhaltenstherapie, Psychodynamische Therapie, Systemische Therapie, Körperpsychotherapie usw.), sondern insbesondere auch zwischen Organmedizin und Psychotherapie, was ebenso die individuelle Sicht auf das Thema versus deren gesellschaftliche Perspektiven betrifft. Besonders deutlich in der Behandlungspraxis zeigt sich das Spannungsfeld zwischen der Pharmakotherapie und der Psychotherapie (zu den organmedizinischen Behandlungsmöglichkeiten siehe Kap. 3.4).

Schaut man einmal auf die *Entstehung sexualtherapeutischer Ansätze* zurück, landen wir umgehend bei William H. Masters und Virginia E. Johnson, die in der zweiten Hälfte des letzten Jahrhunderts mit herausragender Forschung und Entwicklung von Therapiekonzepten einen Meilenstein für die Sexualtherapie gelegt haben. Ihr berühmtes Therapieprogramm zur Behandlung sexueller Funktionsstörungen, das insbesondere auf Paarübungen, dem bereits erwähnten Sensate Focus, basierte, wurde sowohl bei Frauen mit Vaginismus oder Orgasmusstörungen als auch bei Männern mit Erektions- oder Ejakulationsstörungen angewandt. Dies fiel in eine Zeit der Enttabuisierung der Sexualität und der wachsenden Toleranz gegenüber sexuellen Bedürfnissen. Vor allem aber war das Konzept konkurrenzlos. Es gab kein umfassendes Therapiekonzept, und die Psychoanalyse, die damals das psychotherapeutische Feld dominierte, fand keinen geeigneten Zugang zur Behandlung sexueller Funktionsstörungen.

Masters und Johnson haben in ihrer Klinik ein intensives Behandlungsprogramm angeboten. Paare, bei denen ein Partner oder eine Partnerin ein sexuelles Problem als Symptomträger*in hatte, hielten sich drei Wochen lang in der Klinik auf (später zwei Wochen) oder sie wohnten in einem nahe gelegenen Hotel. In täglichen Sitzungen wurden spezielle sexualtherapeutische Paarübungen besprochen. Diese führte das Paar dann zwischen den Gesprächsterminen durch, ging am nächsten Tag wieder in die Klinik, wo das übende Vorgehen ausgewertet wurde.

Masters und Johnson gingen davon aus, dass es auch bei sexuellen Dysfunktionen Symptomträger*innen gibt, dass aber das Paar insgesamt am Störungsgeschehen beteiligt ist und somit auch das Paar den Patienten darstellt. Der therapeutische Ansatz wurde als erfahrungsorientiert, symptomzentriert, mit Übungen und auf das Ziel der Symptomreduktion ausgerichtet beschrieben. Für Masters und Johnson bildeten die Versagens- und Leistungsängste sowie eine problemfördernde Selbstbeobachtung die Schwerpunkte als aufrechterhaltende Bedingungen der Problematik. Die Sensate-Focus-Übungen bauten aufeinander auf und stellen bis heute das grundlegende Vorgehen in der Sexualtherapie sowohl für Einzelpersonen wie auch das betroffene Paar dar. Das damalige Vorgehen wurde begleitet von einem sogenannten Koitusverbot, um das Paar von problematischen Leistungs- und Versagensängsten zu entlasten. Grundlegend war die Zielrichtung, einerseits belastende Faktoren der gestörten Sexualität zu reduzieren, andererseits neue sexuelle Erfahrungen zu machen und gleichzeitig die Kommunikationsfertigkeiten innerhalb der Partnerschaft durch den Austausch über die Erfahrungen und durch das Geben und Nehmen zu stärken. Bei aller Kritik, mit der sich das Konzept von Masters und Johnson in der Folgezeit auseinandersetzen musste, haben die beiden Fachleute, er Arzt, sie Psychologin, eine Pionierarbeit für die zukünftige sexualtherapeutische Arbeit geleistet, die sich in einzelnen Elementen auch in der modernen Sexualtherapie heute wiederfindet (siehe ausführlich Maß & Bauer, 2016).

Sensate Focus bedeutet wörtlich, den Fokus auf die Sinnlichkeit zu legen, und macht auch heute noch den wichtigsten Teil sexualtherapeutischer Arbeit aus. Die Arbeit mit dem Sensate Focus wurde im Laufe der letzten Jahrzehnte wiederholt verändert, wobei es Übereinstimmung darin gibt, dass zunächst auf sexuelle Stimulierung verzichtet wird, es einen Austausch über das Spüren des Körpers des oder der anderen gibt, die Übungen von „leicht" bis „schwer" aufeinander aufbauen und in kleinen Schritten durchgeführt werden. Dieses übende Vorgehen hilft, Ängste und unangenehme Gefühle zu reduzieren sowie neue körperliche, sinnliche und sexuelle Erfahrungen möglich zu machen. Sensate Focus wurde für die Paartherapie konzipiert, dann aber auch auf die Einzeltherapie bei sexuellen Störungen übertragen.

Das Vorgehen, das in der Regel mit Sensate-Focus-Übungselementen beginnt und dadurch zur Bearbeitung aufrechterhaltender Bedingungen führt, hat eine lange Tradition und ist auch in zahlreichen Selbsthilfeprogrammen beschrieben (z. B. ältere Selbsthilfe-Beschreibungen bei Barbach, 1977; Heimann, Lo Piccolo & Lo Piccolo, 1978).

Das psychotherapeutische Vorgehen bei der Behandlung sexueller Störungen kann sich in einem Problemlöseprozess in sechs Schritten vollziehen:

Schritt 1: Problembeschreibung – Wie heißt das Problem, wie sieht es aus, wie wirkt es sich aus?

Schritt 2: Problemanalyse – Welches sind die aufrechterhaltenden Gründe für die heutige Existenz des Problems?

Schritt 3: Analyse des zu erreichenden Therapie- oder Beratungsziels – Was soll mit dieser Behandlung erreicht werden? Wie heißen die therapeutischen Ziele, die sich aus der Problemanalyse ergeben?

Schritt 4: Planung der Interventionen – Welche Interventionen sind für die Erreichung des Behandlungsziels sinnvoll einzusetzen? Welche Methoden werden ausgewählt?

Schritt 5: Durchführung der geplanten Therapieschritte und Anwendung der ausgewählten therapeutischen Methoden – Wie ist der Verlauf des Einsatzes der Interventionen?

Schritt 6: Überprüfung – Hat die Durchführung der in Schritt 5 ausgewählten Therapiemethoden zur Erreichung der Therapieziele geführt?

Grundlage ist das übende Vorgehen. Probleme, Störungen oder Widerstände, Weigerungen, unangenehme Gefühle usw., die während der Durchführung der Übungen beim Mann, bei der Frau, bei der diversen Person oder beim Paar auftreten, weisen in der Regel auf aufrechterhaltende Bedingungen des sexuellen Problems hin, sind aufzugreifen, zu diagnostizieren und zu bearbeiten, bevor der nächste Übungsschritt erfolgt. Aus therapeutischer Sicht ist es durchaus erwünscht, dass die Übungen nicht reibungslos verlaufen, sondern dass sich bei deren Durchführung Hinweise auf Probleme im Verhalten, in den Gedanken, in den Einstellungen, in den Gefühlen, im Körpererleben, auf zugrunde liegende Konflikte, Beziehungsstörungen, Belastungen in der Lebenswelt, aktuelle oder aus der Biografie resultierende Probleme zeigen, um sie einer weiteren Bearbeitung zugänglich zu machen. Insofern kann schon frühzeitig im Verlauf der Sexualtherapie mit Sensate-Focus-Übungen begonnen werden, da bei entsprechender Offenheit für auftretende Probleme sich im Verlauf des übenden Vorgehens wohl alle aufrechterhaltenden Bedingungen der sexuellen Problematik bemerkbar machen werden. In dieser Hinsicht entspricht Sensate Focus dem verhaltenstherapeutischen Konzept, das die aufrechterhaltenden Bedingungen zum Dreh- und Angelpunkt des therapeutischen Vorgehens macht. Auf die Problemanalyse wird diagnostisch hingearbeitet und aus ihr leiten sich die therapeutischen Ziele sowie die Interventionen zum Erreichen dieser Ziele ab.

So wie bereits Masters und Johnson 1970 in ihrem Werk über die sexuelle Reaktion vorgegangen sind, hat auch Helen Singer Kaplan Mitte der siebziger Jahre die Verhaltenstherapie als wichtige Basis sexualtherapeutischer Arbeit beschrieben. Die Arbeit mit dem Verhalten sah sie als wichtiges Element bei der Bewältigung sexueller Probleme an. Und auch das Hamburger Universitätsinstitut, deutscher Ursprungsort des paartherapeutischen Konzepts für die Behandlung sexueller Störungen, forderte insbesondere in den früheren Jahren verhaltenstherapeutisch vorgebildete Fachleute, wobei später auch die systemischen und psychodynamischen Aspekte stärker in den Behandlungsfokus rückten, die ebenfalls einen wichtigen Bestandteil darstellen.

Sexualtherapeutische Ansätze

Kurzer Überblick

Im Folgenden wird ein kurzer Überblick über verschiedene sexualtherapeutische Ansätze gegeben:

Der Gynäkologe William H. Masters und die Psychologin Virginia E. Johnson publizierten 1970 in ihrem Buch *Human Sexual Inadequacy* (dt. „Die sexuelle Reaktion“) eine paar- und körperorientierte Psychotherapie für sexuelle Funktionsstörungen und mit über 500 Paaren dokumentierten sie die hohe Wirksamkeit ihrer Behandlung. Sensate Focus sollte dazu beitragen, möglichst angstfrei die Vorlieben und Aversionen der Partner*innen kennenzulernen, wobei mit zunehmenden Übungen die Induktion sexueller Erregung bis hin zum Koitus und dem Orgasmus gefördert werden sollte. Insbesondere nonverbale Kommunikation sollte helfen, dass das Paar gegenseitige Bedürfnisse mitteilt und sich darüber verständigt.

Helen Singer Kaplan (1995) sah in der von Masters und Johnson beschriebenen Performance Anxiety (der Angst vor der Durchführung) lediglich die Manifestation eines unbewussten intrapsychischen Konfliktes, der an die sexuelle Problematik delegiert wurde. Sie verband verhaltenstherapeutische und psychoanalytische Elemente und nannte dies Psychosexualtherapie. Sie wollte so die Möglichkeit schaffen, durch die Übungen individuelle oder partnerschaftliche Konflikte aufzudecken, Abwehr und Widerstand zu mobilisieren, gleichzeitig Angst und Vermeidung zu reduzieren und Annäherung zu fördern.

Als verdienstvoll muss man die Einbeziehung der psychotherapeutischen Dimension sehen, wobei es keine systematischen Studien zur Überprüfung dieses Ansatzes gibt. Auch wurden teilweise sedierende Medikation eingesetzt, die Aufarbeitung unbewusster Konflikte wurde als grundlegend in der Sexualtherapie beschrieben. Der Sensate Focus wurde dadurch eher entwertet.

Das sogenannte *Hamburger Paartherapiekonzept bei sexuellen Störungen*, ein Ansatz von zahlreichen Sexualwissenschaftler*innen aus Hamburg konzipiert, zuerst von Gert Arentewicz und Gunter Schmidt und vielen anderen beschrieben, stellt bis heute das bestvalidierte sexualtherapeutische Konzept in der Arbeit mit Paaren dar. Aktuell wird die Hamburger Paartherapie bei sexuellen Störungen von Margret Hauch als Herausgeberin dargestellt (2020). Die Behandlung besteht aus einem stark strukturierten paartherapeutischen Vorgehen, das dem Sensate Focus folgt, prinzipiell störungsübergreifend arbeitet und auch spezifische sexualtherapeutische Methoden einbezieht, je nach Störung der sexuellen Funktion, der Erregung, des Orgasmus, der Schmerzen usw. Eine ausführliche Darstellung findet sich in Kapitel 3.6.4.

Die *Syndyastische Sexualtherapie nach Klaus Beier und anderen* (Beier & Loewit, 2011) zielt als eigenständiges Konzept auf die gegenseitige Erfüllung der Grundbedürfnisse im Sinne einer Integration des syndyastischen Systems (griechisch „syndyastikos". kombinatorisch, hier auf die Zweierbeziehung bezogen). Stabilisiert werden soll die Paarbeziehung mit dem Lustsystem. Der Indikationsbereich umfasst Funktions-, Lust-, Identitäts- und Präferenzstörungen. Das Programm ist ausgerichtet auf Bindung zur Erfüllung der Grundbedürfnisse nach Nähe, Wärme, Geborgenheit, Sicherheit und Akzeptanz. Sexualität hat drei Dimensionen: die Reproduktion, die Lust und die Stabilisierung der Paarbeziehung. Bei sexuellen Störungen sind syndyastisches System und Lustsystem unverbunden. Im therapeutischen Vorgehen wird die Alltagskommunikation verbessert, genauso wie die körpersprachliche Kommunikation. Die Therapie zielt auf die gemeinsam erlebte Nähe und Akzeptanz ab: Die syndyastischen Grundbedürfnisse nach Nähe, Wärme usw. werden bewusst gemacht und ihre Erfüllung gefördert. Manchmal wird auch eine begleitende pharmakologische Behandlung integriert. Es gibt ausschließlich kasuistische Darstellungen, empirische Belege über die Wirksamkeit des Ansatzes fehlen bisher. Kritisch zu sehen ist, dass die Harmonie überbetont wird und dass Aggression, die auch als Bedingung sexueller Lust oder zur Feinjustierung von Nähe und Distanz gesehen werden kann, eher als disharmonisierend betrachtet wird.

Approach Sexocorporel (AS) wurde entwickelt von Jean-Yves Desjardine (Sztenc, 2020) und soll die Einheit von Sexualität, Körper und Denken beschreiben. Sexocorporel, kurz genannt, betrachtet den Menschen als körperliche und seelische untrennbare Einheit, unterscheidet jedoch aus wissenschaftlichen Gründen zwischen dem expliziten Körper – der sichtbare, bewegbare Körper, die Sinnesempfindungen usw. – sowie dem impliziten Körper – die Wahrnehmungen, Emotionen, Gedankenfantasien usw. Nach diesem Ansatz ist der Sexualisierungsprozess bereits vorgeburtlich angelegt durch den Erregungsreflex und verbindet sich im Verlauf der Entwicklung mit immer mehr motorischen, sensorischen, symbolischen, kognitiven und kommunikativen Funktionen. Lediglich die biologische Geschlechtsidentität ist mit der Zeugung fixiert, alle anderen an der Sexualität beteiligten Komponenten sind Teil der menschlichen Sexualentwicklung und entfalten sich über persönliche und soziale Lernprozesse. AS unterteilt die menschliche Person in Komponenten mit vier Kategorien: (1) die physiologischen Komponenten (z. B. Erregung, Sinnesempfindungen, biologische Basis mit Genen, Hormonen usw.), (2) die sexodynamischen Komponenten (sexuelle Lustfunktion, Gefühl der Zugehörigkeit zum eigenen biologischen Geschlecht, sexuelles Begehren, sexuelle Fantasien, Emotionen usw.), (3) die kognitiven Komponenten (z. B. Denken, Normen, Kenntnisse, Glauben, Ideologien, Mythen usw.) und (4) die Beziehungskomponenten (z. B. Liebesgefühl, Bindung, Verführungsfähigkeit, Kommunikation, erotische Kompetenzen usw.).

Sexocorporel hat eine sehr starke Ausrichtung auf den Körper als Grundlage der Erregungsmodi. Ziel ist es, Erregungsmodi zu vermitteln, die helfen, das sexuelle Symptom zu überwinden. Psychodynamische oder paardynamische Aspekte werden als nachrangig angesehen.

In den Behandlungsmöglichkeiten wird aufgezeigt, welche Fähigkeiten bereits erworben wurden und welche Lernschritte noch erfolgen können. Im AS wird für jede der vier genannten Komponenten ein Modell sexueller Gesundheit und Funktionalität definiert. Dieses bildet das Gerüst für die Evaluation. Bei jeder Person werden als Erstes die vorhandenen Fähigkeiten, das heißt ihre Stärken, evaluiert. Jeder Mensch hat Grenzen in seiner Sexualentwicklung. Im AS sind Grenzen nicht gleichbedeutend mit Mangel bzw. Pathologie, sondern geben dem Leben Sinn, indem sie neue Erfahrungen anregen. Im praktischen Vorgehen werden viele bewährte Techniken anderer sexualtherapeutischer Konzepte übernommen. Dazu gehört auch das Sensate Focus.

Es gibt bisher keine empirischen Wirksamkeitsnachweise von AS. Im Vergleich mit anderen sexualtherapeutischen Vorgehensweisen konnte sich Sexocorporel nicht überlegen zeigen. Dennoch gibt es zahlreiche positive Erfahrungsberichte.

David M. Schnarch (2006, Original 1997) beschreibt einen Ansatz namens *Sexual Crucible* (engl. „crucible": Schmelztiegel, Feuerprobe), mit dem er dem Fehlen von Konzepten zur Behandlung der sexuellen Lustlosigkeit etwas entgegensetzen möchte. Es zeigte sich, dass die immer stärker in den Fokus sexueller Störung rückende sexuelle Lustlosigkeit therapeutisch zunehmend an Bedeutung gewann, dass dafür aber kaum gute Behandlungsmöglichkeiten existierten. Schnarch stellte den Modellen von Masters und Johnson sein sogenanntes Quantenmodell gegenüber, in das er psychologische und physiologische Aspekte sexueller Funktionen integrierte. Er forderte die Integration von Sexualtherapie und Paartherapie und betonte, dass es notwendig sei, die Existenz sexueller Probleme für die Partnerschaft zu verstehen. Schnarch verbindet mit seinem Ansatz einerseits die Integration von Sexual- und Paartherapie zur Verbesserung der sexuellen Funktion, andererseits aber auch zur Verbesserung der Intimität, da intimer Sex keine natürliche Funktion darstellt.

In Schnarchs Konzept ist die Differenzierung des Selbst von zentraler Bedeutung, es geht darum, das Selbst in der Beziehung nicht zu verlieren. Differenzierung heißt, zwei zentrale Lebensbedürfnisse auszubalancieren: das Bedürfnis nach Individualität und das Bedürfnis nach Nähe. Es beschreibt eine Prozesskompetenz in der Beziehungsgestaltung. Dazu gehören:

- ein klares Selbstbewusstsein bei gleichzeitiger emotionaler Nähe zu wichtigen Personen
- ein durchlässiges Selbst, das sich auf andere bezieht, aber sich nicht durch andere definiert
- die Fähigkeit zu eigener Angstregulation, ohne den Partner oder die Partnerin zur eigenen Angstreduktion zu manipulieren
- sich selbst durch die Angst des Partners oder der Partnerin nicht manipulieren zu lassen und ohne gegenüber der Angst der anderen Person indifferent zu sein
- die Bereitschaft, für die persönliche Entwicklung Schmerzen zu tolerieren.

Intimität in der Partnerschaft ist nach Schnarch offene Selbstkonfrontation in Gegenwart einer emotional bedeutsamen Person. Selbst validierte Intimität fördert die Differenzierung der Partner*innen, was mit dem Verlassen der Komfortzone der Beziehung und dem Betreten der Risikozone mit ungewissem Verlauf bei hoher emotionaler Beteiligung bedeutet. Zu fördern ist nicht die Abhängigkeit von der Bestätigung durch andere, sondern durch Selbstdifferenzierung die eigene Unabhängigkeit bis hin zur Gewissheit der Endlichkeit von Beziehungen. Durch das Verlassen der Komfortzone setzen sich Paare schmerzhaften Problemen und Prozessen aus, es wird eine kontrollierte Eskalation gefördert, auch verbunden mit Ausdruck von Hass und Wut (ausführlicher bei Maß & Bauer, 2016).

In der *Systemischen Sexualtherapie* nach Ulrich Clement (2016) steht die erotische Entwicklung im Zentrum, nicht die sexuelle Funktion des Partners oder der Partnerin. Nicht das Können oder das Nicht-Können ist die Leitlinie des Vorgehens, sondern das Wollen, Nicht-Wollen oder Anders-Wollen. Im Therapieprozess, der das Begehren in den Mittelpunkt stellt, bewegt sich beispielsweise der Mann von der Selbstbeschreibung: „Es geht nicht" (Erektionsstörung) ist gleich Problem minus Opfer über das: „Ich will nicht" (Erektionsverweigerung) ist gleich Problem minus Täter zu: „Ich will anders" (Erektion oder keine Erektion). Selbstverantworteter Sex ist gleich Lösung minus Täter.

Nach Clement stellt die sexuelle Differenz der Partner*innen auch die zentrale Dynamik des sexuellen Begehrens dar. Clement unterscheidet zwischen Spiel-Interventionen im Sinne von „Man kann mal probieren", sexuelles Desinteresse vorspielen, der ehelichen Pflicht nachgehen oder richtig schlechten Sex machen, und Ernst-Interventionen, die auf irreversibles Verhalten abzielen. Ein Beispiel einer Ernst-Intervention ist nach Clement das „ideale sexuelle Szenarium" (ISS). Bei ISS werden Szenarien konstruiert, die ohne Rücksicht auf Partner*innen den eigenen Bedürfnissen und Vorlieben entsprechen. Das ISS ist nach Clement geeignet, dass die Sexualität in einer Partnerschaft differenziert beschrieben wird und Spannungen erzeugt werden, die bislang noch nicht kommuniziert wurden. Dazu gehören die Selbstreflexion und die Selbstkommunikation („Was macht mein sexuelles Profil aus, was macht mein sexuelles Begehren als Frau bzw. Mann aus?"), des Weiteren die Mitteilung an den Partner oder die Partnerin („So bin ich, das macht meinen Sex als Frau oder als Mann aus") sowie die Reaktion von Partner oder Partnerin und die gemeinsame Kommunikation über die Bedeutung des Mitgeteilten.

Es gibt in der Systemischen Sexualtherapie kein festes Therapieschema und kein vorgegebenes Programm. Zu den Spiel-Interventionen gehören Symptomverschreibungen (z. B. richtig schlechten Sex machen, beim Sex versagen), Als-ob-Aufgaben (Desinteresse zeigen am Sex) oder Asymmetrie betonende Aufgaben (den Partner oder die Partnerin in jeglicher Form bedienen) (ausführlicher siehe Maß & Bauer, 2016).

Um es an Beispielen etwas zu verdeutlichen: Mit einer sexuellen Erregungsstörung kann eine Frau Partner*innen zeigen, dass deren erotische Angebote sie nicht erreichen. Mit einer frühzeitigen Ejakulation kann ein Mann Partner*innen in eine sexuelle Nähe locken, um sie dann, wenn sie sich darauf eingelassen haben, mit ihrer Erregung ins Leere laufen zu lassen. Mit einer Orgasmusstörung kann eine Frau signalisieren, dass Partner*innen nicht potent genug sind, ohne dass sie das vorher offen gesagt haben muss. Eine

Erektionsstörung kann jedes verbale Lippenbekenntnis widerlegen im Sinne von „Du reizt mich eben doch nicht".

Insofern ist das sexuelle Begehren nach Clement ambivalent, es kann „gut" oder „böse" sein. Sex muss nicht nur Spaß machen. Mit vielen sexuellen Symptomen werden „böse" Aussagen gemacht. Ein sexuelles Symptom ist damit nicht unbedingt Zeichen eines Mangels, es weist sogar auf direkte Kommunikation hin. Die „Bosheit" versteckt sich hinter dem demonstrierten Nicht-Können im Sinne von „Ich will ja, aber ich kann leider nicht".

Wer kann Sexualtherapie anbieten?

Falls von sexuellen Problemen Betroffene sich entschließen, eine sexualtherapeutische Behandlung (Sexualtherapie) durchzuführen, sollte bei der Wahl von Sexualtherapeut*innen auf eine entsprechende Qualifikation geachtet werden. Zu einer solchen Qualifikation gehören neben einer qualifizierten Ausbildung in einem Studienfach wie Klinische Psychologie, Psychotherapie (insbesondere Psychosomatik, Psychiatrie), Medizin, Pädagogik auch entsprechende sexualtherapeutische Erfahrungen.

Sexualtherapie ist ein Teilbereich der Psychotherapie. Grundsätzlich können alle Psychotherapeut*innen, gleichgültig ob Psychologische Psychotherapeut*innen, ärztliche Psychotherapeut*innen oder Kinder- und Jugendlichenpsychotherapeut*innen, Sexualtherapie durchführen. Es sollten Fachleute mit einer Approbation in Medizin oder Psychotherapie sein, andere psychosoziale Berufsgruppen sollten eine qualifizierte psychotherapeutische Aus- oder Weiterbildung nachweisen können. Auch Erfahrungen in sexualtherapeutischer Behandlung sind zu empfehlen. Es gibt z. B. an den Universitäten in Hamburg (Abteilung für Sexualforschung), in Hannover (Medizinische Hochschule) und in Berlin (Charité) oder auch in Österreich (z. B. AVM Salzburg) wie auch in anderen Einrichtungen durchgeführte sexualtherapeutische Fort- und Weiterbildungen. Deren Absolvierung ist zu empfehlen, allerdings nicht Voraussetzung für die Behandlung von sexuellen Lust- und Funktionsstörungen. Dennoch sollten sich Anbieter*innen von Sexualtherapie in diesem Bereich fachlich selbst oder angeleitet fortgebildet haben (eine Liste von Fort- und Weiterbildungseinrichtungen findet sich im Anhang, Kap. 4).

Meldet man sich für eine sexualtherapeutische Behandlung an, ist es sinnvoll, bereits am Telefon, bei der Anmeldung oder im ersten Kontakt nach der Erfahrung in der Behandlung sexueller Probleme zu fragen. Oft kombinieren Psychotherapeut*innen verschiedene Therapieverfahren, was gerade in der Sexualtherapie sehr effektiv ist. Diese Verfahren sind insbesondere die Verhaltenstherapie, die Systemische Therapie, die psychodynamischen Therapieverfahren oder Körpertherapie. Da die therapeutische Beziehung neben der Methode der Behandlung wichtig ist, kann man sich beim ersten Kontakt oder auch nach den ersten Kontakten vergewissern,

- ob der Therapeut oder die Therapeutin auf Fragen zur Therapieform und der Behandlung, zum Vorgehen, zur Wirkung, zur eventuellen Dauer der Behandlung und zur Bezahlung offen und umfassend antwortet
- ob man sich verstanden und mit dem Problem ernst genommen fühlt
- dass man sich zur Behandlung oder zu einem speziellen Vorgehen nicht gedrängt fühlt
- ob die Therapeutin oder der Therapeut die vereinbarte Gesprächsdauer störungsfrei einhält.

Sexualtherapie ist hilfreich, allerdings ist es angebracht, die Erwartungen an Veränderungen nicht zu hoch zu stecken. Wichtig sind immer eine gute Zusammenarbeit und eine gute Mitarbeit der Patient*innen. Am Anfang einer psychotherapeutischen Behandlung kann es hilfreich und sinnvoll sein, zunächst einmal zur Ruhe zu kommen und mit einer neutralen und am Problem unbeteiligten Fachperson in aller Ausführlichkeit über die Probleme zu sprechen. Schon dies kann erste positive Veränderungen in der (partnerschaftlichen) Sexualität bewirken.

Wie wird Sexualtherapie finanziert?

Grundsätzlich hat der Gesetzgeber zusammen mit den Krankenkassen festgelegt, dass bei den in psychiatrischen Diagnosekatalogen beschriebenen sexuellen Störungen (siehe Kap. 2.2) Behandlungskosten durch die Krankenkassen erfolgen. Die Krankenkassen definieren ihre Bezahlung immer bei psychischen Störungen mit Krankheitswert. Die Psychotherapie sexueller Probleme, die bei der betroffenen Person (und ihren Partner*innen) einen starken Leidensdruck bewirken, kann über die Krankenkasse oder Krankenversicherung abgerechnet werden. Abrechnen können approbierte Psychotherapeut*innen oder Ärzt*innen.

Die Behandlung sexueller Probleme, die nicht als psychische Störungen definiert werden, die z. B. daraus resultieren, dass nicht mehr praktizierte Sexualität in der Partnerschaft wiederbelebt werden soll oder dass es sich um eine wie auch immer definierte Befindlichkeitsstörung handelt, werden in ihrer fachlichen Unterstützung nicht von den Krankenkassen bezahlt. Deren Unterstützung, wenn Selbsthilfe nicht ausreicht, wird eher in der Sexualberatung oder psychosozialen Beratung liegen. Zugelassen zur Finanzierung durch die Krankenkassen sind die Therapieverfahren Verhaltenstherapie (als Einzeltherapie und unter Einbeziehung von Bezugspersonen wie Partner*in) und Systemische Therapie als Einzeltherapie und Paartherapie. Beide Psychotherapieverfahren sind also geeignet, sexuelle Störungen wirkungsvoll zu behandeln, wobei immer auch der seriöse Blick über den Tellerrand des eigenen Verfahrens notwendig ist.

Bei der Eigenfinanzierung ist in der Regel für eine Behandlungsstunde mit mindestens 100 Euro zu rechnen.

Welche Ziele hat Sexualtherapie?

Zunächst eine Zusammenstellung der häufigsten Ziele der Sexualtherapie:

- Die *Bewältigung* negativer Emotionen, z. B. aversive Gefühle wie Angst oder Ekel, Befürchtung vor Versagen, Schuldgefühle usw.
- Die *Erweiterung* des Verhaltensrepertoires, wie z. B. Erlernen oder Wiederfinden von Zärtlichkeitsverhalten, Konfliktfähigkeit, Äußern von Wünschen und Bedürfnissen, Reflexion des eigenen Verhaltens in einer partnerschaftlichen Sexualität
- Die *Förderung* sexueller Lust
- Die *Erweiterung* von Wissen, Veränderung von Kognitionen und Einstellungen, wie z. B. Behebung von Informationslücken über sexuelle Abläufe beim Mann und bei der Frau, Wissen um sexuelle Reaktionen, Funktionen, Stellungen usw., Entzaubern und Verändern von Mythen, Arbeiten an Normen und Schuldgefühlen, Veränderung der Aufmerksamkeitslenkung in der sexuellen Situation
- Die *Entwicklung* positiven Erlebens, wie z. B. durch körperliche Selbstakzeptanz, Körperwahrnehmung, Gewähren von Lust und Luststeigerung, genussvolle Erfahrung aufgrund von Zulassen und Erleben sexueller Fantasien mit Entspannung
- Die *Förderung und Stärkung* der sozialen Kompetenz, wie z. B. konstruktive und offene Kommunikation, Wünsche und Bedürfnisse äußern, Nein sagen können.

Die *individuellen Behandlungsziele* im sexualtherapeutischen Vorgehen leiten sich letztlich aus den Ergebnissen der Problemanalyse ab, den zehn aufrechterhaltenden Bedingungen (siehe Kap. 2.6):

- Ist das *Verhalten* problematisch, wird z. B. Vermeidungsverhalten gezeigt, werden problematische sexuelle Techniken oder Stellungen praktiziert, fällt es schwer, Wünsche zu äußern oder Nein zu sagen, können sich daraus Ziele ergeben wie: Förderung von Annäherungsverhalten, Vermeidung problematischer (z. B. schmerzerzeugender) sexueller Techniken oder Praktiken, Förderung und Stärkung der sozialen Kompetenz (z. B. lernen, Wünsche zu äußern, Ja oder Nein zu sagen), Erlernen von Zärtlichkeitsverhalten, Zulassen sexueller Reaktionen.

- Sind problematische *Gedanken* vorhanden, die das sexuelle Verhalten stören oder negative Einstellungen fördern oder den Körper bzw. die Genitalien als negativ erleben, läge das therapeutische Ziel darin, problemfördernde Gedanken zu verlernen und durch lösungsorientierte Gedanken zu ersetzen, die Sexualität zufriedener werden lassen.
- Sind *Einstellungen* in Bezug auf Sexualität problematisch, dominieren problemfördernde Mythen, gibt es belastende Grundannahmen über Sexualität, ist die Aufmerksamkeitslenkung in der sexuellen Situation und der sexuellen Erregung auf problematische Aspekte gerichtet, wären Zielsetzungen der therapeutischen Arbeit Einstellungsveränderungen oder das Entzaubern von Mythen bzw. die Arbeit an den belastenden Normen, genauso wie die Veränderung der Aufmerksamkeitslenkung in der sexuellen Situation.
- Fehlt das *Wissen,* gibt es Informationslücken über die sexuelle Funktion, sexuelle Reaktionen und körperliche Abläufe sowie zu Stellungen, wäre hier die Zielsetzung, das Wissen zu erweitern, im klassischen Sinne also zielgerichtete sexuelle Aufklärung.
- Belasten negative *Gefühle,* z. B. Angst, Ekel, Befürchtungen vor Versagen, überzogene Schamgefühle oder Schuldgefühle oder Hilflosigkeit, die sexuelle Lust, wären hier therapeutische Zielsetzungen die Bewältigung dieser negativen Emotionen wie auch die Förderung sexueller Lust.
- Fehlt das *positive Erleben* in der persönlichen oder partnerschaftlichen Sexualität, kann die Zielsetzung sein, dieses positive Erleben zu fördern, wie z. B. das Gewähren von Lust und Luststeigerung, genussvolle Erfahrungen durch das Zulassen und Erleben sexueller Fantasien, die Freude am Sprechen über Sexualität oder letztlich eben auch gute Gefühle beim Sex.
- Ist das *Körpererleben* belastet oder gestört, fällt es z. B. schwer, den Körper im Spiegel anzuschauen, die Genitalien zu betrachten oder zu erkunden, bestehen Schamgefühle in Bezug auf den Körper und wird mit dem Körper oder mit Körperteilen gehadert bzw. mit dem, wie sich der Körper an den sexuellen Problemen beteiligt oder für sie verantwortlich erklärt, dann können therapeutische Zielsetzungen sein, die negative Körperbewertung zu bewältigen. Dazu gehört ein positives Erleben mit dem Körper oder mit Körperregionen zu ermöglichen, also eine körperliche Selbstakzeptanz und positive Körperwahrnehmung zu schaffen. Zum Beispiel kann weiterhin dazu gehören der konstruktive Umgang mit der Vorstellung eines zu kleinen Penis oder mit der subjektiv bewerteten nicht schön aussehenden Vulva wie auch mit Nacktheit.
- *Schützt die sexuelle Problematik* vor tiefer sitzenden innerpsychischen Konflikten, ist die sexuelle Störung Austragungsort anderer und möglicherweise massiverer psychischer Probleme, oder mit anderen Worten: Ergibt das sexuelle Problem Sinn im Leben der betroffenen Frau, des betroffenen Mannes, der betroffenen diversen Person? Dann gilt es, diese

„nicht sexuellen“ innerpsychischen Konflikte und Probleme so zu bearbeiten, dass sie keine aufrechterhaltende Bedingung mehr für die sexuelle Störung darstellen. Dies wäre dann die Zielsetzung insbesondere der psychotherapeutischen Interventionen.

- Drücken sich *partnerschaftliche Probleme und Konflikte* in der sexuellen Störung aus und manifestieren sie sich, dann nimmt die sexuelle Störung eine Funktion innerhalb der Partnerschaft ein, z. B. als Übereinkunft der Partner*innen, als Wendung gegen den Partner oder die Partnerin, für Schuldzuweisungen oder als Austragungsort eines Nähe-Distanz-Konfliktes. Ist durch die Problemanalyse (Beziehungsanalyse) die Notwendigkeit der sexuellen Störung für ein partnerschaftliches Gleichgewicht erkannt, wäre die therapeutische Zielsetzung (in der Regel auch in einer Paartherapie) die Bewältigung von Partnerkonflikten, die der sexuellen Störung zugrunde liegen.
- Verhindern oder behindern Störungen in der *Lebenswelt* der von sexuellen Problemen betroffenen Person massiv eine befriedigende Sexualität, wären die Zielsetzungen der Therapie z. B. Klärung der Pflege kranker Angehöriger, Veränderungen im Verhältnis von Arbeit und Freizeit, Ausbalancieren von Belastungen durch die Kinder und Intimleben, Entlastungen in Bezug auf die Schulden, Rückzugsräume schaffen, Wohnbedingungen verändern usw.

Es geht generell in der sexualtherapeutischen Arbeit nicht darum, Patient*innen beglückende Erlebnisse oder eine traumhafte Sexualität zu verschaffen. Der therapeutische Rahmen bietet einen geschützten Raum für korrigierende Erfahrungen in Bezug auf das Verhalten, die Gedanken, die Einstellungen, die Gefühle, die Körperbewertung und auch die partnerschaftliche Sexualität.

Wie läuft eine Sexualtherapie ab?

Das *sexualtherapeutische Vorgehen* kann unterschiedliche Facetten haben. Häufig gliedert es sich in die bereits beschriebenen, aufeinanderfolgenden Schritte (siehe Kap. 3.3 „Was ist Sexualtherapie?“):

Zunächst erfolgt durch die Exploration oder Anamnese (das diagnostische Gespräch) die *Problembeschreibung*: Wie heißt das Problem und wie äußert es sich? Hier können auch Fragebögen zum Einsatz kommen.

In der *Problemanalyse* wird erarbeitet, welches die aufrechterhaltenden Gründe für die heutige Existenz des Problems sind, wie es entstanden ist und wie es sich bis heute verändert hat.

In der anschließenden *Analyse des zu erreichenden Therapie- oder Beratungsziels* wird gemeinsam geklärt, was mit der Behandlung erreicht werden kann und soll.

Dann werden die *Interventionen* geplant, die für die Erreichung des Behandlungszieles sinnvoll einzusetzen sind: Welche Methoden und Übungen werden ausgewählt?

Es folgt die *Umsetzung* der geplanten Therapieschritte und -methoden.

In der Sexualtherapie mit betroffenen Personen werden je nach Art der Störung folgende Bereiche in den Fokus gestellt:

- Ängste, negative Gefühle und Befürchtungen, insbesondere in Bezug auf frühere unangenehme Erfahrungen, werden bearbeitet.
- Eine zu starke Konzentration der Aufmerksamkeit auf Koitus oder Orgasmus wird hinterfragt.
- Die Entwicklung positiven Erlebens in Bezug auf den eigenen Körper, die eigene Lust und das Genießen wird unterstützt.
- Spezielle Verhaltensweisen für den Aufbau und die Stärkung einer eigenen und einer partnerschaftlichen Sexualität werden gefördert.
- Belastende Gefühle wie Schuld, Scham, Ekel, Aversion, Angst, oft auch verbunden mit unangenehmen Gefühlen in Bezug auf den eigenen Körper, haben ebenfalls häufig eine Bedeutung für die sexuelle Problematik und werden in die therapeutische Arbeit einbezogen.
- Gerade bei der Bewältigung negativer Gefühle wie auch bei der Entwicklung eines positiven Erlebens für die eigene Sexualität werden der Frau, dem Mann, der diversen Person oder dem Paar körpertherapeutische Übungen zur Bewältigung der Symptome vorgeschlagen, die als „Hausaufgabe" in einer ruhigen Zeit zwischen den Therapiesitzungen durchgeführt und in der jeweils nachfolgenden Therapiesitzung besprochen und bearbeitet werden.

Wie bereits erwähnt kann es am Anfang einer psychotherapeutischen Behandlung hilfreich und sinnvoll sein, zunächst einmal zur Ruhe zu kommen und mit einer neutralen und am Problem unbeteiligten Fachperson ausführlich über die Probleme zu sprechen. Und schon dies kann erste positive Veränderungen in der (partnerschaftlichen) Sexualität bewirken.

Wichtig ist es zu Beginn einer Therapie auch, die sexuelle Störung als derzeitige Realität der betroffenen Person therapeutisch zu „erlauben". Dies entlastet, da weder Patient*innen noch Therapeut*innen die Problematik einfach „wegzaubern" können.

Einzel- oder Paartherapie?

Ob eine Sexualtherapie im *Einzel- oder Paarsetting* stattfindet, hängt neben der Frage, ob die Betroffenen gerade eine Beziehung führen, von der individuellen Problemstellung und von der Bereitschaft der Partner*innen ab, sich auf einen gemeinsamen Prozess einzulassen.

Von einer *Einzelsexualtherapie* können Patient*innen unabhängig davon profitieren, ob sie Single sind oder in einer Partnerschaft leben. Die Therapie ermöglicht Angstabbau, das Kennenlernen der eigenen Körperreaktionen, Veränderung von Gedanken und Einstellungen, die Arbeit mit Fantasien und Vorstellungen, die Stärkung der sozialen Kompetenz, Genusstraining sowie Gefühls- und Erlebensaktivierung. Versagensängste können aufgegeben, eigene positive Gefühle und Körperempfindungen wieder zugelassen und als angenehm erlebt werden.

Sexualtherapeutische und psychotherapeutische Verfahren und Methoden können insbesondere in der Einzeltherapie beim Erreichen dieser Ziele hilfreich sein. Je nach Art der sexuellen Probleme und Ausprägungen, ob beim Mann, bei der Frau oder einer diversen Person, gibt es eine Reihe zusätzlicher Übungen und Verfahren, die ergänzend auf die Bewältigung der jeweiligen Problematik bzw. Funktionsstörung ausgerichtet sind. Diese können sich z. B. beziehen auf Vaginismus, auf Schmerzen oder Orgasmusprobleme der Frau, auf frühzeitige Ejakulation oder Orgasmusdefizite beim Mann oder auf Lustprobleme. Neben dem einzeltherapeutischen Vorgehen ist für einige der genannten Übungen die Unterstützung durch Partner*innen sinnvoll und notwendig, wenn eine Beziehung besteht.

In der Einzelpsychotherapie werden je nach Art der Störung Ängste, andere negative Gefühle und Befürchtungen, insbesondere in Bezug auf frühere unangenehme Erfahrungen, bearbeitet, zu starke Konzentration der Aufmerksamkeit auf Koitus oder Orgasmus hinterfragt und die Entwicklung positiven Erlebens in Bezug auf den eigenen Körper, die eigene Lust und das Genießen unterstützt. Des Weiteren werden spezielle Verhaltensweisen für den Aufbau und die Stärkung einer eigenen und einer partnerschaftlichen Sexualität gefördert, belastende Gefühle wie Schuld, Scham, Ekel, Aversion oder Angst haben ebenfalls ihre Bedeutung für die sexuelle Problematik und werden in die therapeutische Arbeit einbezogen. Hilfreich können Hausaufgaben sein zum Abbau negativer Gefühle und zur Stärkung positiven Erlebens. Diese werden jeweils in der nachfolgenden Therapiesitzung besprochen.

Fallbeispiel: Erektionsstörung

Ein Patient, der an einer Erektionsstörung leidet, bekommt frühzeitig den Vorschlag, Hausaufgaben im Sinne des Sensate Focus durchzuführen. Er hat immer die Vorstellung, dass sein Penis zu klein ist und seine Genitalien insgesamt nicht attraktiv aussehen. In Verbindung mit seinem Bauchansatz geht er davon aus, gar nicht in der Lage zu sein, eine befriedigende Sexualität mit einer Frau erleben zu können, zumal er nicht in der Lage sein wird, ihr sexuelle Befriedigung zu verschaffen. Fehlende positive Erfahrungen in der Sexualität haben diese Einstellung bekräftigt. Bei der Durchführung von Streichelübungen zum Erkunden seines Körpers kommen ihm insbesondere bei der Berührung seines Penis und der Genitalien immer wieder problembehaftete Gedanken über die

Anatomie seines Körpers in den Sinn, die von Schamgefühlen und Versagensängsten begleitet sind. Die aufrechterhaltenden Bedingungen des sexuellen Problems (Erektionsproblematik) stellen sich auf Verhaltensebene (Vermeidung), kognitiver Ebene (abwertende Gedanken in Bezug auf seinen Körper und seine sexuellen Möglichkeiten), emotionaler Ebene (Scham, Angst) und körperabwertender Ebene dar. Ohne aufwändige Diagnostik lassen sich die aufrechterhaltenden Problemebenen durch die Sensate-Focus-Übungen in Erfahrung bringen und die Weiterführung der Übungen zur Bewältigung der Verhaltensebene, der Emotionen und der Körperbewertung wird ergänzt durch kognitive Methoden und spezielle körpertherapeutische Interventionen zwischen den Übungen. Dadurch lassen sich Fortschritte im Sensate Focus verzeichnen.

(Zu den Methoden der Einzeltherapie bei Frauen siehe Kap. 3.5 und 3.6.1, bei Männern siehe Kap. 3.5 und 3.6.2.)

In der *Paarsexualtherapie* hat das Paar die Möglichkeit, Ängste in Bezug auf die gemeinsame Sexualität zu bewältigen, die Kommunikation zu verändern und in kleinen Schritten zunehmend neue, angenehme und wieder lustvolle Erfahrungen mit der gemeinsamen oder der eigenen Sexualität zu machen. Körperliche Erkundungen, sinnliche Erfahrungen, ein Wechselspiel zwischen Erregung und Entspannung können helfen, körperliche Berührungen und sexuelle Erfahrungen ohne Angst und aversive Gefühle zu erleben. Die Unterscheidung zum einzeltherapeutischen Vorgehen liegt vor allem darin, dass das sexuelle Problem als partnerschaftliches Problem gesehen wird, von dem beide betroffen sind. Auch bei der Frage, warum das Problem heute vorhanden ist, sind beide beteiligt.

Bei den Partnerübungen, die zur direkten Behandlung der sexuellen Störungen in den Therapiesitzungen besprochen, vorbereitet und nachbereitet sowie von dem Paar zu Hause gemeinsam durchgeführt werden, lernen die Partner*innen, schrittweise unangenehme Gefühle in der sexuellen Interaktion abzubauen und neue positive sexuelle und partnerschaftliche Erfahrungen zu machen. Auch dieses problem-, lösungs- und erlebnisorientierte Vorgehen hilft, das Verhaltensrepertoire zu erweitern, problemfördernde Kognitionen zu erkennen und zu korrigieren sowie belastende Gefühle zu verändern. Die verschiedenen aufeinander aufbauenden, übenden Schritte werden in der Therapiesitzung besprochen, zu Hause durchgeführt und in der nächsten Sitzung nachbesprochen. Viel Zeit wird auf die Klärung und Bearbeitung von Schwierigkeiten verwandt, die während der Übungen zu Hause auftreten. Und so können meist partnerschaftliche Konflikte und Schwierigkeiten herausgefunden und der therapeutischen Arbeit zugänglich gemacht werden.

Probleme, Störungen, Widerstände, Weigerungen, unangenehme Gefühle usw., die während der Durchführung der Übungen auftreten, weisen in der Regel auf weitere aufrechterhaltende Bedingungen des sexuellen Problems hin. Sie werden aufgegriffen, diagnostiziert und bearbeitet, bevor der nächste Übungsschritt erfolgt. Letztlich ist es aus therapeutischer Sicht also durchaus erwünscht, dass die Übungen nicht reibungslos verlaufen, sondern sich bei deren Durchführung Hinweise auf weitere Probleme wie zugrunde liegende Konflikte, Beziehungsstörungen oder Belastungen in der Lebenswelt zeigen. Insofern kann schon frühzeitig im Verlauf der Sexualtherapie mit Sensate-Focus-Übungen begonnen werden. Bei entsprechender Offenheit für Probleme, die sich im Verlauf des übenden Vorgehens bemerkbar machen, können alle Bedingungen, die die sexuelle Problematik aufrechterhalten, in Erfahrung gebracht werden. Insofern entspricht Sensate Focus dem verhaltenstherapeutischen Konzept, dass die aufrechterhaltenden Bedingungen Dreh- und Angelpunkt des therapeutischen Vorgehens darstellen, auf die diagnostisch hingearbeitet wird und aus denen sich die therapeutischen Ziele sowie die Interventionen zum Erreichen dieser Ziele ableiten lassen.

Auch wenn Sexualberatung und Sexualtherapie sehr hilfreich sind bei der Bewältigung unterschiedlicher sexueller Probleme, kann es sein, dass eine befriedigende Sexualität aus unterschiedlichen Gründen nicht (wieder) Einzug in die Partnerschaft halten wird. Dann müssen sich Partner*innen überlegen, wie sie ihre Beziehung ohne Sexualität für beide zufriedenstellend gestalten können. Möglicherweise stellt sich jedoch die Frage, ob sie ihre Beziehung weiterführen möchten. Auch dazu kann die therapeutische Arbeit Unterstützung bieten.

3.4 Organmedizinische Behandlungsmöglichkeiten

Bei den somatischen Behandlungsmöglichkeiten sexueller Störungen lassen sich mechanische Hilfsmittel, pharmakologische Verfahren, gefäßchirurgische Eingriffe und Implantationen unterscheiden. Eine andere Unterscheidung ist es, zwischen in den Körper nicht eingreifenden, teilweise eingreifenden und eingreifenden Behandlungsverfahren zu trennen (nicht invasiv, teilinvasiv, invasiv).

Grundsätzlich ist zu klären, ob die sexuelle Störung, vor allem wenn körperliche Sexualfunktionen betroffen sind, durch körperliche Erkrankungen, körperliche Bedingungen oder Behinderungen teilweise oder ganz verursacht wird. Oder es ist zu klären, ob organmedizinische Behandlungsverfahren bei allein psychisch oder psychosozial bedingten sexuellen Störungen ergänzend oder in Gänze hilfreich sein können. Generell sollte bedacht werden, dass alle in der Folge genannten organmedizinischen Verfahren nicht zugrunde liegende psychische oder psychosoziale sowie partnerschaftliche Probleme berücksichtigen und folglich deren Bewältigung auch nicht unterstützen können.

Möglicherweise machen einige medikamentöse Verfahren diesbezüglich eine Ausnahme.

Vorbedingungen für den Einsatz somatischer Behandlungsformen sind eine gründliche Diagnostik und eine verantwortungsvoll zu treffende Entscheidung. Und wie auch zu zeigen sein wird, helfen die somatischen Behandlungsmöglichkeiten fast ausschließlich nur Personen mit männlichen Genitalien bei der Problembewältigung. Vielfältige Versuche mit Medikamenten wurden bei Frauen vorgenommen, mit dem Ziel, die sexuelle Funktion und das sexuelle Verlangen zu verbessern. Die niedrigen Erfolgsraten, die Neben- und Wechselwirkungen sowie die meist lang andauernde und regelmäßige Einnahme haben allerdings zu einer geringen Nutzung dieser Medikamente geführt.

Sind Grunderkrankungen, z. B. Diabetes oder Bluthochdruck, oder nicht auf die Sexualität bezogene Medikamente wie Psychopharmaka oder Betablocker für die sexuelle Störung verantwortlich oder mitverantwortlich, sollten in erster Linie Veränderungen hinsichtlich der Grunderkrankung oder der Medikation vorgenommen werden.

Die auf die sexuelle Funktion bezogenen organmedizinischen Behandlungsverfahren sollten in der Regel lediglich zusätzlich in Betracht gezogen werden.

3.4.1 Medikamente

Zu den teilinvasiven Unterstützungsmöglichkeiten gehört die sogenannte *Schwellkörper-Autoinjektionstherapie (SKAT).* Bevor es Viagra, Cialis, Levitra und Co. gab, war sie die häufigste Behandlungsmöglichkeit für Männer mit mittelschwerer oder schwerer Erektionsstörung. Ein Medikament wird in die Penisschwellkörper gespritzt und bewirkt eine künstliche Erektion. Diese tritt nach wenigen Minuten ein und kann zwischen einer halben und einer Stunde anhalten. Anders als bei den PDE-5-Inhibitoren (Viagra usw.) werden keine Lust- und Erregungsgefühle für das Eintreten der Erektion benötigt. Nebenwirkungen und Komplikationen dieser Schwellkörperspritzen können lokale Schmerzen sein, es kann aber auch eine verstärkte und andauernde Schwellkörperversteifung (der sogenannte Priapismus) eintreten, der, wenn kein Gegenmittel injiziert wird, bis hin zur Zerstörung der Schwellkörper führen kann.

Eine *hormonelle Behandlung* für Frauen, z. B. in und nach den Wechseljahren, kann helfen, die zunehmend trockener und dünner werdende Schleimhaut im Bereich der Genitalien und die damit verbundene Reduzierung der Lubrikation zu verbessern. Damit können Beschwerden wie Juckreiz, Trockenheitsempfindungen oder Schmerzen vermindert werden.

Eine Studie mit 350 Frauen an der Universität in Massachusetts (General Hospital, Leitung: Caroline A. Mitchell) untersuchte den Unterschied zwischen

Hormonvaginaltabletten + Feuchtigkeitsgel vs. Vaginaltabletten ohne Hormon (Placebo) + Feuchtigkeitsgel mit Polycarbophil vs. Vaginaltabletten (Placebo) + Feuchtigkeitsgel ohne Wirkstoff. Das Ergebnis: In allen Gruppen gaben die Frauen an, dass die Beschwerden sich um die Hälfte reduzierten. Dabei gab es zwischen den Gruppen keinen signifikanten Unterschied. Es wird daher eine regelmäßige Behandlung mit hormonfreien Feuchtigkeitsmitteln oder Gleitgels empfohlen. Gleitmittel auf Wasserbasis sind verträglicher als silikonbasierte Mittel (Zeitschrift TEST 12/2018). Wichtig ist es auch, auf eine gesunde Scheiden-/Vulvaflora zu achten, z. B. mit Produkten, die Milchsäure und Natriumlaktat enthalten, z. B. Vagisan®.

Viagra, Levitra, Cialis und Co. – Medikamentöse Hilfen bei Erektionsstörungen

Die erektionsfördernden Medikamente, die allerdings Lust- und Erregungsgefühle als Voraussetzung für ihre Wirkung benötigen, sind seit Herbst 1998 in Deutschland auf dem Markt. Sie heißen Viagra, Cialis, Levitra oder als Generika wie ihre Wirkstoffe Sildenafil, Tadalafil oder Vardenafil. Die Wirkung dieser Präparate entsteht durch Hemmung des physiologischen, erektionsmindernden Enzyms Phosphodiesterase (PDE)-5. Die Medikamente stehen in unterschiedlichen Dosierungen zur Verfügung. Bei Viagra und Levitra tritt die Wirkung nach ca. 30 Minuten ein und dauert bis zu zwölf Stunden. Bei Cialis tritt die Wirkung nach zwei bis vier Stunden ein (höchster Wirkungsspiegel), die Wirkungsdauer beträgt bei diesem Medikament bis zu zwei Tagen.

Männer, die diese Medikamente einnehmen, kennen als Nebenwirkungen Kopfschmerzen, Gesichtsrötung, verstopfte Nase, Schwindelgefühle und Farbsehstörungen, die allerdings eher moderat sind und sich meist auch schnell wieder zurückbilden. Viagra und Co. fördern nicht die Lust und sollten bei rein psychisch bedingten Erektionsstörungen auch nicht indiziert sein. In solchen Fällen sind Sexualberatung und Sexualtherapie die besseren Behandlungsmöglichkeiten, da sie frei von Nebenwirkungen sind und auch die Ursachen der sexuellen Störung miteinbeziehen.

Die männliche Erektion entsteht aus einem Zusammenspiel verschiedener Faktoren: dem Körperempfinden, den Gedanken, der Wahrnehmung, der Stimmung, der Situation und dem Verhalten von Partnerin oder Partner (siehe Kap. 1.11.2). Viagra und Co. können nur auf einen ganz engen und eingegrenzten Teil dieser Faktoren Einfluss nehmen, der sicherlich aber für viele Männer von großer Bedeutung ist: das körperlich bedingte Steifwerden des Penis. Sex beginnt im Kopf und den notwendigen Kick für die sexuelle Erregung können Viagra und Co. nicht ersetzen, sie können jedoch insbesondere organisch kranken Menschen zur Stärkung ihrer Erektion verhelfen. Viagra kann prinzipiell auch einem Mann mit Versagensängsten oder anderen die Erektion störenden Gefühlen in einer für ihn erotisch-sexuell anregenden Situation (Voraussetzung) eine Erektion ermöglichen. Dabei ist jedoch zu beachten,

- dass dieser Mann aufgrund des Erfolgserlebens immer wieder zu den Medikamenten greifen wird, wobei auch eine psychische Abhängigkeit entstehen kann, wenn er sich alleine auf die Medikamentenwirkung verlässt
- dass die sexuelle Situation unter den zeitlichen Druck der Medikamente gerät. Durch die nach circa 30 Minuten einsetzende und circa zwei Stunden andauernde Erektion erfordert Viagra eine rigide Koitusplanung
- dass auch die Partnerin oder der Partner Druck verspüren, in dieser Zeitspanne Lust auf Sex zu haben
- dass die Ursachen der sexuellen Probleme, z. B. die persönlichen oder Beziehungsprobleme, nicht behoben werden
- dass der Leidensdruck zwar nachlässt, andererseits aber der Druck auf den richtigen Umgang mit der Tablette und dem nun „Wirklich-funktionieren-Müssen" zunimmt
- dass es Nebenwirkungen dieser rezeptpflichtigen Mittel gibt.

Viagra scheint den Entbehrungen des Alterssex entgegenzuwirken. 50 Prozent der 75-jährigen Männer haben Interesse an Sexualität. Viagra kann zur Erektion verhelfen, da es für viele Männer auch die sexuelle Bedeutung erhöht und auch von vielen älteren Männern, so es der Geldbeutel zulässt, genommen wird.

Viagra und Co. gehören auch zu den Lifestyle- und Anti-Aging-Mitteln. Solche „Drogen" sind in den letzten Jahren besonders wichtig geworden. Auch mit anderen Mitteln versuchen Menschen immer mehr, die mit dem Alter verbundenen und natürlichen körperlichen Veränderungen zu verlangsamen und zu verdecken. Doch selbst denjenigen, die sich die Potenzmittel leisten können, winkt nicht die ewige Jugend.

Zu den Kosten: Die Preisspanne bei den Medikamenten beginnt bei 3–5 Euro pro Pille (Generika) und endet bei 35 Euro pro Pille (Original).

Viele Beziehungen werden durch sexuelle Probleme auch stabilisiert und geraten in Gefahr, wenn die sexuelle Problematik ohne fachliche Begleitung überwunden wird. Da die Beziehungsprobleme durch Viagra und Co. nicht gelöst werden können, sind eine sehr differenzielle Indikation und eine gute Beratung vor Einnahme dieser Medikamente notwendig.

Gründe für sexuelle Probleme, bei denen Viagra und Co. nicht helfen: immer das Gleiche, fehlende Attraktivität, niemand verführt mehr, Abgespanntsein, zu wenig Muße, die Tage sind zu sehr verplant, hohe Ansprüche, Fixierung auf den Koitus, Partnerschaftsprobleme, tief sitzende Ängste, zu große Nähe und zu wenig Distanz in langen Partnerschaften, allgemein sorgenbelastete Lebenssituationen, sexuelle Aversion, Ansteckungen mit sexuell übertragbaren Krankheiten oder Angst, sich bei Erkrankungen durch Sex zu überfordern.

Sexuelle Störungen zu bewältigen ist mehr, als die Biochemie in Ordnung zu bringen. Wenn die Balance der Seele allein durch Medikamente wiederhergestellt werden soll, sind manchmal andere Schieflagen vorprogrammiert. Vorbedingung für den Einsatz somatischer Behandlungsformen sollte immer eine gründliche Diagnostik zur Abklärung der Ursachen und aufrechterhaltender Bedingungen sein. Partner*innen sollten ggf. Entscheidungen für deren Einsatz gemeinsam treffen.

Fazit

Cialis, Viagra und Levitra sind hilfreiche, verschreibungspflichtige Medikamente, wenn die Erektion gestört ist, z. B. durch körperliche Erkrankungen, aber grundsätzlich physiologisch erfolgen kann. Viagra und Co. können grundlegende Bedingungen der sexuellen Störung nicht behandeln, sie können aber die sexualtherapeutischen Behandlungen unterstützen. Auch können sie bei einer altersbedingt nachlassenden Erektionsfähigkeit hilfreich sein. Für grundlegende sexualtherapeutische Behandlungen gibt es Alternativen. Medikamentöse Behandlungen sollten immer auch fachlich begleitet werden durch eine auf dem Gebiet der Sexualität vertrauten Fachperson.

3.4.2 Nicht eingreifende Hilfsmittel

Zu den nicht invasiven Unterstützungsmöglichkeiten gehören z. B. *Vibratoren*. Sie können zur Stimulierung der Genitalien hilfreich sein, wenn die Lust- und Erregungsgefühle als zu gering erlebt werden oder wenn trotz Lust- und Erregungsgefühlen kein Orgasmus erreicht werden kann. Es gibt unterschiedliche Vibratoren, die glatt oder mit leichten Noppen besetzt, sehr schmal oder sehr dick sind, durchgängig oder in bestimmten Rhythmen vibrieren und natürlich in verschiedenen Ausführungen und Farben auf dem Markt sind, ausgerichtet auf die Ästhetik. Es gibt Vibratoren, die Form und Aussehen eines Penis (in unterschiedlicher Größe) haben, die bei der Benutzung durch Frauen die Möglichkeit bieten, in die Scheide eingeführt zu werden, auch in den Anus bei Frauen und Männern. Andere Vibratoren werden über Eichel und Penis gestülpt und unterstützen rhythmisch oder durch Hin- und Herbewegungen, ähnlich einer Stimulierung mit der Hand oder dem Mund, intensive und bis zum Orgasmus führende Erregungsgefühle. Sie können z. B. helfen, die eigene Sexualität zu bereichern, den Teufelskreis aus Angst und Vermeidung zu unterbrechen und wieder zu einem Orgasmuserleben zu führen. Durch die Vielfalt von Größe, Form und Funktion sind Vibratoren wie Dildos nicht nur als Behandlungsmöglichkeiten gedacht, sondern fallen auch in die Rubrik von Sextoys (Sexspielzeug).

Für Männer gibt es darüber hinaus die sogenannte *Vakuumpumpe*, die durch mechanisch oder elektrisch erzeugten Unterdruck eine Erektion ermöglichen oder verbessern kann. Nachdem der Penis durch den Unterdruck erigiert ist, kann ein Penisring aus Gummi am Ende des Penis über die Peniswurzel gezogen werden, um durch Unterbindung des Blutabflusses die aufgetretene Erektion aufrechtzuerhalten.

3.4.3 Chirurgische Eingriffe

Die am längsten bekannten eingreifenden (invasiven) Behandlungsmöglichkeiten sind Schwellkörperimplantate. Sie helfen, wenn andere Möglichkeiten versagen oder die Schwellkörper zerstört sind. Diese auch unter „Penisprothese" bekannte Möglichkeit ersetzt beide Schwellkörper durch Silikonstäbe, Silberdrahtprothesen oder aufblasbare Schwellkörper-Ersatzbeutel. Dies hilft, den Penis aufzurichten und zu versteifen, wobei bei Letzterem die notwendige Pumpe in den Hodensack (ein Hoden wird entfernt) oder in den Unterbauch implantiert ist. Die Zufriedenheit bei Penisimplantationen ist sehr hoch, allerdings ist die Qualität der operativen Therapie, wie bei vielen eingreifenden medizinischen Maßnahmen, von der Qualifikation der Behandler*innen abhängig. Sind keine Nervenleitungen oder die Nerven unterhalb der Eichel verletzt, können auch Orgasmen erlebt werden. Grundsätzlich ist die nervale Unterstützung zum Erlangen eines Orgasmus nicht unbedingt nötig, querschnittsgelähmte Menschen berichten auch vom Erleben sogenannter mentaler Orgasmen.

3.4.4 Sextoys

Sextoys (Sexspielzeug) umfasst Gegenstände, mit deren Hilfe Männer und Frauen sich selbst oder die Sexualpartner*innen sexuell stimulieren können. Der Begriff ist erst Ende des 20. Jahrhunderts entstanden, vorher wurden solche Gegenstände Hilfsmittel genannt. Die häufigsten Gegenstände sind Vibratoren, Dildos, Lustkugeln, Analstöpsel, Penisringe, Keuschheitsgürtel, Sexpuppen, Vaginalnachbildungen, Fesseln, Peitschen, Windeln oder Klammern (für das BDSM-Spiel). Viele normale Haushaltsgegenstände können ebenfalls als Sexspielzeug verwendet werden wie Kerzen, Löffel, Federn, Eiswürfel usw. Auch Fingerfarben können der Körperbemalung während des Liebesspiels dienen.

3.4.5 Exkurs: Sexualitäten in der Moderne – vom Solosex zu den Sexroboter*innen

Wie schon im ersten Kapitel hervorgehoben wurde, ist Sexualität einem ständigen kulturellen Prozess der Transformation und Umbewertung und damit einer ständigen Veränderung unterzogen. Auf dem Hintergrund biologischer Gegebenheiten und sozialer Rahmenbedingungen findet die individuelle Ausgestaltung sexuellen Handelns statt. Die dritte neosexuelle Revolution hat nach Sigusch (2005) mit neuen Sexual-, Intim- und Geschlechtsformen Freiräume und Zwänge zugleich geschaffen. Zur neosexuellen Revolution gehören nach Sigusch die Entdramatisierung und Banalisierung des Sexuellen, der Solosex, sexuelle Vielfalt, neosexuelle Thrills, Treue in Liebesbeziehungen, Wollust, Asexualität und Polyamorie. Gesellschaftliche Debatten wurden geführt über Gender und Sexualität, Sexismus, sexuellen Missbrauch, #MeToo, nur Ja heißt Ja, Aids usw. Die digitale Revolution begann, so weiter bei Sigusch, mit dem Aufkommen der Internetsexualität. So wie Internetsex im Kontext anderer gesellschaftlicher Trends steht, wie Individualisierung, Globalisierung, Liberalisierung, Kommerzialisierung, ist Internetsex durch Digitalisierung, Virtualisierung und Technisierung der Sexualität auch das Ergebnis medientechnischer Entwicklungen. Das Internetzeitalter ist laut Sigusch geprägt durch Solosex im Rahmen von Internetpornografie, von E-Sex als virtuell-reale Sexualkontakte mittels Text- und Bildaustausch ohne Körperkontakt, von Cybersex als Kombination aus virtuell-realer Erotik und real-mechanischer Stimulation mittels Datenhelmen, Datenhandschuhen, Ganzkörperdatenanzügen, Cyberdildonic usw. (siehe auch Fuß, 2019).

Bei *Cybersex* stehen auf der Pro-Seite der Ersatz für fehlende Beziehungen, die Reduzierung von Einsamkeit, die Förderung von Wohlbefinden, die Ergänzung und Erweiterung der partnerschaftlichen Sexualität, eine konfliktfreie Beziehungsgestaltung, Safer Sex, die Irrelevanz körperlicher Einschränkungen sowie ein unkomplizierter Rollenwechsel. Auf der Kontra-Seite von Cybersex stehen nach Sigusch die Entmenschlichung des Sozialraumes, die Förderung menschlicher Vereinsamung, der Rückzug auf unkomplizierte, oberflächliche Beziehungen, die Objektifizierung, der Verlust von Konsens- und Empathiefähigkeit, die Zunahme von Gewalt und Verrohung sowie die dysregulierte und exzessiv gelebte Sexualität (Sucht).

Vor den Sexroboter*innen, auf die wir gleich zu sprechen kommen werden, haben sich noch *Sexpuppen* mit anatomisch korrekten Körpern aus Silikon etabliert. Bemerkenswert ist es in diesem Zusammenhang, dass ein japanischer Geschäftsmann, der sich selbst als pädophil beschreibt, anatomisch korrekte Kinderpuppen aus Silikon weltweit vertreibt. Diese haben Körperschemata von Mädchen zwischen fünf und zwölf Jahren, die Kosten pro Puppe liegen bei mehreren tausend US-Dollar. Der Produzent vertreibt das Produkt nach eigener Aussage mit der Absicht, dass Personen mit pädophiler Präferenz über das Befriedigen ihrer sexuellen Wünsche mit den Kinderpuppen lernen, ihre Vorlieben für Kinder zu kontrollieren und nicht in realen Handlungen mit Kindern auszuleben. Hildegard Stienen (2016) kritisiert, dass es keinen Wirksamkeitsnachweis für die Annahme des Produzenten gibt, dass diese Art von Puppen Missbrauch verhindern. Den Kinder-Sexpuppen würde auch ein besonderes moralisches

Gewicht zukommen, was sich aus der Tatsache ergibt, dass die Kinder-Sexpuppen durch die Art ihrer Repräsentation suggerieren, kindliche Personen seien sexuelle Wesen, die für die Befriedigung der sexuellen Bedürfnisse von Erwachsenen zuständig sind. Um das Risiko einer Schädigung von einer besonders schutzbedürftigen Gruppe zu minimieren, existierten bereits erprobte Maßnahmen zum Opferschutz im Rahmen von Präventionsprogrammen (siehe Kap. 2.4.5).

Denken wir die Entwicklung von Sexwerkzeugen weiter, kommen wir zu den *Sex- und Liebesroboter*innen*. Sie würden als eine mit einer künstlichen Intelligenz ausgestatteten Hardware für sexuelle Zwecke hergestellt werden. Sie könnten Sexspielzeug genannt werden und digitale Sklav*innen oder soziale Akteur*innen sein. Sie besäßen Silikonkörper mit Gel-Implantaten, Öffnungen, einen „bionischen" Penis, Sensoren und Aktoren. Sie wären mit einer Spracherkennung und einer Sprachausgabe ausgestattet, über Anwendungssoftware programmiert, könnten so ihre „Persönlichkeit" verändern und sich entsprechend den Bedürfnissen der Anwender*innen anpassen. Sex- und Liebesroboter*innen sind heute noch kein Alltagsphänomen. Auch sie werden keine personalen Wesen mit moralisch relevanten Eigenschaften sein, wie Selbstbewusstsein als Gefühl des Mit-sich-selbst-Vertrautseins, Selbstreflexion und Willensfreiheit sowie intrinsischer Intentionalität. Auch würden sie keine moralische Verantwortung tragen. Sie hätten nicht die Fähigkeit zur wechselseitigen Kommunikation im Sinne von Verstanden- und Anerkanntwerden, könnten keine Bindung im psychologischen Sinne herstellen und keine warme Intimität schaffen.

David Levy, Experte für künstliche Intelligenz (KI) und Autor eines einschlägigen Buches (Levy, 2007), sieht Sexroboter*innen nicht zwangsläufig als Ersatz für menschliche Liebesbeziehungen, eher als Alternative oder Ergänzung. Die Frage sei, ob eine Beziehung mit einem Roboter/einer Roboterin besser wäre als gar keine Beziehung. Die Foundation for Responsible Robotics fragt darüber hinaus:[14] Würden Menschen Sex mit einem Roboter haben? Welche Form von Beziehung können sie mit Robotern haben? Kann Sex mit Robotern zu stärkerer sozialer Isolierung führen? Werden Sexroboter*innen die gesellschaftliche Wahrnehmung des Geschlechts verändern? Werden Roboter-Sexarbeiter*innen akzeptiert werden? Können Sexroboter*innen dabei helfen, sexuell motivierte Kriminalität zu reduzieren? Und letztlich: Können Sexroboter*innen bei der Therapie helfen?

In einer Studie von Eichenberg und Ostermaier[15] im deutschsprachigen Raum standen mehr als 80 Prozent der Befragten einer gesellschaftlichen

[14] https://responsiblerobotics.org/2017/07/05/frr-report-our-sexual-future-with-robots/

[15] Eichenberg, C. & Ostermaier, E. (in Vorb.). Sexrobotik: Einflussfaktoren auf Akzeptanz und Erwartungen. Eine Online-Befragung unter deutschsprachigen Internetnutzenden, zitiert in Eichenberg, Khamis, Hübner, Küsel & Huss (2019).

Nutzung von Sexroboter*innen unter bestimmten Voraussetzungen positiv gegenüber, insbesondere bei körperlicher Einschränkung, anstelle von Prostitution, um bestimmte sexuelle Fantasien ausleben zu können und zur Bearbeitung eines sexuellen Problems, z. B. der frühzeitigen Ejakulation. Bei den Fachleuten sind mehr als 60 Prozent der Meinung, dass die Verwendung von Sexroboter*innen zu ethischen Problemen führen könnte. Dabei sind Sexualtherapeut*innen signifikant häufiger als Sexualmediziner*innen der Meinung, dass die Verwendung von Sexroboter*innen ethische Probleme nach sich ziehen können. Auch Frauen haben häufiger ethische Bedenken als die befragten Männer. Zu den angeführten ethischen Problemen gehören Entmenschlichung, Gewalt, Vernachlässigung von zwischenmenschlichen Beziehungen, Sucht und damit die Verstärkung von Problemen und die Förderung narzisstischer Motive. Die Erhebung ergab, dass sich ein Großteil der befragten Sexualtherapeut*innen und -mediziner*innen den generellen Einsatz von Sexroboter*innen bereits vorstellen kann.

Weiter zeigte die Wiener Studie (Eichenberg, Khamis, Hübner, Küsel & Huss, 2019), dass Frauen, ältere Personen sowie Psycholog*innen und Sexualtherapeut*innen der Empfehlung von Sexroboter*innen als Teil der sexualtherapeutischen Behandlung kritischer gegenüberstehen als Männer, jüngere Personen und Sexualmediziner*innen. Die Homepages der Vertreiber von Sexroboter*innen gleichen, laut Eichenberg, pornografischen Seiten und die Gestaltung der Sexroboter*innen basiert trotz diverser Wahlmöglichkeiten für Kund*innen bisher hauptsächlich auf stereotypen Frauenbildern. Als Fazit sieht Eichenberg in ihrer Studie einen zunehmend positiven Trend der Bewertung von Sexroboter*innen für den zukünftigen Einsatz im therapeutischen Kontext.

Bei der Verwendung von Sexroboter*innen als zukünftiges Tool in der Therapie sind jedoch noch viele moralische, ethische und behandlungstechnische Fragen ungeklärt.

Übrigens, inwieweit die wichtige und mehrfach in diesem Buch angesprochene Veto- und Egoismus-Regel mit Sexroboter*innen praktiziert werden können, sei dahingestellt.

3.5 Psychotherapeutische Interventionen

Für die Suche nach Lösungen sexueller Probleme ist es zunächst wichtig, Patient*innen (oder sich selbst) die sexuellen Probleme zu erlauben. Probleme haben Gründe. Die sexuellen Schwierigkeiten haben sich über einen längeren Zeitraum entwickelt. Die Sprache des Körpers ergibt als Sprachrohr aus dem Inneren einen Sinn. Aus der Störung heraus entsteht vielleicht mit Ruhe, Geduld und Bereitschaft die Chance für wertvolle Veränderungen. Was will eigentlich der nicht groß werdende Penis, was will eigentlich die nicht feucht werdende oder schmerzende Vulva oder Scheide ausdrücken? Vielleicht würde der Penis bereit sein, größer zu werden, wenn er nicht zu sehr gedrängt würde. Vielleicht bräuchte die Scheide mehr Zärtlichkeiten und weniger das eintönige Rein-Raus-Spiel. Vielleicht ist der Orgasmus bereiter zu kommen, wenn die Empfängnisverhütung gesichert ist und wenn mehr Liebe die Sexualität anheizt.

Grundsätzlich sind jede Partnerin und jeder Partner verantwortlich dafür, was ihr oder ihm guttut und was aus dem Zusammensein gemacht wird. Zur Erfüllung der eigenen Wünsche gehören das Gespräch, die Mitteilung und das Zeigen. Manchem fällt das Sprechen beim gemütlichen Abendessen zu Hause, in einem Restaurant oder während eines Kurzurlaubs einfacher. Die Chance dazu kann genutzt und gesucht werden.

Die im Folgenden aus der Problemanalyse abzuleitenden Behandlungsmethoden setzen an am Verhalten, an den Gedanken, an den Einstellungen (Mythen), an den Gefühlen, an der Bewertung des Körpers, an tief sitzenden Konflikten, an Partnerschaftsproblemen und an Problemen in der Lebenswelt. Dabei soll es hier vor allem um die Interventionen gehen, die an die Bereiche anknüpfen, die direkt mit der Sexualität in Verbindung stehen. Für andere Aspekte sind eher allgemein-psychotherapeutische Verfahren zielführend.

Die nachfolgend beschriebenen Interventionen, Methoden und Techniken werden von denen in Kapitel 3.3 dargestellten Zielsetzungen der Sexualtherapie abgeleitet. Um die dort definierten Ziele zu erreichen, die sich wiederum aus den aufrechterhaltenden Bedingungen der sexuellen Problematik ergeben, werden spezifische therapeutische Methoden und Techniken angewandt. Somit sind wir im therapeutischen Prozess, nach Informationsgewinnung, Problemanalyse und Zielanalyse bei der Planung und Durchführung therapeutischer Interventionen zur Problemveränderung angelangt.

Auf dem Weg der lösungsorientierten Therapie ist immer wieder darauf zu achten, ob auf dem beschriebenen Wege Störungen, Unlustreaktionen, Ängste, Widerstände und Rückschläge auftreten. Solche Erfahrungen sind in der Regel nicht als therapeutische Fehler, Motivationsprobleme oder Misserfolge anzusehen, sie sind im Sinne eines diagnostisch-therapeutischen Vorgehens so zu interpretieren, dass neben den bearbeiteten aufrechterhaltenden Gründen und daraus abgeleiteten Zielen sich weitere Bedingungen für das sexuelle Problem „bemerkbar machen".

In diesen beschriebenen Spannungen liegt also die Chance, weitere aufrechterhaltende Bedingungen der sexuellen Problematik zu erfahren und in die Zielanalyse sowie Therapieplanung einzubauen und somit den therapeutischen Verlauf zu erweitern oder zu korrigieren. Solche Schleifen können im Verlauf der Therapie mehrfach auftreten und sind gerade dann wichtig, wenn es psychodynamische oder paardynamische Bedingungen der sexuellen Störung gibt, die von den betroffenen Patient*innen erst im Verlauf der psychotherapeutischen Behandlung spürbar bzw. „freigegeben" werden.

Manchmal sind aufrechterhaltende Bedingungen (Gründe) für die sexuelle Problematik nicht frühzeitig erkennbar, sind der betroffenen Frau, dem betroffenen Mann, der diversen Person oder dem Paar nicht bewusst, oder es besteht noch nicht genügend Vertrauen oder Mut, sie in die therapeutische Arbeit einzubringen. Sind die betroffenen Patient*innen und Behandler*innen für „Störungen" entsprechend sensibilisiert, ist davon auszugehen, dass sich alle wichtigen Gründe für die sexuellen Probleme im Verlauf der therapeutischen Arbeit herausfinden und bewältigen lassen. Meist machen sich diese „Störungen" bei der Durchführung der Übungen bemerkbar und sind dort ausführlicher beschrieben (z. B. Kap. 3.5.8).

Im Kontext der Sexualität und der sexuellen Störungen können bei der Bewältigung negativer Gefühle, bei Problemen mit dem eigenen Körper und den eigenen Genitalien, bei der Bearbeitung von Informationsdefiziten und Mythen, bei der Veränderung der Aufmerksamkeitslenkung auf problematische Aspekte, verbunden mit meist negativen Gedanken, bei der Entlastung und Enttraumatisierung, bei der Arbeit mit Fantasien, zur Aktivierung von Gefühlen und auch dem Erleben, zum Schaffen neuer Erfahrungen, zur Stärkung von Lust, Freude, Erregung und anderen positiven Gefühlen und, und, und unterschiedlichste Interventionen, Übungen sowie Techniken hilfreich sein. *Die Vielfalt dieser Übungen und Methoden sind im zweiten Teil dieses Buches konkret beschrieben.* Sie werden dort auch hinsichtlich ihrer Einsatzmöglichkeiten eingeführt und mit Hinweisen für die Auswertung versehen, in den folgenden Kapiteln wird auf entsprechende Übungen in Teil II verwiesen.

3.5.1 Verhaltensänderungen

Die Veränderung von Problemverhalten ist in der Regel grundsätzlicher Bestandteil der Sexualtherapie. Problemverhalten lässt sich am besten dadurch verändern, dass neue Erfahrungen geschaffen werden, wozu eine Änderung des Problemverhaltens hilfreich ist. Zusätzlich können Verhaltensänderungen dazu führen, dass belastende Gefühle, Gedanken und Einstellungen sich wandeln können. Weiterhin können Verhaltensänderungen und neue Erfahrungen mit positiven Konsequenzen verbunden sein: Schafft neues Verhalten positive Konsequenzen, z. B. Lustgefühle, sexuelle Befriedigung oder sexuelle Erregung, und ermöglicht neues Verhalten, dass unangenehme Dinge nachlassen, z. B. Schmerz, Angst, Scham sowie belastende Einstellungen, werden diese neuen Erfahrungen auch zukünftig häufiger gezeigt und schließlich zum sexuellen Repertoire hinzugefügt.

Das heißt nicht, dass durch verändertes oder neu gezeigtes Verhalten sich plötzlich unangenehme Gefühle, Gedanken oder Einstellungen automatisch verändern, dies geschieht in der Regel dadurch, dass vorab oder parallel belastende Gefühle, Gedanken usw. ebenfalls therapeutischer Ansatzpunkt werden bzw. durch Interventionen die Aufmerksamkeit auf sie gerichtet wird.

Im sexualtherapeutischen Vorgehen sind Übungen beschrieben, die als körperliche und sexuelle Selbsterfahrung den betroffenen Menschen Möglichkeiten bieten, den eigenen Körper zu erkunden, wahrzunehmen und zu erleben. Diese Übungen helfen neben dem Kennenlernen des eigenen Körpers, seinen Reaktionen und seinen Empfindungen auch, unangenehme Gefühle wie Ängste, überzogene Scham, Ekel usw. zu verringern. Sie können auch helfen, genussvolle, sinnliche und lustvolle sowie erregende Gefühle wahrzunehmen, zu spüren und auch anzunehmen. Diese Verhaltensübungen, die zur Sensibilisierung auf die körperliche und emotionale Wahrnehmung vorbereiten bis hin zu dem Herausfinden und dem Stimulieren der genitalen Reaktionen und des sexuellen Höhepunktes (Orgasmus), haben sehr viele Zwischenstufen. Sie beginnen an der Stelle, die dem betroffenen Mann, der betroffenen Frau oder der betroffenen diversen Person keine Probleme bereitet, z. B. sich teilbekleidet im Spiegel zu betrachten oder die Genitalien zu streicheln, und werden dann schrittweise gesteigert. Diese Übungen, die sich von der Anwendung her ganz konkret auf das Verhalten beziehen, sind beispielsweise in Teil II zu finden unter Nr. 17, 18 und 32.

Fallbeispiel: Lustgefühle

Eine Patientin, die Probleme mit ihren sexuellen Lustgefühlen hat, beginnt mit körperorientierten Übungen zu Hause. Sie duscht, badet und cremt zusätzlich zu den bisherigen Reinigungsaktivitäten zweimal pro Woche zum Zweck spezifischer Körpererfahrungen ihren Körper mit einer Lotion ein, die sie speziell zu diesem Zweck gekauft hat. So macht sie erste Erfahrungen mit Körperberührungen. Im weiteren Vorgehen werden unbekleidet auf dem Bett liegend Erkundungsübungen durchgeführt, wobei sie die Erfahrung macht, wie sich Berührungen verschiedener Regionen ihres Körpers anfühlen. Dies erfolgt zunächst ohne, später mit Einbeziehung der Genitalien. Die Erkundungsübungen gehen in streichelnde und massierende Berührungen über. Dabei achtet die Frau auf alle auftretenden Gefühle und die damit verbundenen gedanklichen und körperlichen Reaktionen, wobei angenehme wie aversive Gefühle gleichermaßen „erlaubt" sind. Treten unangenehme Gefühle auf, wiederholt sie speziell diese Übung in der Folge. Immer wenn sie einen Übungsteil zufriedenstellend absolvieren kann, geht sie zum nächsten Übungsschritt über. In den therapeutischen Sitzungen werden ihre Erfahrungen ausgewertet, auftretende Probleme besprochen und der nächste Schritt geplant. Zunehmend werden die Berührungen der Brüste und Genitalien verstärkt, was nach und nach bei zunehmend angenehmer bis hin zu lustvoller Empfindung in stimulierende Massage übergeht. In „Trockenübungen" probiert sie auch körperliche Reaktionen (z. B. räkeln) und verbale Laute aus, die ihr gefallen und die sie mit einem Wohl- und Lustgefühl verbindet. Diese Verhaltensweisen probiert sie dann auch während der Stimulierungsübungen zum Ausdruck ihrer Gefühle aus. Die meisten Probleme erlebt die Frau bei den Erregungsübungen. Es fällt ihr schwer, ihre Erwartungen auf das, was passiert oder in ihren Erwartungen passieren müsste, zu reduzieren. Insofern ist es für sie nicht leicht, sich einfach dem momentanen Gefühl hinzugeben. Als sie dies nach der therapeutischen Auswertung und Besprechung zulassen kann und ihren Körper nicht zu Reaktionen fordert, stellen sich langsam auch für sie sehr angenehme Lust- und Erregungsgefühle ein.

Zum Thema „Verhaltensänderungen" gehört auch der Bereich der *sozialen Kompetenz*. Hier werden durch spezielle Übungen, häufig zunächst im Rollenspiel, später in der Realität, Lernprozesse zum Aufbau und zur Gestaltung sozialer Beziehungen genutzt, zum Ansprechen von Konflikten, zur Stärkung der sozialen Sicherheit, zum Lernen, Nein bzw. Ja zu sagen sowie Wünsche und Bedürfnisse zu äußern, Grenzen zu setzen und auch darauf zu achten, dass sie eingehalten werden usw. Bei den Übungen zur sozialen Kompetenz geht es insbesondere auch darum, soziale Ängste und Defizite im zwischenmenschlichen Bereich abzubauen.

Vielen Menschen gelingt es nicht, sich Zeit für Genuss zu nehmen, *genießen zu können*, was letztlich die Lebensqualität erhöht und Menschen im stressigen Alltag verloren gegangen ist. Da befriedigende Sexualität auch damit zusammenhängt, das Erlebte genießen zu können, ist es sinnvoll, Genießen zunächst unabhängig von der Sexualität zu lernen. Dabei werden Riechen, Schmecken, Tasten, Sehen und Hören wiederentdeckt und geübt, um den Genuss zu lernen oder wiederzuerlangen. Zum Genusstraining gehören mehrere Regeln und Einsichten: Genuss braucht Zeit. Genuss muss erlaubt sein. Genuss geht nicht nebenbei. Wissen, was einem guttut, zählt dazu. Ohne Erfahrung gibt es keinen Genuss. Genuss steht dem Alltag zu. Und: Weniger ist mehr. In diesem Training wird gelernt, wie es möglich sein kann, Genuss zu erlangen, in den Alltag zu integrieren und die dabei gewonnenen Erfahrungen auch in das sexuelle Erleben einzubauen (Koppenhöfer, 2004).

3.5.2 Bewältigung negativer Gefühle, z. B. Angst, Scham und Ekel

Wenn in der Problemanalyse belastende Gefühle, wie beispielsweise Angst, Ekel, Hilflosigkeit, Scham, Schuld u. a. m., wichtige Gründe für die Aufrechterhaltung sexueller Probleme darstellen und wenn es Zielsetzung der Therapie ist, belastende Gefühle zu verändern und positive Gefühle im Kontext sexueller Erfahrung zu stärken. Dann benötigt es Methoden, um die Aufmerksamkeit auf die Gefühle zu lenken, sie konkreter zu erfahren und auszudrücken sowie sie mitzuteilen. Ziel ist es dann, problematische Gefühle zu reduzieren und gewünschte Gefühle aufzubauen und zu stärken. Übungen im zweiten Teil dieses Buches (z. B. Nr. 11, 12, 13) dienen dazu, diese beschriebenen Schritte durchzuführen. Konkret bedeutet dies, sich den eigenen Gefühlen zu stellen, sie wahrzunehmen, sich ihrer Wirkung bewusst zu sein, mit den Gefühlen in den Austausch zu gehen, sich mit den eigenen Gefühlen und neuen Gefühlen zu konfrontieren, blockierte Gefühle, so hilfreich, zuzulassen und Blockierungen abzubauen sowie hilfreiche Emotionen für das sexuelle Erleben zu stärken.

Da wir Gefühle nicht direkt beeinflussen können – es gibt keinen Schalter, um sie an- oder auszuschalten –, bedienen wir uns in der Regel des Verhaltens, der Gedanken und des Körpers, um mit unseren Gefühlen zu arbeiten und auf sie Einfluss zu nehmen. Letztlich ist es das Ziel, Lust, Freude, Intimität, Erregung und andere positive gefühlvolle Reaktionen in sexuellen Situationen erleben und mit Auslösern für sexuelle Erregung verbinden zu können.

Lust und Erregung sind als Gefühl kaum voneinander zu trennen, vielleicht kann man sagen, dass Lust die bewusst wahrgenommene Erregung darstellt. Wir sollten nicht zu viel Zeit damit verbringen, was Lust ist und wie sie wiedererweckt werden kann. Es ist besser, die Erregbarkeit stärker in den Blick zu nehmen, die nicht nur mit einem Feuchtwerden der Vulva oder dem Erigieren des Penis gleichzusetzen ist. Hartmann (2018) betrachtet es als wichtig, den Übergang von der Alltagswelt in die erotische Welt zu schaffen.

Zilbergeld hat sich intensiv mit den männlichen Gefühlen beschäftigt. Entgegen mancher landläufigen Meinung stimmt es natürlich nicht, dass Männer kaum Gefühle haben oder zeigen. Sie tun es sehr wohl. Männer können sehr emotional sein, aufgeregt, enthusiastisch, manchmal ekstatisch, auch beim Sex. Sie können aber auch sehr emotional werden im Sinne von verstört, niedergeschlagen, z. B. wenn sie keinen Sex bekommen. Daher haben auch Gefühle bei Männern eine wichtige Bedeutung in der Sexualität oder auch bei sexuellen Problemen. Alle Gefühle, die Schwäche andeuten, einschließlich Angst und Schmerz, die die Stärke infrage stellen, das Mann-Sein und damit die Erektion, möchten gezeigt werden. Dennoch haben Männer deutlich öfter als Frauen gelernt, besondere Gefühle nicht nur nicht haben zu dürfen, sondern sie auch nicht zu zeigen. So wissen sie dann nicht, wann sie Liebe oder Traurigkeit empfinden und haben auch nicht viel Übung darin, ihre Gefühle mitzuteilen. So viel zu den Männern.

Ein erster wichtiger Schritt, um Gefühle zu bestimmen, ist es, auf die beiden emotionalen Hauptaspekte zu achten, nämlich auf das, was im Kopf und was im Körper vorgeht. Aus den Gedanken und aus der Körpersprache kann gut auf Gefühle geschlossen werden. Emotionen werden zu einem Großteil von unseren Gedanken verursacht und aufrechterhalten. Daher wäre ein erster Baustein, Gefühle kennenzulernen und auszudrücken.

Eine Emotionsliste (siehe Übung Nr. 13) kann helfen, herauszufinden, welche Gefühle bekannt sind, welche vielleicht zu häufig oder zu intensiv auftreten oder welche vielleicht zu selten, gar nicht oder zu schwach auftreten.

Wenn wir über Gefühle sprechen, reicht es nicht, sie nur beim Namen zu nennen, es soll auch etwas über sie ausgesagt werden: Woher kommt das Gefühl, in welchen wichtigen Situationen im Leben ist es aufgetreten, was bedeutet es usw. Neben der Emotionsliste können auch andere Übungen aus Teil II helfen (z. B. Nr. 11 *„Emotionale Aussage machen"*), besseren Kontakt mit den persönlichen Emotionen zu bekommen.

3.5.3 Exkurs: Schuldgefühle

Es gibt einiges, was gegen Schuldgefühle unternommen werden kann. Zum einen mit dem Partner oder der Partnerin, dem besten Freund oder der besten Freundin oder zum anderen mit einem Therapeuten oder einer Therapeutin darüber reden. Manches resultiert noch aus unserer Kindheit, und wir können uns einmal anschauen, welche Gedanken und Gefühle wir heute zu dem Thema haben, das uns früher Schuldgefühle verursacht hat, die weiterhin anhalten.

Eng an den Sex gekoppelte Schuldgefühle können daraus resultieren, bestimmte Fantasien zu haben, Sexvideos im Internet anzuschauen, bestimmte sexuelle Praktiken zu wünschen oder bestimmte Präferenzen zu haben. Warum sich nicht einmal die möglichen Vorteile vor Augen führen, die daraus resultieren können, Regeln zu brechen, indem man etwas Verbotenes tut? Einige dieser Vorteile könnten sein, dass das Übertreten von Grenzen größere Lust verschafft, dass es das sexuelle Funktionieren verbessert, dass es dem Partner oder der Partnerin mehr Lust bereitet, dass es die Beziehung verbessert usw. Genauso kann es sein, dass bei intensiverer Vorstellung und Ausführung der gewünschten Präferenz deutlich wird, dass es einem selbst oder jemand anderem schadet, dass es vielleicht doch mehr wehtut in der Realität als in der Fantasie oder dass wir damit unserer Beziehung eine wichtige Grundlage entziehen würden. Dann können wir immer noch entscheiden, etwas in der Fantasie zu behalten und zu leben, wo wir weder uns noch anderen noch unserer Beziehung schaden.

Schuldgefühle können darüber hinaus – auf Sexualität bezogen – ihren Ursprung in sexuellen Handlungen haben, die eine andere Person verletzt oder gekränkt haben. Zu deren Bewältigung sei zur Selbsthilfe auf viele hilfreiche Seiten im Internet oder auf Doris Wolf (2020) verwiesen. Oder auf fachliche Hilfe, falls Selbsthilfe nicht ausreicht.

3.5.4 Ansatzpunkt: Gedanken

Veränderung von Problemgedanken

Gedanken und damit verbundene Bilder sind entweder vorwiegend positiv oder vorwiegend negativ. Unser Verstand tendiert zu Schwarz-Weiß-Urteilen und macht Unterschiede zwischen gut und schlecht, zwischen Erfolg und Misserfolg. Viele Menschen verbringen viel Zeit mit negativen Selbstaussagen und negativen Bildern. Ein mangelndes Selbstwertgefühl kann daraus resultieren, es kann aber auch Eintrittskarte für diese negativen Selbstaussagen sein. Menschen, die sich negative Dinge sagen und vorstellen, fühlen sich dabei meistens schlecht, und diese Gefühle wirken sich dann in der Partnerschaft, im Verhalten, in verschiedenen Lebensbereichen und eben auch im Sexualleben aus. Traurige Konsequenz davon ist es manchmal, dass auch andere Menschen oder anderes Erlebte schlechtgemacht werden, damit wirken die eigenen negativen Bilder nicht mehr ganz so schlimm, oder mit anderen Worten ausgedrückt: Ich mache andere schlecht, um mich selbst stark zu machen.

Negative Selbstaussagen ziehen andere negative Aussagen an und verstärken sich gegenseitig. Wenn unser letztes sexuelles Erlebnis positiv bewertet wird, ruft dies weitere positive Erfahrungen und Vorstellungen in Erinnerung. Dann fällt vielleicht ein anderes positives sexuelles Erlebnis ein oder auch vielleicht ein Kompliment, das einmal in Bezug auf Sex gemacht worden ist. Positive Gefühle werden damit bekräftigt und verstärkt. Dieser Mechanismus funktioniert auch andersherum: Negative Gedanken und Gefühle beschwören andere unangenehme Erfahrungen, Gedanken und Gefühle herauf. Eine negative Erfahrung ist eine schlechte Eintrittskarte für die nächste Erfahrung, die wieder negativ ausfällt, bis man sich schließlich ganz entmutigt fühlt. Öffentliche Gedanken zum Sex, gesellschaftliche Einstellungen und insbesondere Mythen, die sich hartnäckig halten, an denen wir uns orientieren, denen wir aber in der Regel nicht entsprechen können wie auch anderen Fantasiemodellen zum Sex nicht, die in der Welt kursieren und unser negatives Selbstbild zusätzlich verstärken.

Anhand einiger Fragen können wir beurteilen, was in unserem Kopf vorgeht. Das folgende Beispiel demonstriert, wie diese Fragen angewendet werden können.

Beispiel: Umgang mit der Vorstellung des kleinsten Penis der Welt

Stellen Sie sich als Mann vor, Sie haben den kleinsten Penis der Welt. Wissenschaftliche Untersuchungen haben erwiesen, dass es nirgendwo auf der Welt einen kleineren Penis als den Ihren gibt. Und die Wissenschaft kennt kein Mittel, den Penis zu vergrößern. Und keine Frau der Welt kann mit einem so kleinen Penis beim Geschlechtsverkehr zum Orgasmus kommen. Stellt man sich als Mann nun den kleinen Penis vor, kann man sich folgende Fragen stellen:

1. *Hilft mir dieser Gedanke oder dieses Bild, mich besser zu fühlen?*
2. *Hilft mir dieser Gedanke oder dieses Bild, mich so zu verhalten, wie ich es will?*
3. *Hilft mir dieser Gedanke oder dieses Bild, konstruktiv über meine Situation nachzudenken?*
4. *Verstärkt dieser Gedanke oder dieses Bild die positive Einstellung, die ich mir selbst gegenüber habe?*
5. *Verbessert der Gedanke oder das Bild meine Partnerschaft?*

Was immer das Problem oder die Situation auch sein mag, es gibt immer zwei Möglichkeiten, wie sich die Sache nun weiterentwickeln kann. Der negative Weg führt zu Entmutigung, Verzweiflung und Selbsthass. Der positive Weg führt zu konstruktivem Denken, zu positiven Gefühlen und Lösungsmöglichkeiten.
Das Belastende an den eben genannten Fragen ist es, wenn man sich bei dem Gedanken an den kleinsten Penis der Welt minderwertig fühlt. Wenn der Gedanke an den kleinen Penis zu Angst führt, sich Frauen oder Männern sexuell zu nähern oder sich mit ihnen zu verabreden, hilft der Gedanke nicht, sondern hält davon ab, sich so zu verhalten, wie man gerne möchte. Wenn einem das Herz in die Hose fällt, sobald man daran denkt, einen kleinen Penis zu haben, wird man nicht mehr konstruktiv denken können. Dann hilft dieser Gedanke nicht. Negative Gedanken setzen dem konstruktiven Denken ein Ende. Und der Gedanke an den kleinen Penis könnte weitere, vor allem größere und destruktivere Gedanken verstärken, z. B.: „Ich bringe es beim Sex nicht so gut wie andere Männer. Ich bin sexuell ein Versager. Sex ist nichts für mich. Überhaupt bin ich gar kein richtiger Mann." usw., usw. Besser und hilfreicher wäre es, dem Gedanken an den zu kleinen Penis Paroli zu bieten, z. B.: „Jetzt mach mal halblang. Wenn ich ehrlich bin, hat er mir bisher doch immer auch mal Vergnügen bereiten können. Also gut, er ist ein bisschen klein. Aber wenn es nicht reicht, habe ich immer noch sensible Finger und eine sensible Zunge."

Und wenn eine Erektion nicht mehr so funktioniert, wie ein Mann es sich wünscht, können folgende Gedanken hilfreich sein: „Warte mal. Mit meinem Penis war so oft alles in Ordnung, auch jetzt habe ich bei der Selbstbefriedigung keine Probleme. Es fällt mir zwar seit zwei Jahren schwer, wieder eine Erektion zu bekommen, aber mein Arzt hat mir gesagt, dass es kein körperliches Problem gibt, dass mit meinem Penis alles stimmt. Also werde ich einen Weg finden, wieder zufriedener zu werden."

Und wenn einer Frau beim Sex die Vulva schmerzt? „Beim Sex tut es mir immer weh, ja, es stimmt, ich habe häufig Schmerzen gehabt, allerdings auch nicht immer, wenn ich richtig darüber nachdenke. Je nachdem, wie wir Sex hatten, hat es mal mehr oder weniger wehgetan und manchmal auch gar nicht. Dann haben wir auch eine andere Stellung ausprobiert, vielleicht werde ich mich zunächst mal darauf konzentrieren, ansonsten werde ich auch was gegen den Schmerz tun."

Bei vielen Fragen, die in Bezug auf die persönliche Sexualität durch den Kopf gehen, ist es also wichtig, diese Gedanken und Vorstellungen genau kennenzulernen, zu hinterfragen, Gegenmeinungen dazu zu entwickeln, sich mit den Gegenmeinungen auseinanderzusetzen und dann durch spezielle therapeutische Techniken wie das Selbstverbalisationstraining, das Selbstinstruktionstraining oder andere Methoden der kognitiven Therapie zur Veränderung der Problemvorstellungen zu kommen.

Wichtig ist es, nicht in den destruktiven Vorstellungen steckenzubleiben, sondern an ihre Stelle realistische und konstruktivere Leitbilder zu setzen. Auf diese Weise kann es gelingen, zu einem besseren Sexualleben beizutragen, das unseren Ansichten, Gefühlen, Gedanken und dem Interesse an uns selbst und unseren Partnerschaften weit besser entspricht, anstatt zu versuchen, uns lächerliche Maßstäbe, die andere gesetzt haben, weiter zu verinnerlichen und uns an ihnen zu messen.

Generell helfen kognitive Therapieverfahren neben der Bearbeitung von Informationsdefiziten und Mythen bei der Veränderung der Aufmerksamkeitslenkung und negativer automatischer Gedanken, sie helfen insbesondere auch für das „Erlauben", das Entlasten und das Entdramatisieren.

Wenn es darum geht, negative Gedanken zu verändern, mehr positive sexuelle Gedanken und Bilder zu entwickeln und sich vor allem auf die eigenen Vorzüge zu konzentrieren, sind verschiedene Übungen in Teil II hilfreich (z. B. Nr. 35 und 39).

Entzaubern von Mythen

In Kapitel 1.7 wurde ausführlich über die Auswirkungen von Mythen und Fantasiemodellen in Bezug auf sexuelle Probleme gesprochen.

Sexuelle Mythen zu entzaubern heißt, sie sich zunächst einmal genau vorzustellen und anschließend einem Realitätscheck zu unterziehen. Der Mythos „Sex endet immer im Orgasmus" könnte bedeuten, dass die Selbstbefriedigung tatsächlich mit dem Orgasmus endet. Sind zwei Personen sexuell zusammen, kommt häufig einer oder eine von beiden zuerst zum Orgasmus, manchmal aber nur eine Person, manchmal aber auch keine. Es könnte überlegt werden, ob Orgasmus dann tatsächlich bei beiden oder überhaupt das Ziel sein sollte. Ein Orgasmus ist vielleicht ein schönes Erlebnis, aber nicht die Ultima Ratio, sodass das Beisammensein ohne Orgasmus auch als guter Sex zählen könnte. Andererseits hat jeder oder jede alles Recht der Welt, auch nach dem Orgasmus des Partners oder der Partnerin ohne Koitus für sich selbst weiterzumachen, möglicherweise sind Partner oder Partnerin bereit, dabei mitzuwirken. Ist ein Partner bereits zum Orgasmus gekommen, sein Penis erschlafft, ist eine Partnerin zum Orgasmus gekommen, ihre Vulva entspannt, und ein Koitus nicht mehr unbedingt notwendig, können vielleicht ein Mund, eine Hand oder ein Sextoy dann für den Orgasmus der anderen Person behilflich sein. Es könnte aber auch ohne Orgasmus ein befriedigendes Sex-Ende geben.

Sexuelle Mythen können schnell an Bedeutung verlieren, wenn wir sie näher betrachten. Hier ein paar Beispiele:

- Männer haben nur eine begrenzte Anzahl von Spermien. – Nein. Die Spermienproduktion läuft ein Leben lang.

- Während der Periode kann eine Frau nicht schwanger werden. – Falsch. Spermien halten sich bis zu fünf Tage im weiblichen Körper.
- Auf die Größe des Penis kommt es an. – Nein. Laut Umfragen unter Frauen und Männern dominieren die sexuellen Praktiken und der Geruch.
- Kopfschmerzen und Sex vertragen sich nicht. – Im Gegenteil: Sex kann Schmerzen dank Ablenkung und Ausschüttung des Lusthormons sogar lindern.
- Frauen haben einen G-Punkt (Grafenberg-Spot). Auch dieser Mythos wurde entzaubert. Australische Forscher*innen kamen zu dem Schluss, dass es keine anatomischen Strukturen in der sogenannten G-Zone gibt, sondern dass die angenehmen Gefühle beim Berühren dieses Areals mit der Nähe zur Klitoris zusammenhängen.
- Der beste Orgasmus ist der gleichzeitige Orgasmus. – Kann manchmal sein. Meist hält jedoch statt Genuss der Leistungsdruck Einzug, wenn die Partner*innen ihr Vergnügen und Empfinden regelrecht synchronisieren müssen. Ein Orgasmus lässt sich nicht herbeizwingen, je mehr darauf hingearbeitet wird, desto eher verflüchtigt er sich.
- Nur Frauen spielen einen Orgasmus vor. – Falsch.
- Der Durchschnittssex findet zwei- bis dreimal pro Woche statt. – Es gibt nur wenige Sexthemen, bei denen so geflunkert wird wie bei der Häufigkeit. Bedürfnisse ändern sich in Beziehungen, so auch die Häufigkeit, in der sie erfüllt werden möchten. Sex ist gut, wenn er gut ist, nicht, wenn er oft ist.
- Sex macht Männer müde. – Richtig. Nach dem Orgasmus schüttet der Körper beim Mann ein Müdigkeitshormon aus.

Wie gut, dass es das Internet gibt: Fast jeder sexuelle Mythos kann dort dem Realitätscheck unterzogen werden!

Kein Mythos hingegen ist die sexuelle Selbstbestimmung. Warum fällt es uns so schwer, Nein zu sagen? Weil wir andere nicht enttäuschen wollen? Um nicht egoistisch zu wirken? Um gemocht zu werden? Beim Sex scheuen sich viele davor, ein klares Nein auszusprechen. Es ist aber wichtig, die eigenen Grenzen vor allem beim Sex zu kennen und zu verteidigen.

3.5.5 Wissenserweiterungen

Bereits beim beschriebenen Entzaubern von Mythen und der Veränderung von Kognitionen und Einstellungen wurde deutlich, wie wichtig seriöse Informationen in Bezug auf Sex sind. Der Behebung von Informationslücken über sexuelle Abläufe und dem Wissen um sexuelle Reaktionen, Funktionen und Stellungen kommt bei der Bewältigung sexueller Probleme eine große Bedeutung zu.

Psychoedukation ist das Stichwort, wobei es hier nicht nur um Faktenwissen zum Thema rund um die Sexualitäten geht, sondern auch um das Wissen zu sexuellen Problemen, ihren Gründen, warum sie da sind und um Lösungen für die sexuellen Probleme.

Informationen können für eine befriedigende Sexualität hilfreich sein: über die Anatomie (wie sehen die inneren und äußeren Genitalien aus?), über die Physiologie (was geht beim Sex im Körper vor sich?), über die Unterschiede von Frauen, Männern und diversen Personen beim Sex, über geeignete Stellungen für die Stimulation von Klitoris und Penis usw. Kein Wissen oder falsches Wissen kann eine befriedigende Sexualität behindern und sexuelle Probleme fördern. Auch hier gibt es glücklicherweise das Internet, das auf seriösen Seiten viel Stoff bietet, um die Wissenslücken zu schließen. Gleiches gilt auch für viele Kapitel in diesem Buch, so insbesondere Kapitel 1.11 zu den Genitalien und den Phasen der sexuellen Reaktion.

Übrigens: Manchmal sind auch Informationen zur Häufigkeit sexueller Störungen hilfreich. Betroffene können so erfahren, dass sie nicht alleine mit dieser Problematik dastehen, sondern dass diese viel häufiger ist, als sie zumeist annehmen.

3.5.6 Einbeziehung des Körpers

Es wurde bereits auf die vielfältigen Übungsmöglichkeiten zur körperlichen und sexuellen Selbsterfahrung verwiesen. Auch das Sensate Focus (vgl. Kap. 3.1) ist zunächst im Grundsatz ein körperorientiertes Vorgehen. Berührungen, Massagen, Streichelübungen und Erregungsübungen holen den Körper oder einzelne Körperteile grundsätzlich in die therapeutische Arbeit. Dies ist deswegen notwendig, weil sich einerseits sexuelle Störungen häufig körperlich auswirken bzw. in Erfahrung bringen. Andererseits spielen Bewertungen des Körpers und insbesondere der Genitalien als aufrechterhaltende Bedingungen sexueller Störungen ebenfalls eine wichtige Rolle.

Die Bedeutung des Körpers für den Sex wurde bereits in Kapitel 2.7 ausführlich beschrieben. Eine Vielzahl der im Teil II beschriebenen Übungen haben den Körper zum Ansatzpunkt. Die körpertherapeutischen Interventionen sind für zwei Bereiche von Bedeutung: Zum einen schaffen sie einen besseren Zugang zu den Ebenen des Verhaltens, der Gedanken und der Gefühle. Zum anderen sind spezifische auf den Körper bezogene Interventionen für die direkte Bewältigung der sexuellen Symptomatik von Bedeutung. Besonders bedeutend ist es, wenn sich in der Problemanalyse körperbezogene Bedingungen für das aktuelle sexuelle Problem auffinden lassen.

So vielfältig wie die Ziele und Ansatzpunkte körperorientierter Vorgehensweisen, so vielfältig sind die jeweiligen Verfahren, Methoden und Techniken, die sich z. B. den Bereichen Körperwahrnehmung, Körperausdruck, Umgang mit aversiven Emotionen oder Förderung positiver Emotionen zuordnen lassen.

Da geht es um:

- Differenzierung von Körperempfindungen
- Einstellungen zum eigenen Körper kennenlernen und sich damit auseinandersetzen
- Aufbau eines realitätsnahen Körperschemas
- körperliche Reaktionen wahrnehmen und einschätzen
- körperlich-seelische Zusammenhänge ausdrücken
- Lernen, über den körperlichen Ausdruck zu kommunizieren und zu interagieren
- Körpersprache bei sich und anderen verstehen und lernen, sie einzusetzen
- über Bewegung Stimmungen und Befindlichkeit beeinflussen
- Bedürfnisse über den Körper wahrnehmen und ausdrücken
- Kontrolle abgeben
- spielerischer Umgang mit dem Körper
- Entkatastrophisieren von Körpereinstellungen
- Förderung der Entspannungsfähigkeit.

Eine der häufigsten körperbezogenen Interventionen in der Sexualtherapie ist die Fantasiereise durch den Körper oder spezieller noch die Fantasiereise zu den Genitalien (siehe Übungen Nr. 16, 17 und 18). Des Weiteren gehören zu körperbezogenen Interventionen in Bezug auf die Körperwahrnehmung Atemübungen, das eigene Körperbild imaginieren und zeichnen, es als Bildhauer*in entwerfen, die Übung: Mein Körperteil schreibt mir einen Brief, eigene Gefühle in Bezug auf die Körperhaltung ausdrücken, gegenteilige Körperhaltungen einnehmen, der körperliche Dialog mit der sexuellen Erregung in Bezug des Körpers zu Emotionen, der körperliche Interventionswechsel (Übung Nr. 36), einen Stützpunkt suchen, sich fallenlassen usw.

Die Übungen zur Erkundung des eigenen Körpers und der eigenen Genitalien sind für das Erfahren und das Erleben des eigenen Körpers von großer Wichtigkeit. Generell gilt, dass zumindest ein grundlegendes Wissen über die Beschaffenheit der eigenen Genitalien (und der des/der Partner*in) und neben der Anatomie auch ein Basiswissen über die sexuellen Funktionsabläufe und Reaktionen hilfreich sind. Es ist daher sinnvoll, sich frühzeitig vor der Nutzung von Interventionen für die Veränderung der sexuellen Probleme – sei es in Selbsthilfe oder auch mit fachlicher Unterstützung – Wissen rund um das Thema Sexualität anzueignen. Ausführliches dazu findet sich in Kapitel 1.11.

3.5.7 Tief sitzende belastende Erfahrungen und Konflikte

Bereits in der Problemanalyse (siehe Kap. 2.6) und weiterführend bei den therapeutischen Zielen in der Sexualtherapie (siehe Kap. 3.3) wurde auf die Bedeutung tief sitzender belastender Erfahrungen und Konflikte für die Aufrechterhaltung sexueller Probleme hingewiesen. Wenn psychodynamische Konflikte für die Aufrechterhaltung der sexuellen Problematik bereits in der Problemanalyse deutlich werden, das heißt, wenn das sexuelle Problem der innerpsychischen Stabilisierung dient, ist ein Wechsel von der Sexualtherapie zur Psychotherapie hilfreich und zu empfehlen. Eine Rückkehr zur sexualtherapeutischen Vorgehensweise kann dann nach der Bewältigung der aufrechterhaltenden Konflikte erfolgen, soweit noch notwendig.

Meist dient das in Kapitel 3.5.1 beschriebene übungsorientierte Vorgehen, das sich enger an der sexuellen Problematik orientiert, dazu, psychodynamische Aspekte der erlebten sexuellen Problematik aufzudecken bzw. zu erfahren, um sie dann einer weiterführenden Bearbeitung und Veränderung zugänglich zu machen.

3.5.8 Ansatzpunkt: das Paar

Am häufigsten kommt vor, dass sich eine sexuelle Störung auch leidvoll in der partnerschaftlichen Sexualität zeigt. Sexuelle Probleme können auch von Singles so leidvoll erlebt werden, dass sie daran gehindert werden, eine Partnerschaft einzugehen, um nicht dort immer wieder mit der sexuellen Problematik konfrontiert zu werden.

Wenn die sexuelle Problematik sich im partnerschaftlichen Zusammenleben störend bemerkbar macht, empfiehlt es sich, dass sich das Paar beraten oder behandeln lässt. Aber auch, wenn man in einer Partnerschaft lebt, kann es sein, dass man das bei sich selbst erlebte sexuelle Problem für sich persönlich behandeln lassen und verändern möchte.

Bereits Masters und Johnson (siehe Kap. 3.3) haben das Paar behandelt, wobei es bei ihnen immer den Symptomträger oder die Symptomträgerin gab und die jeweiligen Partner*innen sozusagen als Hilfstherapeut*innen eingesetzt wurden. Im heutigen Verständnis der Paarsexualtherapie wird die sexuelle Problematik als Störung verstanden, die sich in der Beziehung des jeweiligen Paares manifestiert hat, auch wenn die Symptombildung sich nur bei einer Person zeigt.

Ausführlicher wird das paartherapeutische Vorgehen in Kapitel 3.6.3 beschrieben, an dieser Stelle geht es darum, Interventionen zu überlegen, wenn die Paardynamik den aufrechterhaltenden Faktor der sexuellen Problematik darstellt, die sich in der Regel bei einer Person in der Paarbeziehung zeigt. Ebenso wie im vorangegangenen Kapitel die eigene Psychodynamik von Bedeutung war, geht es in der Partnerschaft um die Paardynamik.

Das heißt, die sexuelle Problematik des Partners oder der Partnerin dient der Stabilisierung oder dem Gleichgewicht der Partnerschaft. Wenn die sexuelle Störung eine Funktion innerhalb der Partnerschaft einnimmt, kann eine Beziehungsanalyse (in der Problemanalyse) dies bereits verdeutlichen oder aufdecken, meist kommt es aber zu spezifischen Störungen bei Partner*in oder beiden Partner*innen im Verlauf der Übungen des Sensate Focus. Dann ist an dieser Stelle der richtige Zeitpunkt, durch Aufarbeitung der Paarproblematik zu einer gesunden Paardynamik zu finden, wozu in der Regel das sexualtherapeutische Vorgehen für eine Zeit unterbrochen wird. Ein Kommunikationstraining, ein soziales Kompetenztraining, ein paarspezifisches Problemlösetraining oder andere paartherapeutische bzw. systemische Interventionen können hier hilfreich sein. Meist sind es Verfahren der Systemischen Therapie.

3.5.9 Arbeit in und mit den Lebenswelten

Auch dies ist ein nicht eng mit der Sexualität und den sexuellen Problemen verbundener Lebensbereich, der aber durchaus eine bedeutsame aufrechterhaltende Bedeutung der sexuellen Störung darstellen kann. Der Fokus der Interventionen liegt hier darauf, störende oder krankmachende Bedingungen in der individuellen oder partnerschaftsbezogenen Lebensumwelt zu bearbeiten. Bei Themen wie Arbeitslosigkeit, Verschuldung, Belastungen im Leben mit den Kindern, Pflege kranker Eltern, Einsamkeit, problematische Wohnbedingungen, schwieriges soziales Umfeld usw. helfen entweder die Stärkung der betroffenen Personen mit Methoden der Sozialpsychiatrie bzw. der Gemeindepsychologie. Oder es wird erforderlich sein, mit der Sozialarbeit oder anderen Institutionen zusammenzuarbeiten, damit die störenden Bedingungen in der Lebensumwelt im positiven Sinne verändert werden können. Auch hier wird es manchmal notwendig sein, falls Bedingungen sich nicht oder nicht schnell verändern können, das Sexualleben in seinen Möglichkeiten den Lebensweltbedingungen anzupassen.

3.5.10 Relikte aus der Lebensgeschichte

Manchmal hatten Probleme früher vielleicht eine starkmachende, schützende oder auch belastende Funktion im Leben der betroffenen Person eingenommen und waren folglich von Bedeutung. Dadurch wurden die Muster so verinnerlicht, dass sie auch in der Folgezeit, als die Konflikte oder Probleme vielleicht nicht mehr existierten und man die schützende oder starkmachende Funktion nicht mehr benötigte, beibehalten wurden und sich zunehmend als Problem erwiesen. Das kann für sexuelle Probleme zutreffen, deren ursprüngliche Gründe nicht mehr existieren, die Symptome aber verinnerlicht weiter bestehen.

Fallbeispiel: Symptome als Relikte

Eine Frau hat vor Jahren in einer sexuell gewaltvollen Partnerschaft gelebt und erst, als sich bei ihr eine Vaginismusproblematik entwickelt hat, hat der

Partner sie nicht mehr sexuell gequält und vergewaltigt. Irgendwann konnte sie sich mit Unterstützung einer Freundin von diesem gewaltvollen Partner trennen. Eine damalige aufrechterhaltende Bedingung der Vaginismusproblematik: Sie war möglicherweise auch konditioniert, schützte die Frau aber vor der sexuellen Gewalt des Partners, auch wenn sie das körperliche Leid, z. B. bei gynäkologischen Untersuchungen oder nicht mehr Tampons nutzen zu können, sehr belastete. Acht Jahre nach der Trennung lernt sie einen neuen Mann kennen, einen sehr liebevollen und zärtlichen Mann, der heute jegliches Nein von ihr absolut akzeptiert und sie, wie sie selbst sagt, auf Händen trägt. Dennoch besteht weiterhin die Vaginismusproblematik, auch wenn diese ihre vor Gewalt schützende Funktion verloren hat. Das Wissen darum, dass sie ein Relikt aus ihrer Lebensgeschichte mit sich trägt, das den Sinn verloren hat, entlastet die Patientin und motiviert sie umso mehr, nun direkt an der sexuellen Symptomatik und deren aufrechterhaltenden Bedingungen, insbesondere auf der Ebene des Verhaltens, der Gefühle und ihrer Körperbewertung, zu arbeiten.

Als Intervention für das Aufdecken und die Bewältigung dieser Bedingung „Relikt" empfiehlt sich eine Reise in die Lebensgeschichte (siehe Übung Nr. 27), um herauszufinden, an welcher Stelle der Biografie das heutige sexuelle Problem von Bedeutung war.

3.5.11 Organmedizinisches

Auch organmedizinische Behandlungsmöglichkeiten sind zu nutzen, wenn organische Bedingungen das sexuelle Problem aufrechterhalten. Ausführliches dazu findet sich in Kapitel 3.4.

3.5.12 Weitere Verfahren

Konfrontationsverfahren

Bei Konfrontationsverfahren geht es vordergründig um die Konfrontation mit angstbesetzten oder neuen Situationen, letztlich aber um die Konfrontation mit belastenden Gefühlen, wie Angst, Trauer, Wut, Ekel usw. Ziel ist die Bewältigung dieser Gefühle durch neue Erfahrungen und dadurch, dass dabei nichts Schlimmes passiert. Es ist in der Regel eine Auseinandersetzung mit den eigenen Gefühlen, dem Zustand der Hilflosigkeit, unangenehmen Körpererlebnissen, körperlichen und psychischen Verlusterlebnissen, dem Ausgeliefertsein und der eigenen Verletzlichkeit.

Auch in der Sexualtherapie helfen Konfrontationsübungen in der Vorstellung und ebenso in der Realität, vor allem zur Bewältigung von Ängsten und den eben beschriebenen Erfahrungen, beispielsweise um Ekelgefühle zu überwinden. Dabei ist allerdings eine hohe Sensibilität notwendig.

Fallbeispiel: Ekelgefühle

Eine Patientin mit sehr ausgeprägten Ekelgefühlen vor jeglicher Form von Körperflüssigkeiten bei sich selbst oder bei ihrem Partner begab sich, da dies ihr viele Möglichkeiten sexuellen Lebens mit ihrem Partner verbaute, in eine Sexualtherapie. In der Informationsgewinnung wurde deutlich, dass keine Form des Küssens für sie möglich war, selbst ein Kuss ihres Partners auf ihre Wange, der vielleicht etwas Speichel enthielt, ekelte sie sehr. Ein Kuss auf den Mund, geschweige denn ein Zungenkuss, waren für sie undenkbar. In der Sexualität konnten sie sich beide nur mit der Hand gegenseitig befriedigen. Um ihren Partner mit der Hand zu befriedigen, legte sie sich Feuchttücher, ein Handtuch und Tempotücher zurecht. Sie stimulierte ihren Partner, und er musste ihr, wenn sich sein Orgasmus näherte, ein Zeichen geben. Sofort wickelte sie das Handtuch um seinen Penis und stimulierte weiter, ohne den Penis mit ihrer Hand weiter zu berühren. Unmittelbar vor dem Orgasmus musste er sie wiederum informieren, dann nahm sie ein Feuchttuch und steckte dies in die Öffnung des Handtuchs bis zur Eichel seines Penis. Nach seinem Orgasmus nahm sie sofort ihre Hand zur Seite, ihr Partner musste mit dem Handtuch und weiteren Feuchttüchern das Sperma entfernen.

In der Problemanalyse konnte als aufrechterhaltende Bedingung ein starkes Vermeidungs- und Fluchtverhalten herausgefunden werden. Das Ekelgefühl ließ sich als stellvertretend klassisch konditioniertes Gefühl analysieren. Die Mutter hatte ihrer Tochter irgendwann erklärt, dass sie für sie als Baby nur ganz wenige Pampers gebraucht hätte, sie selbst habe sich vor den Ausscheidungen ihrer Tochter geekelt, habe sie sehr lange über die Toilette gehalten, bis sie Groß und Klein gemacht hätte. Eine volle Windel verstärkten die Ekelgefühle der Mutter sehr. Also ließ sich die klassische Konditionierung als stellvertretend erklären, die Tochter hatte wohl nie eine direkte Konditionierungserfahrung gemacht, sie hatte allerdings über ihre Mutter Ekelgefühle, die durch die Genitalien und die Körperflüssigkeiten ausgelöst waren, stellvertretend gelernt. Weitere Bedingungen konnten nicht ausgemacht werden.

Der Patientin wurde eine Konfrontation in der Realität angeboten, damit sie die Ekelgefühle schrittweise verlernen und ein neues Verhalten in Bezug auf die Sexualität erlernen kann. Im ersten Schritt ging es darum, dass Partnerin und Partner sich mit geschlossenen Lippen auf den Mund küssen, wobei die Patientin jederzeit die Regie hatte. Im nächsten Schritt öffnete sie ihre Lippen, im übernächsten Schritt der Partner. Dann berührte sie mit ihrer Zunge die Lippen des Partners, dann umgekehrt, und schließlich berührten sich auch beide Zungen bis hin zu einem intensiven Kuss. Alle Schritte sollten so lange und so oft erfolgen, bis sich die Ekelgefühle deutlich reduziert hätten. Nach zwei Übungseinheiten war das Paar in der Lage, sich intensiver zu küssen, was die Patientin für das weitere Vorgehen sehr motivierte. Als nächster Schritt wurde ein neues Verhalten bei der sexuellen Befriedigung mit den Händen eingeführt. Die Patientin begann zunächst wie gewohnt mit der sexuellen Stimulierung ihres Partners, hatte auch alle Utensilien bereitgelegt. In mehreren Schritten nutzte die Patientin schließlich immer weniger Hilfsmittel, bis sie schließlich keine Hinweise mehr vom Partner auf den bevorstehenden Orgasmus erhielt und ihn mit der Hand bis zu seinem Orgasmus stimulieren konnte, wobei das Ejakulat ihre Haut berührte. Sie wurde gebeten, das Ejakulat eine Zeit auf ihrer Hand zu belassen, um auch da die Erfahrung zu machen, dass nichts Schlimmes passieren würde.

Nach mehrmaligen Übungen, wie eben beschrieben, hatte sich die Konditionierung des Ekelgefühls aufgelöst, Berührungen des Mundes, der Zunge und der Genitalien mit den entsprechenden Körperflüssigkeiten bereiteten der Patientin keine Probleme mehr, im Gegenteil, sie empfand zunehmend Lust, und beide waren schließlich in der Lage, in kleinen Schritten zum Koitus nach ihren Wünschen zu kommen.

Eine Übung, um Küssen zu lernen, findet sich in Teil II unter Nr. 50.

Fantasiearbeit und Imaginationen

Fantasiearbeit und imaginative Übungen dienen zur Veränderung aversiver Gefühle, zur Förderung positiven Erlebens, zur Auslösung erotischer Erregung, als Auseinandersetzung mit der sexuellen Orientierung, für das Erlangen positiver Einstellungen zur eigenen Sexualität sowie zum Sex in der Partnerschaft, zur Umsetzung sexueller Wünsche in konkret vorgestellten Situationen, für die Erfahrung unter Prüfung der emotionalen Befindlichkeit, für das Genusstraining und zum Aufbau sowie zur Förderung genussvoller Aktivitäten und genussvollen Verhaltens usw.

Auch wenn die Möglichkeit realer Erfahrungen zur Bewältigung von Problemen und zur Förderung einer befriedigenden Sexualität fehlen, weil z. B. keine Partnerschaft existiert, können Fantasieübungen hilfreich sein, um die mögliche Realität in der Vorstellung zu erproben. Das Gleiche gilt, wenn reale Schritte noch zu belastend sind und mögliche aversive Gefühle wie starke Angst reale Erfahrungen behindern.

Förderung und Stärkung der sozialen Kompetenz

In sozialen Kompetenztherapien lernen Patient*innen, soziale Ängste und Defizite im zwischenmenschlichen Bereich abzubauen und sozialkompetentes Verhalten auch für die Gestaltung von Partnerschaften und das partnerschaftliche Zusammenleben aufzubauen. In der sozialen Kompetenztherapie sind Rollenspiele zum Aufbau sozialer Fähigkeiten von besonderer Bedeutung. Vor allem, aber nicht nur, zielen im partnerschaftlichen Kontext die sozialen Kompetenzen darauf ab:

- Wünsche und Bedürfnisse im Bereich der Sexualität äußern zu lernen (Egoismus) und
- Nein sagen zu können, wenn von partnerschaftlicher Seite Wünsche geäußert werden, die insbesondere bezüglich Stellung und sexueller Praktik sowie sexueller Präferenz nicht den eigenen Bedürfnissen entsprechen (Veto).

Für das Erlernen und die Stärkung sozialer Kompetenzen wie auch für die Möglichkeit, konstruktiv und offen zu kommunizieren, Kontakt aufzunehmen, Partnerschaften aufzubauen und zu vertiefen, bietet sich dieses soziale Kompetenztraining an, eine Standardmethode aus der Verhaltenstherapie.

3.6 Spezifische Interventionen

Nachdem die Interventionen für die Bewältigung verschiedener Problembedingungen beschrieben wurden, sollen nun spezifische weitere Interventionen konkretisiert werden, die sich für die Problembewältigung einzelner sexueller Probleme eignen.

3.6.1 Spezifisches für die Frau

Spezifische Interventionen für die Frau beziehen sich speziell auf sexuelle Störungen, die im engen Zusammenhang mit der weiblichen, auf Sexualität bezogenen, Anatomie und Physiologie stehen. Alle anderen Interventionen für sexuelle Probleme bei Frauen, die als geschlechtsübergreifend anzusehen sind, finden sich in Kapitel 3.6.3.

Die *Sensate-Focus-Übungen für Frauen* entsprechen zunächst dem grundlegenden Ablauf der einzeltherapeutischen Arbeit. Auch hier geht es um Übungen zur Körperwahrnehmung, zum Aufbau eines positiven Körperbildes, es geht um Genussübungen mit Riechen, Schmecken, Tasten, Hören, um das Erleben des Duschstrahls oder des warmen Wassers beim Duschen und Baden, um Körperberührungen zur Körpererkundung, auch zum Streicheln, aber auch um die Übungen mit einem großen Spiegel bei Betrachtung des bekleideten, des teilbekleideten oder des unbekleideten Körpers. Weiter können die Genitalien mit einem Handspiegel angeschaut werden, zunächst bei geschlossenen großen Vulvalippen, dann bei geöffneten Vulvalippen mithilfe der Finger. Dies ermöglicht einen Blick auf die geöffnete Vulva mit Klitoris, Klitorisschenkeln, Harnröhrenöffnung, Scheidenvorhof und Scheideneingang sowie auf den Damm bis hin zum Anus.

Immer wieder überlegt die Frau, was von den verschiedenen Anblicken gefällt, was egal ist und was nicht gefällt. Bei allem, was gefällt und was nicht gefällt, kann überlegt werden, woher die damit verbundenen Bewertungen stammen, ob aus der Kindheit, der Jugend, ob durch Bilder, durch miterlebte Bewertungen bei anderen oder auch durch andere bei sich selbst. Und es kann auch weiterführend überlegt werden, wie es entweder möglich sein kann, die positiven Bewertungen zu stärken und negative Bewertungen in Richtung positiv oder egal zu verändern oder auch mit nicht so guten Bewertungen zu einer doch befriedigenden Sexualität zu kommen.

In weiteren Schritten können die Körper- und Sexualitätsübungen genutzt werden, um herauszufinden, welche Region des Körpers und der Genitalien durch Berühren, Streicheln und Massieren zu intensiveren Gefühlen führen kann. Und zunehmend heißt es, auf die Suche zu gehen, besonders erregende genitale Regionen aufzuspüren und das erregende Streicheln und Massieren bis zur Empfindung stark erregender Gefühle zu steigern – um schließlich zu beobachten, wie die Stimulierung der genitalen Regionen und anderer Körperreaktionen bis zum sexuellen Höhepunkt (Orgasmus) geführt werden kann.

Sollten Erwartungsängste bezogen auf das Eintreten sexueller Erregung und schließlich des Orgasmus bestehen oder wird Leistungsdruck festgestellt, kann auch hier die Übung *„Mit der Erregung spielen/Erregung kommen und gehen lassen"* (siehe Übung Nr. 52) hilfreich sein.

Vielen Frauen gelingt es, in sexuellen Situationen *Nein zu sagen*, wenn sie etwas nicht möchten. Wenn eine Frau aber feststellt, dass es ihr nicht gelingt, Nein zu sagen, wenn etwas ihren Bedürfnissen zuwiderläuft, oder wenn sie Ja sagt, wenn ihr eigentlich bewusst ist, dass sie Nein sagen möchte, ist es sinnvoll, dieses Nein-Sagen in der Fantasie zu lernen. Dazu sollte eine Erfahrung aus der Vergangenheit vorgestellt werden, in der dieses Nein nicht gelungen ist. Der Ablauf der Situation sollte möglichst sehr konkret vorgestellt werden, wobei die Reaktion des Gegenübers, des Partners oder der Partnerin, genau ausgemalt wird. Die Gefühle der Frau bei dieser Vorstellung sind hier ein sehr entscheidendes Signal, ob das, was z. B. der Mann tut, gewünscht ist oder nicht gewünscht ist. Zum Beispiel könnten Angstgefühle oder Ärgergefühle ein Hinweis darauf sein, dass hier eigentlich ein Nein angesagt wäre. Vielleicht ist es auch lediglich der Gedanke: „Das möchte ich nicht", der die Richtung eines sinnvollen Handelns vorgibt. In der Vorstellung könnte zunächst einmal ganz deutlich ein „Nein, ich will das nicht" ausgesprochen werden. Anschließend durchspielt die Frau die Situation noch einmal mit der Überlegung, wie das Nein zwar klar und deutlich ausgesprochen, aber mit konkreten Beschreibungen, was nicht gewünscht wird, verbunden wird, z. B.: „Nein, schiebe deinen Finger bitte nicht so tief in meine Scheide, das ist mir unangenehm." Bei einem dritten Durchspielen reagiert die andere Person zunächst unfreundlich, beim nächsten Mal freundlich und im Sinne der Frau. Die Frau könnte auch alternativ sagen: „Bitte zieh den Finger etwas weiter raus, so tief in der Scheide, das ist mir unangenehm." – wie es für die Frau am besten passt. Sollte das Nein-Sagen in der Fantasie einer sexuellen Situation schwerfallen, könnte es zunächst einmal mit einer nicht sexuellen Alltagssituation (z. B. Partner*in fragt, ob Kinobesuch angesagt wäre) ausprobiert werden. So wird es leichter fallen, das Nein-Sagen dann in einer sexuellen Situation ebenfalls zu erproben und erfolgreich umzusetzen. Letztlich kann auch ein soziales Kompetenztraining (vgl. Kap. 3.5.12) helfen, in sozialen und auch sexuellen Situationen deutlich sicherer zu werden.

Sexuelle Probleme bei Frauen sind (häufiger als bei Männern) mit *Gefühlen von Aversion und Ekel* verknüpft. Der Geruch des eigenen Körpers, des anderen Körpers, von Speichel, Sperma, eigener Scheidenfeuchtigkeit oder bestimmten Körperteilen kann Ekel auslösen. Bei den Sensate-Focus-Übungen kann es zu Blockaden kommen, wenn solche Ekelgefühle auftreten. In der partnerschaftlichen Sexualität fällt deren Offenlegung oft sehr schwer, weil Sorge besteht, die andere Person zu verletzen. Haben Ekelgefühle mit problematischem Hygieneverhalten zu tun, kann dies, wenn es selbst gespürt oder geäußert wird, einfach zu verändern sein, falls die entsprechende Bereitschaft bei beiden besteht. Meist haben auf die Sexualität bezogene Ekel- und Aversionsgefühle eine persönliche Geschichte, die durch Überlegungen entlang der Lebensgeschichte, durch eine Fantasiereise in die Vergangenheit oder durch andere Wege aufgrund der damit verbundenen Gefühle in Erfahrung gebracht werden können. Insbesondere wenn diese Gefühle mit realen Erfahrungen und Erlebnissen in der eigenen Biografie oder in der Partnergeschichte verbunden waren.

Ekelgefühle, die manchmal auch mit übertriebener Reinlichkeit einhergehen, können mit Ängsten vor Ansteckung mit Krankheitserregern zusammenhängen. Bei allen Auslösern und Situationen, die mit aversiven Gefühlen verknüpft sind, ist immer zu prüfen, ob das aversive Gefühl einen realen Hintergrund hat, der dann bearbeitet werden müsste, oder ob es sich um phobische, also unbegründete, Befürchtungen handelt. Dann liegt meist eine klassische Konditionierung der Gefühle vor, die vielleicht einmal aufgrund realer unangenehmer Erfahrung entstanden sind, heute aber keine reale Grundlage mehr haben. In letzterem Falle ist die sukzessive Annäherung an das, was Ekelgefühle oder andere aversive Gefühle auslöst, sinnvoll. Wenn es z. B. um Körperflüssigkeiten geht, können andere Flüssigkeiten und verschiedenartige Konsistenz wie Massageöl, Sahne, Sonnenmilch oder anderes für die ersten Übungen genutzt werden. Schließlich können weitere, eher spielerische, Übungen dazu führen, die Unbegründetheit der aversiven Gefühle zu erfahren, ihnen die Grundlage zu entziehen, sie zu reduzieren und bei zunehmend häufiger Konfrontation sie schließlich vollständig zu bewältigen. Gerade bei Körperflüssigkeiten kann dann berührt, wahrgenommen, gerochen, angeschaut oder ggf. auch geschmeckt werden.

Solche Konfrontationen können ebenfalls zunächst in der Vorstellung stattfinden und dann zunehmend auf die realen Situationen übertragen werden, bis die betroffene Frau merkt, dass ihre katastrophisierenden Befürchtungen ausbleiben. Solche Konfrontationen sollten zunächst alleine (wenn die Situation sich auf den eigenen Körper bezieht), schließlich mit Partner*in durchgeführt werden, erst ohne Erregung und dann auch mit Erregung. Die Übungen sollten nie abgebrochen oder beendet werden, solange das negative

Gefühl noch anhält. Erst nach Abklingen des Gefühls kann die Übung beendet werden, ggf. sollte anschließend zur Verstärkung der Erfahrung etwas Positives unternommen werden. Sollten einzelne Übungsschritte zu schwer sein, können Zwischenschritte eingebaut werden. Oder die sehr unangenehmen Gefühle bei der Durchführung weisen darauf hin, dass es noch andere aufrechterhaltende Bedingungen als die frühere negative Erfahrung oder die klassische Konditionierung gibt. Dann gilt es, diese weiterführenden Bedingungen herauszufinden und ebenfalls in die Bearbeitung einzubeziehen.

Sollten die beschriebenen Schritte nicht als Selbsthilfeübungen durchgeführt werden (können), ist hier eine sexualtherapeutische Unterstützung sinnvoll (ein Beispiel therapeutischer Bearbeitung von Ekelgefühlen siehe Fallbeispiel *„Ekelgefühle"* in Kap. 3.5.12).

Während *Dyspareunie*, Schmerzen beim Geschlechtsverkehr, häufiger bei Frauen als bei Männern auftreten, ist die *Vulvodynie* ein starker, brennender und stechender Schmerz hinter den großen Vulvalippen im Bereich der Vulva. Neben der unbedingten organischen Abklärung können auch hier minimalinvasive Maßnahmen wie z. B. schmerzlindernde Gels helfen, die Schmerzsymptome zu reduzieren. Es empfiehlt sich, bei einer nicht organischen Verursachung des Schmerzes, den Beckenboden (Beckenbodentraining, Kegelübung, siehe Übung Nr. 29) zu trainieren, wobei die Übungen gesteigert und vor allem regelmäßig durchgeführt werden sollten. Auch spezialisierte Physiotherapeut*innen, die mit entsprechender Qualifikation gynäkologisch berühren dürfen, können das Training unterstützen.

Ansonsten bietet sich, wenn indiziert, auch die Möglichkeit an, mit sehr leichten Übungen des Sensate Focus zu beginnen und sich zunächst auf den ganzen Körper ohne Einbeziehung der Genitalien mit den Übungen zu konzentrieren. Dann können zunehmend die Genitalien einbezogen werden, über unterschiedliche Berührungen der äußeren und inneren Genitalien bis hin zu Stimulierungen und bei erfolgreicher Reduktion der Schmerzen auch zum Übergang zum Koitus.

Neben dem Sensate Focus mit konfrontierenden Übungen gibt es keine spezifischen sexualtherapeutischen Interventionen bei Dyspareunie oder Vulvodynie, hier würden eher andere nicht sexuelle schmerztherapeutische Interventionen sinnvoll sein.

Das gleiche eben beschriebene Vorgehen gilt für die Interventionen bzw. die sexualtherapeutische Behandlung des *Vaginismus*. Hier können zusätzlich Hilfsmittel wie Hegarstifte (gynäkologische Untersuchungsinstrumente), sogenannte Vaginaltrainer (Vaginaldilatoren) oder die Finger genutzt werden, wobei deren Einsatz auch in das Sensate Focus eingebaut wird. Hegarstifte (siehe Übung Nr. 24 mit Abbildung) gibt es in fünf Größen, von 10 bis 26 mm, sie können im Internet oder in Spezialgeschäften besorgt oder auch möglicherweise bei Gynäkolog*innen ausgeliehen werden. Diese können auch den ersten Einsatz dieser Stäbe den betroffenen Frauen zeigen, wobei ein Spiegel zum genauen Ansehen genutzt werden sollte. Da diese Stäbe wie ein technischer Einsatz wirken, sind für manche Frauen ein Vaginaltrainer oder der Finger sinnvoller, Letzteres bedeutet aber größere Geschicklichkeit. Für die Nutzung der Stäbe oder der Vaginaltrainer ist möglicherweise der Einsatz von Gleitcreme am Scheideneingang sinnvoll. Stäbe oder Vaginaltrainer sollten auf jeden Fall vorher mit der Hand angewärmt werden. Ganz wichtig: Die betroffene Frau hat immer die Kontrolle über den Einsatz der Stäbe, und dabei ist es wichtig zu wissen, dass durch diese Übungen die Vagina keinesfalls geöffnet, gedehnt oder geweitet wird. Es geht darum, dass die betroffene Frau die Kontrolle über ihren eigenen Körper durch die Übungen erlangt oder wiedererlangt. Das beschreibt das absolute Ziel dieser Übungen. Zunächst werden die kleineren Stäbe genutzt, die anschließend von den größeren abgelöst werden. Sinnvoll ist es, vorher die Kegelübung (siehe Übung Nr. 29) mehrmals durchzuführen, damit die Aufmerksamkeit in die Genitalien gelenkt wird, wobei es hier nicht um sexuelle Erregung oder Koitus geht, sondern darum, mit den Genitalien in Kontakt und in Beziehung zu kommen.

Probleme bei der Anwendung der Stäbe oder des Vaginaltrainers können in der Akzeptanz der Stäbe bestehen, in der Assoziation der Frau mit direktem Bezug zum Penis und seiner Größe, bei innerpsychischen Konflikten oder Konflikten mit Partner*innen oder wenn z. B. eine Kinderwunschproblematik die vaginistische Reaktion mitbedingt. Insbesondere wenn Schmerz und Angst sich nicht überwinden lassen, ist es wichtig, nicht zu verzagen, sondern diese als Signal zu nehmen, weitere aufrechterhaltende Bedingungen in anderen Bereichen zu suchen und zu bewältigen.

3.6.2 Spezifisches für den Mann

Spezifische Interventionen für den Mann beziehen sich speziell auf sexuelle Störungen, die einen engen Bezug zur männlichen Anatomie und Physiologie haben. Alle anderen Interventionen für sexuelle Probleme bei Männern, die dann als geschlechtsübergreifend anzusehen sind, finden sich in Kapitel 3.6.3.

Die *Sensate-Focus-Übungen für Männer* entsprechen zunächst dem grundlegenden Ablauf der einzeltherapeutischen Arbeit. Auch hier geht es um Übungen zur Körperwahrnehmung, zum Schaffen eines positiven Körperbildes, es geht um Genussübungen mit Riechen, Schmecken, Tasten, Hören, um das Erleben des Duschstrahls oder des warmen Wassers beim Duschen und Baden, um Körperberührungen zur Körpererkundung, auch zum Streicheln, aber auch um die Übungen mit einem großen Spiegel bei Betrachtung des bekleideten, des teilbekleideten oder des unbekleideten Körpers. Hier kann der Mann die äußeren Genitalien in Augenschein nehmen, den Penis mit dem Stamm, der Eichel und der Vorhaut sowie den Hodensack mit den innen liegenden Hoden. Weiter kann der Genitalbereich mit einem Handspiegel angeschaut werden mit dem Blick auf die Unterseite des Penis und des Hodensacks sowie auf den Damm bis zum Anus.

Immer wieder wird überlegt, was von den verschiedenen Anblicken gefällt, was egal ist und was nicht gefällt. Bei allem, was gefällt und was nicht gefällt, kann überlegt werden, woher die damit verbundenen Bewertungen stammen, ob aus der Kindheit, der Jugend, ob durch Bilder, durch miterlebte Bewertungen bei anderen oder auch durch andere bei sich selbst. Und es kann auch weiterführend überlegt werden, wie es entweder möglich sein kann, die positiven Bewertungen zu stärken und die negativen in Richtung positiv oder egal zu verändern oder auch mit nicht so guten Bewertungen zu einer doch befriedigenden Sexualität zu kommen.

Eine sehr häufige sexuelle Störung bei Männern ist der *frühzeitige Samenerguss* (auch: frühzeitige Ejakulation, frühzeitiger Orgasmus, Ejaculatio praecox), das immer wiederkehrende und subjektiv zu frühe Auftreten einer Ejakulation bei meist nur sehr geringer sexueller Stimulierung vor, während oder nach dem Einführen des Penis. Bedeutsam ist: *bevor* der Mann oder seine Partnerin bzw. sein Partner sich dies wünscht. Die „Stopp-Start-Methode/Pausen-Methode" oder „Druck-Methode" (siehe Übung Nr. 47) sollen ganz spezifisch auf die sexuelle Funktion bezogen helfen, die Kontrolle über die Ejakulation zu bekommen bzw. wiederzuerlangen. Diese Methode benötigt unbedingt vorab eine Information über das Ejakulationsgeschehen. Beim betroffenen Mann gibt es nach entsprechender sexueller Stimulierung einen Punkt, an dem die Ejakulation fast automatisiert abläuft und nicht mehr zu stoppen ist. Dieser Punkt wird „Point of no return" (Punkt ohne Zurück) genannt, auf den der Mann im Verlauf der Übung seine Aufmerksamkeit richten sollte. Es geht darum, diesen „Point of no return" genau kennenzulernen und ihn durch die Übungen unter Kontrolle zu bekommen. Nicht der Körper soll die Entscheidung treffen, wann die Ejakulation startet, der Mann soll die Aufmerksamkeit darauf lenken und das Bewusstsein für seine physiologischen und auch sexuellen Empfindungen erhöhen. Die Übungen („Stopp-Start" und „Druck") können helfen, das Kontrollgefühl aufzubauen und die Ejakulation und damit den Orgasmus selbst zu managen. Das Einstellungsziel heißt: Nicht mein Körper kontrolliert, sondern ich kontrolliere, ich bin dem körperlichen Ablauf nicht hilflos ausgeliefert, ab jetzt übernehme ich (wieder) die Kontrolle. Diese Übungen lassen sich am besten mit Unterstützung eines Partners oder einer Partnerin durchführen. Als alleinige Masturbationsübung kann sie auch hilfreich sein, ist aber weniger effektiv als die Übung mit Partner*in (siehe auch Übungen Nr. 2, 47, 52, 57).

Die Stopp-Start- bzw. Druck-Methode ist hilfreich, wenn die sexuelle Problematik nicht von psychischen oder paardynamischen Konflikten aufrechterhalten wird. Dann kann sie in relativ kurzer Zeit eine bessere Ejakulationskontrolle und ein besseres „sexuelles Selbstwertgefühl" ermöglichen. Die mitwirkende Partnerin oder der mitwirkende Partner dürfen sich bei dieser Übung nicht als Dienstleistende sehen, sondern benötigen ein Verständnis, dass die sexuelle Problematik eines Partners eine befriedigende Sexualität von beiden behindert und belastet und solche Übungen gerade in der letzten

Phase sich immer mehr einer befriedigenden und erfüllenden Sexualität auf beiden Seiten annähern. Die mitwirkende Partnerin oder der mitwirkende Partner sollten zwischen den spezifischen Übungen auch immer wieder Möglichkeiten zur eigenen sexuellen Befriedigung durch den übenden Partner erfahren.

Auch für diese Übung gilt, dass ein Nicht-Funktionieren durch Modifikation des Übungsablaufs bewältigt werden kann. Oder ein zu spätes Stopp-Signal bzw. ein Ignorieren des Stopp-Signals kann ein Zeichen dafür sein, dass die sexuelle Funktionsstörung des von frühzeitiger Ejakulation betroffenen Mannes noch andere Gründe hat, die dann herauszuarbeiten und zu bewältigen sind.

Die Übung als solche kann auch als Selbsthilfeübung verstanden und durchgeführt werden, wenn es insbesondere um ein reines Kontrollproblem des betroffenen Mannes geht. Sind andere intrapsychische oder paardynamische Bedingungen für die sexuelle Störung relevant oder ist die frühzeitige Ejakulation eine primäre Störung, das heißt, sie existiert bereits, solange der Mann denken kann, oder sie stellt eine sehr lang andauernde Störung dar, sollte eher sexualtherapeutische Unterstützung in Anspruch genommen werden.

Es gibt Männer, die haben aufgrund einmaliger oder mehrmaliger Erfahrung *Angst, dass die Erregung und damit die Erektion abbricht* und der Penis während der partnerschaftlichen Sexualität schlaff wird. Diesen Männern kann das „Spiel mit der Erregung" helfen, den in der Sexualität entwickelten Erwartungsdruck oder die Versagensangst abzubauen. Die dazugehörigen Übungen *„Erregung kommen und gehen lassen"* (siehe Übung Nr. 15 und 52) können zu neuen Erfahrungen verhelfen: Nämlich sich nicht von der Erektion abhängig zu machen, sondern mitbestimmen, dass die Erektion kommt oder dass die Erektion geht und dass auch das sexuelle Spiel mit einem schlaffen oder wenig erigierten Penis durchaus lustvoll sein kann. Die Übung wird zunächst in die Selbstbefriedigung, schließlich auch in das partnerschaftliche Spiel und den Koitus eingebaut.

Eine *retrograde Ejakulation* tritt ein, wenn, z. B. nach einer Prostataoperation, die Samenflüssigkeit nicht mehr durch die Harnröhre fließt, sondern sich in die Blase ergießt, weil der Mechanismus zwischen Blase und Harnleiter in der Prostata bei der Ejakulation nicht richtig funktioniert. In der Regel bleiben sowohl die physiologische als auch die psychische Orgasmusfunktion erhalten, auch die Lust- und Erregungsgefühle sind nicht an die retrograde Ejakulation gekoppelt. Männer können sich aber durch das „Verschwinden" des Ejakulats sehr verunsichert fühlen, manchmal auch die Partner*innen, und hier besteht die hauptsächliche Unterstützung darin, aufzuklären, Gespräche über die Belastungen anzubieten und mit dieser physiologischen Reaktion leben zu lernen und eine dann auch befriedigende Sexualität erfahren zu können. Besteht ein Kinderwunsch, bedarf es urologischer Konsultation.

Verzögert sich die Ejakulation (Ejaculatio retarda) oder *bleibt der Samenerguss aus* (Ejaculatio deficiens), und damit auch das Orgasmuserleben, treten Anstrengungen, Überreizungen und Ermüdung durch zu starke Stimulierungen während der Selbstbefriedigung (hier selten) oder beim Koitus auf, können auch hier die spielerischen Übungen mit der Erregung helfen. Weiterhin wird es wichtig sein, den Erwartungsdruck, die Versagensangst und die Hilflosigkeit dadurch zu reduzieren, dass zu einer Selbstverantwortung gefunden werden kann, auch Grenzen der eigenen Sexualität zu respektieren. Gelingt es, den mit der Verzögerung oder dem Ausbleiben der Ejakulation verbundenen Druck zu reduzieren, mehr Gelassenheit zu finden, wird ein Orgasmuserleben in der Zukunft wahrscheinlicher. Unterstützungen durch Sensate Focus, den Einsatz von Fantasien, die Kombination von Koitus und Selbstbefriedigung, das Experimentieren mit verschiedenen Stellungen und Praktiken (Zuhilfenahme von oraler und manueller Stimulierung) usw. können ebenfalls hilfreich sein. Wichtig ist es, das Sexualverhalten des betroffenen Mannes in seiner Gänze zu explorieren, um auch Möglichkeiten zu erwägen, dass zu häufige Selbstbefriedigung, die häufige Nutzung von pornografischem Material, die Attraktivität von Partner*innen oder die Attraktivität der bisher gelebten Sexualität Blockierungen für das Ausbleiben oder die Verzögerung der Ejakulation und des Orgasmus bewirken können.

Ekelgefühle oder andere aversive Gefühle können im Zusammenhang mit dem Sehen, Riechen oder dem Kontakt des Ejakulats (der Samenflüssigkeit) auftreten. Das Fallbeispiel *„Ekelgefühle"* in Kapitel 3.5.12 kann veranschaulichen, welche Möglichkeiten es gibt, wenn ein sehr aversives Gefühl wie z. B. Ekel konditioniert wurde – direkt oder stellvertretend – und wie die Belastung durch die Konditionierung verändert werden kann.

3.6.3 Spezifisches für Frauen, für Männer und für diverse Personen

Verschiedene Übungen und Interventionen eignen sich als Einzelintervention oder Einzelübung gleichermaßen für die Durchführung durch die Frau oder durch den Mann, wenn ein entsprechend spezifisches sexuelles Problem vorliegt.

Zunächst gehören dazu alle Übungen des Sensate Focus (siehe z. B. Übung Nr. 32 *„Körperbild"*), die als Einzelübungen angelegt sind. Es handelt sich um Übungen zur körperlichen und sexuellen Selbsterfahrung, die dazu dienen, den eigenen Körper zu erkunden, wahrzunehmen und zu erleben. Und neben dem Erfahren des eigenen Körpers, seiner sexuellen Reaktionen und Empfindungen helfen diese Übungen auch, bestehende negative Gefühle wie Ängste, Ekelgefühle, Schamgefühle usw. zu verringern und lustvolle, sinnliche, erregende und genussvolle Gefühle zu ermöglichen, wahrzunehmen, zu spüren und anzunehmen. Zu diesen Übungen gehören Genussübungen, Übungen zur Berührung und Erkundung des eigenen Körpers, zunächst ohne und dann unter Einbeziehung der Genitalien, Betrachtung des Körpers – bekleidet, teilbekleidet oder unbekleidet – im Spiegel, speziellere Betrachtung der Genitalien mit dem Handspiegel, Übungen zum Herbeiführen von erregenden Gefühlen, zur Stärkung der Erregung bis hin zum Erleben eines sexuellen Höhepunktes (Orgasmus).

Eine andere Sichtweise der erlebten sexuellen Problematik kann dadurch erfolgen, dass die Vulva bzw. Scheide für die Frau und der Penis für den Mann an ihre Besitzerin oder ihren Besitzer einen *Brief schreibt*. Dabei werden die problematischen Reaktionen des Körpers (Schmerzen, Scheidenkrampf, kein Orgasmus, frühzeitige Ejakulation, Erektionsproblematik, zu später und sehr mühsamer Orgasmus usw.) als Sprache des Körpers gesehen und durch die Sichtweise des Genitals in eine andere verstehbare Sprache übersetzt. Was würde also der Penis zu seinem Besitzer, die Scheide oder Vulva zu ihrer Besitzerin in Bezug auf das Erleben des sexuellen Problems sagen, würde ihm oder ihr einmal die Chance dafür geboten? Die ausführliche Beschreibung zum Hintergrund der Übung findet sich in Kapitel 2.7, die Übung selbst findet sich unter Nr. 36.

Manchmal fällt der Blick zu den Genitalien schwer bzw. es werden gleich sexuelle oder erregende Reaktionen erwartet. Die Aufmerksamkeit ist nicht alleine auf das Becken mit seinen Genitalien gerichtet, sie ist darauf gerichtet, dass sich bei den Genitalien auch etwas tut, was in Richtung Sexualität abzielt. Manchmal ist es aber sinnvoll, zunächst nicht sexuell mit den Genitalien in Beziehung zu treten. Das sogenannte *Beckenbodentraining* oder auch bekannt als Kegelübung hilft, einmal Kontakt mit dem Becken und den Genitalien zu bekommen, ohne dass es um Erregung und Sex geht. Es ist eine gute Möglichkeit, diese Körperregionen und ihre Empfindungen besser kennenzulernen. Gleichzeitig hilft diese Übung – Frauen kennen sie aus der körperlichen Rückbildung nach Schwangerschaft und Geburt –, den Beckenboden oder die Genitalien besser zu durchbluten und deren Muskulatur zu stärken. Zwei Versionen der Beckenbodenübung werden unter Nr. 29 beschrieben.

Die in Teil II beschriebenen Übungen zur Erkundung des eigenen Körpers und der eigenen Genitalien sind für das Erfahren und das Erleben des eigenen Körpers von großer Wichtigkeit. Generell gilt, dafür zumindest ein grundlegendes Wissen über die *Beschaffenheit der Genitalien* und neben der Anatomie auch ein *Wissen über die sexuellen Funktionsabläufe und Reaktionen* zu haben. Es ergibt daher Sinn, sich frühzeitig vor der Anwendung von Interventionen für die Veränderung der sexuellen Probleme – sei es in Selbsthilfe oder auch mit fachlicher Unterstützung – Wissen rund um das Thema Sexualität anzueignen. Ausführliches steht dazu in Kapitel 1.11.

Möchten Partner*innen einmal etwas mehr darüber erfahren, wie sie selbst und ihr Gegenüber sich als Sexualpartner*innen erleben und sehen? Dann hilft eine Übung zur Sichtweise „Wenn du mein Sexualpartner, wenn du meine Sexualpartnerin wärst“: Welche Gefühle von Nähe und Distanz, welche Gefühle überhaupt sind zu spüren? Wie gleich oder unterschiedlich werden Wünsche

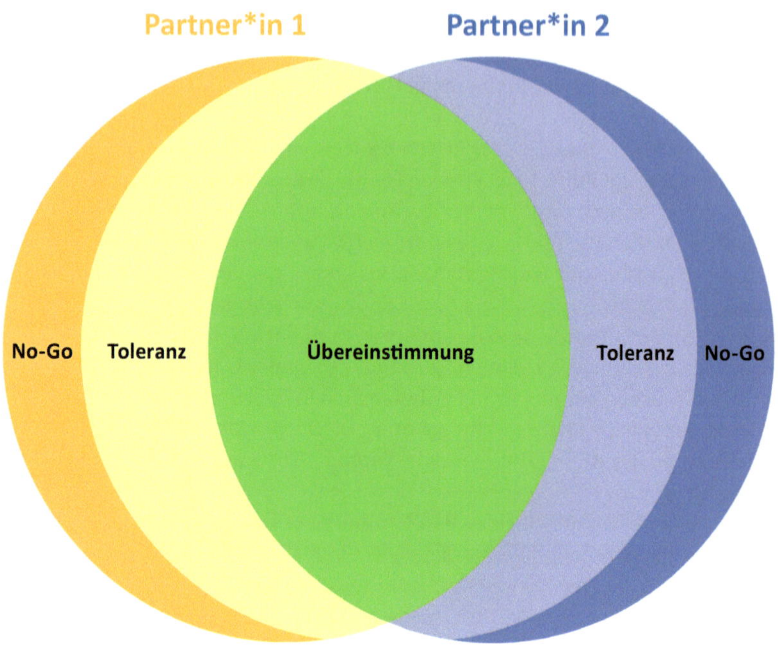

Abbildung 8: *Das 3-Ebenen-Modell partnerschaftlicher Sexualität*

nach Nähe und Distanz erlebt? Diese Übung mit dem Namen *„Nähe und Distanz auspendeln"* (Nr. 38) kann für die Partnerschaft generell durchgeführt werden, sie kann sich aber auch auf spezielle Erfahrungen mit der partnerschaftlichen Sexualität beziehen. Wenn es in der Auswertung um die erlebten Gefühle geht, kann eine Emotionsliste (Übung Nr. 13) als Hilfe hinzugenommen werden.

Möchten Partner*innen, soweit dies geht, die sexuellen Wünsche, Bedürfnisse, gewünschte Praktiken, gewünschte Präferenzen des oder der anderen kennenlernen? Dann eignet sich dazu der *„Sexuelle Wunschzettel"* (Übung Nr. 53 und 54). Dieser wird zunächst getrennt aufgeschrieben, z. B. auf einem Flipchart-Blatt oder ein anderes großes Blatt, am besten mit Linien, einer breiten Spalte und drei schmaleren Spalten. In die breite Spalte werden untereinander alle sexuellen Wünsche und Bedürfnisse bezüglich Sex und Häufigkeit, Orten, Techniken, Stellungen usw. aufgeschrieben. In die kleine Spalte daneben wird eine Zahl von 0 bis 10 geschrieben, 0 = ist mir überhaupt nicht wichtig, 10 = ist für mich sehr, sehr wichtig/unabdingbar. In der zweiten Spalte wird eingetragen: „Ich glaube, du findest dies ...", auf den Partner oder die Partnerin bezogen, und hinter jeder Einschätzung eine Zahl von –5 bis +5, wobei –5 sehr negativ und +5 sehr gut bedeuten. Die nächste Spalte heißt „Ich kann darauf verzichten" und es wird jeweils ein Ja oder ein Nein eingetragen.

Es wird eine längere gemeinsame Zeit vereinbart, in der die Wunschzettel besprochen werden. In dieser Besprechung werden, wie in Abbildung 8 dargestellt, zwei ineinander verschlungene Kreise gezeichnet, der überschneidende Teil heißt „Übereinstimmung", von dem nicht überschneidenden Teil heißt die erste Hälfte „Toleranz", die zweite Hälfte „No-Go".

Einer der beiden überschneidenden Kreise steht für Person A, der andere überschneidende Kreis für Person B. Es werden dann alle Wünsche festgehalten, die sich im mittleren Bereich befinden, wo die Kreise sich überschneiden und was beide sich gemeinsam wünschen, dass es stattfindet. Im Bereich „Toleranz" finden sich Wünsche, die von beiden toleriert werden, die aber nicht zu den jeweils eigenen Wünschen gehören. Im „No-Go"-Bereich finden sich die Wünsche, die bei Person A oder Person B existieren, aber in ihrer Beziehung nicht stattfinden können.

Eine vielleicht eigenartig anmutende Übung ist der *„Gespielte Orgasmus"*. Diese Übung (Nr. 22) hilft, die Angst vor einem Kontrollverlust beim Orgasmus zu verlieren. Vielleicht gelingt es bei dieser Übung, Verhaltensweisen zu entdecken, die man vorher nicht zulassen konnte, oder Bewegungen sowie Empfindungen, die ängstlich vermieden wurden, die sich aber ganz gut anfühlen. Vielleicht gelingt es auch, ein wenig selbstsicherer mit dem eigenen Körper und seinen Ausdrucksmöglichkeiten zu werden.

Zunehmend finden auch *achtsamkeitsbasierte Interventionen und Übungen* bei der Veränderung sexueller Probleme von Frauen, Männern und diversen Personen immer mehr Anklang. Umgang mit Achtsamkeit schafft Energie, beugt körperlicher und geistiger Erschöpfung vor, unterstützt die Veränderung negativer Denkmuster und Verhaltensweisen und kann eine nachhaltige Verbesserung der Lebensführung bewirken. Dies kann auch für eine zusätzliche Grundlage für die Veränderung sexueller Probleme sorgen. Achtsamkeit ermöglicht den Zugang zur eigenen konkreten und ganz subjektiven Erfahrung des jeweils gegenwärtigen Augenblicks. Mit Achtsamkeit können wir in Kontakt treten mit der einmaligen Qualität eines jeweiligen Augenblicks. Wir können für einen Moment aussteigen aus der von Gedanken geprägten Tendenz und die augenblickliche Gegenwart lebendiger werden lassen. Wir können uns befreien von quälenden Gedanken über die Zukunft, dem immer wiederkehrenden Durchleben der Vergangenheit, dem Verheddern in unseren Gedankengängen und mehr Präsenz schaffen für den Alltag, die die Beziehung zu uns selbst und zu anderen verändern kann. Achtsamkeit lässt sich nicht einmalig üben, sie ist eine Haltung, die konsequent zur Gewohnheit werden sollte, damit wir uns weniger gestresst fühlen und mehr Energie haben. Viele medizinische und psychotherapeutische Studien belegen mittlerweile, dass Achtsamkeit Heilungsprozesse fördern kann, insofern ist der Umgang mit Achtsamkeit störungsübergreifend und kann ergänzend bei der Bewältigung sexueller Probleme unterstützen. Wenn wir wissen, dass Achtsamkeit hilft, Kontrolle über unsere eigene Wahrnehmung und über unsere Sinneseindrücke zurückzugewinnen, die Hektik des Alltags zu verlangsamen, uns besser loszulösen von negativen Erfahrungen oder vom Zwang, irgendetwas tun zu müssen, dann lässt sich bereits aus diesen wenigen Zielen von Achtsamkeit auch eine Verbindung zu den Zielen sexualtherapeutischer Arbeit schaffen.

Achtsamkeitsübungen können in die Selbsthilfe und Therapie sexueller Störungen integriert werden. Es gibt zahlreiche gute Internetadressen und Übungsbücher (Michalak, Heidenreich & Williams, 2019).[16]

3.6.4 Spezifisches für das Paar

Grundlage der nachfolgenden Ausführungen zur Psychotherapie sexueller Störungen in der Arbeit mit Paaren ist das sogenannte *Hamburger Paartherapiemodell bei sexuellen Störungen.* Es wird seit vielen Jahren in Hamburg durchgeführt, wissenschaftlich überprüft und hat bundesweite Bedeutung erlangt. Man kann sicherlich sagen, dass dieses Therapiekonzept für Paare, die unter sexuellen Problemen leiden, das bisher bestevaluierte Therapieprogramm darstellt (Hauch, 2020). Sexuelle Störungen werden dabei als Probleme verstanden, die sich in der Beziehung eines Paares manifestiert haben, auch wenn nur bei einem Partner oder einer Partnerin eine Symptombildung vorliegt. Diese sexuellen Symptome können durchaus eine wichtige Stabilisierungsfunktion für die jeweilige Partnerschaft haben bzw. ein psychisches Gleichgewicht zwischen den Beteiligten schaffen.

Das Hamburger Modell, das sich als wirkungsvoll erwiesen hat, wurde seit den 70er-Jahren des letzten Jahrhunderts bis heute kontinuierlich weiterentwickelt. Erfolgversprechend ist es sowohl bei gemischtgeschlechtlichen als auch bei gleichgeschlechtlichen Paaren und zeigt deutliche Auswirkungen auch auf die Einzeltherapie bei sexuellen Problemen, wenn z. B. keine Partnerschaft vorliegt oder ein Partner bzw. eine Partnerin nicht an einer Behandlung teilnehmen möchte.

In der Paartherapie bei sexuellen Problemen wird das Paar behandelt und nicht die einzelne Person. Schwerpunkt der therapeutischen Arbeit ist es, neue Erfahrungen durch die Anleitung mit Übungen zu schaffen, die das Paar zu Hause im Sinne körperlicher und sexueller Erfahrung nach bestimmten Regeln selbst gestaltet. Die Erfahrungen, die bei der Durchführung der Übungen ge-

[16] https://www.aok.de/bw-gesundnah/psyche-und-seele/ruhiger-werden-die-besten-achtsamkeitsuebungen; https://www.frisches-denken.de/stressfrei-durch-achtsam keitsuebungen/; https://dubistgenug.de/achtsamkeitsuebungen/

macht werden, werden dann in der jeweils nächsten therapeutischen Sitzung besprochen. Probleme unterschiedlichster Art, die bei der Durchführung der Übungen auftreten, die sich in der Vorbereitung, in der Gestaltung, in unangenehmen Gefühlen, in Widerständen, in Konflikten usw. auswirken, können thematisiert und bearbeitet werden. Bedeutsam ist, dass die Sexualität das Thema und den Ansatzpunkt der therapeutischen Arbeit darstellt. Das konkrete Verhalten, die auftretenden Gefühle und die Kommunikation zwischen den Partner*innen während der sexuellen Begegnung werden immer wieder auf die spezielle Sexualität bezogen.

Die psychotherapeutische Arbeit mit dem Paar zielt primär auf die Veränderung negativer Gefühle, wie z. B. die Versagensangst und die Auflösung des Erwartungsdrucks. Bei der Durchführung der Übungen und der anschließenden Auswertung werden Lern- und Erfahrungsdefizite ausgeglichen, neue Erfahrungen im Zusammenhang mit Sexualität ermöglicht und eine positivere und offenere Einstellung zur Sexualität gefördert. Die Bedeutung der sexuellen Störung für die Paarbeziehung wird durch die Durchführung der Übungen erfahren, kann besser verstanden werden, und zugrunde liegende Paarkonflikte oder auch innerpsychische Konflikte eines Partners oder einer Partnerin können geklärt und behoben oder zumindest kann die Sexualität aus dem partnerschaftlichen Konflikt ausgeklammert werden.

In der Regel findet das therapeutische Vorgehen mit wöchentlich oder vierzehntäglich stattfindenden therapeutischen Sitzungen statt, wobei sich das Paar mindestens zwei Übungszeiten zwischen den Therapiesitzungen ermöglichen sollte. Das Hamburger Vorgehen wird auch als sogenannte Kompakttherapie beschrieben, wobei innerhalb von drei Wochen tägliche therapeutische Sitzungen stattfinden und das Paar sich jeden Tag eine Übungseinheit ermöglichen sollte.

Grundprinzip des therapeutischen Vorgehens ist *das Prinzip Selbstverantwortung*. Jeder Partner und jede Partnerin ist für die eigene Sexualität verantwortlich, dafür, was gewünscht wird, was gefällt und wie für das eigene Wohlbefinden gesorgt werden kann. Daher bezieht sich die Verantwortung nicht auf das Wohlergehen von Partner*innen, denn diese sind wiederum selbstverantwortlich für ihre eigene Sexualität. Selbstverantwortung heißt auch, nichts zu tun oder nichts tun zu lassen, was eben nicht dem eigenen Wohlbefinden dient, was für das eigene sexuelle Erleben störend, belastend oder verletzend ist.

Aus diesem Prinzip der Selbstverantwortung leiten sich zwei Regeln ab: die Egoismus-Regel und die Veto-Regel. *Egoismus-Regel* bedeutet eine stärkere Übernahme von Eigenverantwortung, was gerade bei Menschen mit sexuellen Störungen oft notwendig ist, wobei selbstverständlich die Rücksichtnahme auf das Befinden des Partners oder der Partnerin nicht ganz aufzugeben ist. Mit Egoismus ist hier also nicht Rücksichtslosigkeit gemeint, Egoismus könnte heißen, sich konsequent um das eigene Wohlbefinden zu kümmern, dabei allerdings auch das Nein von Partnerin oder Partner zu beachten. Daraus leitet sich die zweite Regel ab, die sogenannte *Veto-Regel*. Sie soll Partner*innen ermöglichen, ein deutliches, insbesondere verbales Zeichen, also ein Veto, zu setzen, wenn etwas unangenehm oder unerwünscht ist. Insofern heißt Selbstverantwortung auch, die Verantwortung für die Wahrnehmung und das Setzen der eigenen Grenzen zu übernehmen. Ein Veto ist vom Gegenüber unbedingt zu respektieren und diese Verpflichtung sollte vorher abgestimmt werden.

Eine wichtige Voraussetzung zur Durchführung des Sensate Focus als partnerschaftliches Handeln ist die Fähigkeit des Paares, miteinander zu kommunizieren. Wenn bereits in der Kommunikation deutliche Störungen auftreten, sollte direkt nicht mit den Übungen begonnen werden, da eine gute Kommunikation für die Anleitung der Übungen, für ihre Besprechung und für den Umgang mit der Veto- und der Egoismus-Regel Voraussetzung ist (zum Umgang mit der Egoismus- und Veto-Regel siehe die Übung Nr. 23 *„Hallo – Ja – Nein – Bitte"*). Allerdings können auch die ersten Übungen genutzt werden, partnerschaftliche Kommunikation zu erproben bzw. zu lernen.

Wichtige Kennzeichen und Aspekte des paartherapeutischen Vorgehens sind:

- Die Paartherapie beginnt mit Einzelexplorationen im Einzelsetting, es folgen Paarexplorationen.
- Es wird ein sogenannter Koitusverzicht empfohlen bzw. angeraten, in der partnerschaftlichen Sexualität nie weiterzugehen, als es in der Therapie erfolgversprechend bearbeitet wurde.
- Die Übungen werden zwischen zwei Sitzungen zweimal zu Hause durchgeführt, erfahrungsgemäß sind wöchentliche oder vierzehntägliche Sitzungen sinnvoll, je nach Möglichkeit des Paares, die Übungen zeitlich einzuplanen.
- Es geht um Übungen, die keine besondere Stimmung oder Lust benötigen.
- Es ist für eine angenehme Räumlichkeit bei den Übungen zu sorgen, gute Lichtverhältnisse und angenehme Raumtemperatur sind notwendig, der Raum sollte aber keine lustvolle Atmosphäre durch Musik oder Kerzenschein bieten.
- Die Übungen finden in der Regel bzw. zunehmend unbekleidet statt.
- Es erfolgt ein Wechsel zwischen aktiv und passiv. Es gibt immer eine aktive Person und eine passive Person. Der zeitliche Rhythmus für Aktivität und Passivität kann unterschiedlich sein, er kann zwischen 5 und 15 Minuten andauern, je nach Art der Übung.
- Es besteht ein Konsens über Gewaltfreiheit. Nur wenn diese grundsätzlich in der gegenwärtigen Beziehung existiert, kann das therapeutische Vorgehen starten. Empfängnisverhütung und Verzicht auf außerpartnerschaftliche Beziehungen sind für den Verlauf der therapeutischen Arbeit zu gewährleisten.
- Eine wichtige Grundvereinbarung ist das Prinzip Selbstverantwortung mit Egoismus-Regel und Veto-Regel.

- Die Übungen sind ergebnisoffen, so wird allen Facetten von Sexualität, auch den „dunklen Seiten" Platz gegeben. Die Ergebnisoffenheit erleichtert auch die Möglichkeit vielfältiger Erlebnisse und eine Befreiung davon, dass irgendetwas passieren muss.

Die nachfolgend beschriebenen Übungen dienen der Übernahme von Selbstverantwortung, der Förderung der Kommunikation zwischen Partner*innen sowie dem Neuerfahren von Sexualität. Die im Hamburger Modell häufig als „Streichelübung" beschriebenen Interventionen vermögen eher eine Assoziation zu Wohlbefinden auszulösen. Manchmal ist es auch notwendig, wie z. B. bei den konfrontativen Übungen in der Angsttherapie, Unangenehmes noch einmal erfahren zu müssen, damit es bewältigt werden und Platz für neue Erfahrungen schaffen kann.

Im Hamburger Modell werden sechs Therapieschritte (Übungen[17]) beschrieben, die einerseits Grundlage des Übens und Erfahrens sein sollen, andererseits auch für die therapeutische Auswertung von Fortschritten und auftretenden Problemen bei und zwischen den Übungen eingesetzt werden. Und dieses Bearbeiten von auftretenden Problemen – was noch einmal besonders betont werden soll – gehört unabdingbar zum Hamburger Modell, wozu Übungen aus Teil II sowie unterschiedliche psychotherapeutische Möglichkeiten genutzt werden können.

Die sechs Übungseinheiten sind:

- Streicheln 1: Der ganze Körper wird einbezogen, Genitalien und Brüste werden aber ausgespart.
- Streicheln 2: Genitalien und Brüste werden oberflächlich einbezogen.
- Streicheln 3: Zusätzlich erkundendes Streicheln im Genitalbereich.
- Streicheln 4: Zusätzliches Spiel mit der Erregung.
- Streicheln 5: Zusätzlich Einführen des Penis oder intensive Kontakte der Genitalien.
- Streicheln 6: Je nach Geschlechtern zusätzlich erkundende Bewegungen bei eingeführtem Penis bzw. intensive koitale Bewegungen.

Übung 1: Streicheln der Körper ohne Genitalien

Diese Übung wird wie alle anderen Übungen auch zweimal zwischen den Therapiesitzungen durchgeführt, jede Übung benötigt etwa 60 Minuten Zeit. Es gibt die aktive und die passive Rolle, die jeweils gewechselt wird.

[17] Im Folgenden finden sich die regulären Übungen des Hamburger Modells. In Kap. 3.6.3 und in Teil II sind zusätzlich ähnliche oder weiterführende Paarübungen beschrieben.

Partner*in A (passiv) liegt unbekleidet z. B. auf dem Bett in Bauchlage. Später folgt die Rückenlage. Partner*in B (aktiv) berührt A am ganzen Körper auf unterschiedliche Art und Weise, wobei Brüste und Genitalien ausgeklammert sind. A beobachtet aufmerksam die Gefühle und Gedanken, lässt die Berührungen auf sich wirken, ohne selbst zu handeln, außer ggf. die Veto-Regel je nach Vereinbarung verbal oder körperlich zu nutzen.

Nach der Durchführung von etwa zwei bis drei Therapiesitzungen können auch Wünsche verbal oder körperlich geäußert werden. Körperlich heißt durch das Geben von Lauten, durch entsprechende körperliche Reaktionen oder durch das Führen der Hand von B.

Übung 2: Streicheln mit Genitalien ohne Erregung

Nun werden in Verbindung mit Übung 1 Brüste und Genitalien bei den Berührungen einbezogen, ohne dass der Fokus aber besonders auf diese körperlichen Regionen gelegt wird. Sexuelle Erregung ist nicht beabsichtigt, kommt sie auf, wird sie ignoriert, und die weiteren Berührungen werden so durchgeführt, dass wiederum Entspannung entsteht.

Übung 3: Erkundungen der Genitalien

Hier geht es darum, die Genitalien des Partners oder der Partnerin besser zu erfahren und kennenzulernen. Partner*in A (passiv) wird jetzt aktiver, zeigt im Sitzen oder Liegen Partner*in B die Genitalien und beschreibt bzw. erklärt sie. B schaut und hört zu, stellt Fragen, berührt die Genitalien aber zunächst nicht. Auch hier erfolgt wieder ein Wechsel der Rollen.

Um Erfahrung mit der Egoismus- und Veto-Regel zu lernen, wird bei den Berührungen und Erkundungen inkl. der Genitalien, was gerade an der Reihe ist, nun häufiger Kommunikation praktiziert, indem B (aktiv) nach eigenen Bedürfnissen streichelt und berührt und dies auch immer wieder laut ausspricht, wobei A (passiv) durch Stopp-Signale das Veto ausüben kann.

Übung 4: Streicheln mit Erregung

Zunehmend werden die Berührungen, das Streicheln, der Körperkontakt dazu genutzt, gezielt sexuelle Erregung auszulösen. Dazu können verschiedene Liege- oder Sitzpositionen ausprobiert werden, sodass die Genitalien in die Stimulierung gut einbezogen werden können. Nach etwa einer Viertelstunde werden wie bei allen Übungen die Rollen gewechselt. Gerade beim stimulierenden Berühren oder Streicheln ist die Kommunikation wichtig, damit Partner*in B weiß, welche Form der Stimulierung Erregung ermöglicht oder auch fördert.

In dieser Übungsphase sollte es nicht zum Orgasmus kommen. Sollte sich der Orgasmus nähern, gibt Partner*in A ein entsprechendes Stopp-Zeichen.

Bei der Fortführung der Übungen kann schließlich auch die Stimulierung bis zum Orgasmus erfolgen.

Übung 5: Die Genitalien berühren sich

Zunächst erfolgt wiederum das stimulierende Streicheln, bis sich eine deutliche Erregung eingestellt hat. Jetzt gibt es keinen Wechsel mehr zwischen aktiv und passiv und schrittweise können die Genitalien zusammengeführt werden. Ein netter Ausdruck hierfür ist, dass sich die Genitalien „Guten Tag" sagen. Die sexuelle Erregung sollte dann abklingen, sodass sich weder Penis noch Vulva in einem Erregungszustand befinden. Beim heterosexuellen Paar soll also zunächst der Kontakt zwischen Vulva und Penis erfolgen und der Penis sollte am Anfang nur ganz kurz in die Vagina eingeführt werden (quiet vagina). Weder ein Orgasmus noch ein besonderes Wohlgefühl sind Ziel dieser Übung. Diese Übung ist besonders hilfreich für die Bewältigung von Erwartungsängsten und Erwartungsdruck sowie Versagensängsten. Die Genitalien sollen in einem nicht erregten Zustand Kontakt miteinander aufnehmen. Weiteres ist nicht intendiert. In der Folge kann durch diesen Kontakt oder durch Zuhilfenahme der Hände eine stärkere Stimulierung bewirkt werden, und durch zunehmend intensiven Kontakt der Genitalien oder auch des Anus kann zunächst eine ruhige Phase eingeleitet werden, in der z. B. der erigierte oder auch nur wenig erigierte Penis längere Zeit in der Vagina verbleibt. Die Bewegungen sollten nur so weit erfolgen, wie Scheidenfeuchtigkeit (Lubrikation) und Erektion aufrechterhalten bleiben. Beide Partner*innen achten in dieser Phase intensiv auf ihre Wahrnehmungen und Gefühle.

Bei homosexuellen Paaren wird die Übung entsprechend mit dem zunehmenden Kontakt der Genitalien durchgeführt. Auch kann eine anale Einführung entsprechend einbezogen werden.

In dieser Phase kann mit Erregung gespielt werden, das heißt, die Erregung kann verstärkt herbeigeführt werden. Ist Erregung aufgetreten, können die Bewegungen zurückgenommen oder andere Bewegungen durchgeführt werden, die zur Veränderung der Erregung oder zur Rücknahme der Erregung beitragen. Durch dieses Spiel mit der Erregung können Ängste reduziert werden, die sich währen der Phase der sexuellen Störungen als belastend herausgestellt haben.

Übung 6: Erregung bis zum Orgasmus

Jetzt kann der Koitus mit erkundenden und stimulierenden Bewegungen auch zu einer Steigerung der sexuellen Erregung führen, und schließlich, wenn das Paar an Sicherheit gewonnen hat, kann der Koitus bis zum Orgasmus erfolgen.

Je nach Symptomatik der sexuellen Störung, z. B. Vaginismus der Frau, Erektionsstörung des Mannes, Schmerzproblematik, frühzeitiger oder zu später oder nicht erlebter Orgasmus, Lustproblematik, können *zusätzliche Übungen in das paartherapeutische Vorgehen integriert werden*, wobei das paartherapeutische Vorgehen in den beschriebenen Bestandteilen erhalten bleiben sollte. Diese spezifischen Methoden wurden bei den Interventionen für Männer bzw. für Frauen in den Kapiteln 3.6.1 bis 3.6.3 ausführlicher beschrieben.

Es empfiehlt sich, auch bei zunehmend befriedigender Sexualität noch Übungszeiten zu vereinbaren, wobei sich sowohl die Häufigkeit der Übungen als auch die der begleitenden therapeutischen Sitzungen verringern kann. Wenn alle partnerschaftlichen Übungen des Sensate Focus zufriedenstellend absolviert sind, die sich auf die Phase vor dem Koitus bzw. der Verbindung beider Genitalien beziehen, tritt bei dem einen Partner oder der anderen Partnerin die vielleicht bekannte Sorge wieder auf: „Wenn wir jetzt miteinander schlafen, wird es vielleicht wieder nicht klappen, wird es vielleicht wieder wehtun, wird vielleicht wieder der Penis nicht groß, werden vielleicht wieder die Vulva und die Scheide nicht feucht" usw. Dann hilft die Übung, dass sich die Genitalien zunächst begrüßen, bevor es zum Koitus kommt, also Penis und Scheide, Penis und Penis/Anus, Vulva und Vulva. Es geht darum, dass sich die Genitalien vielleicht nach längerer Zeit der Enthaltsamkeit zunächst einmal wieder ganz langsam annähern, in kleinen Schritten in Kontakt miteinander kommen. (Übung Nr. 58).

Die ausklingende Therapie bedeutet auch, dass sich, wie Reinhard Maß und Renate Bauer (2016) es nett beschreiben, der Therapeut oder die Therapeutin taktvoll „aus dem Schlafzimmer" des Paares zurückzieht und das Paar, das für die Therapie notwendigerweise einen Teil seiner Intimsphäre aufgegeben hat, diese nun zurückerhält. Das heißt auch, dass das Paar in der Befriedigung seiner sexuellen Bedürfnisse zunehmend autonom geworden ist und den Therapeuten oder die Therapeutin hat überflüssig werden lassen.

Das Paartherapiekonzept bei der Behandlung sexueller Störungen wird auch häufiger als *Selbsthilfeprogramm* beschrieben. Dafür eignet es sich insbesondere dann, wenn Paare keine besonders belastete sexuelle Störung in ihrer Beziehung erleben, wenn die sexuelle Problematik keine Funktion in der Partnerschaft übernommen hat, indem sie als Störung ein Gleichgewicht zwischen den Partner*innen schafft, wenn das Paar bereits einigermaßen gut kommunizieren kann und wenn die Beziehung ansonsten im Großen und Ganzen gefestigt ist.

Es ist zu empfehlen, dass beide Partner*innen vor Beginn der Paarübungen selbst Übungen zur körperlichen und sexuellen Selbsterfahrung durchführen. Auch das Hamburger Modell verfolgt die Grundidee, Paarübungen und Einzelübungen im Sinne des Sensate Focus zu kombinieren. Die Einzelübungen bilden also einen wichtigen Teil der Paartherapie und erfolgen je nach Art der Symptomatik (zu diesen am Sensate Focus orientierten Übungen siehe Kap. 3.6.1 und 3.6.2).

Kurz sei nochmals die *Systemische Sexualtherapie* in diesem Zusammenhang erwähnt, die insbesondere von Ulrich Clement konzipiert wurde (2016) und die sexuell gestörten Funktionen unter dem Gesichtspunkt des sexuellen Begehrens betrachtet. Die Therapie zielt auf die Dynamik ab, die sich aus der sexuellen Differenz der Partner*innen ergibt. Berücksichtigt werden diese Differenzierung, die jeweilige sexuelle Biografie, der Umgang mit Ambivalenzen, die sich aus dieser Differenz ergeben, das sexuelle Wollen und die subjektive Bedeutung des sexuellen Symptoms (siehe ausführlich dazu Kap. 3.3).

Bei sexuellen Störungen sind *Ansatzpunkte und Zielsetzungen* der Paartherapie,

- die Bedeutung des Problems für die Paarbeziehung zu verstehen
- das Problem als etwas Gemeinsames zu verdeutlichen
- das mögliche zugrunde liegende Paarkonflikte herauszufinden und zu bearbeiten
- die Erfahrung zu machen, was bezüglich sexueller Wünsche, Fantasien und Vorlieben verbindet oder trennt und was gut klappt auch außerhalb der sexuellen Begegnung.

Grundsätzlich ist auch zu klären: Wer sagt, dass es überhaupt ein Problem gibt, was ist, wenn das Problem verschwindet, wer hat etwas davon, wenn das Problem bleibt, wer leidet mehr und welche Ängste, Erwartungen, Schuldgefühle, Schamgefühle usw. werden bei wem mobilisiert?

Bezüglich der *Verfahren und Methoden* geht es darum,

- Informations- und Wissensdefizite aufzuarbeiten
- Haltungen zu prüfen und zu schaffen
- verbale und nonverbale Kommunikation zu fördern
- gegenseitig die Körper zu erkunden und körperliche Selbsterfahrung zu ermöglichen
- mit Ängsten zu konfrontieren und sie zu bewältigen, um neue Erfahrungen zu schaffen
- spezifische Verfahren bei unterschiedlicher Problematik einzusetzen.

Sensate Focus als Hauptmethode hilft,

- aufrechterhaltende Bedingungen sexueller Störungen in Erfahrung zu bringen
- vom Leistungsdruck zu entlasten
- automatisierte bzw. zwanghaft sexuelle Verhaltensmuster zu verändern
- kaum bewusste Gefühle und Gedanken wahrzunehmen sowie das Erleben des Körpers zu fördern
- neue sexuelle Erfahrungen zu ermöglichen
- die sexuelle Kommunikation und die Kommunikation über Sexualität bei den Partner*innen zu trainieren.

Kurz gesagt: Störendes abbauen und sexuell Lustvolles und Erregendes aufbauen!

3.6.5 Exkurs: Veränderung von gesteigertem sexuellem Verlangen, Sexsucht, Hypersexualität

Nach einer ausführlichen Beschreibung der Problematik des gesteigerten sexuellen Verlangens in Kapitel 2.4.3, auch herkömmlich als Sexsucht benannt oder als Hypersexualität fachlich beschrieben, werden im Folgenden einige Aspekte zur Veränderung dieser unterschiedlich als Sucht, Zwang, Kontrollverlust oder Impulskontrollstörung dargestellten sexuellen Problematik aufgezeigt.

Zum Genesungsplan gehören:

- eine verbesserte Selbstkontrolle
- eine Reduzierung der Auslöser für den Einstieg in das übersteigerte sexuelle Verhalten
- das Schaffen von positiven sexuellen Verhaltensweisen, die entweder vorhanden sind oder gelernt werden können
- das Schaffen von positiven nicht sexuellen Verhaltensweisen, die vorhanden sind oder gelernt werden können
- Belohnungen für die „Genesung" und
- das frühzeitige Erkennen von Warnsignalen, die in den immer wiederkehrenden Teufelskreis führen.

Bei der Bewältigung von Risiken ist es wichtig, die Auslöser zunächst so gut wie möglich zu vermeiden. Das können Situationen oder Orte sein, Menschen, Medien, Stoffe oder anderes Visuelles. Frühzeitig sollte es gelingen, in diesen sich aufbauenden Problemkreis einzudringen, sich nicht die Kontrolle entziehen zu lassen, sondern die Kontrolle über den Ablauf zu übernehmen. Sollten Warnsignale spürbar sein, z. B. bestimmte Gefühle, die den Wunsch nach Steigerung stärken, allein und unbeobachtet sein, Langeweile haben usw., gilt es, ein anderes Verhalten zu initiieren, um nicht in den Never-Ending-Sog des sexuellen Problemverhaltens zu gelangen. Solche Änderungen können z. B. darin bestehen, das Haus zu verlassen, zu telefonieren, jemanden anzurufen, der das Problem kennt, einen Film im Fernsehen anzuschauen, Musik zu hören usw.

Beim Gebrauch des Internets könnte dies heißen, den Computer auszumachen, nur in Anwesenheit vertrauter Personen zu surfen, den Bildschirm unter Einsicht anderer zu positionieren, einem vertrauten Freund oder einer Freundin alle Internetaktivitäten zuzumailen, ein Buch zu lesen oder sportliche Aktivitäten zu initiieren.

Neben den direkt auf das Problemverhalten bezogenen Maßnahmen sollte generell Selbstfürsorge gestärkt werden. Dazu können gehören eine strukturierte Lebensführung, wie gesunde Angewohnheiten, wohltuende Aktivitäten, das Erfüllen körperlicher Bedürfnisse, geregelte Arbeitstätigkeit, soziale

Kontakte, Bewegung, gute Ernährung, Beschäftigen mit der Natur und Hobbys, die das Selbstvertrauen stärken.

Rückfälle sind „Vorfälle". Es gibt kein Schwarz-Weiß-Denken. Die Befassung mit der Problemanalyse kann zeigen, was bereits erreicht worden ist, was noch erreicht werden sollte und was zu dem Vorfall geführt hat, weil das Ziel noch nicht erreicht ist. Ansprüche auf möglichst schnelle Bewältigung sollten reduziert werden, denn „Rückfall" ist kein Scheitern. Es gilt, noch einmal genau, die Kette anzuschauen, die das Problem in Gang setzt, und wie sie verläuft. Dabei ist insbesondere auf Frühwarnzeichen zu achten. Wenn die Selbstkontrollstrategien nicht ausreichend waren, sind neue zu initiieren und zu prüfen. Und immer wieder sollten Belohnungsmöglichkeiten erarbeitet werden, die für Verhaltensänderungen eingesetzt werden können.

Neben den genannten Maßnahmen können auch Selbsthilfegruppen besucht werden, die es inzwischen in vielen größeren Städten gibt. Sie bezeichnen sich als Gruppe der Anonymen Sex- und Liebessüchtigen und orientieren sich mit ihren Programmen an denen der Anonymen Alkoholiker (Adressen siehe im Anhang, Kap. 2).

Sollte das sogenannte sexsüchtige Verhalten die einzige Möglichkeit sein, die zu einer persönlich annähernd guten sexuellen Befriedigung führt, ist eine sexualtherapeutische Einzel- oder Paartherapie sinnvoll, die dazu beitragen kann, andere Möglichkeiten befriedigender Sexualität zu schaffen bzw. die daran hindernden Blockierungen in Erfahrung zu bringen und zu verändern.

Generell empfiehlt es sich, nicht alles im Alleingang bewältigen zu wollen, sondern eine Person des Vertrauens in die Selbsthilfe einzubeziehen, mit der Fortschritte wie auch Vorfälle besprochen werden können. So hat zeitweise auch jemand Externes einen durchaus hilfreich kontrollierenden Blick von außen auf den nicht einfachen Lösungsweg.

Beispiel: Computer-Sex-Abhängigkeit

Eine ganz auf das sexuelle Symptom ausgerichtete Veränderungsintervention wäre es bei Computer-Sex-Abhängigkeit z. B., zweimal wöchentlich das sonst genutzte pornografische Material auf den Bildschirm zu holen, zunächst wie üblich eine anfängliche sexuelle Erregung durch Masturbation herbeizuführen und dann mindestens eine Stunde, besser eineinhalb bis zwei Stunden, wie üblich das pornografische Material anzuschauen, ohne dass die sexuelle Stimulierung weitergeführt wird. Die Hände sollten sich dann nicht mehr an den Genitalien befinden, es sollte nur noch das visuelle Material angeschaut und wahrgenommen werden. Ziemlich bald werden die sexuellen Bilder ihre stimulierende Wirkung verlieren, uninteressant und langweilig werden, schließlich möglicherweise sogar unangenehme Gefühle hervorrufen, wenn sie nicht mehr mit sexueller Stimulierung und Erregung und ggf. einem Orgasmuserleben verbunden werden. Dies sollte über vier Wochen zweimal pro Woche durchgeführt, zwischendurch das übliche übersteigerte sexuelle Verhalten jedoch unbedingt vermieden werden. Es ist eine lediglich symptomspezifische Intervention, die hilft, das pornografische Material von der sexuellen Erregung zu entkoppeln und damit auch die Lust auf den jeweiligen Neubeginn abzubauen. Tiefer gehende Probleme können damit nicht verändert werden. Ein Versuch lohnt sich aber.

4. Sexualitäten als Thema in der beratenden und therapeutischen Beziehung

4.1 Erotik und sexuelle Handlungen im Kontext von Beratungs- und Therapiegeschehen

Psychosoziale Beratungen und Psychotherapie sind in der Regel seriös und dienen der psychischen Gesundheit der Patient*innen. Und wenngleich sexuelle Handlungen zwischen den Berater*innen und Psychotherapeut*innen einerseits und den Hilfe- und Ratsuchenden andererseits die Ausnahme darstellen, gibt es sie leider immer noch – trotz mittlerweile klarem Wissen, dass sie schädigen und sowohl berufsethisch keinesfalls zu rechtfertigen als auch juristisch strafbar sind.[18]

Fachleute nähern sich ihren Patient*innen körperlich zur Begrüßung und Verabschiedung sowie zur Unterstützung bei therapeutischen Maßnahmen. Sollte darüber hinaus, z. B. aufgrund der Anwendung körpertherapeutischer Methoden, Körperkontakt erfolgen, was durchaus sinnvoll sein kann, sind diese Berührungen, auch in der Sexualtherapie, nicht erotisch und sexuell geprägt. Das therapeutische Handeln und die Art der Behandlungen sind für die Patient*innen nachvollziehbar sowie therapeutisch begründet und finden deutliche Zustimmung. Entscheidend ist also die Motivation, ob die Handlung therapeutisch oder in den persönlichen Bedürfnissen von Therapeut*innen und Berater*innen begründet ist.

Sexuelle Kontakte und Handlungen in der Psychotherapie stellen einen Machtmissbrauch dar und liegen immer in der Verantwortung von Thera-

[18] StGB § 174c besagt unter der Überschrift: „Sexueller Missbrauch unter Ausnutzung eines Beratungs-, Behandlungs- oder Betreuungsverhältnisses" Folgendes: „(1) Wer sexuelle Handlungen an einer Person, die ihm wegen einer geistigen oder seelischen Krankheit oder Behinderung einschließlich einer Suchtkrankheit oder wegen einer körperlichen Krankheit oder Behinderung zur Beratung, Behandlung oder Betreuung anvertraut ist, unter Missbrauch des Beratungs-, Behandlungs- oder Betreuungsverhältnisses vornimmt oder an sich von ihr vornehmen lässt, wird mit Freiheitsstrafe von drei Monaten bis zu fünf Jahren bestraft. (2) Ebenso wird bestraft, wer sexuelle Handlungen an einer Person, die ihm zur psychotherapeutischen Behandlung anvertraut ist, unter Missbrauch des Behandlungsverhältnisses vornimmt oder an sich von ihr vornehmen lässt. (3) Der Versuch ist strafbar."

peut*innen, gleichgültig von wem die sexuellen Bedürfnisse ausgehen. Therapeut*innen und Berater*innen sind sich ihrer Machtfülle gegenüber den Patient*innen bewusst, sonst fantasieren sie sich schnell in eine Rolle hinein, die der helfenden Funktion entgegensteht. Patient*innen können sich geschmeichelt fühlen, aber sie erleben eine nur vermeintlich wichtige Bedeutung.

Es kann ein Moment der Verführung zum Missbrauch der gegebenen Verantwortung und der Macht dann im therapeutischen Prozess liegen, wenn über einen zum Teil längeren Zeitraum intensive und intime Themen, wie die Sexualität, besprochen werden. Patient*innen erleben zum Teil aufwühlende Gefühle und werden begleitet, getröstet, innerlich gewärmt und „in den Arm genommen". Wenn man sie aber festhält und mit vermeintlicher Wärme versorgt, die nur den eigenen sexuellen Bedürfnissen des Therapeuten oder der Therapeutin dienen, werden sie an ihrer Weiterentwicklung gehindert.

Sexuelle Handlungen und Grenzverletzungen in der Beratung und Psychotherapie können schwerwiegende Folgen für die betroffenen Patient*innen haben. Diese fühlen sich vielleicht bei einer solchen „Sonderbehandlung" zunächst sehr gut, doch auf Dauer wird sich das Gefühl durchsetzen, ausgenutzt worden zu sein, dass die so wichtige Therapie vergebens war und eventuell der Therapeut oder die Therapeutin sogar nur das wiederholt, was einem selbst bereits als Kind oder Jugendlichem angetan worden war. Folgeschäden treten meist nach längerer Zeit des Schweigens und des einsamen Leidens auf, denn mitunter werden solche sexuellen Kontakte lange verheimlicht, aus Scham, aus dem Gefühl der Mitverantwortung oder aus Schuldgefühlen. Folgeschäden können das Misstrauen in die eigene Liebes- und Vertrauensfähigkeit sein, und die gestörte Sexualität, wegen derer vielleicht Hilfe gesucht wurde, bleibt ein großes Problemthema.

Vielleicht gibt es eine Dunkelziffer für sexuelle Handlungen in psychosozialen Arbeitsfeldern. Es ist aber wichtig, mit diesem Thema offen umzugehen, und das geschieht in jüngster Vergangenheit auch zunehmend. Dennoch bleibt dies ein sehr sensibles Thema, obwohl die große Mehrzahl der Berater*innen und Psychotherapeut*innen mit entsprechender Ausbildung und Qualifikation seriös handelt.

Die Diskussion in den öffentlichen Medien hat sich dem Thema des sexuellen Missbrauches zwischen Behandelnden und Patient*innen zunehmend offensiver gestellt. Gestärkt wird die Diskussion im Wesentlichen aus den Fach- und Berufsverbänden. Hier hat die Deutsche Gesellschaft für Verhaltenstherapie e. V. (DGVT) in der Vergangenheit eine bedeutende Vorreiterrolle gespielt.

Die Beziehung zwischen Berater*innen und Therapeut*innen sowie deren Patient*innen bzw. Ratsuchenden ist eine professionelle Beziehung, eine Arbeitsbeziehung, zu der wie in jeder Beziehung auch Gefühle gehören, aber – und das macht das Besondere dieser Beziehung aus – es geht um die Probleme und Gefühle der Ratsuchenden und nicht um die der Fachleute.

Sicherlich stellt auch Psychotherapie in ihrer Qualität eine besondere Dienstleistung dar. Aus der besonderen Qualität der beratenden und therapeutischen Dienstleistung erwächst für Fachkräfte eine besondere Verantwortung. Die Anforderungen an die persönliche Integrität von Therapeut*innen und Berater*innen sind hoch und diese Anforderungen werden auch in Lebenskrisen und angesichts verführerischen Verhaltens von Patient*innen durchgehalten.

Die psychosoziale Beziehung ist eine geschützte Beziehung, in der sich die Hilfesuchenden frei fühlen dürfen. Sie brauchen im Rahmen der fachlichen Unterstützung keine sonst üblichen Grenzen von Anstand und Moral zu wahren, dürfen auch starke Gefühle zeigen und über alles reden, was gerade bei sexuellen Problemen eher schwerfällt. Aus den so gestalteten Beziehungssituationen heraus entstehen allerdings dann auch manchmal Verführungsmomente, gerade bei sexuellen Themen. Das therapeutische Nein zu einem Verführungsangebot ist aber unumstößlich und keine Ausnahme ist zu rechtfertigen. Das Nein ist aber keinesfalls als Ablehnung der Person der Hilfesuchenden oder als Entwertung deren Persönlichkeit zu verstehen, es dient deren Schutz.

Das Erkennen persönlicher Warnsignale aufseiten der Fachleute können auf Veränderungen des eigenen Gefühlslebens hinweisen und aufmerksam machen. Dazu können Wünsche oder Realitäten gehören:

- Sich mit einem Patienten/einer Patientin in der Realität, in der Fantasie, in den Gedanken übermäßig zu beschäftigen
- Ungewöhnliche Freude auf die Sitzungen
- Besonders auf Äußeres (Frisur, Kleidung) vor der Begegnung zu achten
- Sich zu einem Patienten/einer Patientin besonders hingezogen zu fühlen
- Erotische Fantasien
- Private Verabredungen
- Austausch privater Telefon- und Handynummern
- Veränderungen des therapeutischen Settings, z. B. Sitzungen dauern häufiger länger als verabredet
- Der Termin wird an das Ende des Arbeitstages gelegt, ohne dass es dafür eine Begründung gibt
- Privatisieren mit Patient*innen z. B. wird durch nicht behandlungsrelevante Themen
- Das Vorliegen derzeit eigener schwieriger Lebenssituationen, wie Beziehungstrennung, schwere Belastungen, wenig oder keine sozialen Kontakte, eigene sexuelle Probleme.

Zu einzelnen Situationen von Patient*innen und Hilfesuchenden in der beratenden und therapeutischen Beziehung findet sich insbesondere für Berufsanfänger*innen in Kapitel 4.3 Näheres.

4.2 Körperliche Berührungen in Sexualberatung und Sexualtherapie

Körperliche Berührungen kommen in Beratungs- und Therapiesituationen häufig vor, meist beim Handgeben bei der Begrüßung oder dem Verabschieden. Viele Patient*innen kennen es, dass ihnen die Therapeutin oder der Therapeut aus Mitgefühl, um Mut zu machen, als Trost oder Bestätigung beispielsweise die Hand auf die Schulter legt oder zur Beruhigung über den Rücken streicht, sie festhält oder ihnen die Hand hält. Dies ist durchaus in Ordnung, wenn es im Interesse der Patient*innen geschieht, vielleicht auch durch die therapeutischen Methoden oder durch das Mitgefühl der Therapeut*innen begründet ist. Auch in der körpertherapeutischen Arbeit können Körperkontakte bei Übungen im Therapieraum Unterstützung geben. Bei Konfrontationsübungen in realen Situationen bei Angstpatient*innen kann Körperkontakt hilfreich und motivierend sein, wenn Angstsituationen aufgesucht werden und darin verblieben wird, um die Angst zu bewältigen. Entscheidend ist es, dass der Körperkontakt therapiebezogen, ggf. mit den Patient*innen vorbesprochen ist und Zustimmung erfahren hat.

In der Psychodynamischen Therapie wird den unterschiedlichen Beziehungsgefühlen, sei es von Patient*in Richtung Therapeut*in oder sei es von Therapeut*in Richtung Patient*in, eine besondere Bedeutung für den psychotherapeutischen Prozess zugestanden. Übertragungen und Gegenübertragungen haben eine wichtige Signalwirkung und sind Bestandteil der psychotherapeutischen Arbeit. Aber auch in anderen therapeutischen Schulen kommt den zwischenmenschlichen Gefühlen, die die Beteiligten in der Psychotherapie erleben, eine Bedeutung zu. Intensive eigene Gefühle entstehen und treten bei den Hilfesuchenden auf, sei es Angst, Ärger, Scham, Attraktivität, Sympathie oder Erotik, vielfach wird aber von den Fachpersonen kein Instrumentarium bereitgestellt, wie diese Gefühle positiv in ihrer Funktion für den psychotherapeutischen Prozess genutzt werden könnten. Hier sind auch Defizite in der Ausbildung zu erkennen.

Es gibt keine fachliche therapeutische Begründung dafür, Patient*innen bei intimen und auf die Sexualität bezogenen Übungen körperlich zu unterstützen. Früher gab es sogenannte Surrogatpartner*innen (Ersatzpartner*innen) für die Durchführung sexualtherapeutischer Übungen bei Single-Patient*innen. Dies ist glücklicherweise aus ethischen Gründen nicht mehr angesagt. Wenn Patient*innen nicht in einer Partnerschaft leben, können sie sich durch die körperliche und sexuelle Selbsterfahrung, durch Arbeit mit Fantasien und Imaginationen darauf vorbereiten, das in der Beratung oder Therapie Gelernte in einer zukünftigen Partnerschaft umzusetzen. Sollten Beziehungsängste oder andere Probleme das Eingehen einer Beziehung behindern, kann auch dies zu den therapeutischen Inhalten gehören. Darüber hinaus können Fachleute das Angebot machen, dass sie auch weiterhin Hilfe anbieten, wenn das Umsetzen der therapeutischen Unterstützungen in zukünftigen Beziehungen Probleme bereitet.

4.3 Therapeutische Reaktionen auf Herausforderungen durch Patient*innen

Plötzlich und ganz unvorbereitet kann es passieren: Als Therapeut oder Therapeutin wird man mit einer Situation konfrontiert, die für Patient*innen wichtig sein können, für die es in den psychotherapeutischen Lehrbüchern aber keine Handlungsanweisungen gibt. Wie gesagt, alles ist beispielhaft, auch wenn es vielleicht gar nicht so selten vorkommt.

Im Folgenden werden, insbesondere für Berufsanfänger*innen oder jüngere Kolleg*innen in Aus- und Weiterbildung, einige Situationen beschrieben, die vielleicht – aber nicht nur – im Kontext von Sexualberatung und -therapie aufseiten von Patient*innen oder Therapeut*innen erlebt werden können. Es sind beispielhaft ein bis zwei mögliche therapeutische Reaktionen hinzugefügt, aber bestimmt gibt es noch eine Reihe weiterer guter Antworten, die auch auf andere herausfordernde Situationen übertragen werden könnten.

Die Situationen sind bewusst so gehalten, dass über das Geschlecht der Patient*innen/Therapeut*innen keine Aussagen gemacht werden.

Situation 1

Pat.: „Ich habe mich Ihnen heute in der Sitzung so nahe gefühlt. Können wir nicht mal ein Bier zusammen trinken gehen?" (6. Sitzung)

Th.: „Es kann aus der therapeutischen Arbeit heraus durchaus möglich sein, dass Sie Gefühle von Nähe zu mir erleben. Aber dass dies so ist, hängt auch damit zusammen, dass wir hier so eine klare Situation miteinander haben. Das wäre so nicht möglich und würde Ihnen viel schwerer fallen, wenn wir abends zusammen ein Bier trinken gehen. Deswegen sollten wir hier miteinander probieren, die Nähe weiter so wie bisher herzustellen. Gut, dass Sie gefragt haben."

ODER:

„Nein, das geht nicht. Wir haben eine therapeutische Beziehung, für die private Kontakte nicht gut sind."

Situation 2

Pat.: „Ehe wir anfangen, ich bin gestern durch die Stadt gegangen. Und da habe ich in einem Schaufenster etwas Schönes gesehen. Und ich dachte, das könnten Sie gut gebrauchen. Und da habe ich es gekauft und möchte es Ihnen schenken." Legt ein eingepacktes Päckchen auf den Tisch. (15. Sitzung, Therapie ist nicht in der Abschlussphase)

Th.: „Oh, vielen Dank, dass Sie mir etwas schenken möchten. Jetzt haben wir allerdings ein Problem miteinander. Sie wollen mir etwas schenken, aber ich nehme grundsätzlich keine Geschenke von Patienten oder Patientinnen an. Was sollen wir jetzt tun?"

Situation 3

Pat.: „In meinen sexuellen Fantasien kommen immerfort Sie vor." Dabei rückt Pat. mit dem Stuhl näher an Th. heran und beugt sich weit vor. (22. Sitzung, während eines Gesprächs über die sexuellen Fantasien des Pat.)

Th.: Th. steht auf. „Bevor wir weiter über Ihre sexuellen Fantasien sprechen, darf ich Sie bitten, auch aufzustehen und sich einmal auf meinen Stuhl zu setzen? ... Wie fühlt es sich für Sie an, wenn ich mit Ihrem Stuhl nun weiter von Ihnen wegrücke? Oder Ihnen wieder näher komme?"

ODER:

Th.: „Merken Sie, dass Sie gerade mit Ihren Worten und auch körperlich nahe an mich heranrücken? Schauen Sie einmal, wie es ist, wenn Sie mit dem Sessel wieder zurückrücken, worum ich Sie jetzt bitten möchte. Über Fantasien zu sprechen ist nichts Verbotenes, aber etwas sehr Intimes. Das braucht Sicherheit und Grenzen, für die ich als Ihre Therapeutin Sorge tragen werde. Ich möchte aber auch Sie bitten, achtsam mit sich umzugehen."

Situation 4

Pat.: „Mir geht es gerade gar nicht gut. Könnten Sie nicht einmal meine Hand halten?" Streckt die Hand Th. hin.

Th.: „Das könnte ich vielleicht tun, und ich entscheide mich dafür, das nicht zu tun. Ich glaube nämlich nicht, dass es Ihnen nur für einen kurzen Moment helfen würde, sich besser zu fühlen, langfristig aber nicht. Stattdessen würde ich mir gern mit Ihnen zusammen Zeit nehmen, um herauszufinden, wie es kommt, dass Sie sich im Moment so schlecht fühlen."

ODER:

Th.: „Lassen Sie die Hand mal einen Moment ausgestreckt. Ich werde die Hand jetzt nicht nehmen. Aber ich würde gerne mit Ihnen zusammen überlegen, was Sie tun können, um Ihre Hand wieder zu sich selbst zurückziehen zu und meine Hand nicht zu brauchen."

Ebenso, wenn Th. Hand nehmen würde, und zwar so, dass die Th.hand *unter* die ausgestreckte Pat.hand gelegt wird: „Ich habe meine Hand unter Ihre gelegt, um Sie einen Moment zu stützen. Ich würde jetzt gerne mit Ihnen überlegen, was Sie tun könnten, um Ihre Hand selbst zu sich zurückziehen zu können."

Situation 5

Pat. macht im Verlauf der Sitzungen mehrfache Komplimente an Th. zu seinem/ihrem Aussehen und zur Art und Weise des therapeutischen Arbeitens.

Th.: „Dass Sie das fragen, ist okay, denn Sie möchten ja gerne von der Therapie etwas haben. Ich finde, Sie sind bis jetzt gut vorangekommen. Ihnen bei den Übungen behilflich zu sein, das möchte ich nicht. Das passt nicht in eine therapeutische Beziehung. Aber wir können überlegen, wie wir die Übungen so planen, dass Sie sie zu Hause alleine durchführen können. Wenn es dann Schwierigkeiten gibt, können wir alles in Ruhe besprechen und ggf. die Übung so abändern, dass es für Sie passt. Wäre das so gut für Sie?"

Situation 6

Pat. macht im Verlauf der Sitzungen mehrfache Komplimente an Th. zu seinem/ihrem Aussehen und zur Art und Weise seines/ihres therapeutischen Arbeitens.

Th.: „Jetzt würde ich gerne an dieser Stelle einmal unterbrechen. Sie haben sich am Anfang der Sitzung positiv geäußert über meine Frisur, dann über meine Hautbräune, jetzt über meine gute Art, mit Ihnen Therapie zu machen. Ich würde Sie gerne einmal fragen, haben sich Ihre Gefühle mir gegenüber eigentlich im Verlauf der Therapie verändert? Gibt es andere Gefühle mir gegenüber als in der ersten Phase der Therapie? ... Wenn sich Gefühle verändern, ist es wichtig, hinzuschauen, woher dies kommt. Das ist für mich zunächst einmal nur eine Klärung, wie Sie zurzeit die therapeutische Arbeit und auch mich als Ihren Therapeuten erleben."

Situation 7

Pat.: „Bevor wir jetzt anfangen, würde ich Ihnen gerne etwas sagen. Ich habe die ganze Woche darüber nachgedacht, ob ich es Ihnen sagen soll oder nicht, und ich habe mich entschlossen, Ihnen das jetzt doch zu sagen ... auch, wenn es mir schwerfällt ... Ich glaube, ich habe mich in Sie verliebt."

Die folgenden vorgeschlagenen Antworten von Th. können einzeln oder kombiniert im Verlauf des weiteren Gesprächs mit Pat. genutzt werden, immer in Interaktion mit Pat.

Th.: „Vielen Dank für Ihre Offenheit. Jetzt haben Sie die ganze Woche überlegt, ob Sie es mir sagen sollen oder nicht. Geben Sie mir bitte mal einen ganz kleinen Moment, dass ich es bei mir sacken lassen kann, ich möchte Ihnen ja auch eine gute Antwort geben. Einen ganz kurzen Moment ..." (nach 15–30 Sekunden Überlegung, z. B. wie die letzte Sitzung verlaufen ist) ... „Noch mal danke für Ihre Offenheit, das ist ganz wichtig, dass Sie mir das gesagt haben. Jetzt stellen wir unsere anderen Themen erst einmal zurück und reden über diese Gefühle von Ihnen. ... Ich würde Ihnen gerne vorab sagen, Sie haben mich nicht gefragt, wie meine Gefühle sind. Mir ist aber wichtig, Ihnen das trotzdem zu sagen. Ich bin nicht verliebt in Sie, ich arbeite sehr gerne mit Ihnen, Sie sind sehr sympathisch als Pat., und es ist auch gut, dass ich nicht in Sie verliebt bin, dann müssten wir jetzt hier aufhören. ... Jetzt würde ich gerne mal mit Ihnen überlegen, was sind das für Gefühle, was bedeutet das für unsere Arbeit, wie ist das für Sie, wenn ich Ihnen sage, dass ich nicht in Sie verliebt bin, dass ich gerne mit Ihnen arbeite ... Vielleicht möchten Sie auch einmal sagen, ob Sie Ideen dazu haben, wie sich Ihre Gefühle von Verliebtheit mir gegenüber entwickelt haben ... Es ist erst einmal ganz normal, dass in der Therapie bei Patientinnen und Patienten sehr intensive Gefühle auftreten können. Ich habe Ihnen gesagt, es ist ganz wichtig, dass Sie mir von diesen Gefühlen berichten. Sie haben es ja auch jetzt, zu einem bestimmten Zeitpunkt, gesagt. Was ist das Wichtige daran für Sie? Was macht gerade diesen Zeitpunkt aus, dass Sie es mir sagen? ... Es hat für mich jetzt erstmal keine Einschränkungen für meine therapeutische Arbeit mit Ihnen. Unsere Arbeit kann weitergehen, mit diesen Gefühlen, die wir dann weiter beobachten werden, oder ohne diese Gefühle ... Was mir auch noch einfällt in dem Zusammenhang: In der ersten Sitzung sind Sie so belastet in die Therapie gekommen, es gab kaum positive Gefühle. Und jetzt machen sich bei Ihnen Gefühle von Verliebtheit breit. Jetzt hat Verliebtheit Platz. Ist das für Sie auch eine Veränderung, was Ihre allgemeinen Gefühle angeht?"

Situation 8

Pat. steht auf, hebt seine Arme etwas und fragt: „Darf ich Sie einmal umarmen?"

Sicherlich ist der Grund für das Anliegen von Pat. zu überlegen. Möglicherweise ist gegen eine kurze Umarmung nichts einzuwenden. Wenn Th. aber diese Umarmung nicht möchte, kann das Folgende hilfreich sein:

Th. greift mit seinen beiden Händen an die sich öffnenden Arme/Hände von Pat. und sagt: „Das möchte ich nicht so gerne, ich lege ganz viele gute Wünsche in diesen meinen Händedruck und freue mich darauf, wenn wir uns das nächste Mal wiedersehen", und verabschiedet sich.

In der nächsten Sitzung sagt Pat. zu Beginn: „Das fand ich beim letzten Mal etwas komisch, als ich Sie umarmen wollte, warum ging das nicht?"

Th.: „Gut, dass Sie dies nochmal ansprechen. Ich wollte Sie mit meiner Reaktion nicht verletzen. Wir haben eine therapeutische Beziehung. Und das ist eine Arbeitsbeziehung, in der es um Sie und Ihre Gefühle geht. Und um daran gut mit Ihnen arbeiten zu können, brauche ich ein wenig Distanz. Das wollte ich mit meiner Reaktion ausdrücken. Ist das für Sie so okay?"

Situation 9

Pat.: „Jetzt haben Sie schon so viel über mich und meine Sexualität erfahren, sind Sie eigentlich mit Ihrer Sexualität zufrieden?"

Th.: „Es ist okay, dass Sie fragen, aber ich möchte Ihnen nicht gerne von mir erzählen. Es geht in dieser Therapie um Sie, Sie stehen im Mittelpunkt, was mit mir ist, ist nicht wichtig. Deshalb möchte ich es nicht, dass Sie Persönliches von mir erfahren, ich mache meinen Job, und da konzentriere ich mich ganz auf Sie, und was ich außerhalb der Sitzung mache, spielt dabei keine Rolle. So, wie wir es bisher gemacht haben, ist es für mich gut."

ODER:

„Ich möchte Ihnen nicht gerne Persönliches von mir, auch nicht von meiner Sexualität, erzählen. Natürlich habe ich auch ein privates Leben, was ich da tue und welche Gefühle es in meinem privaten Leben gibt, das halte ich bei allen Pat., die ich behandle, aus den therapeutischen Beziehungen raus. Weil es eben nicht um mich geht, deshalb sollten wir uns auf Sie und Ihre Probleme und Ihre Stärken konzentrieren. Ist das so okay für Sie?"

Daraufhin Pat: „Ich finde es natürlich schade, weil wir uns so viel sehen und auch mittlerweile schon ganz gut kennen. Sie kennen mich komplett und ich kenne Sie nur so als Th., mich würde es halt einfach nur interessieren."

Th.: „Ich kann das verstehen, dass es für Sie komisch ist, wenn das mit dem Erzählen so einseitig verläuft. Ich stehe während unserer gemeinsamen Zeit voll zur Verfügung für Sie, und wenn ich hier rausgehe, wenn ich in meinem Privatleben bin, möchte ich das auch sehr gerne trennen. Das ist auch wichtig für unsere gemeinsame Arbeit und unsere Beziehung, da sollten wir keine Vermischungen machen."

Situation 10

Erste Sitzung. Th. weiß noch nichts von den Problemen von Pat. und bittet darum, nach der eigenen persönlichen Vorstellung einmal zu beschreiben, was das Anliegen ist, eine Therapie aufzusuchen.

Pat. äußert, keine richtigen Worte zu finden, dass es schwer ist, das zu beschreiben, dass es peinlich ist, darüber zu reden, druckst herum usw.

Th.: „Das kommt häufiger vor, dass jemand auf dem Stuhl sitzt, auf dem Sie jetzt sitzen, und dass es schwer ist, das Problem zu beschreiben. Darf ich Ihnen einfach Fragen stellen?"

Pat. nickt.

„Wenn es Patientinnen und Patienten schwerfällt, über Ihre Probleme zu sprechen, dann ist das Thema häufig Beziehung, Sexualität, Gewalt oder Schmerzen, war da schon etwas dabei?"

Pat.: „Ja, das zweite."

Th.: „Wenn es um das Thema Sexualität geht, kann es z. B. gehen um Probleme mit der Erektion, Probleme mit dem Orgasmus, Schmerzen beim Sex, Beziehungsprobleme beim Sex, gewaltvolle Erfahrungen. War da schon etwas dabei?"

Pat.: „Ja, das erste (dritte)."

„Damit haben Sie mir schon wichtige Hinweise gegeben. Dann würde ich jetzt gerne etwas ausführlicher mit Ihnen über Ihre Erektionsprobleme (Schmerzen beim Sex) sprechen. Ich stelle Ihnen einfach Fragen dazu, wenn Sie von sich aus gerne mehr erzählen möchten, tun Sie es einfach. Da sind wir wirklich dem Problem schon deutlich näher gekommen."

Situation 11

Wenn Pat. nicht wegen einer sexuellen Problematik in die Behandlung kommen, aber die Themen Sexualitäten und Beziehung z. B. für die Aufrechterhaltung des vorgetragenen Problems (z. B. Fibromyalgie) von Bedeutung sein können, wäre folgender Übergang möglich:

Th.: „Danke, dass Sie mir so ausführlich über Ihre Schmerzen erzählt haben, diese kann ich nun gut verstehen und auch die Belastungen, die die Schmerzen mit sich bringen. Ich würde nun gerne die heutige Sitzung dafür nutzen, mit Ihnen zu besprechen, wie sich die Schmerzen in den verschiedenen Bereichen Ihres Lebens auswirken. Ich würde gerne mit Ihnen sprechen über Ihre Ehe, Ihre Sexualität, das Leben mit den Kindern, Ihre Arbeit, Ihre sozialen Kontakte, Ihre Freizeitgestaltung. Für jeden Bereich nehmen wir uns 2–3 Minuten Zeit, zunächst mal als Einblick, und anschließend überlegen wir zusammen, über welche für Sie wichtige Bereiche wir uns dann ausführlicher unterhalten. Ist das so in Ordnung für Sie?"

Pat. hat beim Thema Sex etwas zusammengezuckt. Ist aber einverstanden. Nach dem zweiminütigen Gespräch über Beziehung fragt Th.:

Th.: Kommen wir jetzt zum Thema Sexualität. Wie leben Sie Ihre partnerschaftliche Sexualität derzeit? ... Welche Bedeutung haben die Schmerzen für den Sex mit Ihrem/Ihrer Partner*in? ... Es gibt neben der partnerschaftlichen Sexualität auch eine eigene persönliche Sexualität, die Selbstbefriedigung. Leben oder wie erleben Sie diese? *Auch hier Einfluss der Schmerzen ...* Denken Sie, dass wir das Thema Sex weiter auf unsere therapeutische Tagesordnung nehmen sollten?"

Anmerkung: Wichtig ist, dass bei der anfänglichen Aufzählung das Thema Sex in der Mitte und nicht erst am Ende genannt wird.

Teil II

Sexualtherapeutische Schätze

Übungen und Methoden für Frauen, Männer, diverse Personen und Paare

1. Hinführung

In Teil I wurde der aktuelle Stand des Wissens rund um Sexualität, sexuelle Zufriedenheit und Befriedigung, um Störungen und Probleme sowie um das sexualberaterische und sexualtherapeutische Vorgehen bei der Bewältigung ebendieser Probleme, Störungen und auch Erkrankungen ausführlich beschrieben.

In Teil II folgt nun die konkrete Praxis. Es werden Methoden, Übungen und Techniken dargestellt, verbunden mit ihrer jeweiligen Zielsetzung. Anders als in den Büchern *Psychotherapeutische Schätze* (Fliegel & Kämmerer, 2009, 2015), von denen Namen und Aufbau hier übernommen wurden, wird bei zahlreichen Übungen ein Bezug zu den Kapiteln von Teil I, den Theorien und Methoden, mit seinem Beratungs- und Therapieprozess hergestellt und zur Lektüre empfohlen.

Teil II stellt damit *das Handwerkszeug für den Therapie- und Beratungsalltag sowie für die Selbsthilfeanwendung* zur Verfügung. 65 therapeutische Strategien, Konzepte, Übungen und Handlungsweisen können helfen, vielfältige Herausforderungen in der Sexualtherapie und Sexualberatung zu bewältigen. Es gibt Übungen mit direkter Unterstützung bei sexuellen Problemen und Störungen für *Frauen, Männer, diverse Personen* einerseits sowie für *heterosexuelle, homosexuelle und queere Paare* andererseits. Und es gibt Übungen, die sich weniger auf das sexuelle Geschehen oder die Partnerschaft beziehen als allgemein auf den Körper, die Gefühle und Gedanken. Es werden Hinweise gegeben, wie Gedanken, Einstellungen und tief sitzende Muster diagnostiziert und verändert sowie Emotionen aktiviert werden können, wie der Zusammenhang von Körper und Gefühlen genutzt wird, wie hilfreich die systemische Brille ist, wie komplexe Zusammenhänge besser verstanden sowie Ressourcen entdeckt und aktiviert werden können und wie neues Verhalten erprobt werden kann, und manches mehr.

Auch sollen die Übungen dazu anregen, das herkömmliche Setting einmal zu ändern und mit anderen kreativen Ideen dem sexualtherapeutischen Handeln neue Impulse zu geben.

Nicht zuletzt sind die hier zusammengestellten Strategien ein substanzielles Zeichen für die Integration von Veränderungskonzepten, die im konkreten therapeutischen Alltag schon weiter fortgeschritten sind, als es uns bisweilen manche wissenschaftliche Auseinandersetzung zeigt.

Die Anordnung der einzelnen Übungen erfolgt nach folgenden Überlegungen:

Die Übungen sind strukturiert nach einer *alphabetischen Reihenfolge mit Seitenangaben* im Sinne der Übungsnamen. Hierzu findet sich nach diesem Vorwort auch das erste Inhaltsverzeichnis. Dann folgt ein Inhaltsverzeichnis für Sortierungen, die sich beziehen auf

- die Sexualtherapie/Sexualberatung einerseits oder, wenn dafür geeignet, die Selbsthilfe/Selbstanwendung andererseits
- die konkrete Sexualität von Einzelnen oder von Paaren
- Paare, unabhängig vom Sex
- die Diagnostik sexueller Probleme
- den Körper, die Gefühle, die Gedanken und Einstellungen, das Verhalten
- die allgemeinpsychotherapeutische Anwendung.

Innerhalb der Übungen erfolgt die Gliederung – wenn jeweils zutreffend – nach folgenden Punkten:

- Einsatzmöglichkeit
- Ziel
- Setting/Bereich
- Zeitpunkt/Dauer/Häufigkeit
- Benötigtes Material
- Beschreibung der Übung
- Bezug zu Teil I mit Kapitelverweisen
- Weitere Informationen, falls relevant.

Es ist unser Wunsch, dass die „Schätze" einerseits die therapeutische und beraterische Arbeit kreativ bereichern, andererseits als Unterstützung im Selbsthilfeeinsatz hilfreich sein mögen.

Therapeut*innen und Berater*innen haben die Genehmigung des Verlags, einzelne Übungen zu kopieren, um sie für die fachliche Arbeit ihren Patient*innen und Klient*innen zur Verfügung zu stellen.

2. Sortiertabellen der Übungen

2.1 Auflistung alphabetisch

Darüber hinaus sind im Zusammenhang spezifischer Kapitel im Teil I folgende Übungen/Methoden dargestellt:

- Vulva und Penis schreiben Briefe (Kap. 2.7)
- Probleme mit Lustgefühlen (Kap. 3.5.1)
- Umgang mit der Vorstellung des kleinsten Penis der Welt (Kap. 3.5.4)
- Ekelgefühle (Kap. 3.5.12)
- Sensate-Focus-Übungen für Frauen (Kap. 3.6.1)
- Lernen, Nein zu sagen (Kap. 3.6.1)
- Vaginismus (Kap. 3.6.1)
- Sensate-Focus-Übungen für Männer (Kap. 3.6.2)
- Frühzeitiger Samenerguss, Stopp-Start-Methode (Kap. 3.6.2)
- Sexueller Wunschzettel (Kap. 3.6.3)
- Die sechs Übungen des Sensate Focus für Paare (Kap. 3.6.4)
- Computer-Sex-Abhängigkeit (Kap. 3.6.5)

2.2 Auflistung detailliert

nach Therapie/Beratung; Selbsthilfe; Mann/Divers; Frau/Divers; Paar; Sex; Paarsex; Diagnostik; Körper; Gefühle; Gedanken; Verhalten; Allgemein

		Therapie/ Beratung	Selbsthilfe
0.	Ratschläge von Bernie Zilbergeld vor Beginn von Selbsthilfe, Beratung und Therapie bei sexuellen Problemen in der Partnerschaft		
1.	Ablenkende Gedanken davonfliegen lassen	X	X
2.	An den Anblick der eigenen Genitalien gewöhnen	X	X
3.	Analverkehr – bitte mit Bedacht		X
4.	Anatomie im Spiegel	X	X
5.	Aufrechterhaltende Bedingungen/Problemebenen erfahrbar machen – 10 Gründe	X	
6.	Beim Koitus schnell kommen	X	X
7.	Blindenspaziergang	X	X
8.	Deine Erregung ist nicht meine Erregung	X	X
9.	Der Penis wird von Partner*in (mit feinen Regulierungen) mit der Hand und oral stimuliert	X	X
10.	Eigenen Gefühlen auf die Schliche kommen	X	X
11.	Emotionale Aussagen machen	X	X
12.	Emotionaler Interventionswechsel	X	
13.	Emotionsliste	X	
14.	Erogene Zonen in der Vorstellung	X	X
15.	Erregung verlieren und wiederbekommen mit Partner*in-Hilfe	X	
16	Fantasiereise auf deine Insel	X	X
17.	Fantasiereise durch den Körper	X	
18.	Fantasiereise zu den Genitalien	X	
19.	Fragebogen zur Sexualität. Tübinger Skala für Sexualtherapie (TSST)		
20.	Gefühle mit Stühlen sortieren	X	

Paar	Sex	Paar-sex	Diag-nostik	Körper	Gefühle	Ge-danken	Ver-halten	All-gemein
						X		X
	X			X	X			
	X	X		X			X	
				X	X			X
	X		X	X	X	X	X	X
		X		X	X	X		
X				X	X			X
		X			X			
	X	X		X	X	X		
					X			
					X		X	
				X	X			X
	X		X	X				X
				X				
	X	X		X	X			
								X
			X		X	X		
	X				X	X		
	X		X					
					X			X

		Therapie/ Beratung	Selbsthilfe
21.	Genitalien begrüßen sich	X	X
22.	Gespielter Orgasmus	X	X
23.	Hallo – Ja – Nein – Bitte	X	X
24.	Hegarstifte und Vaginaltrainer bei Vaginismus	X	
25.	„Ich liebe dich" sagen		X
26.	Im Fahrstuhl durch das Lebensalter	X	X
27.	Imaginative Reise ins Lebensalbum	X	
28.	Inhalte von Sexualanamnese und Exploration	X	
29.	Kegelübung, Beckenbogentraining, vaginales Training	X	X
30.	Keine Erektion bekommen wollen oder sie wieder verlieren wollen	X	X
31.	Kommunikation durch Massage erproben		X
32.	Körperbild	X	
33.	Körperliche und sexuelle Selbsterfahrung mit verschiedenen Stufen	X	
34.	Mehr gute Gefühle	X	X
35.	Mehr positive sexuelle Gedanken und Bilder entwickeln	X	X
36.	Meine Vulva/mein Penis schreibt mir einen Brief	X	X
37.	Miteinander Spaß haben		X
38.	Nähe und Distanz auspendeln		X
39.	Negative sexuelle Gedanken ändern	X	X
40.	Negative sexuelle Gedanken aufspüren	X	X
41.	Nett zu Partner*in sein		X
42.	Nicht erregte Genitalien verwöhnen	X	X
43.	Nicht genitale Körpermassage	X	X
44.	Orale Stimulierung der nicht erregten Genitalien		X
45.	Partner*in stimuliert den Penis – wichtig ist Erregung, nicht Erektion	X	X
46.	Partnerschaftliches Sprechen über Ihre Sexualitäten	X	X

Paar	Sex	Paar-sex	Diag-nostik	Körper	Gefühle	Ge-danken	Ver-halten	All-gemein
		X		X	X			
	X			X	X			
		X		X			X	
	X			X	X	X		
X							X	X
						X		X
			X			X		
	X	X	X					
				X				X
	X	X		X	X		X	
X							X	
			X	X	X	X		X
	X	X					X	
	X				X			X
	X					X		X
	X		X	X		X		
X							X	X
X				X	X			X
	X					X		X
	X		X			X		X
X							X	X
	X			X	X			
X		X		X				
		X		X				
	X	X	X		X			
		X						

		Therapie/ Beratung	Selbsthilfe
47.	Pausen-Methode und Druck-Methode (Stopp-Start-/Squeeze-Methode)	X	
48.	Pep-Talk		X
49.	Reden und Zuhören – Senden und Empfangen	X	X
50.	Schule des Küssens		X
51.	Sensitometer		X
52.	Sexuelle Erregung kommen und gehen lassen – mit der sexuellen Lust spielen – bei der Selbstbefriedigung	X	X
53.	Sexueller Wunschzettel (ausführlich)	X	
54.	Sexueller Wunschzettel (Kurzform)	X	X
55.	Sinnliche Fantasie		X
56.	Spiegelübung der Genitalien	X	X
57.	Stopp-Start-Masturbation und Masturbation mit feinen Regulierungen	X	
58.	Vagina und Penis vereinigen sich	X	X
59.	Vergebung als Ziel und therapeutische Methode	X	
60.	Vermisste Gefühle erlangen	X	X
61.	Wann begann die Veränderung und was hat dazu geführt?	X	X
62.	Wasserrutsche zur Lust		X
63.	Wertschätzung und Komplimente machen		X
64.	Wunschprogrammierung	X	X
65.	Zuhören lernen		X

Paar	Sex	Paar-sex	Diag-nostik	Körper	Gefühle	Ge-danken	Ver-halten	All-gemein
				X			X	
	X				X	X		
X							X	X
	X	X		X			X	
				X	X			
	X				X		X	
	X					X		
	X		X			X		
						X		X
	X			X	X	X		
	X			X	X	X	X	
		X		X	X		X	
	X				X	X		X
	X				X			X
	X					X		
					X	X		
X							X	X
		X		X	X		X	
X							X	

3. Die Übungen

0. RATSCHLÄGE VON BERNIE ZILBERGELD

Vor Beginn von Selbsthilfe, Beratung und Therapie bei sexuellen Problemen in der Partnerschaft (angelehnt an Zilbergeld, 1994)

Setting	Einzeln, Partnerschaft
Bereich	Zu Beginn des Veränderungsweges

Im Folgenden möchte ich Ihnen einige Hinweise geben, die sich alle darauf beziehen, was Sie für sich selbst und für Ihre Partnerschaft tun können, wenn Sie beginnen, Ihre sexuellen Probleme in Angriff zu nehmen.

1. Reden Sie mit Ihrer Partnerin oder Ihrem Partner und sagen Sie, dass Sie das Problem haben, und teilen Sie mit, was Sie dagegen unternehmen werden: Selbsthilfemöglichkeiten suchen, eine Beratung oder Therapie ins Auge fassen.
Sie sollten ihr/ihm auch zusätzlich noch mitteilen, dass Sie die Beziehung insgesamt erst verbessern möchten, bevor Sie sich an das sexuelle Problem heranwagen wollen. Dieses Buch enthält Übungen, die dafür Hilfe anbieten.

2. Entwickeln Sie sich selbst gegenüber eine positive Haltung.
Je negativer Sie sich selbst und dem sexuellen Problem gegenüber eingestellt sind, desto schwerer wird es Ihnen fallen, sich und Ihre Partnerin bzw. Ihren Partner zufrieden zu machen und eine gute Beziehung zu ihr/ihm aufzubauen. Es ist deshalb äußerst wichtig, Ihre Selbstzweifel zu reduzieren. Das heißt, dass Sie sich mit jeder negativen Selbstaussage, bei der Sie sich ertappen, auseinandersetzen sollten, indem Sie versuchen, dagegen zu argumentieren und sie zu verändern. Darüber hinaus bedeutet es auch, so viele positive Selbstaussagen zu machen wie möglich. Bitte betrachten Sie diesen Rat nicht als Nebensache oder als kleines Anhängsel zu den Schritten, die noch folgen werden. Je mehr positive Gedanken Sie haben und je weniger negative Selbstaussagen Sie machen, desto besser werden Sie sich fühlen. Je besser Sie sich fühlen, desto klarer können Sie denken und desto mehr

Erfolge werden Sie bei Ihren Bemühungen um weitere Veränderungen auch erzielen.

3. Wenn Sie aufgehört haben, Ihrer Partnerin oder Ihrem Partner gegenüber körperliche Zuneigung auszudrücken, dann sollten Sie wieder damit anfangen – natürlich unter der Voraussetzung, dass Ihr Gegenüber das auch möchte.
Streicheln, umarmen und küssen Sie, wenn Ihnen danach zumute ist, und reagieren Sie auch auf die Berührungen und Umarmungen von Partnerin und Partner. Je nachdem, was vorher zwischen Ihnen beiden vorgefallen ist, kann es vielleicht auch ratsam sein, zuerst einmal ein Gespräch über diese Möglichkeiten zu führen. Partner*innen sollten Zärtlichkeiten nicht gleich als sexuelle Aufforderung verstehen.

4. Wenn Sie irgendwann einmal aufgehört haben sollten, Ihrer Partnerin oder Ihrem Partner Komplimente zu machen und liebevolle Dinge zu sagen, dann ist jetzt der richtige Zeitpunkt, um wieder damit anzufangen.

5. Wenn Sie schon lange keinen Sex mehr mit Ihrer Partnerin oder Ihrem Partner gehabt haben, dann sollten Sie vielleicht überlegen, dies wieder einmal zu tun.
Voraussetzung dafür ist, dass Sie beide es wollen und dies Ihrem sexuellen Problem nicht im Wege steht. Wenn Sie sich wieder berühren und wenn Sie Ihre Zeit miteinander genießen können, könnten Sie auch über Sex nachdenken. Sollte das sexuelle Problem keinen Sex möglich machen, könnten Sie sich vielleicht über Alternativen des sexuellen Spiels (siehe die verschiedenen Übungen hier in Teil II) nachdenken.

6. Sie sollten darüber hinaus damit aufhören zu schmollen, einander zu beschimpfen oder sich für das sexuelle Problem zu entschuldigen.
Sie kennen das Problem, Ihre Partnerin oder Ihr Partner kennt es auch, also gibt es keinen Grund, immer wieder darauf herumzureiten. Sie sollten sich auch nicht dafür entschuldigen, wenn es wieder einmal auftritt, sondern es zur Kenntnis nehmen und herausfinden, wie das Liebesspiel am besten fortgesetzt werden kann, damit Sie beide trotzdem Vergnügen daran finden. Versuchen Sie auch nicht, Partner*innen die Schuld zu geben, wenn das Problem wieder einmal auftreten sollte. Je mehr Sie dazu fähig sind, Ihre gemeinsamen Erlebnisse zu genießen, und je freundlicher und liebevoller Sie beide im Umgang miteinander sind, desto besser stehen die Chancen, dass das Problem gelöst werden kann.

7. Tun Sie Ihr Bestes, um jede zärtliche/erotische/sexuelle Begegnung für Sie beide positiv enden zu lassen.

Wenn Sie z. B. beim Geschlechtsverkehr zu schnell gekommen sind und wissen, dass Ihre Partnerin oder Ihr Partner noch nicht befriedigt ist, wenn Ihre Lust weggegangen ist, wenn Sie keinen Orgasmus bekommen haben, wenn es beim Sex wehgetan hat oder was immer für ein sexuelles Problem aufgetreten ist, können Sie Ihre Partnerin oder Ihren Partner mit der Hand oder dem Mund stimulieren und eventuell befriedigen. Sie können auch einfach auf eine Art stimulieren, von der Sie wissen, dass sie Ihrer Partnerin oder Ihrem Partner gefällt – auch ohne etwas zu sagen. Sie wissen, dass Sie die Bewältigung Ihrer sexuellen Probleme in Angriff nehmen werden, dieses Wissen gibt Ihnen Sicherheit.

8. Machen Sie das Problem auf alle Fälle nicht noch schlimmer, als es schon ist.

Je mehr Sie sich von Ihrer Partnerin oder Ihrem Partner und vor sexuellen Begegnungen zurückziehen, je mehr Spannung zwischen Ihnen beiden entsteht und je mehr Sie sich gegenseitig beschuldigen, desto schwerer werden Ihnen positive Veränderungen fallen und umso schwerer werden Ihnen auch Problemlösungen fallen.

9. Das Sprechen zwischen Ihnen ist schon mal eine gute Ausgangssituation, um Ihre sexuellen Probleme zu bewältigen.

Wenn Sie zusammen an den sexuellen Problemen arbeiten möchten, fangen Sie am besten mit Übungen an, die Ihnen guttun und in denen es nicht gleich um Sex geht. Die Chancen, dass Sie es mit den Vorschlägen schaffen, Ihr Sexleben zu verbessern, stehen ziemlich hoch. Es ist wichtig, dass Sie nicht aufhören, miteinander im Kontakt und im Gespräch zu bleiben.

10. Was tun, wenn die Hindernisse zu groß sind?

Wenn Selbsthilfe nicht ausreicht, weil die sexuellen Probleme sich bereits zu sehr gefestigt haben, zu stark sind, zu sehr mit anderen Lebensbereichen und anderen Problemen verbunden sind, scheuen Sie sich nicht, professionelle Unterstützung in einer Sexualberatung oder Sexualtherapie in Anspruch zu nehmen. Im Anhang finden Sie dazu wichtige Informationen. Sie sollten sich gleich darum kümmern, denn je länger Sie warten, desto schwieriger kann es werden, Ihre Probleme zu lösen. Vielleicht gehen Sie diesen Schritt gemeinsam, wenn nicht, dann gehen Sie ihn allein.

1. Ablenkende Gedanken davonfliegen lassen

Einsatzmöglichkeit	Therapie, Selbsthilfe
Ziel	Störende Gedanken beenden.
Setting **Bereich**	Einzeln Gedanken
Dauer **Häufigkeit**	10 Minuten Mehrmals

Beschreibung der Übung

Stellen Sie sich vor, Sie befinden sich in einer sexuellen Situation, in der Sie sich nur schwer auf Ihre unmittelbaren Sinnesempfindungen, Gefühle und das Genießen konzentrieren können. Ständig schieben sich ablenkende Gedanken ganz unterschiedlicher Themen in den Vordergrund wie ein Ohrwurm, der immer wieder auftritt und Ihnen nicht mehr aus dem Kopf geht. Stellen Sie sich jetzt vor, diese Gedanken würden davonfliegen und sich auf weißen Federwolken niederlassen, die über Ihnen hinwegziehen. Wie der Kondensstreifen eines Flugzeugs, der eine Botschaft in den Himmel schreibt, beginnen die Gedanken zu verblassen, bis Sie nicht mehr in der Lage sind, sie deutlich zu lesen. Schließlich haben sich die Gedanken auf den Wolken vollständig aufgelöst und Sie können sich jetzt ganz auf die schönen Momente des sexuellen Augenblicks konzentrieren.

Bezug: Teil I Kap.	3.5.4
Weitere Informationen	Angelehnt an: Carol G. Wells (1991, S. 53).

2. An den Anblick der eigenen Genitalien gewöhnen

Einsatzmöglichkeit	Therapie, Selbsthilfe
Ziel	Immer vertrauter werden mit dem eigenen Genital und Worte für die Genitalien finden.
Setting	Einzeln
Zeitpunkt	In der Phase körperlicher und sexueller Selbsterfahrung, mehrmals, bis der Blick zu den Genitalien vertrauter wird
Dauer	10 Minuten
Benötigtes Material	Weiche Unterlage, Handspiegel

Beschreibung der Übung

Für manche Frauen und Männer, erfahrungsgemäß insbesondere Frauen (für die das konkrete Anschauen der Genitalien ungewohnt ist), ist die Übung, Genitalien mit dem Handspiegel anzuschauen, manchmal unangenehm, kostet Überwindung und wird dann auch schnell wieder beendet, wenn das Wichtigste angeschaut worden ist. Besteht der Wunsch, sich mit den eigenen Genitalien noch vertrauter zu machen, sich mehr an sie zu gewöhnen, sie mehr als gleichberechtigten Teil des gesamten Körpers anzusehen, kann der Gewöhnungseffekt insbesondere dadurch bewirkt werden, dass die Übung mit dem Anschauen und auch mit der Berührung der Genitalien einfach häufiger durchgeführt wird. Das muss nicht immer einen langen Zeitraum umfassen, das kann mal nach dem Duschen schnell mit dem Handspiegel geschehen, es kann aber auch auf Wunsch etwas mehr ausgedehnt werden.

Ein weiterer Tipp zur besseren Gewöhnung an das eigene Genital kann es sein, die Genitalien mit eigenen Worten zu beschreiben. Gibt es Analogien für das, was der Anblick der Vulvalippen und der inneren Vulva bei der Frau auslöst? Gibt es Vergleiche, die der Penis mit dem darunterliegenden Hodensack und dem dahinterliegenden Damm bis zum Anus beim Mann auslöst? Können die Geschlechtsteile vielleicht mit einer Blume, der Form oder den Teilen einer Blume verglichen werden oder mit etwas anderem, was die Natur bietet?

Wenn der Körper oder auch das Gefühl sich vor einer solchen Übung zu sehr anspannt, können vielleicht kurze Entspannungsübungen hilfreich sein, die vor dem Betrachten des Genitals durchgeführt werden.

Bezug: Teil I Kap.	3.5.6

3. Analverkehr – bitte mit Bedacht

Einsatzmöglichkeit	Selbsthilfe
Ziel	Erweiterung der sexuellen Präferenzen
Setting	Paar
Benötigtes Material	Ggf. ein Gleitmittel auf Wasserbasis

Beschreibung der Übung

Manche Männer und Frauen mögen anale Stimulierung, d. h. Berührungen und Massage des Anus, ggf. Einführen eines oder mehrerer Finger.

Falls ein Penis oder ein Dildo zum ersten Mal weiter in den Anus bzw. in den Enddarm eingeführt werden soll, gilt es einiges zu beachten.

Beide Partner*innen müssen selbstverständlich dieser Praktik zustimmen, auch sollte abgestimmt werden, wer eher passiv ist (lässt einführen) und wer eher aktiv ist (führt ein). Dann sollte es ein „Vorspiel" geben, in dem das Gleitmittel am Anus und leicht hinter der Öffnung einmassiert wird. Ein und danach zwei Finger sollten behutsam in den Anus eingeführt werden, wobei A (passiv) die Kontrolle hat und rückmeldet, ob mehr oder weniger oder gar nicht mehr eingeführt werden soll. A benötigt eine entspannte Stellung, ein Kissen unter dem Unterkörper kann hilfreich sein.

A lenkt die Eindringtiefe von Finger, Penis oder Dildo und lenkt ebenfalls die ersten Bewegungen. B darf keinesfalls in der ersten Phase die Initiative übernehmen.

Der Penis, Finger oder das Dildo sind gleitfähig zu halten, der Anus selbst produziert keine Flüssigkeit und Speichel trocknet schnell weg. Ein Kondom ist wegen der Bakterienansiedlungen im Dickdarm insbesondere bei dafür schnell empfänglichen Personen zu empfehlen.

Nach dem Einführen des Penis/des Dildos sollte keinesfalls gleich zu einem Kontakt mit der Vulva übergegangen werden. Bei Nicht-Nutzung eines Kondoms (das bei Nutzung nach dem Verkehr sofort abzuziehen wäre) sind Penis oder Dildo gründlich mit Wasser und Seife zu reinigen, bevor weiter damit Sex gemacht wird.

Bezug: Teil I Kap. 1.8

4. Anatomie im Spiegel

Einsatzmöglichkeit	Selbsthilfe, Therapie
Ziel	Partner*in Information geben über die Sinnlichkeit des eigenen Körpers. In der Vorstellung/in der Realität.
Setting **Bereich**	Einzeln, Paar Körper, Gefühle
Zeitpunkt **Dauer**	Beginn der Veränderungsinterventionen Ca. je 10 Minuten
Benötigtes Material	Spiegel, Zeigestock/Lineal (wenn gewünscht)

Beschreibung der Übung

Stellen Sie sich vor, Sie stehen vor einem großen Spiegel, der die Anatomie Ihres Körpers zeigt. Ihre Partnerin oder Ihr Partner sind Ihre Schülerin oder Ihr Schüler, der oder dem Sie nun stolz etwas über Ihren Körper erzählen, mit dem Sie vertraut sind. Ihr Gegenüber hört Ihnen aufmerksam zu, ist sehr neugierig darauf, etwas von Ihnen zu lernen. Mit dem Finger oder mit einem Zeigestock weisen Sie auf die erogenen Zonen Ihres Körpers hin, die auf eine Berührung Ihres Gegenübers besonders stark reagieren bzw. reagieren würden.

Die Durchführung kann auch real vor einem Spiegel erfolgen.

Bezug: Teil I Kap.	1.11, 2.7 und 3.5.6
Weitere Informationen	Angelehnt an: Carol G. Wells (1991, S. 69).

5. Aufrechterhaltende Bedingungen/Problemebenen erfahrbar machen – 10 Gründe

Einsatzmöglichkeit	Therapie, Selbsthilfe nur bei nicht zu massiven Problemen
Ziel	Die Übung ermöglicht, das im Vorfeld beschriebene sexuelle Problem im Sinne einer Problemanalyse daraufhin zu untersuchen, welche Ebenen des Problems als aufrechterhaltende Bedingungen für die Gegenwart gelten können. Dabei erfolgt eine Auseinandersetzung mit Gedanken, Gefühlen, Körperreaktionen, Verhalten usw. Die analysierten Problembedingungen helfen dann, Veränderungsziele zu formulieren und Interventionen für die Problemlösung auszuwählen.
Setting	Einzeln
Bereich	Alle Bereiche, insbesondere Diagnostik
Zeitpunkt	Nach der Phase der Diagnostik, in der das sexuelle Problem ausführlich beschrieben wurde.
Dauer	1–2 Stunden
Häufigkeit	Die Problemanalyse erfolgt einmal, kann aber im Verlauf des Lösungsprozesses immer wieder genutzt werden, um nach weiteren Bedingungen zu suchen, oder auch, um Fortschritte im Verlauf dadurch herauszufinden, welche Problemebenen erfolgreich bearbeitet wurden.
Benötigtes Material	Papier und Schreibgerät, Karteikarten bzw. elf Stühle (bei größerem Raum). Zehn Stühle werden im Halbkreis aufgestellt, ein weiterer Stuhl wird mit Blickrichtung zu den zehn aufgestellten Stühlen im Abstand von vielleicht 5 m aufgestellt (siehe Abb. 9). Wer die Übung anleitet, stellt sich nacheinander hinter jeden Stuhl von links

nach rechts oder von rechts nach links, beschreibt den Inhalt des Stuhls und stellt dabei oder anschließend eine Karte mit einem Wort, das den Inhalt des Stuhls wiedergibt, so auf den Stuhl, dass sie von der betroffenen Person gesehen werden kann. Auf dem einzelnen Stuhl, mit Blickrichtung zu den zehn Stühlen, setzt sich die Person mit dem sexuellen Problem, für die diese Übung gedacht ist.

Beschreibung der Übung

Im therapeutischen Kontext kann folgende Erklärung für die Durchführung der Übung genutzt werden:

Für das sexuelle Problem kann es verschiedene mögliche Gründe geben. Diese Gründe beziehen sich vor allem darauf, warum das Problem heute existiert. Am Anfang werden alle möglichen Gründe nacheinander beschrieben. Für jeden möglichen Grund gibt es einen Stuhl, der mit den anderen Stühlen im Halbkreis aufgestellt ist. Ich werde Sie jetzt bitten, sich auf Ihren Stuhl zu setzen. Ich werde nacheinander hinter jeden der zehn Stühle gehen, den möglichen Grund für Ihr sexuelles Problem beschreiben und eine Karte mit diesem Grund auf den Stuhl stellen. Hören Sie einfach erst einmal zu und schauen Sie, ob Sie bei einem oder mehreren dieser Gründe für sich persönlich fündig werden. Nach jedem von mir genannten möglichen Grund schreiben Sie bitte auf eines der zehn Kärtchen, die ich Ihnen gleich mit einem Stift geben werde, ob Sie fündig geworden sind oder nicht und wenn ja, inwiefern Sie fündig geworden sind und warum mit diesem Grund auch Ihr sexuelles Problem existiert. Und wenn Sie sich jetzt auf Ihren Stuhl gesetzt haben, lehnen Sie sich bitte zurück und hören Sie mir einfach zu, wenn ich Ihnen die Gründe beschreibe.

Anleitungsperson geht nun nacheinander hinter die 10 Gründe-Stühle und beschreibt diese nacheinander.
Hier nun die inhaltliche Beschreibung der Stühle und in den Klammern dahinter die zugehörigen Kapitel in Teil I, inkl. der jeweiligen therapeutischen Interventionen:

Stuhl 1: Organmedizinische Gründe (Kap. 2.6, 2.6.1, 3.4, 3.5.11)
Körperliche (medizinische) Gründe, die das sexuelle Problem beeinflussen. Dazu können Medikamentenwirkungen, Angeborenes, operative Folgen, Verletzungen, chronische Erkrankungen usw. gehören.

Stuhl 2: Verhalten (Kap. 2.6, 3.5.1)
Das ist das Verhalten. Hierzu gehört, was getan wird, was nicht getan wird (z. B. Vermeidungsverhalten), um das sexuelle Problem zu fördern/zu stabilisieren, weiterhin

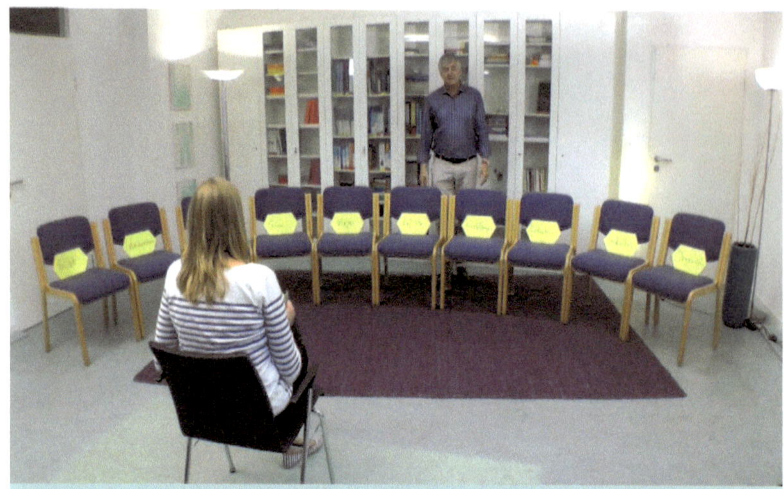

Abbildung 9: *Die Stühle mit den 10 Gründen*
Bildquelle: Lehrfilm „Sexualtherapie I – Basics", 2019, Tübingen: dgvt-Verlag

Rückversicherungsverhalten, Kontrollverhalten, selbstschädigendes Verhalten, Verhalten mit negativen Konsequenzen, bestimmte sexuelle Stellungen und Praktiken.

Stuhl 3: Gedanken (Kap. 2.6, 3.5.4)
Konkrete Gedanken, die problemfördernd sind, vor, während und nach der sexuellen Aktivität sowie Gedankeninhalte, die hinderlich sind für eine befriedigende Sexualität.

Stuhl 4: Einstellungen (Kap. 1.7, 2.6, 3.5.4, 3.5.5)
Normen, Werte, Überzeugungen, Mythen, Vorstellungen, Grundannahmen wie auch ungenügende Informationen und Wissensdefizite bezüglich der sexuellen Anatomie, Physiologie und sexuellen Abläufe.

Stuhl 5: Gefühle (Kap. 2.6, 3.5.2, 3.5.3)
Problemfördernde Gefühle vor, während oder nach der sexuellen Aktivität, die einer befriedigenden Sexualität abträglich sind.

Stuhl 6: Körpererleben (Kap. 2.6, 2.7, 3.5.6)
Das Erleben von Reaktionen des Körpers vor, während oder nach der sexuellen Aktivität. Der Umgang mit dem eigenen Körper, eine problematische

Bewertung des eigenen Körpers, von Teilen des Körpers, z. B. des Genitals, das persönliche Körperbild, Körperempfindungen, Körperreaktionen, die mitverantwortlich sind für die Aufrechterhaltung des sexuellen Problems·

Stuhl 7: Tief sitzende Konflikte und Sinnhaftigkeit des Problems (Kap. 2.6, 2.8, 3.5.7)
Könnte das sexuelle Problem eine Bedeutung dafür haben, ein innerpsychisches Gleichgewicht aufrechtzuerhalten? Was wäre, wenn das Problem plötzlich nicht mehr da wäre? Könnte eine Problembewältigung vielleicht auf anderer Ebene Auswirkungen haben, die eher problematisch sind? Befriedigt das sexuelle Problem Bedürfnisse, die sonst nicht befriedigt werden können? Gibt es eventuell persönliche Konflikte, die durch das Problem „zugedeckt" werden, weil die Konfliktlösung wiederum nicht möglich erscheint oder selbst sehr belastend ist?

Stuhl 8: Partnerschaft (Kap 2.4.4, 2.6, 3.5.8)
Welche Bedeutung, welchen Sinn könnte das Problem für die partnerschaftliche Beziehung haben? Braucht die Beziehung eventuell das Problem für ihr Gleichgewicht, für ihr Überleben? Verstärken die Beziehung oder der Partner/die Partnerin das sexuelle Problem? Werden möglicherweise andere partnerschaftliche Probleme durch das sexuelle Problem „zugedeckt"?

Stuhl 9: Lebenswelt (Kap. 2.6, 3.5.9)
Psychische Probleme werden häufig auch durch sogenannte Rahmenbedingungen aufrechterhalten, durch existentielle Probleme in der Lebenswelt. Dazu können gehören: Stress, Arbeitssorgen, Wohnprobleme, Einsamkeit, Schulden, die Pflege kranker Angehöriger, wenig freie Energie durch große und mehrfache Belastungen usw.

Stuhl 10: Relikt (Kap. 2.6, 3.5.10)
Eher weniger ein Grund, aber vielleicht ein wichtiger Aspekt. Vielleicht ist das sexuelle Problem in Teilen ein Überbleibsel, ein Relikt aus der Kindheit, der Jugend oder des bisherigen Erwachsenenlebens. War das, was heute belastend ist, früher einmal hilfreich, notwendig, schützend, stärkend? Heute ist es vielleicht dysfunktional, wird gar nicht mehr „gebraucht". Vielleicht hat es sich ja überholt, ist aber noch so verinnerlicht, dass es nicht einfach „losgelassen" werden kann.

Nach der Erklärung der zehn Stühle durch die anleitende Person wird die Person mit dem sexuellen Problem gebeten, anhand ihrer Notizen, die sie zu jedem Stuhl gemacht hat, einmal zu überlegen, bei welchen Problembedingungen sie fündig geworden ist. Je nachdem, wie und wie stark sie fündig

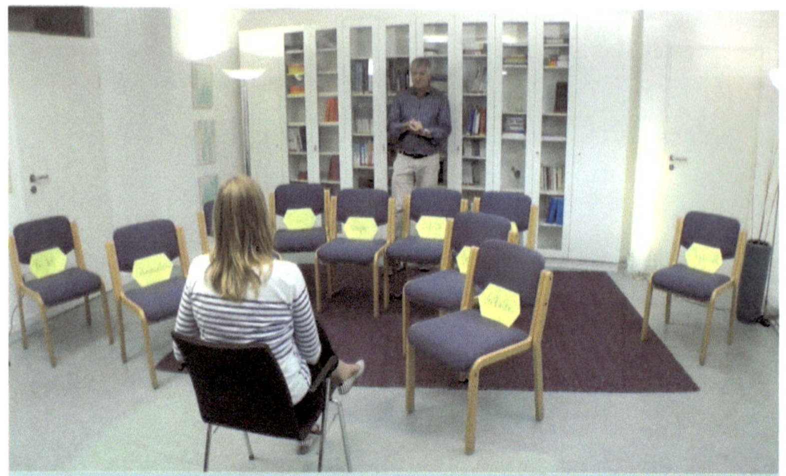

Abbildung 10: *Die Stühle stehen je nach Ausmaß der Bedingungen etwas näher oder ganz nah*
Bildquelle: Lehrfilm „Sexualtherapie I – Basics", 2019, Tübingen: dgvt-Verlag

geworden ist, werden dann ohne weitere Kommentare die Stühle mit den Bedingungen, bei denen sie fündig geworden ist, von der anleitenden Person an sie herangeschoben, und zwar so weit, wie sie dem jeweiligen Ausmaß der Bedingung entsprechen. Ist eine Bedingung ein absoluter Treffer, wird dieser Stuhl bis kurz vor ihr Knie geschoben. Auch alle weiteren Stühle, bei denen sie glaubt, etwas Aufrechterhaltendes für ihre Problematik entdeckt zu haben, werden entsprechend herangeschoben.

In der Folge wird die Person mit den sexuellen Problemen nun gebeten, sich nacheinander und entsprechend ihrer eigenen Wahl auf die jeweiligen Bedingungsstühle zu setzen und kurz anhand ihrer Aufzeichnungen und weiterführender Gedanken zu überlegen, wieso sie bei der jeweiligen Bedingung als aufrechterhaltende Bedingung für ihr Problem fündig geworden ist. Daraus kann sich ein spannendes Gespräch mit der anleitenden Person ergeben, die auch nachfragen kann. Letztlich heißt es dann, dass auf dem Veränderungswege mit diesen Bedingungen gearbeitet wird: dass es um eine Veränderung im Verhalten, in den Gedanken, den Einstellungen, der Körperbewertung, den Gefühlen, tief liegenden Konflikten, der Partnerschaft oder den Bedingungen der Lebenswelt geht. Natürlich kann auch die organmedizinische Seite von Relevanz sein, bei der dann mit einem Arzt oder einer Ärztin über-

legt werden kann, ob es Veränderungsmöglichkeiten für diese aufrechterhaltenden Aspekte des sexuellen Problems gibt.
Die jeweiligen therapeutischen und Selbsthilfemöglichkeiten sind in Teil I (Kap. 2.6) unter der jeweiligen Überschrift beschrieben.

Alternative: Karten statt Stühle
Da die eben beschriebene Übung eine Anleitungsperson benötigt und durch die verschiedenen Stühle einen großen Raumbedarf hat, kann sie auch mit Karten durchgeführt werden. Dazu werden zehn Karteikarten und ein Schreibgerät benötigt sowie der Text der eben beschriebenen Übung. Die Person mit den sexuellen Problemen kann sich beim Lesen bzw. Vortragen der Bedingung (oder des „Stuhlinhalts") in die mögliche Bedingung hineinversetzen, sich Gedanken über Zusammenhänge mit dem eigenen Problem machen und diese auf eine Karteikarte schreiben, auf der jeweils als Überschrift die Stuhlüberschrift steht. Nachdem alle zehn möglichen Bedingungen durchgegangen und Karteikarten entsprechend beschriftet wurden, bei denen die Person mit dem sexuellen Problem glaubt, fündig geworden zu sein, können die „fündig gewordenen Karten" entsprechend ihrer Bedeutung auf einem Tisch sortiert werden. Ganz links z. B. liegen die Karten mit der höchsten Trefferquote, dann folgen die Karten mit einer geringeren Trefferquote und zuletzt die Karten, bei denen keine Gedanken aufkamen, dass hier eine aufrechterhaltende Bedingung vorhanden sein könnte.

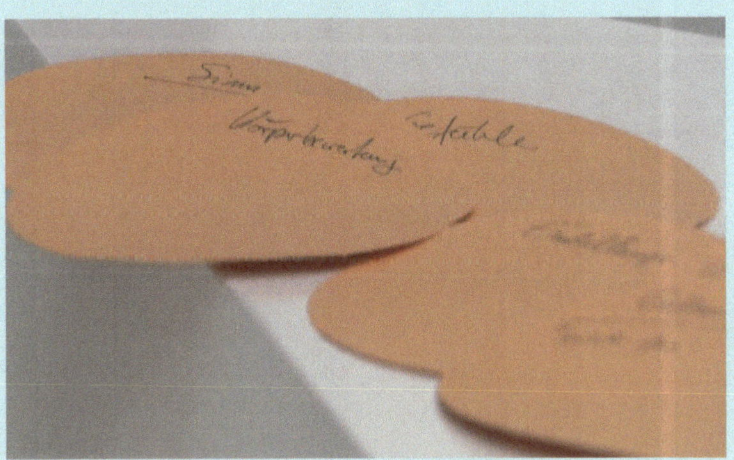

Abbildung 11: *Kärtchen mit Bedingungen*
Bildquelle: Lehrfilm „Sexualtherapie I – Basics", 2019, Tübingen: dgvt-Verlag

Auch hier kommt es anschließend wieder darauf an zu überlegen, was getan werden kann, um die jeweiligen aufrechterhaltenden Bedingungen so zu verändern, dass das sexuelle Problem nachlässt oder vielleicht ganz verschwindet. Dazu können die Kapitel 3.4 und 3.5 im ersten Buchteil hilfreich sein.

Bezug: Teil I Kap.	Siehe Hinweise zu den jeweiligen „Stühlen", insgesamt Kap. 2.6, auch 3.4 und 3.5
Weitere Informationen	Einer der wichtigsten Schritte – wie immer er auch durchgeführt wird – im psychotherapeutischen Prozess: die Erstellung der Problemanalyse. Davon gehen Zielklärungen und Interventionseinsatz aus.

6. Beim Koitus schnell kommen

Einsatzmöglichkeit	Therapie, Selbsthilfe
Ziel	Eine auch paradoxe Übung, die ebenfalls dazu verhelfen soll, Erregungskontrolle zu erlernen, z. B. bei der frühzeitigen Ejakulation.
Setting	Paar
Bereich	Körper, Gefühle

Beschreibung der Übung

Wenn Sie beide in der richtigen Stimmung sind, machen Sie so lange Sie wollen ein Liebesspiel und gehen dann zum Koitus über. Ihre Aufgabe dabei lautet, so schnell wie möglich zur Ejakulation zu kommen und sicherzustellen, dass es für Sie beide ein gutes Erlebnis wird. Sie sollten das, was Sie über Ihren Verstand gelernt haben, jetzt dazu benutzen, sich allen negativen Gedanken und Bildern entgegenzustellen, und eine positive Einstellung zu dem Geschehen finden. Danach sollten Sie beide zu etwas anderem übergehen, etwas, wozu Sie beide Lust haben und das bei Ihnen gute Gefühle hinterlässt. Sie können sich z. B. gegenseitig zum Orgasmus stimulieren, wenn Ihnen beide danach zumute ist, Sie können sich gegenseitig massieren, miteinander schmusen oder reden. Danach besprechen Sie die Erfahrungen, die Sie gemacht haben, und nehmen sich fest vor, künftig mit vorzeitigen Ejakulationen (und es ist zu erwarten, dass sie vorkommen werden) auf eine neu gelernte konstruktive Art umzugehen.

Bezug: Teil I Kap.	3.6

7. Blindenspaziergang

Einsatzmöglichkeit	Therapie
Ziel	Prüfung des gegenseitigen Vertrauens. Wie viel Vertrauen ist vorhanden? Was gibt Vertrauen? Was fördert Vertrauen? Was hilft, Vertrauen zu erleben? Implikationen für die partnerschaftliche Sexualität.
Setting **Bereich**	Paar Gefühle, Körper, Gedanken
Dauer	Ca. 40 Minuten, ohne Auswertung
Benötigtes Material	Eine Augenbinde/ein Tuch o. Ä.

Beschreibung der Übung

Bei dieser Paarübung geht es um das Führen eines „blinden" Partners/einer „blinden" Partnerin durch den (sehenden) Partner/die (sehende) Partnerin. Es geht darum, herauszufinden, wie viel Vertrauen herrscht, was Vertrauen fördern, was Vertrauen behindern kann.

Zu Beginn wird besprochen, wer zunächst blind ist, sich also führen lässt, und wer die führende Rolle innehat. Beide Partner*innen werden einmal geführt bzw. führen einmal.

Die blinde Person (A) verbindet sich die Augen. Dann holt die führende Person (B) die blinde Person ab, nimmt sie an der Hand und beginnt einen Spaziergang durch den Raum, aus dem Raum heraus, möglicherweise Treppen auf und ab, ins Freie, in den Garten, oder was möglich ist. Dabei wird NICHT geredet. Die Führung der „blinden" Person erfolgt über Kontakt mit einer Hand oder mit zwei Händen.

Aufgabe von B ist es, durch die Art der Führung (Kommunikation mit den Händen und ggf. Körpereinsatz) das Vertrauen der blinden Person zu erlangen, dass diese die Übung möglichst sorgenfrei durchführen kann. Das heißt, A muss B zunächst einen Vertrauensvorschuss geben, den B durch die Art der Führung einlösen sollte.

Es kommt nicht darauf an, besonders waghalsige oder herausfordernde Situationen zu meistern, es ist wichtig, eine Atmosphäre der Ruhe, der Sicherheit und des Vertrauens herzustellen.

Unterwegs können unterschiedliche Erfahrungen vermittelt werden, z. B. durch Berühren, Ertasten, Riechen usw. verschiedener Gegenstände, was B auf dem Weg A anbietet.

A kann versuchen herauszufinden, welches Verhalten von B vertrauensfördernd ist und was A selbst tun kann (z. B. gedanklich), dass sich die Anspannung reduziert und der Blindenspaziergang zu einer angenehmen Erfahrung werden kann, bei dem durch Ausfall des Visuellen andere Sinnesorgane mehr geschärft werden können.
Nach Rückkehr, nach ca. 15 Min., in den Ausgangsraum werden die Rollen getauscht. Dabei soll darauf geachtet werden, dass die erste Übung noch nicht ausgewertet oder besprochen wird.
B wird dann „blind“, A übernimmt die Führung.
Anschließend wird die Übung (möglichst unter Anleitung) ausgewertet. Dabei soll vor allem das Thema „Vertrauen“ im Vordergrund stehen: Wie viel Vertrauen ist da von A zu B, von B zu A und in der Beziehung generell? Dann: Was kann Vertrauen fördern, was kann es behindern? Dabei ist auch zu klären, inwieweit das Vertrauen/das Nicht-Vertrauen sich lediglich auf die Übung und das Fremde bzw. Blindsein bezieht oder ob sich diese Erfahrungen auch auf die Beziehung und ihre Bereiche übertragen lassen, z. B. auf das Sexualleben.

Bezug: Teil I Kap. 2.3

8. Deine Erregung ist nicht meine Erregung

Einsatzmöglichkeit	Therapie, Selbsthilfe
Ziel	Für die eigene Erregung selbst verantwortlich sein – eine etwas komplizierte, aber wirkungsvolle Übung
Setting **Bereich**	Einzeln Gefühle

Beschreibung der Übung

Beispiel: Sie sind weiblich, Ihr Partner männlich

Stellen Sie sich zunächst vor, dass Sie mit Ihrem Partner Koitus haben und er sich langsam und ohne viel Leidenschaft bewegt. Im Lauf der Übung führen Sie sich vor Augen, wie seine Bewegungen allmählich immer schneller und heftiger werden. Sagen Sie sich dann jedes Mal, wenn Sie sich vorstellen, dass seine Bewegungen schneller werden: „Seine Erregung ist nicht meine Erregung. Seine Leidenschaft ist nicht meine Leidenschaft. Was er macht, ist seine Sache, aber ich muss mich um meine eigenen Angelegenheiten kümmern und auf meine Gefühle achten." Sie brauchen dafür natürlich nicht genau diese Worte verwenden, sie sind nur zum besseren Verständnis so vorformuliert. Sie können die Sätze gerne Ihrer Situation entsprechend abändern.

Sie sollten sich bei dieser Übung gleichzeitig auf zwei Dinge konzentrieren. Sie stellen sich einerseits vor, wie Ihr Partner sich bewegt, und andererseits müssen Sie noch mit sich selbst reden. Dazu muss der Verstand sich in zwei Teile spalten, was manchen leichtfällt, anderen aber wiederum nicht.

„Seine Erregung ist nicht meine Erregung. Seine Lust ist nicht meine Lust. Ich muss meine Aufmerksamkeit wieder auf meine eigenen Empfindungen lenken, mich einfach auf die Gefühle in meinem Körper konzentrieren." Wenn Sie sich an ein Niveau seiner Bewegung und Leidenschaft (in Ihrer Vorstellung) gewöhnt haben, dann stellen Sie sich vor, dass Ihr Partner sich schneller und heftiger bewegt. Wenn Sie sich wiederum daran gewöhnt haben, steigern Sie seine Bewegung und Leidenschaft in Ihrer Vorstellung noch einmal. Machen Sie so weiter, bis Sie sich auch an das höchste Niveau an Leidenschaft und Hemmungslosigkeit, dessen Ihr Partner fähig ist, gewöhnt haben.

Variante 1:

*In einer Variante dieser Übung kann Partner*in natürlich auch mitmachen. Er beschreibt die eigene wachsende Erregung und das eigene Verhalten, wenn er* *sich auf den Orgasmus zubewegt (obgleich Sie beide nicht wirklich Sex haben und Ihr Partner sich nicht wirklich bewegt), während Sie das oben beschriebene Selbstgespräch führen und sich auf Ihre eigenen Empfindungen konzentrieren.*

Variante 2:

Eine weitere Möglichkeit, Ihre Erregung bzw. Anspannung zu kontrollieren, setzt voraus, dass Sie sich schnell entspannen können oder es lernen wollen. Wenn ein paar tiefe Atemzüge bei Ihnen ausreichen, dann brauchen Sie sonst nichts weiter zu tun. Ansonsten machen Sie sich mit einer Entspannungsübung vertraut. Diese setzen Sie dann ein und machen eine oder beide Varianten der Übung. Sie sind also ganz entspannt und stellen sich vor, wie Ihr Partner sich langsam bewegt. Halten Sie dieses Bild ein paar Sekunden lang fest. Wenn Sie dabei immer noch entspannt sind, was wahrscheinlich ist, dann stellen Sie sich nun vor, dass seine Bewegungen schneller werden. Sie werden bald eine Stufe erreichen, wo diese Vorstellungen Ihre Entspannung beeinträchtigen werden; Sie werden erregt. Lassen Sie dann das Bild schnell fallen und entspannen Sie sich wieder. Kehren Sie zum letzten Bild vor demjenigen, das Sie nervös machte, zurück und verwenden Sie mehr Zeit darauf, sowohl bei dieser als auch bei den darauffolgenden Vorstellungen. Versuchen Sie es dann noch einmal mit dem schwierigeren Bild. Wenn Sie dabei wieder nervös oder erregt werden sollten, dann können Sie einen oder zwei Zwischenschritte – bzw. ein oder zwei Übergangsbilder – zwischen dem Bild, das Sie nervös macht, und dem vorhergehenden einlegen.

Die nächste Vorstellungsübung verlangt sehr viel von Ihrem Partner. Er sollte die Bewegungen beim Geschlechtsverkehr allmählich steigern, bis er das Verhalten kurz vor dem Orgasmus simuliert. Der Partner spielt und tut nur so, als ob er einen Orgasmus hätte, anstatt wirklich stark erregt zu werden. Das ist deshalb besser, weil Sie ihn eventuell bitten müssen, aufzuhören oder sich langsamer zu bewegen, und das fällt ihm viel leichter, wenn er nur so tut, als wäre er kurz vor dem Orgasmus.

Bezug: Teil I Kap. 3.5.8

9. Der Penis wird von Partner*in (mit feinen Regulierungen) mit der Hand und oral stimuliert

Einsatzmöglichkeit	Therapie, Selbsthilfe
Ziel	Übungen, um die Ejakulation hinauszuzögern, z. B. bei der frühzeitigen Ejakulation
Setting	Mann/Divers in Beziehung
Bereich	Körper, Gedanken, Gefühle, Verhalten
Zeitpunkt	Während der Interventionen
Benötigtes Material	Gleitmittel

Beschreibung der Übung

Teil A:

Partner*in stimuliert den Penis mit trockener Hand auf eine Art, die als erregend erlebt wird. Anweisungen helfen, die beste Stimulierung zu finden. Fokussiert wird dabei auf das Erregungsniveau. Vor der Ejakulation bittet der betroffene Mann Partner*in aufzuhören. Wenn die Erregung bzw. Anspannung nachlassen, wird Partner*in gebeten weiterzumachen.
Nach 15 Minuten ohne Ejakulation kann zu Teil B übergegangen werden.

Teil B:

Genau wie Teil A, nur dass jetzt der Mund zur ersten Stimulierung hinzugenommen wird, danach werden Lotion, Öl oder ein anderes Gleitmittel benutzt für die weitere Stimulierung mit der Hand. Immer die Erregung kommen und gehen lassen, ohne dass ein Orgasmus auftritt.

Am Schluss können beide Partner*innen sich gegenseitig zum Höhepunkt stimulieren.

Probleme können auftreten, wenn die Konzentration zu sehr auf die stimulierende Person erfolgt und nicht ausreichend auf die eigene Erregung bzw. Anspannung. Abhilfe kann das Gespräch bringen über Aspekte der Durchführung: ob Partner*in das, was sie/er tut, gefällt, ob es langweilt oder ob Ermüdung auftritt. Dann sollte die Aufmerksamkeit so schnell wie möglich wieder zurückgelenkt werden. Vielleicht sollte auch mit Partner*in über Bedenken gesprochen werden. Vielleicht ist sie/er an einem Unternehmen beteiligt, das für sie/ihn nicht besonders aufregend ist.

Da es leichter fällt, die Ejakulationen mithilfe von Unterbrechungen unter Kontrolle zu bekommen, kann zu den feineren Regulierungen übergegangen werden.

Der Penis wird mit feinen Regulierungen stimuliert
Diese Übung sollte genauso verlaufen wie in einer vorherigen Übung. Nur dass diesmal an Stelle der Unterbrechungen andere Verhaltensveränderungen zur Ejakulationskontrolle benutzt werden. Partner*in stimuliert den Penis mit trockener Hand, zögert die Ejakulation hinaus durch Mitteilung, wann er/sie langsamer werden oder die Art der Bewegung verändern soll.
Wenn bei dieser Übung Schwierigkeiten auftreten und diese auch nach mehreren Versuchen nicht abnehmen, kann eine andere Übung genutzt werden (Nr. 57), um die feinen Regulierungen selbst besser zu erlernen.
Wenn es leichtfällt, mithilfe von feinen Regulierungen (ohne Unterbrechungen) Ihre Ejakulation 15 Minuten zu verzögern, dann kann zu Teil B übergegangen werden.
Gelingt die Ejakulationskontrolle, kann jetzt ein Gleitmittel benutzt werden.

Bezug: Teil I Kap.	3.6.2

10. Eigenen Gefühlen auf die Schliche kommen

Einsatzmöglichkeit	Therapie, Selbsthilfe
Ziel	Mit den eigenen Gefühlen sich befassen. Herausfinden, welche Gefühle hinter welchen Gedanken und körperlichen Reaktionen stecken könnten. Danach kann ein Bezug zu den Gefühlen bei der eigenen Sexualität hergestellt werden.
Setting **Bereich**	Einzeln Gefühle
Dauer	Wenige Minuten
Benötigtes Material	Notizzettel

Beschreibung der Übung

Wann immer Sie ein paar Augenblicke Zeit haben, überlegen Sie sich, was gerade in Ihrem Kopf (Gedanken oder Bilder) und in Ihrem Körper (angespannte Muskeln, jede Art von Anspannung oder Reizung) vor sich geht. Raten Sie dann oder stellen Sie fest, was für ein Gefühl dahinterstecken mag, wobei Ihnen die Emotionsliste (Übung Nr. 13) helfen kann. Machen Sie sich keine Sorgen, falsch zu raten. Je mehr Sie sich Gedanken über Emotionen sowie die Menschen und Situationen, die sie hervorrufen, machen, desto leichter wird es Ihnen fallen, Ihre Wahrnehmung zu schärfen. So werden Sie vielleicht entdecken, dass Sie wegen etwas, was man zu Ihnen gesagt hat, mehr verletzt als wütend waren, oder dass Sie sich bei einer bestimmten Frau eher nervös als sexuell erregt fühlten. Sie haben ein hervorragendes Mittel in der Hand, mehr über sich selbst zu erfahren, wenn Sie sich regelmäßig eine Notiz davon machen, was in Ihrem Kopf und in Ihrem Körper vor sich geht und was für Emotionen Sie spüren.
Sie können dieses Experiment dann für bestimmte sexuelle Situationen in der Realität oder in Ihren Fantasien nutzen.

Bezug: Teil I Kap.	2.3, 2.6 und 3.5.2

11. Emotionale Aussagen machen

Einsatzmöglichkeit	Therapie, Selbsthilfe
Ziel	Es geht darum, Aussagen über die eigenen Gefühle zu entwickeln, so wie man sie ggf. anderen mitteilen möchte.
Setting	Einzeln
Bereich	Gefühle

Beschreibung der Übung

Eine emotionale Aussage kann komplexer oder auch einfacher sein. Sie kann aber mehr enthalten als ein einfaches „Ich bin traurig" oder „Ich habe keine Lust". Inhaltsreicher wäre eine Aussage wie „Ich habe keine Lust auf Sex, da wir uns derzeit so oft streiten, und da sind andere Gefühle einfach stärker".

In dieser Übung geht es darum, Aussagen über Ihre Gefühle zu entwickeln, die Ihnen besser helfen, sich anderen mitzuteilen. Fassen Sie Ihre Gefühle also in einen oder mehrere aussagekräftigere Sätze.

Sie können auch emotionale Aussagen anhand der Ereignisse machen, die Tag für Tag in Ihrem Leben geschehen. Vom Belanglosen zum Monumentalen kann jedes Vorkommnis diesem Zweck dienen: Jemand schneidet Sie beim Überholen auf der Autobahn; eine gute oder schlechte Nachricht in der Post; ein Ereignis in den Nachrichten; die Beförderung, Hochzeit, Scheidung oder der Tod eines Ihnen bekannten Menschen. Denken Sie auch über das nach, was Sie in letzter Zeit gemeinsam mit Ihrer Partnerin oder Ihrem Partner unternommen haben – eine Reise planen oder unternehmen, Sex, die Reaktion auf eine Auseinandersetzung usw. – und treffen Sie in jedem Fall eine emotionale Aussage.

*Je mehr Übung Sie darin bekommen, Ihre Gefühle zu identifizieren und in Worte zu fassen, desto vertrauter werden sie Ihnen und desto eher werden Sie bereit sein, diese Aussagen auch gegenüber Partner*in auszusprechen, wenn Sie es für angebracht halten.*

Bezug: Teil I Kap.	3.5.2

12. Emotionaler Interventionswechsel

Einsatzmöglichkeit	Therapie
Ziel	Therapeutische Intervention in Bezug auf „festgefahrene“ Gefühle, z. B. Lust, sexuelle Erregung, Angst, Trauer, Trennung, Einsamkeit usw. Aktuellen Gefühlen und inneren Blockierungen, die mit Bildern verbunden sein sollten, nachspüren und den Gefühlen eine Körperhaltung und -form geben. Neuen Perspektiven durch Veränderung von Haltung, Form und Bewegung nachspüren und dadurch neue Wege für Veränderungen finden. Wichtig ist es, dass es zu den zu bearbeitenden Gefühlen reale Bilder gibt.
Setting **Bereich**	Einzeln Gefühle, Körper
Zeitpunkt **Dauer**	Im Veränderungsprozess Übung ca. 30 Minuten, mit Nachbesprechung mind. 60–70 Minuten
Benötigtes Material	Größerer freier Raum, Musikstücke, Abspielgerät, Kissen

Beschreibung der Übung

In der Sitzung vor der eigentlichen Übung wird mit Pat. die Durchführung besprochen, werden die Zusammenhänge und Absichten erklärt und die Zustimmung von Pat. eingeholt. Dabei werden noch einmal die Problembilder und Problemgefühle besprochen.

In der Sitzung vor der eigentlichen Übung wird Pat. darüber hinaus gebeten, beim nächsten Mal eine „in die Problemgefühle herunterziehende Musik“ mitzubringen und eine Musik, die für Aufbruch, Neues usw. steht (der Einsatz von Musik ist eine hilfreiche Variation, mit der gute Erfahrungen gemacht wurden).

Die eigentliche Übung findet in einem Raum statt, in dem Pat. während des Übungsverlaufs möglichst Bewegungsfreiheit hat.

Die Übung wird noch einmal erklärt und Pat. wird dann gebeten, sich in die Mitte des Raumes zu stellen, dabei den Boden fest unter den Füßen zu spüren.

Folgende Instruktionen kommen dann von Th.:

Spüren Sie den festen Boden unter Ihren Füßen. *Schließen Sie jetzt Ihre Augen. Ich bin mit im Raum und achte darauf, dass alles ungestört abläuft. Lassen Sie nun die gesprochenen und ausgewählten Bilder* (des zu bearbeitenden Themas, z. B. von dem verstorbenen Menschen, von dem Menschen, der verlassen hat, der verstört hat o. Ä.) *vor Ihrem inneren Auge aufsteigen. Verbinden Sie diese Bilder auch mit anderen Bildern, die ebenfalls dazugehören. Lassen Sie die Bilder immer größer und intensiver werden. Spüren Sie nun die Gefühle, die bei den Bildern wachsen. Lassen Sie alle Gefühle zu und lassen Sie die Gefühle stärker und stärker werden. Alle Gefühle dürfen sein, alle Gefühle haben ihre Berechtigung. Geben Sie auch allen Gedanken Raum, die zu den Bildern gehören. Wenden Sie sich auch den schmerzhaften Gefühlen und Gedanken zu.*
Lassen Sie jetzt die Gefühle in Ihrem Körper sprechen und lassen Sie Ihren Körper die Gefühle ausdrücken, in der Haltung und in der Bewegung. Alles ist möglich. Suchen Sie sich Ihren Raum. Geben Sie Ihren Gefühlen Ausdruck über Ihren Körper, über Ihre Haltung, über die Bewegung ...

Mehrfach einige Instruktionen wiederholen. Wenn das erste Mal das Spüren der Gefühle instruiert wird, kann leise die Musik eingespielt werden, die Pat. als „Musik zum Herunterziehen" mitgebracht hat. Diese Musik wird während dieses ersten Teils immer wiederholt, falls die ausgewählte Musik zeitlich nicht ausreicht. Dieser erste Teil dauert etwa 10–15 Minuten. Diese Zeit ist nötig, damit Pat. ganz in die Bilder eintauchen, die Gedanken und Gefühle spüren und entsprechende Körperhaltungen und Bewegungen einnehmen bzw. durchführen kann.
Th. ist für diesen wie auch für den nächsten Teil „Schutzengel" von Pat., wenn Pat. bei den Bewegungen, die mit geschlossenen Augen stattfinden, gegen irgendetwas laufen würde. Th. schützt dann Pat. Diese „Schutzengel-Funktion" wird bei der Besprechung der Übung in der Sitzung davor ebenfalls thematisiert und mit Pat. bezüglich eventueller Körperkontakte oder Unterstützungsmöglichkeiten abgestimmt.
Nach frühestens 10 bis etwa 15 Minuten wird der Interventionswechsel vorbereitet.

Halten Sie jetzt inne (Musik wird leise ausgeblendet). *Halten Sie die Bilder aber vor Ihrem inneren Auge fest. Behalten Sie ruhig Ihre Körperhaltung bei. Wie wäre es, wenn Sie jetzt einmal eine andere Brille aufsetzten? Wie wäre es, wenn Sie einmal die Perspektive auf diese Bilder wechselten? Was möchten Sie anders machen? Halten Sie die Bilder genauso fest, wie Sie sie eben vor Ihrem inneren Auge hatten* (nun wird die Aufbruch-Musik leise und dann immer etwas lauter eingespielt). *Versuchen Sie einmal, den Wechsel der Sicht, den Wechsel der Perspektive zunächst mit Ihrem Körper zum Ausdruck zu bringen, mit Ihrer Haltung, mit Ihren Bewegungen. Falls etwas stört bei dieser Vorstellung, verändern Sie Ihren Körper, seine Haltung, Bewegungen ... Nehmen Sie sich den Raum, den Sie dafür brauchen. Alles darf sein. Experimentieren Sie mit sich selbst ...* (manches mehrfach wiederholen) *und beobachten Sie, was mit Ihren Gefühlen und Ihren Gedanken passiert. Verändern sie sich? Dann drücken Sie diese Veränderung auch wieder in Ihrer Körperhaltung aus ...* (manches wieder mehrfach wiederholen, wichtig ist, dass Pat. gebeten wird, immer wieder auf die Bilder zu schauen und sie immer wieder vor das innere Auge zu holen, wenn sie verschwinden).

Dauer dieser Frequenz ebenfalls ca. 10–15 Minuten. „Aufbruch-Musik" wird in dieser Zeit immer wiederholt, gerne auch etwas länger. Nach Ablauf dieser Zeit:

Beenden Sie jetzt die Übung. Suchen Sie sich jetzt einen Platz im Raum, um die Übung ausklingen zu lassen, vielleicht auf dem Boden oder woanders und lassen Sie die Gedanken, die Gefühle wegsacken. Stellen Sie sich Ihr Lebensalbum vor, in das die Bilder zurückgleiten. Sie gehören unabdingbar zu Ihnen und bleiben Ihnen erhalten, auch wenn sich etwas durch die Übung verändert haben mag. Zu diesen Sätzen wird auch die Musik langsam beendet. Nach ca. zwei bis drei Minuten: *Kommen Sie jetzt wieder ganz in den Raum zurück.*

Pat. wird noch etwas Zeit gegeben, ggf. schon in der üblichen Sitzecke. Dann wird die Übung ausgewertet.
Falls Pat. sich während der Übung auf den Boden legt oder mit dem Kopf an die Wand lehnt und irgendetwas Hartes im Rücken oder hinter dem Kopf oder im Nacken oder irgendwo sonst hat, kann das Reichen eines Kissens oder einer Decke hilfreich sein.
Falls Pat. gerade in der ersten Phase der Übung, die häufig emotional sehr eindrücklich ist, zu weinen beginnt, sollte lediglich ein Papiertaschentuch gereicht werden.
Insgesamt sollte Pat. bei der Übung so viel wie möglich ganz für sich sein, seine Gefühle, seine Gedanken, seinen Körper und seine Bewegung spüren und – außer wenn Schaden droht – in der Übung nicht unterbrochen werden. Die vertraute Stimme von Th. ist für Pat. hilfreich, auch für die Gewissheit, in der Übung und dem Prozess Unterstützung zu finden.

Bezug: Teil I Kap.	3.5.2 und 3.5.6
Weitere Informationen	Diese Übung bedarf einer guten Vorbereitung, eines sensiblen und sehr differenzierten Einsatzes und einer guten therapeutischen Beziehung und Begleitung (Pat. muss sich auf Th. verlassen können). Wie bei jeder Übung gilt hier insbesondere die notwendige vorherige Zustimmung von Pat.

13. Emotionsliste

Einsatzmöglichkeit	Therapie
Ziel	Gefühle-Check bezüglich eines Themas: Welche Gefühle sind dafür okay, wie sie sind? Welche Gefühle sind zu wenig, zu gering ausgeprägt, treten zu selten oder gar nicht auf? Welche zu intensiv, zu häufig? Zum Beispiel bezogen auf das Sexualleben, den Sex mit Partner*in, die sexuelle Erregung.
Setting	Einzeln
Bereich	Gefühle, Gedanken, Diagnostik
Dauer	Ca. 15 Minuten mit Bearbeitung
Benötigtes Material	Die Emotionsliste

Beschreibung der Übung

Gefühle danach bewerten, ob sie okay sind, zu intensiv sind, zu wenig intensiv sind, zu häufig oder zu selten auftreten usw.:

- Ist okay in Häufigkeit und Ausprägung: **Gefühl unterstreichen**
- Ist nicht vorhanden, zu selten oder zu wenig intensiv vorhanden: –
- Ist zu häufig vorhanden oder zu intensiv vorhanden: +

Nur für wichtige bedeutsame Gefühle bewerten. Danach überlegen, wie mit gefühlmäßiger Unzufriedenheit umzugehen ist (siehe unter „Bezug").

Positive, überschwängliche Gefühle	Empathische Gefühle	Angst, Stress, Selbstzweifel	Ärger/Wut, Missgunst	Andere Befindlichkeiten, die emotional getönt sind
Ausgelassenheit	Beleidigt sein	Angst	Ablehnung	Ambivalenz
Befreiung	Dumpfheit	Anspannung	Abneigung	Energie
Begeisterung	Einsamkeit	Bestürzung	Ärger	Enthusiasmus
Dankbarkeit	Entlastung	Furcht	Arroganz	Erschöpftheit
Entzückung	Enttäuschung	Nervosität	Bitterkeit	Fürsorge
Erregung	Frust	Panik	Eifersucht	Gelassenheit
Freude	Gekränktheit	Peinlichkeit	Ekel	Hoffnung
Fröhlichkeit	Hemmung	Reue	Gleichgültigkeit	Melancholie

Positive, überschwängliche Gefühle	Empathische Gefühle	Angst, Stress, Selbstzweifel	Ärger/Wut, Missgunst	Andere Befindlichkeiten, die emotional getönt sind
Gier	Hilflosigkeit	Scham	Groll	Neugier
Glück	Langweile	Schreck	Hass	Optimismus
Jubel	Leere	Schuld	Hysterie	Schwunglosigkeit
Lebendigkeit	Mitgefühl	Sorge	Lustlosigkeit	Skepsis
Leidenschaft	Mitleid	Unsicherheit	Missmut	Sorglosigkeit
Liebe	Ohnmacht	Unterlegenheit	Misstrauen	Überforderung
Lust	Ruhe	Verlegenheit	Neid	Verrücktheit
Rausch	Rührung	Verletzung	Trotz	Zuversicht
Selbstvertrauen	Sehnsucht		Ungeduld	
Stolz	Traurigkeit		Verachtung	
Überlegenheit	Verbitterung		Verbitterung	
Übermut	Verletztheit		Verstörung	
Unbeschwertheit	Verzweiflung		Widerwille	
Verliebtheit			Wut	
Vertrauen			Zorn	
Warmherzigkeit			Zweifel	
Zärtlichkeit				
Zufriedenheit				
Zuneigung				

Bezug: Teil I Kap. 2.3 und 3.5.2

Weitere Informationen Angelehnt an Annette Kämmerer (Heidelberg), in Fliegel & Kämmerer, 2009.

14. Erogene Zonen in der Vorstellung

Einsatzmöglichkeit	Selbsthilfe, therapeutische Intervention
Ziel	Viele Faktoren können sich störend auf die positive Erfahrung sexueller Berührungen auswirken. Die Übung kann helfen, die eigene sexuelle Berührung positiv zu erleben.
Setting	Einzeln
Bereich	Körper, Gefühle
Dauer	Ca. 15 Minuten

Beschreibung der Übung

Stellen Sie sich vor, Sie befinden sich an einem abgelegenen Ort mit ganz privater Atmosphäre. Es kann sich um eine Berghütte handeln, ein Strandhäuschen, eine Decke auf einer Klippe oder irgendeinen anderen Ort, an den Ihre Gedanken Sie bei dem Beginn dieser Übung führen. Vielleicht ist das Panorama atemberaubend, vielleicht flackert ein Feuer im Kamin. Dort, wo Sie sich gerade befinden, steht eine Couch, ein flauschiger Teppich liegt davor, eine weiche Decke ist auf der Couch, wichtig ist vor allem, dass Sie sich in dieser Umgebung behaglich, sicher und ungestört fühlen. Wenn Sie mögen, klingt im Hintergrund etwas Musik. Richten Sie nun Ihre ungeteilte Aufmerksamkeit auf die Person, die mit Ihnen zusammen ist. Sie berührt ganz empfindsame Teile Ihres Körpers: Finger, Zehen, Ohren, Gesäß, Genitalien, Brustwarzen oder andere erogene Zonen, die Ihnen vertraut sind. Denken Sie nur daran, dass Sie gerne berührt werden möchten, und stellen Sie sich diese Berührung bildlich vor. Wenn Sie sich diese Szene vergegenwärtigen, werden Sie merken, dass Ihr Körper positiv reagiert, angenehme Gefühle spüren lässt und auch möglicherweise Ihre Genitalien lustvoll reagieren. Ihr Körper wird von einer leichten Anspannung erfasst, und Sie verspüren den Wunsch, Ihr Becken rhythmisch zu bewegen. Die Stimulierung löst eine innere Spannung aus, weckt jedoch nicht das Bedürfnis, mehr zu tun, als diese lustvollen Gefühle zu genießen.

Bezug: Teil I Kap.	1.11 und 3.5.6

15. Erregung verlieren und wiederbekommen mit Partner*in-Hilfe

Einsatzmöglichkeit	Therapie, Selbsthilfe
Ziel	Bei Ängsten, dass Erektion nachlässt/verschwindet und nicht wiederkommt
Setting	Einzeln, Paar
Bereich	Gefühle, Verhalten
Dauer	15–20 Minuten, im Wechsel

Beschreibung der Übung

Die Übung wird abwechselnd durchgeführt. Der Mann wird seine Erregung insbesondere am Steifwerden des Penis spüren und festmachen, die Frau an der Feuchtigkeit ihrer Scheide, beide auch an anderen ihnen bekannten körperlichen Gefühlen.

Partnerin oder Partner sollten den Penis oder die Vulva/Klitoris mit der Hand oder dem Mund stimulieren, so wie es Ihnen gefällt. Ihre Aufgabe ist es dabei, aufmerksam auf Ihre eigenen Empfindungen zu achten und so erregt zu werden wie möglich. Wenn Sie eine starke Erregung verspüren, dann genießen Sie sie einen Moment lang und bitten Sie dann Ihre Partnerin/Ihren Partner um eine Unterbrechung. Lassen Sie die Erregung wieder abklingen. Um das zu erreichen, können Sie tun, was immer Sie wollen: reden, ihren/seinen Rücken reiben usw. Nehmen Sie sich dabei so viel Zeit, wie nötig ist, damit Ihre Erregung ganz weggeht. Bitten Sie dann, den Partner/die Partnerin, die Stimulation fortzusetzen. Wenn Ihre Erregung wieder stark spürbar ist, wiederholen Sie das Ganze. Eine Übung besteht aus zwei oder drei Wiederholungen dieses Zyklus: Stimulation, Erregung, Stimulation unterbrechen, Erregung abklingen lassen, Stimulation wiederaufnehmen.

Sie werden Ihre Erregung nicht immer aufs Neue spüren können. Wenn eine dieser Situationen eintreten sollte, dann sagen Sie es Ihrer Partnerin/Ihrem Partner: „Es sieht so aus, als ob ich heute nicht mehr erregt werde. Hör einfach auf." Reden Sie dann darüber, was Sie tun können, damit es für Sie beide schön *wird. Was immer es ist, tun Sie es dann einfach.*

Es ist ganz entscheidend, dass Sie diesen letzten Schritt bewältigen lernen. Sie können sich darauf verlassen, dass Ihre Erregung sich nicht immer wunschgemäß einstellen wird. Also sollten Sie auch lernen, Ihrer Partnerin/Ihrem Partner dies

mitzuteilen und dann mit ihr/ihm zu besprechen, wie Sie es sich auch ohne Erregung angenehm machen könnten.
Machen Sie diese Übung mindestens viermal, bis Sie sicher sind, dass Sie in der Regel durch die richtige Stimulation wieder eine Erregung bekommen und dass Sie ein sexuelles Erlebnis auch dann genießen können, wenn das einmal nicht der Fall sein sollte.

Bezug: Teil I Kap. 3.6

16. Fantasiereise auf deine Insel

Einsatzmöglichkeit	Therapie (Anleitung), Selbsthilfe
Ziel	Ganz in Ruhe und entspannt Gedanken zu einem bestimmten Thema machen, hier zur eigenen Sexualität
Setting	Mann, Frau, diverse Personen
Dauer	Ca. 20 Min.
Benötigtes Material	Ggf. etwas Musik, z. B. von Georg Deuter aus einer der verschiedenen Versionen von *„Silence Is the Answer"*. Im Text wird beschrieben, welcher Teil der Musik leise starten soll, dann diesen Titel einspielen. Die Musik begleitet leise die Ausführungen. Titel 1: Gratitude Titel 2: Call of the Unknown Titel 3: Silence Is the Answer, Part 6 Titel 4: My Best Friend Is a Buddha Titel 5: Aus der Stille Titel 6: As Far as the Ear Can Listen Titel 7: Song of the Heart Titel 8: Dawn Titel 9: Loving Buddha, Part 1 Titel 10: Loving Buddha, Part 2 Titel 11: Silence Is the Answer, Part 1 Weiche Unterlage oder bequemer Stuhl. Kopf soll abgestützt sein.

Beschreibung der Übung

Instruktion der Fantasiereise:
Lege/setze dich bequem hin und schließe die Augen.
Wenn du in deiner Vorstellung nun zum Fenster schaust, siehst du draußen einen blauen Himmel mit Sonnenschein. (Titel 1)
Und jetzt siehst du dort am Horizont, wie sich eine kleine weiße Wolke nähert. Und je näher sie kommt, umso mehr senkt sie sich herab. Sie kommt auf das Fenster zu, öffnet es, fliegt ins Zimmer und nimmt dich auf in ihre weiße und weiche Watte. Sie trägt dich zum Fenster hinaus und nimmt dich mit zum blauen Himmel, zu dem sie hinaufsteigt. Bevor sie dich umschließt, gibt sie dir noch einen Blick frei auf das Haus, dann die Straße, den Ort ...

Schließlich schließt sie sich, erhöht ihre Geschwindigkeit und nimmt dich mit in ihrer weichen Watte auf eine Reise durch Raum und Zeit ... (Titel 2)
Nach einer längeren Reise vermindert die kleine weiße Wolke ihre Geschwindigkeit und gibt dir einen Blick nach unten frei. Tiefblaues Wasser siehst du unter dir, nur Wasser. Doch nein, dort hinten ist eine kleine Insel, deine Insel. Du siehst Wiesen, einen Wald, Strand. Die Wolke senkt sich immer mehr ab, erreicht die Insel und legt dich auf einer Wiese sanft ab. Sie verabredet sich wieder mit dir, verabschiedet sich dann, fliegt zu dem blauen Himmel und entschwindet.
Und du bist auf deiner Insel angekommen. Liegst im Gras, die Sonne scheint, du ziehst deine Schuhe aus und beschließt einen Moment, dort liegen zu bleiben, den Duft der Blumen und Gräser zu riechen, den Vögeln zuzuhören ... (Titel 3, ca. 1 Min.)
Und jetzt beschließt du, deine Insel zu erkunden. Du stehst auf, nimmst die Schuhe in die Hand und gehst über die Wiese. Bald erreichst du den Strand, der an die Wiese angrenzt. Du möchtest auch ihn erkunden und betrittst den Strand. (Titel 4, ggf. 2x)
Sofort verändert sich der Untergrund unter deinen Füßen. Du spürst Sand und kleine Steine, die größer werden, je näher du zum Wasser kommst. Und dort siehst und hörst du die Wellen. Jede sieht anders aus und hört sich anders an. Und du gehst für eine Weile an deinem Strand entlang ...
Und da siehst du am Ende des Strands einen Wald. Und je näher du auf ihn zukommst, desto größer und massiver wirkt er auf dich. Hohe dunkle Bäume, verbunden mit dichten Hecken. Es scheint kaum ein Eindringen zu geben. Aber du willst auch ihn erkunden, den Wald deiner Insel. Und dort, ja dort, da scheint es zwischen zwei Bäumen und bei den Büschen einen Spalt zu geben, durch den du in den Wald hineinkommen kannst. Und durch diesen Spalt trittst du nun in deinen Wald ein. (Titel 5)
Und sofort verändert sich alles. Es wird kühler, dunkler und feuchter. Du schaust nach oben, dort dringen ein paar wenige Sonnenstrahlen in den Wald ein, und sie spiegeln sich im Tau, der an den Blättern hängt. Aber es gibt kaum ein Durchdringen des Waldes. Kleine Bäume und Äste liegen im Weg, bespannt mit Dickicht und überwuchert mit Büschen. Aber du willst es schaffen, du willst deinen Wald kennenlernen. Und so machst du dich auf. Schiebst kleine Stämme und Äste zur Seite, steigst über die größeren, durchdringst das Dickicht ...
Und plötzlich wird es etwas wärmer und heller. Ja, dort eine Lichtung! Und zielstrebig steuerst du auf diese Lichtung zu ... und betrittst sie schließlich. (Titel 6, 2x)
Sofort wird es richtig warm und hell. Die Sonne scheint auf diese Lichtung, sie ist mit Gras bewachsen, du reckst dich der Sonne entgegen und beschließt, dich einen Moment auf dieser Lichtung auszuruhen. Du setzt dich auf den Boden und

lehnst dich an einen Baum, dessen Stamm von der Sonne beschienen wird … Und nach einiger Zeit beginnen sich Gedanken einzuschleichen. Du denkst über deine Sexualität (hier ist auch jedes andere Thema möglich) *nach, mit der du dich in letzter Zeit so viel beschäftigt hast. Was tut dir gut in Bezug auf deinen Sex? … Was hast du erreicht? … Was möchtest du verändern, was gerne erreichen, wie soll dein Sex einmal aussehen, wenn du richtig zufrieden wärst? Welche Schritte können dahin führen? Es ist fast wie mit dem Wald. Du wolltest etwas schaffen und hast dich auf den Weg gemacht, auch mit Pausen und Innehalten. Ja, du wirst einfach ganz in Ruhe weitermachen und bestimmt mit deinem Sex zufriedener werden … Du schaust zum Himmel, die Sonne ist schon ein ganzes Stück weitergewandert. Du stehst auf, denn du bist ja mit der kleinen Wolke wieder verabredet. Du streckst dich nochmal zur Sonne und verlässt die Lichtung auf der anderen Seite.* (Titel 7)

Und sofort ist alles wieder anders, kälter, nasser, dunkler. Aber das ist dir ja schon vertraut. Und du machst dich wieder auf den anstrengenden Weg durch den Wald … Aber diesmal ist alles leichter, denn du kennst die Möglichkeiten ja schon, wie du den Wald, deinen Wald, bezwingen kannst …

Und schließlich wird es wieder wärmer und heller. Das Ende des Waldes naht. Nur noch ein wenig Arbeit, dann hast du den Waldessaum erreicht und betrittst wieder deine Wiese. (Titel 10)

Du legst dich noch einen Moment in das Gras, um dich auszuruhen und auf deine kleine weiße Wolke zu warten, mit der du verabredest bist.

Und da erscheint sie am Horizont, kommt immer näher auf die Insel zu, senkt sich ab, erreicht dich und nimmt dich auf in ihre weiche und weiße Watte. Sie fliegt langsam nach oben und je höher sie kommt, umso besser gibt sie dir den Blick auf deine Insel frei, die du erkundet hast. Du siehst die Wiese, auf der du angekommen bist, den Strand, an dem du entlanggegangen bist, den Wald, den du erobert hast, und die Lichtung, auf der du pausiert und über deine Sexualität so positiv nachgedacht hast. Doch nun schließt sich die kleine Wolke wieder, hüllt dich in ihre Watte ein, erhöht ihre Geschwindigkeit immens und nimmt dich mit durch Raum und Zeit. (Titel 11, 2x)

Nach einer langen Reise verringert die kleine Wolke ihre Geschwindigkeit und gibt dir den Blick frei auf deine Stadt und dann auf das Haus, wo sie dich abgeholt hat, und dem sie sich jetzt nähert und absenkt. Sie fliegt durch das geöffnete Fenster und setzt/legt dich dort ab, wo sie dich aufgenommen hat. Sie verabschiedet sich von dir und fliegt durch das Fenster davon, das sich hinter ihr schließt. Du verfolgst noch einen Moment, wie sie zu dem blauen Himmel fliegt und dann verschwindet …

Du bist wieder angekommen. Nimm dir noch einen Moment Zeit dafür … und komme langsam in den Raum hier zurück.

17. Fantasiereise durch den Körper

Einsatzmöglichkeit	Therapie, Selbsthilfe, wenn der Körper nicht zu negativ besetzt ist
Ziel	Es geht um die Bewertungen der einzelnen Körperregionen vom Haar bis zu den Zehen, mit „Gefällt mir", „Ist mit gleichgültig", „Gefällt mir nicht", um sich in der Folge damit auseinanderzusetzen, woher unsere persönlichen Bewertungen für unseren Körper und Teile unseres Körpers resultieren.
Setting	Einzeln
Dauer	15–20 Minuten
Benötigtes Material	Bequeme Sitzmöglichkeit oder weiche Unterlage

Beschreibung der Übung

Als Selbsthilfeübung kann diese Fantasiereise dann empfohlen werden, wenn nicht zu erwarten ist, dass massive Probleme bei der Auseinandersetzung mit einzelnen Körperregionen auftreten.
Als therapeutische Übung kann die nachfolgende Instruktion für die Fantasiereise genutzt werden. Wird die Übung als Selbsterfahrungsübung durchgeführt, sollte entweder der anschließende Text einmal durchgelesen und verinnerlicht werden und die Fantasiereise dann ohne Instruktion von außen erfolgen. Oder die Instruktion sollte mit der eigenen oder einer anderen Stimme aufgenommen und dann während der Fantasiereise abgespielt und nachvollzogen werden. Als Instruktion von außen ist darauf zu achten, dass nicht zu lange Pausen zwischen der Betrachtung der einzelnen Körperregionen in der Fantasie entstehen, aber auch dass der Übergang von den einzelnen Körperregionen nicht zu schnell erfolgt. Die Übung kann im Sitzen auf einem bequemen Stuhl, ggf. mit hochgelegten Beinen, durchgeführt werden, es eignet sich aber auch eine Couch, ein Bett, eine Matratze oder eine andere weiche Unterlage, wobei der Kopf nicht zu tief liegen und keine Körperregion durch Gürtel oder Ähnliches besonders eingeengt werden sollte.

Die nachfolgende Instruktion wird in der Du-Form verfasst, für die Sie-Form einfach entsprechend umformulieren.

Instruktion:
Schließe die Augen und nimm Kontakt mit deinem Körper auf, nichts anderes ist jetzt wichtig, als dass du dich mit deinem Körper befassen kannst. Lass dich von Geräuschen, die du von außen hörst, nicht stören.

Versuche, ein klein wenig zu entspannen, lass den Alltag für einen Moment hinter dir und komme zur inneren Ruhe. ...
Stelle dir nun einmal vor, dass du bekleidet in einem Raum dich vor einem großen Spiegel befindest, die Vorderseite deines Körpers ist im Spiegel sichtbar. Schaue dich einen Moment an, drehe dich dann zur Seite und schaue deine Körperseite im Spiegel an, drehe dich noch einmal und schaue deine Rückseite über die Schulter nach hinten *im Spiegel an, drehe dich noch einmal, schaue die andere Seite im Spiegel an und drehe dich wieder so, dass du mit der Vorderseite im Spiegel sichtbar bist. Schaue einmal, welche Gefühle und Gedanken auftreten, wenn du so deinen ganzen Körper im Spiegel siehst. ...*
Gehe nun aus dem Raum heraus, entkleide dich im Nebenraum und komme wieder unbekleidet in den Raum vor den großen Spiegel zurück. Stelle dich so vor den großen Spiegel, dass du die Vorderseite deines unbekleideten Körpers im Spiegel siehst, drehe dich dann so, dass deine Seite im Spiegel sichtbar ist, drehe dich weiter und blicke über die Schulter nach hinten in den großen Spiegel und schaue die hintere Seite deines Körpers an, drehe dich noch einmal und schaue wieder die andere Seite im Spiegel an und nach der letzten Drehung schaust du wieder auf die Vorderseite deines unbekleideten Körpers.
Nachdem du nun einmal mit deinem bekleideten Körper und deinem unbekleideten Körper in Kontakt gekommen bist, spüre deinen Körper jetzt so, wie er hier sitzt (oder liegt), und beginne einmal, mit deinem inneren Auge durch deinen Körper zu wandern, von oben bis unten. Beginne mit den Haaren. Schaue dir deine Haare von außen an, die Farbe, die Länge, die Form, die ganze Beschaffenheit deiner Haare insgesamt und überlege, was dir an ihnen gefällt, was dir egal ist und ob es etwas gibt, was dir nicht gefällt. ...
Wandere nun über die Stirn zu deinen Augen. Betrachte deine Augen, die Wimpern, die Augenlider, die Größe der Augen, wenn sie geöffnet sind, die Farbe der Pupillen, den Gesamteindruck. Und überlege wieder, was dir an deinen Augen gefällt, was dir gleichgültig ist und ob es etwas gibt, was dir nicht gefällt. ...
Gehe nun mit deinem inneren Auge zu deiner Nase und schaue sie dir an. Von ihrer Größe, der Hautfarbe, den Nasenlöchern, der Form, der Beschaffenheit. Und schaue, was dir an deiner Nase gefällt, was dir egal ist und ob es etwas gibt, was dir nicht gefällt. ...
Rechts und links von deiner Nase sind deine Ohren. Betrachte ein Ohr stellvertretend für beide, die Größe, die Form, die Wölbungen außen und innen, die Haut und ihre Farbe, die Beschaffenheit. Schaue, ob es Unterschiede beim anderen Ohr gibt, und überlege dann insgesamt in Bezug auf deine Ohren, was dir gefällt, was dir egal ist und ob es etwas gibt, was dir nicht gefällt. ...
Wandere nun zu deinem Mund. Schaue ihn dir erst mal an, wenn er geschlossen ist. Die Lippen, ihre Größe, ihre Farbe, die Größe des Mundes insgesamt. Öffne deinen Mund einmal und schaue auf die Zähne, so, wie sie von außen sichtbar sind. Strecke die Zunge dann etwas heraus und schaue sie dir an, von ihrer

Farbe und ihrer Größe. Und überlege, was an deinem Mund dir gefällt, was dir egal ist und ob es etwas gibt, was dir nicht gefällt. ...
Und nun schaue noch einmal auf deinen Kopf insgesamt, von den Haaren bis zum Kinn, ob es bei der Betrachtung etwas Zusätzliches gibt, was du bei deinen bisherigen Überlegungen noch nicht berücksichtigt hast. ...
Wandere mit deinem inneren Auge nun zu deinem Hals. Betrachte seine Länge, seinen Umfang, die Haut und deren Farbe und überlege in Bezug auf deinen Hals, was dir gefällt, was dir egal ist und ob es etwas gibt, was dir nicht gefällt. ...

(Bei der Fantasiereise des Mannes nun den Bartwuchs, je nachdem, wie ausgeprägt er ist, in die Betrachtung miteinbeziehen.)

(Bei der folgenden Region Brust wird hier die Instruktion für die Frau vorgegeben, bei der Fantasiereise eines Mannes entsprechend modifizieren.)

Wandere nun mit deinem inneren Auge zu deinen Brüsten. Schaue sie dir an in Bezug auf ihre Größe, ihre Form, ihre Beschaffenheit und Farbe der Haut, schaue auf die Brustwarzen, ihre Größe, ihre Farbe, die Ausgeprägtheit des Brustwarzenvorhofs, dessen Größe und auch dessen Farbe und überlege beim Blick auf deine Brüste ihre Gleichheit oder ihre Unterschiedlichkeit und schaue insgesamt, was dir bei deinen Brüsten gefällt, was dir gleichgültig ist und ob es etwas gibt, was dir nicht gefällt. ...
Wandere nun mit deinem inneren Auge zu deinem Bauch, schaue auf seine Größe, seinen Umfang, seine Flachheit oder Wölbung, seine Haut, von ihrer Beschaffenheit und Farbe her, betrachte auch den Bauchnabel von seiner Beschaffenheit her und überlege, was dir in Bezug auf deinen Bauch gefällt, was dir gleichgültig ist und ob es etwas gibt, was dir nicht gefällt. ...
Du hast vorhin im großen Spiegelbild deinen Rücken gesehen, nimm jetzt mit deinem inneren Auge Kontakt mit deinem Rücken auf, seine gesamte Form vom Hals bis oberhalb des Gesäßes. Schaue dir seine Form an, seine Länge und Breite, deine Wirbelsäule, so sie sichtbar ist, schaue auf die Haut, ihre Beschaffenheit und ihre Farbe und überlege, was dir an deinem Rücken gefällt, was dir egal ist und ob es etwas gibt, was dir nicht gefällt. ...
Wandere nun etwas tiefer zu deinen Genitalien. Schaue sie dir so an, wie du sie von außen im Spiegel sehen kannst.

(Für die Frau: die Vulvalippen, so, wie du sie von außen sehen kannst.
Für den Mann: den Penis und die Hoden.)

Und schaue, was dir an deinen Genitalien gefällt, so, wie du sie siehst, was dir egal ist und ob es etwas gibt, was dir nicht gefällt. ...
Im Spiegel hast du auch auf der Rückseite deines Körpers dein Gesäß betrachtet. Nimm Kontakt mit deinem Gesäß auf, so, wie du es gesehen hast, die Gesäßbacken, die Gesäßspalte, schaue auf die Größe, die Form, die Wölbung, die Gleich-

heit oder die Unterschiedlichkeit, die Haut, von der Beschaffenheit und der Farbe her, und überlege, was dir an deinem Gesäß gefällt, was dir egal ist und ob es etwas gibt, was dir nicht gefällt. …
Wandere nun wieder mit dem Anblick von vorne zu deinen Oberschenkeln. Schaue sie dir an, ihre Länge, *ihr Umfang, ihre Beschaffenheit und Farbe der Haut, ihre Festigkeit und überlege, was dir an deinen Oberschenkeln gefällt, was dir egal ist und was dir nicht gefällt. …*
Wandere zu deinen Knien. Schaue auch hier ihre Beschaffenheit an, die Haut, die Kniescheibe, auf der Rückseite die Kniekehle und überlege, was dir gefällt, was dir egal ist und was dir nicht gefällt. …
Und nun gehe mit deinem inneren Auge zu deinen Unterschenkeln. Betrachte sie von ihrer Länge, von ihrem Umfang, von der Haut, ihrer Beschaffenheit und ihrer Farbe her und überlege, was dir an deinen Unterschenkeln gefällt, was dir egal ist und was dir nicht gefällt. …

(Bei Männern immer die mögliche Behaarung bei der Beschreibung mitberücksichtigen.)

Und nun bist du fast am Ende deines Körpers angekommen, wandere zu deinen Füßen, schaue sie dir an in ihrer Länge, ihrer Breite, ihren Formen, betrachte die Zehen von ihrer Länge, ihren Abständen, die Zehennägel von ihrer Beschaffenheit und Form her, schaue dir die Haut der Füße an, auch die Haut auf der Unterseite der Füße, den Fußsohlen, und überlege für deine Füße insgesamt, was dir an ihnen gefällt, was dir egal ist und was dir nicht gefällt. …
Nun bist du mit deinem inneren Auge durch deinen gesamten Körper gewandert, hast dir an den einzelnen Stellen überlegt, was du magst und ob es etwas gibt, was du nicht magst. Gehe abschließend noch mal unbekleidet vor den großen Spiegel, schaue deinen Körper im großen Spiegel an und drehe dich noch einmal, sodass du dich wieder von allen Seiten her sehen kannst. Versuche, dir erneut einen Gesamteindruck von deinem Körper zu machen, und schaue, welche Gefühle und welche Gedanken dieser Gesamteindruck hervorruft. …
Gehe nun in den Nebenraum, bekleide dich und komme noch einmal bekleidet vor den großen Spiegel und nimm noch einmal im großen Spiegel mit deinem gesamten Körperbild Kontakt auf, dem Bild deines Körpers und seinen Einzelteilen, seinen einzelnen Regionen, die du gerade ganz bewusst durchwandert bist und betrachtet hast. Verlasse nun wieder den Raum, zu dem du eben gegangen bist, und komme hierher zurück, wo du sitzt (oder liegst). Nimm dir noch einen Moment Zeit, hier wieder anzukommen, und öffne dann deine Augen. …

*Nach Beendigung der Fantasiereise ist es sinnvoll, im Gespräch mit Therapeut*in bzw. einer anderen vertrauten Person oder für dich selbst mit Notizen einmal zu überlegen, woher du eigentlich die Bewertungen in Bezug auf deinen Körper erworben oder übernommen hast. Diese Bewertungen sind nicht angeboren,* *du hast sie im Verlaufe deines Lebens erlernt. Überlege einmal, welche Quellen zu diesem Lernen beigetragen haben. Dies kannst du für zwei, drei oder vier Regionen deines Körpers ausgewählt machen, die dich besonders interessieren.*

Bezug: Teil I Kap.	2.7 und 3.5.6
Weitere Informationen	Die Fantasiereise kann eine gute Vorab-Ergänzung sein für die Übung *„Körperbild"* (Nr. 32).

18. Fantasiereise zu den Genitalien

Einsatzmöglichkeit	Therapie
Ziel	Vertraut machen mit den eigenen Genitalien, was gefällt, was egal ist, was möglicherweise nicht gefällt.
Setting **Bereich**	Einzeln Gedanken, Gefühle, körperliche und sexuelle Selbsterfahrung
Dauer	Ca. 30 Minuten
Benötigtes Material	Bequeme Sitz-/Liegemöglichkeit

Beschreibung der Übung

Diese Fantasiereise wird in der Regel in der sexualtherapeutischen Arbeit als Teil des Sensate Focus mit therapeutischer Instruktion angewendet. Pat. sitzt in einem bequemen Sessel/liegt auf der Couch mit Möglichkeit, den Kopf anzulehnen.

Instruktion:

Versuchen Sie, so entspannt wie möglich in Ihrem Sessel zu sitzen/auf der Couch zu liegen. Alle Geräusche, die von außen jetzt von Ihnen wahrgenommen werden und die nicht zu dieser Übung gehören, können Sie einfach ignorieren und sollten sich von diesen nicht stören lassen. Schließen Sie jetzt die Augen. Stellen Sie sich nun vor, Sie stehen bekleidet vor einem großen Spiegel und betrachten in diesem Spiegel Ihren ganzen Körper von vorne. Lassen Sie einfach dieses Bild Ihres Körpers auf sich wirken. ... Gehen Sie jetzt in Ihrer Vorstellung in den Nebenraum, entkleiden Sie sich dort und kommen Sie noch einmal unbekleidet vor den großen Spiegel und schauen Sie sich einmal Ihren Körper von vorne im Spiegel an, Ihren unbekleideten Körper. Richten Sie vor allem einmal den Blick auf Ihre Genitalien, so, wie Sie sie von vorne sehen können, halten Sie den Blick für einen Moment fest. ...

Nun gehen Sie wieder in den Nebenraum, bekleiden sich und kommen in Ihrer Vorstellung hierher in den Raum zurück, dorthin, wo Sie gerade sitzen/liegen. Während Sie hier sitzen/liegen, wandern Sie nun weiter in Ihrer Vorstellung, mit Ihrem inneren Auge einmal zu Ihren Genitalien. ...

Mann oder diverse Person:

Und nehmen Sie einmal Ihren Penis in den Blick. Schauen Sie den Penis insgesamt an, er ist nicht erigiert, sehen Sie seine Länge, seinen Umfang, sehen Sie die Haut

Ihres Penis von der Beschaffenheit, von der Farbe her an. Wenn die Vorhaut nicht zurückgezogen ist und die Eichel nicht freiliegt, tun Sie dies einmal in Ihrer Vorstellung, so es möglich ist. Betrachten Sie einmal die Eichel von ihrer Farbe her, von ihrer Form her, oben die Öffnung, die entweder das Ende der Harnröhre oder das Ende der Spermaröhre darstellt. Schauen Sie einmal die Nervenenden unterhalb der Eichel an, die kleinen Punkte, die bei Berührung besonders empfindlich sind. Auf der anderen Seite ist das kleine Bändchen, das Frenulum, das die Vorhaut direkt mit der Eichel verbindet. Wenn Sie Ihren Penis nun in all seinen Einzelheiten betrachten, schauen Sie einmal, was Ihnen gefällt, was Ihnen daran egal ist und ob es etwas gibt, was Ihnen nicht gefällt. …
Wandern Sie nun mit Ihrem inneren Auge zu Ihrem Penis, wenn Sie ihn erigiert erleben. Nehmen Sie auch Ihren erigierten Penis einmal in den Blick und schauen Sie, was Ihnen an dem erigierten Penis gefällt, was Ihnen egal ist und ob es etwas gibt, was Ihnen nicht gefällt. …
Ihr Penis ist nun wieder schlaff. Heben Sie den schlaffen Penis einmal an und betrachten Sie die darunterliegenden Hoden bzw. den Hodensack, in dem die Hoden sich befinden. Wenn Sie Ihren Hodensack anschauen, nehmen Sie doch einmal die Größe wahr, Sie werden ihn möglicherweise auch mit etwas weicherer Haut oder etwas festerer Haut kennen, schauen Sie sich die Haut von ihrer Beschaffenheit und ihrer Farbe her an, betrachten Sie die Größe der Hoden, so, wie sie sich in dem Hodensack abbilden, und schauen Sie, was Ihnen an Ihrem Hodensack mit den darin liegenden Hoden gefällt, was Ihnen egal ist und ob es etwas gibt, was Ihnen nicht gefällt. Stellen Sie sich nun einmal vor, dass Sie sitzen, die Beine etwas gespreizt und angewinkelt, und mit einem Handspiegel hinter den Hodensack schauen, den Hodensack dabei anheben und den dahinterliegenden Damm betrachten, der bis zum Anus führt. …
Und schauen Sie sich dann, sofern Sie nicht rasiert sind, einmal die Behaarung Ihres Genitalbereiches an, den Umfang der Behaarung, die Farbe der Behaarung, und schauen Sie, was Ihnen daran gefällt, was Ihnen egal ist und ob es etwas gibt, was Ihnen nicht gefällt.

Frau oder diverse Person:

Schauen Sie einmal mit Ihrem inneren Auge so auf Ihre Genitalien, wie Sie sie von außen sehen können, die Vulvalippen, falls Sie nicht rasiert sind, die Behaarung und schauen Sie, was Ihnen bei diesem Anblick gefällt, was Ihnen egal ist oder ob es etwas gibt, was Ihnen nicht gefällt. …
Stellen Sie sich nun einmal vor, Sie sitzen auf einer weichen Unterlage, haben die Beine etwas angezogen und auseinandergespreizt und einen Handspiegel in Kniehöhe zwischen die leicht geöffneten Beine gestellt, und mit diesem Handspiegel betrachten Sie nun Ihre Genitalien und können so deutlich mehr von Ihren Vulvalippen sehen. Nehmen Sie nun einmal zwei Finger Ihrer Hände und

schieben Sie die Vulvalippen etwas auseinander und schauen Sie in den gesamten Bereich Ihrer Vulva. Sie sehen oben die Klitoris mit dem Klitorishof und den Klitorisschenkeln, die in die kleinen Vulvalippen übergehen. Sie sehen unterhalb der Klitoris die Öffnung der Harnröhre und darunter den Scheideneingang. Wenn Sie tiefer schauen, sehen Sie den Damm, der bis zum Anus reicht. Wenn Sie so den Blick auf Ihre Vulva richten, betrachten Sie einmal die Beschaffenheit der Haut, die Farbe der Haut, die Beschaffenheit der einzelnen eben genannten Teile Ihrer Vulva und überlegen Sie dann, was Ihnen bei diesem Anblick gefällt, was Ihnen egal ist und ob es etwas gibt, was Ihnen nicht gefällt.

Weiter für alle:

Nehmen Sie nun noch einmal Ihre Genitalien insgesamt in den Blick, wie auch immer Sie sie anschauen mögen, und schauen Sie, welche Gedanken und welche Gefühle Sie mit Ihren Genitalien verbinden. ...
Stellen Sie sich jetzt wieder den großen Spiegel vor, vor dem Sie bekleidet stehen. Schauen Sie Ihren ganzen Körper noch einmal bekleidet in diesem großen Spiegel an, nehmen Sie ihn insgesamt in den Blick, ohne das innere Auge auf irgendein Detail zu richten. ... Und kommen Sie dann hierher in den Raum zurück. Öffnen Sie langsam die Augen und seien Sie wieder ganz hier im Raum.

Nur bei dem Teil, bei dem die männlichen und weiblichen Genitalien sich unterscheiden, wird die Fantasiereise getrennt instruiert. Dies kann dann jeweils für das Geschlecht von Pat. entsprechend angepasst werden.

Es kann anschließend ausgewertet werden, woher die Bewertungen gut/egal/nicht gut stammen. Wichtig ist zu erkennen, dass diese nicht angeboren, sondern im Laufe des Lebens von Pat. erlernt worden sind. Die weitere Bearbeitung des Themas „Genitalien in der Sexualtherapie“ findet sich im Teil I.

Bezug: Teil I Kap.	1.11, 2.7 und 3.5.6
Weitere Informationen	Eine ergänzende (vorgeschaltete) Übung zur „*Spiegelübung der Genitalien*“ (Nr. 56)

19. Fragebogen zur Sexualität Tübinger Skala für Sexualtherapie (TSST)

Autor: Dirk Zimmer (leicht modifiziert)

Einsatzmöglichkeit	Selbsthilfe, Beratung, Therapie
Ziel	Einen Überblick erhalten über die aktuelle eigene Sexualität. Bereiche u. a. Störungen und Probleme, Partnerschaft und Kommunikation, Körper und Körperwahrnehmung, Achtung und Respekt.
Setting **Bereich**	Einzeln Diagnostik
Benötigtes Material	Fragebogen

Es werden keine Auswertemöglichkeiten vorgegeben.
Der Fragebogen kann alleine ausgefüllt und ausgewertet werden.
Beide Partner*innen können dies auch unabhängig voneinander tun und dann zusammen über die Ergebnisse sprechen.

Wie häufig kommen folgende Aktivitäten vor? (AKTIVITÄTEN)	Sexualität mit Partner*in	Selbst-befriedigung
nie	○	○
weniger als einmal pro Monat	○	○
etwa zweimal pro Monat	○	○
etwa einmal pro Woche	○	○
zweimal pro Woche oder öfter	○	○

Wie oft erleben Sie folgende Schwierigkeiten? (PROBLEME)	**nie**					**meistens**
Es fällt mir schwer, bei mir sexuelle Wünsche zu erleben.	○	○	○	○	○	○
Es fällt mir schwer, sexuell erregt zu werden, zusammen mit der Partnerin/dem Partner.	○	○	○	○	○	○
Es fällt mir dann schwer, die sexuelle Erregung zu behalten.	○	○	○	○	○	○
Es fällt mir dann schwer, einen Höhepunkt zu erleben.	○	○	○	○	○	○
Ich habe negative Gefühle danach.	○	○	○	○	○	○

Wie schwer fällt es Ihnen, (KOMMUNIKATION)	**sehr leicht**					**sehr schwer**
in Ihrer Beziehung sexuelle Aktivitäten anzuregen und zu beginnen?	○	○	○	○	○	○
bei sexuellen Aktivitäten eine aktive Rolle einzunehmen?	○	○	○	○	○	○
dabei eigene Wünsche zu äußern?	○	○	○	○	○	○
dabei Wünsche des Partners/der Partnerin abzulehnen und Nein zu sagen?	○	○	○	○	○	○

Wie empfinden Sie folgende Wahrnehmung bzw. Vorstellung? (KÖRPERWAHRNEHMUNG)	**gut, natürlich**			**neutral**		**eklig, abstoßend**
Anblick männlicher Samenflüssigkeit	○	○	○	○	○	○
Geruch männlicher Samenflüssigkeit	○	○	○	○	○	○
Berührung männlicher Samenflüssigkeit	○	○	○	○	○	○
Geruch weiblicher Scheidenfeuchtigkeit	○	○	○	○	○	○

	gut, natürlich		neutral			eklig, abstoßend
Berührung der Scheidenfeuchtigkeit	○	○	○	○	○	○
Anblick von Menstruationsblut	○	○	○	○	○	○

Wie sehr mögen Sie (KÖRPER)	**sehr**					**gar nicht**
Ihren eigenen Körper?	○	○	○	○	○	○
den Körper Ihrer Partnerin/Ihres Partners?	○	○	○	○	○	○
Wie fühlen Sie sich von Ihrem Partner/von Ihrer Partnerin körperlich akzeptiert?	○	○	○	○	○	○

Wie häufig sind Sie zufrieden nach	**nie zufrieden**					**immer zufrieden**
der Selbstbefriedigung?	○	○	○	○	○	○
sexuellem Zusammensein mit Ihrem Partner/Ihrer Partnerin?	○	○	○	○	○	○
Wie groß ist zurzeit allgemein Ihr sexuelles Verlangen?	○	○	○	○	○	○

Wie groß ist zurzeit Ihre sexuelle Erregung,	**sehr niedrig**					**sehr groß**
wenn Sie mit Ihrer Partnerin/Ihrem Partner sexuell zusammen sind?	○	○	○	○	○	○
wenn Sie sich selbst befriedigen?	○	○	○	○	○	○

Wie intensiv ist das Erlebnis des Höhepunktes	**sehr gering**					**sehr stark**
bei der Selbstbefriedigung?	○	○	○	○	○	○
beim gegenseitigen Streicheln?	○	○	○	○	○	○
beim Geschlechtsverkehr?	○	○	○	○	○	○

Wie belastend ist es für Sie,	**sehr wenig belastend**					**sehr belastend**
wenn es bei Ihrem eigenen sexuellen Erleben einmal nicht so gut klappt?	○	○	○	○	○	○
wenn es bei Ihrem Partner/Ihrer Partnerin mit dem sexuellen Erleben einmal nicht so gut geht?	○	○	○	○	○	○

Wer bestimmt in Ihrer Beziehung stärker, wie folgende Fragen bzw. Probleme gelöst werden? (PARTNERSCHAFT)	**fast immer Partner*in**	**beide gleich**	**fast immer ich**
Wo beide wohnen	○	○	○
Wo und wie lange er arbeitet	○	○	○
Wo und wie lange sie arbeitet	○	○	○
Wie das Geld ausgegeben wird	○	○	○
Wie viel Zeit zusammen verbracht wird	○	○	○
Die Art der Kindererziehung	○	○	○
Wann Kontakte zum Freundeskreis aufgenommen werden	○	○	○
Wie viel Zeit jeder für sich selber braucht	○	○	○
Wann Kontakte zu Verwandten aufgenommen werden	○	○	○
Wann Probleme besprochen werden	○	○	○
Wie Probleme besprochen werden	○	○	○
Wie sexuelle Aktivitäten stattfinden	○	○	○
Wann sexuelle Aktivitäten stattfinden	○	○	○

Wer hat mehr Möglichkeiten, eigene Interessen und Wünsche auszuleben? (ACHTUNG/RESPEKT)	**fast immer Partner*in**			**beide gleich**		**fast immer ich**
	○			○		○
	ja					**nein**
Fühlen Sie sich bei wichtigen Gesprächen und Entscheidungen von Ihrem Partner/ Ihrer Partnerin respektiert?	○	○	○	○	○	○
Damit Sie sich wohlfühlen können: Wäre es dazu nötig, dass Sie mehr Einfluss auf Ihre Partnerin/Ihren Partner hätten?	○	○	○	○	○	○

Bezug: Teil I Kap.	2.3
Weitere Informationen	Angelehnt an die von Dirk Zimmer entworfene TSST in Zimmer (1994).

20. Gefühle mit Stühlen sortieren

Einsatzmöglichkeit	Therapie
Ziel	Emotionsaktivierung. Mehr Zugang zu den eigenen Gefühlen durch das Erleben bekommen.
Setting **Bereich**	Einzeln Gefühle, Gedanken, Diagnostik
Dauer **Häufigkeit**	60 Minuten oder mehr Einmal
Benötigtes Material	Themenstuhl und Stühle, Papier zum Aufmalen bzw. Foto

Beschreibung der Übung

Zum jeweiligen Thema, zu dem mehr gefühlsmäßige Klarheit geschaffen und daraus resultierende therapeutische Schritte erarbeitet werden sollen (Ich als sexueller Mensch, als sexueller Partner, in meiner heutigen Sexualität, sexuellen Lustlosigkeit usw.), wird ein Stuhl in die Mitte des Raumes gestellt. Dieser Stuhl wird sich ggf. in Farbe oder Form von den übrigen an der Wand stehenden (Stapel-)Stühlen abheben. Pat. soll sich nun *vorstellen*, dass sie/er auf diesem Stuhl sitzt mit ihrer/seiner Sexualität, mit der sexuellen Lustlosigkeit usw. Pat. steht dabei mit Th. im Raum, mit Blick auf diesen Stuhl. Nun soll sich Pat. hineinversetzen, welche Gefühle mit dem Thema, der Person usw. dieses Stuhles verbunden sind. Alle Gefühle dürfen sein. Wenn Pat. ein Gefühl benennt, z. B. Wut, Lustlosigkeit, Desinteresse, Angst, Traurigkeit, Hilflosigkeit usw., bittet Th. sie/ihn, einen Stuhl von der Wand zu nehmen und diesen Stuhl mit dem eben gesagten ersten Gefühl zu benennen und so zu dem Themenstuhl zu stellen, wie es für Pat. stimmig ist: davor, dahinter, seitwärts zugewandt, abgewandt, nahe daran, weiter weg, weit entfernt usw.
Sind alle wichtigen Gefühle benannt und mit Stühlen gestellt, lässt Th. Pat. noch einmal einen Blick auf die ganze Anordnung werfen.
Wichtig ist, dass Th. bei der ganzen Übung, dem Stellen und Sortieren der Stühle usw., Pat. begleitet, sich auch nahe bei Pat. befindet, Pat. aber die Stühle selbst nehmen und stellen lässt. Was Th. sieht, versucht sie/er immer zu verbalisieren und Pat. zurückzumelden.
Anschließend bittet Th. Pat., sich nacheinander auf alle Gefühlsstühle zu setzen (Pat. bestimmt Reihenfolge) und je nach Fragestellung

- Gefühl zu beschreiben
- aus Gefühl ein oder zwei Sätze zum Themenstuhl zu sagen
- überlegen, warum es dieses Gefühl so gibt
- wie möglicherweise dieses Gefühl mit den anderen Gefühlen zusammenhängt.

Bis hierhin hat die Übung einen starken diagnostischen Charakter.

Die Übung kann dann weitergeführt werden, indem Pat. beschreibt, welche Gefühle für eine Veränderung hinderlich sind bzw. welche Gefühle zu stark oder zu schwach sind oder fehlen, und könnte so ein Zukunftsbild aufbauen, das dann auf den Themenstuhl positive Auswirkungen hätte.
Pat. kann sich auch auf den Themenstuhl setzen und von dort aus gewünschte emotionale Veränderungen planen. Pat. selbst oder Th. kann die emotionale Veränderung durch Verrücken der Stühle vornehmen.
In der anschließenden Auswertung (ggf. werden beide Bilder aufgemalt oder fotografisch festgehalten und in der nächsten Sitzung die Gefühls-Anordnung wieder neu gestellt) kann Pat. mit Th. reflektieren, auf welchen Wegen Veränderungen in die gewünschte Richtung erreicht werden können.

Bezug: Teil I Kap.	2.3 und 3.5.3
Weitere Informationen	Vorab kann zur Unterstützung das Arbeitsblatt *„Emotionsliste"* (Übung Nr. 13) genutzt werden.

21. Genitalien begrüßen sich

Einsatzmöglichkeit	Therapie
Ziel	Nach längerer Abstinenz der Genitalien voneinander kann, ohne dass irgendetwas Sexuelles passieren muss, wieder ein spielerischer Kontakt von Penis und Scheide, Scheide und Scheide, Penis und Penis ermöglicht werden. Die Übung ist hilfreich, wenn Sorgen bestehen, ob der Penis oder die Scheide, die bei der Selbstbefriedigung und bei der manuellen Stimulierung durch die Partnerin oder den Partner erregt genug sind, die Erregung beim genitalen Kontakt auch aufrechterhalten können. Nach einer Zeit der Enthaltsamkeit können die Genitalien so zunächst einmal wieder ganz langsam Kontakt bekommen.
Setting	Paar
Bereich	Körper, Gefühle

Beschreibung der Übung

Die Genitalien (Penis/Vulva) werden im nicht erregten Zustand zueinander geführt. Beim heterosexuellen Paar nimmt die Partnerin den schlaffen Penis Ihres Partners und führt ihn zwischen ihre Vulvalippen. Dort verharrt der Penis fast wie in einem ruhigen Begrüßungsritual (Penis und Scheide begrüßen sich) ca. 5 Min., während die Frau auf dem Mann oder der Mann auf der Frau liegt.

Wenn Partner oder Partnerin erregt werden (Scheide wird feucht, Penis wird groß), werden die Genitalien getrennt und nach Abklingen der Erregung wieder zusammengeführt.

Gleiches gilt beim homosexuellen Paar mit den Vulvae oder den Penissen.

Nach Beendigung der Übung sollten sich alle vier (Penis, Vulva/Scheide, Partner, Partnerin) eine Pause gönnen.

Bezug: Teil I Kap.	3.5.1 und 3.5.8

22. Gespielter Orgasmus

Einsatzmöglichkeit	Selbsthilfe, Therapie
Ziel	Erfahrungen mit dem Orgasmus als „Trockenübung" ermöglichen. Ängste in Bezug auf das Erleben und die Ausdruckmöglichkeiten des Orgasmus bewältigen.
Setting	Einzeln
Bereich	Verhalten, Gefühle
Zeitpunkt	Wenn es angesagt ist, Fantasien in Bezug auf den Orgasmus auszuleben; wenn der Orgasmus aufgrund von den beschriebenen Ängsten blockiert ist, um sich spielerisch mit dem Orgasmus vertraut zu machen.
Dauer	15 Minuten
Häufigkeit	Zwei- bis dreimal im Abstand von drei bis vier Tagen
Benötigtes Material	Bett oder weiche Unterlage

Beschreibung der Übung

Voraussetzung für diese Übung ist es, dass es möglich ist, sich bereits durch die Selbstbefriedigung sexuell zu erregen.

Lege dich unbekleidet auf das Bett oder eine weiche Unterlage und beginne mit der Stimulierung, bis du eine stärkere Erregung spürst, du solltest allerdings noch nicht zu stark erregt sein. Stelle dir in deiner Fantasie jetzt vor, dass du einen starken Orgasmus erlebst, auch wenn dies in der Realität nicht der Fall ist. Stelle es dir so intensiv wie möglich vor, übertreibe es und drücke dieses gespielte Erleben so intensiv wie möglich mit deinem Körper, durch seine Bewegungen, durch deine Gestik mit den Armen und den Beinen und dem Kopf, durch deinen Gesichtsausdruck und durch Laute und Geräusche, die du von dir gibst, aus.
Höre jetzt auf mit der sexuellen Stimulierung, die brauchst du jetzt nicht mehr bei deinem gespielten Orgasmus.
Wenn du das Gefühl hast, alles Exzessive, so, wie du es dir möglich war, ausprobiert zu haben, kannst du die Ausdrucksformen langsam beenden und dich entspannen. Versuche jetzt nicht, dich weiter zu stimulieren, sondern lass die Übung als Übung für sich wirken.

Manche Frauen berichten, dass sie die Übung am Anfang als sehr eigenartig und ungewöhnlich erlebt haben. Dieses Gefühl lässt nach, wenn die Übung häufiger durchgeführt wird, die Stimulierung kann dann auch weiter voranschreiten und sich dem realen Orgasmus nähern. Schließlich kann die betreffende Person, so sie an diesem Punkt in ihrem Vorgehen angekommen ist, einen realen Orgasmus erleben und dabei manches von dem auch ausprobieren, was sie beim gespielten Orgasmus erlebt hat.

Gehe bitte immer davon aus, dass das, was du gespielt hast, was du möglicherweise exzessiv eingesetzt hast, später nicht zu deiner sexuellen Realität gehören wird. Du kannst aber herausfinden, ob vielleicht andere Ausdrucksformen beim Orgasmuserleben dir mehr Freude bereiten, dass es vielleicht nicht notwendig sein wird, dich wegen der Nachbarn oder deines Partners/deiner Partnerin besonders beherrschen zu müssen.

Es ist sinnvoll, diese Übung zwei- bis dreimal im Abstand von drei bis vier Tagen durchzuführen. Das reicht völlig, denn erfahrungsgemäß wird die Übung sehr schnell auch langweilig, so sehr sie für die ersten Male auch hilfreich ist.

Bezug: Teil I Kap. 3.6.3

23. Hallo – Ja – Nein – Bitte

Einsatzmöglichkeit	Selbsterfahrung, Therapie
Ziel	Spielerische Übung zum Thema Egoismus-Regel und Veto-Regel
Setting **Bereich**	Paar Kommunikation
Benötigtes Material	Bett oder weiche Unterlage

Beschreibung der Übung

Die Übung wird von Partner*innen zu Hause im Wechsel durchgeführt, einmal ist Partner*in A empfangend, einmal Partner*in B.
Zum Beispiel beginnt Partner*in A in der empfangenden Rolle und legt sich leicht bekleidet oder unbekleidet auf das Bett, Partner*in B ist die aktiv beschäftigte Person.

- *Stufe 1:* B streichelt, berührt, erkundet den Körper von A. B fragt immer wieder: „Hallo?" A hat drei Worte zu Verfügung, um B die Wünsche mitzuteilen: „Ja" (= okay), „Nein" (= nicht okay), „Bitte" (= gut, mehr davon ...). B reagiert entsprechend.
- *Stufe 2:* A führt die Hand von B. B lässt die eigene Hand führen, hat aber eine Veto-Möglichkeit, wenn etwas nicht gemacht werden soll, wo A die Hand hinführt bzw. wie A die Hand führt.
- *Stufe 3:* A sagt B, was er/sie wie gerne haben möchte. B führt es aus, hat aber auch hier ein Veto-Recht, wenn er/sie etwas nicht möchte.

Jede Stufe dauert etwa 7–10 Minuten. B achtet in diesem Fall als aktive Person auf die Zeit. Danach erfolgt der Wechsel, die drei Stufen werden wiederholt, B liegt nackt auf dem Bett, A ist aktiv beschäftigt.

Bezug: Teil I Kap.	3.6.4

24. Hegarstifte und Vaginaltrainer bei Vaginismus

Einsatzmöglichkeit	Therapie, Selbsthilfe
Ziel	Hegarstifte und Vaginaltrainer sowie spezielle Dilatoren können in der Vaginismusbehandlung eingesetzt werden, um selbst die Kontrolle über die Vulva zu übernehmen, den Vaginismus und seine Konsequenzen zu bewältigen sowie neue sexuelle Erfahrungen zu ermöglichen.
Setting	Frauen, Divers
Bereich	Körper, Gefühle, Verhalten
Dauer	Mehrere Übungen, 2x wöchentlich, je 5–15 Minuten
Benötigtes Material	Metallstäbe oder Plastikinstrumente

Beschreibung der Übung

Die 5–8 von 10 bis 26 mm langen Metallstäbe (= gynäkologische Instrumente) bei der Vaginismusbehandlung können Patientinnen ggf. bei ihrer Gynäkologin/ihrem Gynäkologen ausleihen. Th. hat sie und leiht sie aus, oder sie können auch für ca. 50 Euro käuflich erworben werden.
Th. zeigt und erklärt Pat. die Stäbe und ihre Funktionsweise (siehe Kap. 3.6.1). Es wird ebenfalls erläutert, dass die Übung nicht mit der Weitung der Vagina oder etwas mit der Schaffung einer Bereitschaft zum Koitus zu tun. Sie sind Hilfsmittel für die Auseinandersetzung mit Gedanken, Gefühlen und Körperreaktionen und letztlich, dass die Patientin selbst die Kontrolle über ihren Körper bekommt und übernimmt, im Sinne des Prinzips der sexuellen Selbstverantwortung.
Die Patientin sucht sich eine ruhige Zeit, führt ggf. vorab eine Entspannungsübung durch. Sie ist dann halb liegend, die Beine leicht auseinandergestellt und angewinkelt. Sie streichelt sich zunächst etwas am Körper und nimmt danach einen kleinen Stift. Sie wärmt ihn mit der Hand an, nutzt ggf. etwas Gleitcreme und tastet dann mit ihm den Vulvabereich und die Spitze der Vaginaöffnung ab (Abbildungen aus Kap. 1.11.1 können hilfreich sein). Sie führt den Stab dann langsam in die Vagina ein. Wenn unangenehme Gefühle oder ein Widerstand auftreten, hält sie inne, wartet, spürt dem Widerstand und ihren Gefühlen nach, entspannt sich wieder, und wenn Widerstand und negative Gefühle nachlassen, führt sie den Stift weiter ein. Sie pausiert wie

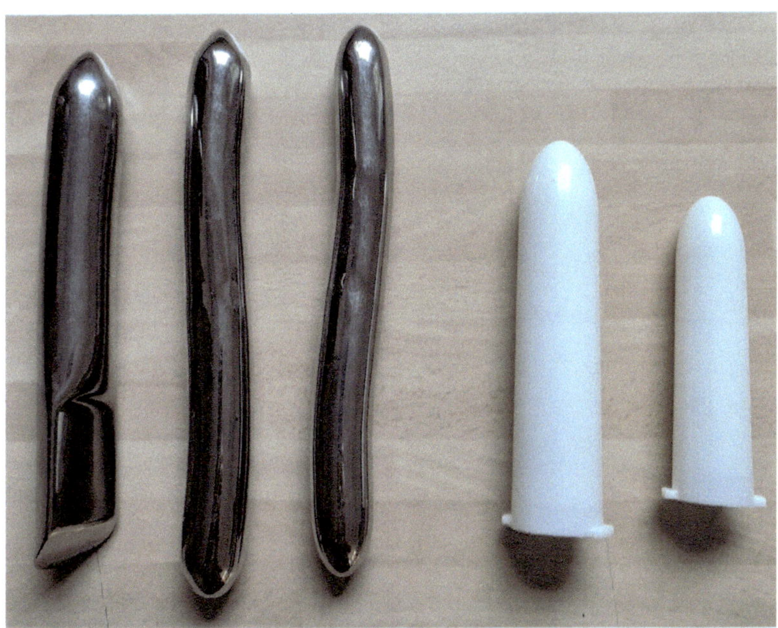

Abbildung 12: *Hegarstifte (links) und Vaginaltrainer (rechts). Beispielhafte Größen (von links nach rechts) 29, 26, 23, 30 und 25 mm.*

der, wenn es unangenehm wird. Auch ansonsten geht sie sehr langsam vor, um genau wahrzunehmen, wie ihr Körper reagiert. Wenn der Stab 10 cm eingeführt ist oder wenn es die Gefühle nicht weiterzulassen, beendet die Patientin die Übung und beginnt beim nächsten Mal mit dem Stab, mit dem es bereits geklappt hat. Wichtig ist, dass die Patientin sehr genau auf ihre Gefühle achtet und nicht versucht, den Stab unbedingt in ihre Vagina zu bekommen. Sollten mehrere Versuche Probleme mit sich bringen, wird in der Beratung/Therapie nach weiteren Lösungen gesucht.
Die benutzten Stäbe können mit kochendem Wasser gereinigt werden.

Bezug: Teil I Kap.	3.6.1
Weitere Informationen	Ausführliche Beschreibungen und Hinweise zum Einsatz von Hegarstiften, Vaginaltrainern und Dilatoren finden sich unter: https://www.vaginismus-selbsthilfe.de/vaginaltraining/

25. „Ich liebe dich" sagen

Einsatzmöglichkeit	Selbsthilfe
Ziel	Erklärt sich von selbst 😉
Setting **Bereich**	Paar Verhalten
Benötigtes Material	Notizzettel

Beschreibung der Übung

Und jetzt kommen wir zum berühmten „Ich liebe dich." Wenige Wörter bedeuten so viel, und doch sagen die meisten, dass sie diesen Satz selten zu hören bekommen oder jedenfalls nicht so oft, wie sie es gerne hätten. Meist ist die Ursache davon nicht die mangelnde Liebe, sondern die mangelhafte Mitteilung dieser Worte.
Nehmen Sie sich für die nächste Woche fest vor, es Ihre Partnerin oder Ihren Partner jedes Mal wissen zu lassen, sobald Sie Gefühle der Liebe für sie/ihn empfinden. Sie können auch kleine Briefchen schreiben und sie an einen Ort legen, an dem sie sicher gefunden werden. Schreiben Sie keinen Roman: „Ich liebe dich" reicht allein schon aus. Andere Sätze, wie z. B. „Ich bin so froh, dass du Teil meines Lebens bist", werden manche, aber nicht alle als Synonyme für „Ich liebe dich" auffassen.
Wenn Sie es noch nicht fertigbringen, Ihrer Partnerin oder Ihrem Partner zu sagen, dass Sie sie/ihn lieben, schreiben Sie sich Ihre Gefühle jedes Mal auf einen Zettel, wenn Sie diese gerade spüren. Tun Sie das mehrere Wochen lang, und lesen Sie sich am Ende jeder Woche durch, was Sie jeweils aufgeschrieben haben. Schließen Sie dann die Augen und stellen Sie sich vor, wie Sie ihr/ihm diese Dinge sagen. Viele bemerken bereits nach ein, zwei Wochen, dass es Ihnen viel leichter fällt, ihre Liebe direkt auszudrücken.

Bezug: Teil I Kap.	1.14

26. Im Fahrstuhl durch das Lebensalter

Einsatzmöglichkeit	Selbsterfahrung, Therapie
Ziel	Die Übung kann helfen, sich an einige Anlässe für liebevolle Berührungen zu erinnern, von der Geburt bis heute. Wenn die Szenen in der Vorstellung erneut erlebt werden, können sie auch eine „neue Chance" bekommen. Da die bildhaften Vorstellungen im Gehirn entstehen, können sie dort auch eine Veränderung erfahren.
Setting	Einzeln
Bereich	Gefühle, Körper
Dauer	Ca. 20 Minuten

Beschreibung der Übung

Stellen Sie sich vor, Sie befinden sich in einem Fahrstuhl im obersten Stockwerk eines Hochhauses. Die Anzahl der Stockwerke entspricht Ihrem derzeitigen Lebensalter. Vergewissern Sie sich, jetzt, wo Sie im obersten Stockwerk sind, Ihrer momentanen Lebenssituation. Nun drücken Sie auf die Taste „Erdgeschoss" und beobachten Sie, wie der Fahrstuhl ganz langsam nach unten fährt, während die angezeigten Zahlen kleiner werden. Mit jeder niedrigeren Ebene kehren Sie in ein früheres Lebensjahr zurück. Im Erdgeschoss angekommen sind Sie wieder ein Säugling geworden. Stellen Sie sich nun vor, dass eine Person, die Sie liebt, Sie im Arm hält, Sie streichelt und sehr zärtlich mit Ihnen spricht. Versuchen Sie nun, die Liebe und Zärtlichkeit zu spüren, die Sie erhalten. Empfinden Sie die Sicherheit und Geborgenheit nach, die von dem Wissen ausgeht, dass Sie geliebt werden. Fühlen Sie die Zartheit und Wärme der Berührung. Genießen Sie die Sinnesempfindungen und Gefühle in dieser Form der körperlichen Zuwendung.

Kehren Sie nun in Ihrer Vorstellung in den Fahrstuhl zurück und fahren Sie ein paar Stockwerke nach oben, bis Sie drei Jahre alt sind. Stellen Sie sich vor, Sie spielen draußen, Sie fallen hin, tun sich weh und laufen weinend zu einem Erwachsenen, der Sie in den Arm nimmt und tröstet. Seine oder ihre Stärke vermittelnde, liebevolle Berührung versichert Ihnen, dass alles gut werden wird. Auch in den Worten spüren Sie die Sicherheit, Sie sind bereit, weiterzuspielen.

Kehren Sie nun in Ihrer Vorstellung wieder in den Fahrstuhl zurück und fahren Sie etappenweise immer ein paar Stockwerke hoch, halten Sie an, erinnern Sie sich an bestimmte Gefühle, die Sie in dem jeweiligen Alter erlebt haben. Spüren

Sie den Kontakt mit Menschen nach, die Ihnen wichtig sind, die Sie lieben und von denen Sie geliebt werden.
Je nachdem, wie alt Sie sind, überspringen Sie immer einige Etagen und halten den Fahrstuhl auf dem Weg nach oben immer an, wenn Sie Situationen erinnern, in denen ein anderer Ihnen wichtiger Mensch liebevoll und zärtlich zu Ihnen war, Ihnen positive Gefühle vermittelt hat, und schauen Sie, wie Sie jeweils mit Ihren Gefühlen darauf reagiert haben.
Steigen Sie zuletzt noch einmal in den Fahrstuhl ein und fahren Sie in die oberste Etage. Beim Aussteigen befinden Sie sich in Ihrem jetzigen Lebensjahr. Stellen Sie sich vor, Sie wären mit einer wichtigen Person aus Ihrem Leben zusammen, deren liebevolle Zuwendung Sie kennen. Sie werden zärtlich im Arm gehalten, gestreichelt und liebkost, Sie erfahren die Zuwendung auf liebevolle, fürsorgliche Weise. Gehen Sie dem Gefühl der Sicherheit und dem Behagen nach, geben Sie sich diesen Gefühlen hin, die die Berührungen Ihnen vermitteln.

Weitere Informationen

Angelehnt an: Carol G. Wells (1991, S. 64).

27. Imaginative Reise ins Lebensalbum

Einsatzmöglichkeit	Therapie
Ziel	Unterstützung bei der Suche nach vergangenen Erfahrungen (Problemen, Belastungen, Ressourcen, Beziehungen usw.), hier bezogen auf sexuelle Erfahrungen. Kann im Verlauf der Therapie für die Diagnostik unterschiedlicher Erfahrungen genutzt werden.
Setting **Bereich**	Einzeln Gedanken, Gefühle, Biografie, Diagnostik
Dauer **Häufigkeit**	20 Minuten Später immer wieder abrufbar für kurze Interventionen
Benötigtes Material	Entspannte Sitzmöglichkeit mit Möglichkeit, den Kopf anzulehnen

Beschreibung der Übung

Pat. wird gebeten, sich auf einem Entspannungsstuhl oder auf einen sonstigen Stuhl mit Anlehnen des Rückens und des Kopfes so gut wie möglich zu entspannen. Er/Sie soll dann ein Bild aufrufen von einer Situation, in der er/sie sich in der Vorstellung hinsetzt und sich wohlfühlt (z. B. am Strand, im Lehnsessel, am Kamin, auf einer Wiese, auf einem Bergvorsprung mit Blick ins Tal usw.).

Das Album des Lebens, in dem Pat. nun gleich blättern wird, hat auf der obersten Seite die Gegenwart und je weiter nach hinten geblättert wird, umso mehr tauchen die Bilder aus der Vergangenheit auf. Ganz hinten sind die Seiten, die unserer Erinnerung nicht zugänglich sind, aber zur Existenz gehören. Je nach Thema sucht Pat. nun im Album des Lebens bestimmte Szenen, Bilder, Zeiten, Erfahrungen und imaginiert sie vor dem inneren Auge. Dabei kann mehrfach im Album des Lebens hin- und hergeblättert werden, damit vielfältige Aspekte zum bearbeitenden Thema herausgefunden werden. Bei der Imagination kann es einen verbalen Austausch mit dem Pat. geben. Er/Sie antwortet, erzählt laut, Th. fragt ggf. nach.

Ein Beispiel zum *Umgang mit unterschiedlichen sexuellen Erfahrungen im Leben* wird den Ablauf dieser Übung verdeutlichen:

Versuchen Sie, eine ganz entspannte Haltung zu finden ... stellen Sie sich jetzt vor, Sie sitzen an einem Ort Ihrer Wahl, der dieses Gefühl der Entspannung fördert, z. B. an einem Kamin, auf einer Wiese, an einem Strand, auf einem Berg mit Blick über das Tal usw. Stellen Sie sich dieses Bild intensiv vor Ihrem inneren Auge vor ... und jetzt, wenn Sie da sitzen, liegt neben Ihnen das Album Ihres Lebens. Es hat einen Einband, den Sie sich selbst ausgesucht haben. In diesem Album ist alles enthalten, was in Ihrem Leben passiert ist, was Sie erfahren haben, und auch, was Ihnen widerfahren ist ... Nehmen Sie nun dieses Album und legen Sie es auf Ihren Schoß. Wenn Sie die erste Seite aufblättern, sehen Sie dort die Bilder Ihrer Gegenwart. Die Orte, an denen Sie leben und arbeiten, Ihre Beziehungen, alles, was zu Ihrer Gegenwart gehört, auch Ihre aktuelle Sexualität. Wenn Sie weiter zurückblättern, tauchen Sie immer mehr in Ihre persönliche Vergangenheit ein. Ganz am Ende dieses Albums sind die Seiten, zu denen Ihnen Ihre Erinnerung fehlt. Dennoch sind es die ersten Jahre Ihres Lebens, die Sie auch schon mit vielen Erfahrungen durchlebt haben ...
Es wird jetzt darum gehen, die Erfahrungen anzuschauen, die in Ihrem Leben mit Ihrer Sexualität verbunden sind.
Blättern Sie jetzt in Ihrem Lebensalbum zu der Stelle, wo Sie die erste Erfahrung mit Sexualität sammelten, die für Sie in Ihrem Leben eine Bedeutung hatte. Schauen Sie sich die Bilder an, die Sie in Ihrem Lebensalbum vorfinden und die Sie vor Ihr inneres Auge holen. Dort finden Sie sich, die Person oder die Situation in Ihrem Leben mit dem Thema Sexualität. Schauen Sie die Bilder genau an. Verbinden Sie die Bilder mit Gefühlen und schauen Sie, welche Gedanken Ihnen zu diesen Bildern durch Ihren Kopf gehen. Alles darf sein. Schauen Sie sich diese Situation an. Schauen Sie sich genau an und achten Sie auf Ihre Gefühle. Spüren Sie, ob mit der Situation alles okay ist oder ist noch etwas ungeklärt geblieben ...? Konnten Sie aus dieser Erfahrung in Ihrer Vergangenheit etwas für Ihr Leben lernen?
Blättern Sie nun weiter und suchen Sie in Ihrem Lebensalbum eine weitere Situation, in der Sie mit dem Thema Sexualität konfrontiert wurden ... (ungefähre Wiederholung des Gesagten).

Danach noch eine weitere Situation suchen und bezüglich Gedanken und Gefühlen wirken lassen.

Sie haben jetzt die Gelegenheit, sich zwei sexuelle Situationen genauer anzuschauen, eine positive und eine belastende.
Blättern Sie im Album Ihres Lebens bis zu einer sexuellen Erfahrung, die Ihnen richtig gutgetan hat, vielleicht eine von denen eben, vielleicht eine ganz andere ... Beschreiben Sie die sexuelle Situation. Schauen Sie die Bilder genau an. Verbinden Sie diese Bilder mit anderen Bildern. Eventuell sehen Sie eine Person genau vor Ihrem inneren Auge, die mit dieser Erfahrung verbunden ist. Wie haben Sie diese Situation erlebt? Was war das Positive für Sie? Gab es positive

Erfahrungen aus Ihrer eigenen Vergangenheit, die hilfreich für dieses positive Erleben waren? Konnten Sie aus dieser sexuellen Erfahrung etwas für Ihr weiteres Leben mitnehmen?
Blättern Sie im Album Ihres Lebens nun bis zu einer sexuellen Erfahrung, die Ihnen nicht gutgetan hat, die belastend, negativ war. Beschreiben Sie auch diese sexuelle Situation. Schauen Sie die Bilder genau an. Verbinden Sie diese Bilder mit anderen Bildern. Wie haben Sie diese sexuelle Situation erlebt? Was war das Negative, das Belastende für Sie? Gab es negative Erfahrungen aus Ihrer eigenen Vergangenheit, die dieses belastende Erleben gestärkt haben? Was haben Sie getan, um mit dieser negativen Erfahrung fertigzuwerden? Hat diese sexuelle Erfahrung eine Bedeutung für Ihr weiteres Leben gehabt? Wenn Sie heute wieder eine solche negative Erfahrung erleben würden, falls überhaupt denkbar, hätten Sie Strategien dafür? Ist alles abgeschlossen mit dieser Situation?
Blättern Sie nun noch einmal auf die erste Seite Ihres Lebensalbums, dort, wo Sie Ihre Gegenwart vorfinden. Wie erleben Sie heute Ihre Sexualität, Ihre eigene, Ihre partnerschaftliche? ... Holen Sie Bilder zu Ihrer heute gelebten oder auch nicht gelebten Sexualität vor Ihr inneres Auge. Was gefällt Ihnen, tut Ihnen gut, befriedigt Sie? Was macht das Positive aus? ... Was gefällt Ihnen nicht, ist belastend, tut Ihnen nicht gut? Was macht die Belastung aus? Könnten Sie sich vorstellen, was passieren könnte, dass die Belastung nachlässt, verschwindet? ... Wenn Sie fünf Jahre weiterdenken und sich vorstellen, es gäbe auch Seiten für die Zukunft in Ihrem Lebensalbum, die jetzt noch weiß sind, und Ihre Sexualität wäre in fünf Jahren sehr befriedigend, was wäre dann gleich wie heute, was wäre anders, was hätte sich verändert?
Bevor Sie Ihr Lebensalbum schließen, hängen Sie noch irgendwo fest? Müsste noch irgendetwas erledigt werden? Spüren Sie Ihren Gefühlen genau nach. Alle Gefühle und alle Gedanken sind erlaubt und gehören zu Ihnen ... Beantworten Sie am Schluss noch folgende Fragen: Was möchte ich festhalten? Was möchte ich loslassen?

Entsprechend des Themas von Pat. sollten die Fragen sehr individuell zugeschnitten und auf Pat. ausgerichtet sein.

Abschluss der Imagination:
Lassen Sie die alle Bilder nun wieder zurückgleiten in das Album Ihres Lebens. Nichts geht verloren, alles ist festgehalten im Album Ihres Lebens. Immer wieder werden Sie Zugang finden zu Ihren persönlichen Erfahrungen in Ihrem Leben, die in Ihrem Lebensalbum festgehalten sind.
Schließen Sie jetzt das Album Ihres Lebens und legen Sie es wieder neben sich ... Kommen Sie jetzt langsam wieder in diesen Raum zurück.

Bezug: Teil I Kap.	2.3 und 3.5.10
Weitere Informationen	Diese Reise kann für alle möglichen Themen mit Blick in die Vergangenheit, jeweils modifiziert, in der Arbeit mit Pat. genutzt werden.

28. Inhalte von Sexualanamnese und Exploration

Einsatzmöglichkeit	Therapie
Ziel	Strukturiertes Erfahren vieler Themen rund um Sexualität und sexuelle Probleme. Diese Übung ist ein wichtiger Teil der sexuellen Diagnostik und orientiert sich nur teilweise am vorgebrachten Problem.
Setting	Einzeln, Paar
Bereich	Therapeutischer Leitfaden/Diagnostik
Zeitpunkt	Zu Therapiebeginn

Beschreibung der Übung

Frau/Mann/Divers

A) Zur Funktion der sexuellen Symptomatik

- Was ist das Problem?
- Wie oft tritt die Symptomatik auf?
- Wie ausgeprägt ist die sexuelle Problematik?
- Seit wann besteht die Symptomatik?
- In welcher Situation tritt die sexuelle Symptomatik auf bzw. nicht auf?
- Bei welcher Technik tritt die sexuelle Symptomatik auf bzw. nicht auf?
- In welcher (Art von) Beziehung tritt diese sexuelle Symptomatik auf bzw. nicht auf?
- Wie verhält es sich mit sexueller Lust, Erregung, Orgasmus, Ejakulation, Befriedigung?
- Wird Selbstbefriedigung praktiziert? Wenn ja, wie häufig, wann, wie?
- Was klappt gut?

B) Zur Bedeutung der sexuellen Symptomatik

1. Für das Intrapersonale, das eigene Erleben:

- Was bedeutet die sexuelle Problematik für Sie? Gibt es Gefühle von Scham, von Scheitern (liegen Ängste vor, den eigenen Erwartungen nicht zu entsprechen, nicht zu genügen)?
- Wird die eigene sexuelle Potenz als defizitär erlebt?
- Was würde es für Sie bedeuten, wenn das sexuelle Symptom verschwinden würde?

2. Für das Interpersonelle, das Beziehungserleben:

- Was bedeutet das sexuelle Problem für Ihren Partner, Ihre Partnerin?

- Wer leidet worunter?
- Wer leidet mehr?
- Wird über Sexualität gesprochen?
- Findet ein Rückzug auf der Paarebene statt? Wenn ja, ein emotionaler oder ein sexueller oder beides?
- Fühlt sich ein Partner, eine Partnerin verantwortlich oder schuldig für die sexuelle Problematik (liegen Ängste vor, den Erwartungen des/der anderen nicht zu entsprechen, nicht zu genügen)?
- Was würde es für die Paarbeziehung bedeuten, wenn die sexuelle Problematik verschwinden würde?
- Stellt die Symptomatik möglicherweise einen Schutz für das Paararrangement dar?

C) **Zur sexuellen Geschichte**
(Erfahrung, Haltung, Orientierung)

- Welcher Art waren Ihre ersten Erfahrungen mit Sexualität?
- Wie wurde Ihnen die elterliche Einstellung zur Sexualität vermittelt oder erlebt?
- Gibt es Erinnerungen an erste Masturbationserfahrungen?
- Wie wurde Pubertät und Adoleszenz erlebt?
- Wann fanden Ihre erste sexuelle Begegnungen mit anderen Partner*innen statt?
- Wie hat sich Ihre eigene sexuelle Orientierung entwickelt?
- Wann fanden Ihre ersten koitalen Erfahrungen statt?
- Welcher Art waren diese ersten Erfahrungen?
- Kam es zu Schwangerschaften?
- Kam es zu Abtreibungen?
- Wie wurde verhütet?
- Haben Sie eigene Kinder?
- Wie verhält es sich bei Ihnen mit einem Kinderwunsch?
- Liegen bei Ihnen Erfahrungen mit sexuellen Übergriffen bzw. sexuellen Gewalterfahrungen vor?
- Liegen Erfahrungen mit sexuell abweichendem Verhalten vor, sei es initiiert durch Wünsche anderer oder auch initiiert durch eigene Wünsche?

Paararbeit

(sinnvoll ist zunächst eine getrennte Beantwortung durch die Partner*innen)

Auftragsklärung bei therapeutischem Einsatz

- Wer hat die Initiative zum Erstgespräch ergriffen? Warum kommen Sie gerade jetzt in Behandlung?
- Welches Problem gibt es? Wer definiert, dass oder ob es ein Problem gibt?

- Gibt es bereits eine Annahme darüber, wie das Problem entstanden ist? Wie sich das Problem entwickelt hat bis heute?
- Gibt es einen Unterschied? Ist es einmal besser, einmal schlechter?
- Gibt es bereits Lösungsversuche? Wer hat sie initiiert? Wer hat sie „verhindert"?

Partnerschaft

- Wo liegen die Stärken und Schwächen der Beziehung?
- Wie zeigen sich Zuneigung, Zärtlichkeit im Alltag?
- In welchen Bereichen zeigt sich die Partnerschaft gut?
- In welchen Bereichen zeigen sich Spannungen? Wie werden sie gelöst, aufrechterhalten?
- Welchen Einfluss haben Spannungen auf die Sexualität? Wirken sie förderlich oder hinderlich?
- Welche Wünsche (allgemein) gibt es an den Partner, die Partnerin?

Sexualität

- Was ist guter Sex? Wenn es nach Ihnen ginge, wie würde die Sexualität aussehen?
- Gibt es Unterschiede im Erleben, den Wünschen? Werden die Wünsche benannt?
- Wer ergreift die Initiative zur Sexualität?
- Woran merken Sie, dass die Partnerin, der Partner (Sie selbst) Lust auf Sexualität hat (haben)? Wie reagieren Sie dann?
- Was tun Sie, wenn Sie keine Lust auf Sex haben, aber die Partnerin, der Partner Lust hat?
- Was tun Sie, wenn Sie Lust auf Sex haben, aber die Partnerin, der Partner keine Lust hat?
- Gibt es Probleme in bestimmten Phasen der Sexualität?
- Was klappt gut?
- Haben Sie Sex schon einmal eingefordert oder auf Druck mitgemacht?

Bezug: Teil I Kap. 2.3

29. Kegelübung, Beckenbogentraining, vaginales Training

Einsatzmöglichkeit	Selbsthilfe
Ziel	Training der Genitalmuskulatur zur Stärkung einer besseren Durchblutung im Genitalbereich, was sich positiv auf Erregung und Orgasmuserleben auswirken kann. Bei regelmäßiger Anwendung und wenn dem sonst nichts entgegensteht, kann auch das Empfinden sexueller Lust durch diese Übung gesteigert werden.
Setting	Einzeln
Zeitpunkt **Dauer**	Jederzeit, auch unabhängig von sexuellen Problemen 1 Minute

Beschreibung der Übung

Hier wird die Übung vor allem für Frauen beschrieben, sie kann ebenso für das männliche Genital hilfreich sein.
Um die Scheide herum gibt es einen Muskelring, dessen wichtigster Muskel einen unaussprechlichen Namen hat, nämlich Musculus pubococcygeus. Insbesondere die Durchblutung dieser Muskeln hat eine wichtige Bedeutung für die Gefühle im weiblichen Genital.
Der „Erfinder" dieser Übung, der Gynäkologe Arnold Kegel, hat sie Mitte des letzten Jahrhunderts entwickelt. Er empfahl sie Frauen, die unter Problemen beim Wasserlassen litten. Zu seiner Überraschung und zur Überraschung der Frauen berichteten einige Frauen, dass sie durch diese Übung auch das sexuelle Empfinden und das Orgasmuserleben steigern konnten. Es gibt mehrere Variationen dieser Übung, die viele Frauen auch aus der Schwangerschaftsgymnastik und der Rückbildungsgymnastik nach Geburten kennen.
Hier soll die Übung einmal in der klassischen Form beschrieben werden, anschließend in einer etwas mehr spielerischen Form.

Die klassische Übung

Stelle dich mit leicht geöffneten Beinen (bekleidet) auf den Boden und spüre den festen Boden unter deinen Füßen. Spanne nun einmal den Muskel an, mit dem du den Urinstrahl unterbrichst. Zähle bis drei und lasse wieder los. Wiederhole diese Übung dreimal.

Kneife nun einmal die Gesäßbacken fest zusammen, zähle bis drei und lasse wieder los und wiederhole diese Übung auch dreimal.
Jetzt gehe mit deinem inneren Auge einmal genau zwischen diese beiden Regionen in deinem Körper, die du mit dem Anspannen beim Unterbrechen des Urinstrahls und beim Anspannen des Gesäßmuskels in Erfahrung gebracht hast – genau auf den Punkt dazwischen, wo sich deine Vulva befindet. Atme nun aus und ziehe beim Einatmen den Muskel genau in der Mitte, dort, wo sich die Vulva befindet, so intensiv wie möglich hoch und spanne ihn an. Halte den Muskel drei Sekunden angespannt (bis drei zählen), entspanne ihn dann wieder, warte wieder drei Sekunden. Versuche nun, nicht einfach zu entspannen, sondern drücke beim Loslassen den Muskel nach unten, als ob du etwas aus der Vulva hinauspressen würdest. Versuche dabei immer, regelmäßig zu atmen.
Diese Übung kannst du so oft, wie du willst, durchführen, wenn du Zeit und Gelegenheit dazu hast, an der Bushaltestelle, im Sitzen, an der Käsetheke usw. Gut wäre es am Anfang einmal am Tag, später vielleicht zwei- bis dreimal in der Woche. Eine gut durchblutete Vulva kannst du auch an einem guten Gefühl in deinem Vaginalbereich merken.

Für Männer:
Als Mann kannst du diese Übung ebenso durchführen, wie eben beschrieben. Du markierst nach dem Anhalten des Urinstrahls und dem Zusammenziehen der Gesäßbacken den Punkt genau in der Mitte, dort, wo sich dein Damm befindet. Und du versuchst, die Muskeln des Damms nach oben zu ziehen und nach unten zu drücken.

Spielerische Variante:
Wenn du die Ausgangsstellung eingenommen und die Muskeln erkundet hast, mit denen du den Urinstrahl abdrücken und die Gesäßbacken zusammenziehen kannst, und die Muskeln dazwischen lokalisiert hast, dann stelle dir vor, dass unten auf dem Boden eine pralle, rote Kirsche liegt. Stelle dir nun weiterhin vor, es gibt vom Boden bis in deinen Körper hinein einen Fahrstuhl. Du versuchst nun, diese Kirsche beim Anspannen im Fahrstuhl so hoch wie möglich zu ziehen. Zur ersten Etage, zur zweiten Etage, zur dritten Etage, die vierte Etage ist der Beginn deines Körpers, ggf. gibt es auch noch eine fünfte und sechste Etage. Wenn du jetzt den besagten Muskel nach oben ziehst, dann stelle dir vor, die Kirsche würde im Fahrstuhl zu den einzelnen Etagen fahren. Beim ersten Mal wirst du vielleicht die erste und die zweite Etage schaffen, danach lässt du einfach locker, sodass die Kirsche wieder nach unten fahren kann. Dann startest du wieder mit dem Hochziehen, vielleicht kommst du bis zur dritten oder bis zur vierten Etage. Am besten führst du die Übung so oft durch, bis du eine möglichst hohe Etage für die Kirsche (in deiner Vorstellung) erreichen kannst.

Bezug: Teil I Kap. 1.13, 2.4.2, 3.6.1 und 3.6.2

30. Keine Erektion bekommen wollen oder sie wieder verlieren wollen

Einsatzmöglichkeit	Therapie, Selbsthilfe
Ziel	Eine paradoxe Intervention, damit nicht der Penis den Mann, sondern der Mann den Penis und seine Erregung kontrolliert.
Setting **Bereich**	Mann, Paar Körper, Gefühle
Zeitpunkt **Dauer**	Während der Interventionen 5–20 Minuten

Beschreibung der Übung

In dieser Übung sollen Sie zwei Dinge tun: erst Ihr altes Erektionsproblem nachspielen und dann anders damit umgehen als vorher. Wenn es Ihnen früher Probleme bereitet hat, eine Erektion zu bekommen, wenn Ihre Partnerin/Ihr Partner Sie stimulierte, dann lassen Sie sich jetzt von ihr/ihm stimulieren und sehen Sie zu, dass Sie auch diesmal keine Erektion bekommen. Wenn es Ihnen früher Sorgen machte, dass Ihr Penis beim Koitus schlaff wurde, dann spielen Sie dieses Problem jetzt nach und sorgen Sie dafür, dass Ihre Erektion dabei verschwindet. Was auch immer Ihr altes Problem war, lassen Sie es wieder aufleben. Vielleicht kann auch der eine oder andere Sorgengedanken dabei helfen.

Nachdem es Ihnen gelungen ist, keine Erektion zu bekommen oder sie wieder zu verlieren, gehen Sie mit der Situation auf eine Art und Weise um, die Sie und Ihre Partnerin/Ihr Partner weiterbringt. Akzeptieren Sie, was passiert ist, aber entschuldigen Sie sich nicht dafür. Schlagen Sie stattdessen etwas vor, das sich für die Partnerin/den Partner gut anhört. Hier ist ein Beispiel: „Ich glaube nicht, dass ich wieder einen hochkriege, aber ich würde jetzt gerne etwas für dich tun. Wozu hast du denn Lust?" oder: „Das klappt heute nicht, hoffe, das ist auch okay für dich. Sollen wir noch was anderes tun?" Vielleicht belassen Sie es dabei, vielleicht verständigen Sie sich noch auf etwas Anderes. Wenn ja, dann tun Sie es einfach. Das einzig Wichtige dabei ist, dass Sie mit sich selbst, miteinander und mit dem, was Sie tun, zufrieden sind.

Wiederholen Sie diese Übung so oft, bis Sie sich vollkommen daran gewöhnt haben, eine Erektion zu verlieren und mit der Situation umzugehen. Bei manchen

Männern reichen ein, zwei Übungsdurchgänge aus, andere profitieren nach mehreren Wiederholungen.

Bezug: Teil I Kap.	3.6

31. Kommunikation durch Massage erproben

Einsatzmöglichkeit	Selbsthilfe
Ziel	Gegenseitige Massage nutzen, um mit Rückmeldungen zu experimentieren und eine sinnvolle Kommunikation einzuüben.
Setting	Paar
Zeitpunkt	Jederzeit
Benötigtes Material	Weiche Unterlage, Massageöl

Beschreibung der Übung

Für die Atmosphäre der gegenseitigen Massage ist es wichtig, dass es beiden gefällt. Partner*innen sollten – wenn möglich – nackt sein, Licht und auf Wunsch Musik nach Wahl. Es sollte ein Zeitpunkt gewählt werden, an dem beide für etwa eine Stunde allein und ungestört sein können.
Vorab erfolgt eine Absprache, wer zunächst aktiv (gebend) und wer zunächst passiv (empfangend) sein wird. Es soll auch verabredet werden, dass die direkten Genitalien bei dieser Massage ausgeschlossen sein sollen, da es nicht um sexuelle Erregung geht, vielmehr dient die Übung dem Ziel, Rückmeldung für das Erlebte zu geben.
Die jeweilige Massage sollte etwa 20 bis 25 Minuten dauern, wobei der Vorder- bzw. Rückseite des Körpers etwa die Hälfte der Zeit zukommen soll.
Es ist noch einmal zu betonen, dass es nicht in erster Linie auf das Geben und Nehmen einer Massage ankommt, sondern dass die Massage dafür genutzt wird, mit der Rückmeldung durch die empfangende Person (A) an die gebende Person (B) zu experimentieren und umgekehrt. Es können verschiedene Formen der Rückmeldung genutzt werden, insbesondere natürlich durch die Sprache, aber auch durch Bewegungen des Körpers oder durch Laute.
A entscheidet, ob zunächst die Vorder- oder die Rückseite massiert werden soll, B achtet neben den Massagegriffen auch auf die Zeit.
Nachdem sich A auf die Unterlage gelegt hat mit der Körperseite der Wahl nach oben, beginnt B mit der Massage. Dabei kann B durchaus die Massagetechnik variieren, von leichtem Streicheln bis zu festem Drücken, mit Kreisbewegungen, Auf- und Abbewegungen usw. Es kommt nicht darauf an, ob B Erfahrung mit Massage hat, Hintergrund der Übung soll die Erfahrung sein

zu erleben, wie der Partner oder die Partnerin auf die körperlichen Berührungen reagiert. Sollte dabei eine sexuelle Erregung auftreten, bleibt sie unberücksichtigt, sie ist nicht das Ziel dieser Übung. Es können alle Körperteile in die Massage einbezogen werden, von den Zehen bis zur Stirn, außer den Genitalien. Es kann im Vorfeld auch abgesprochen werden, ob die Massage eher sinnlich sein oder eher der Körperentspannung dienen soll.

Nun kommt das Wichtigste während der Massage: A soll die massierenden Berührungen bewusst wahrnehmen und auf verschiedene Art und Weise Rückmeldungen geben, ob sie positiv erlebt werden, ob fester oder leichter massiert werden soll, ob mehr die Hände, die Finger oder die Fingernägel genutzt werden sollen, ob Berührungen schneller oder langsamer erfolgen sollen. Es können auch Rückmeldungen gegeben werden, dass etwas anders gemacht werden könnte, z. B. etwas fester, mehr nach rechts usw. Dabei ist darauf zu achten, dass nicht ununterbrochen Rückmeldungen gegeben werden, die auf Veränderungen abzielen, sondern dass auch einmal für einen kurzen Zeitraum bestimmte massierende Berührungen erlebt werden, um zu spüren, ob sich durch die Dauer der Momente vielleicht auch Gefühle, Empfindungen verändern.

Auch B kann natürlich Fragen stellen, die dabei helfen, das Massierende selbst bewerten, beibehalten oder verändern zu können: „Gefällt es dir so?", „Soll ich etwas fester massieren?", „Soll ich an dieser Stelle noch etwas bleiben?" usw.

Wenn gewünscht, können in einem weiteren Teil die Genitalien in die Massage einbezogen werden.

Da es in dieser Übung nicht um das Thema „Sexualität", wohl aber um das Thema „Körperlichkeit im partnerschaftlichen Umgang" geht, kann sie ein gutes Experiment darstellen für das Ausprobieren von Rückmeldungen, die auch für die partnerschaftliche Sexualität und das partnerschaftliche sexuelle Verhalten von Bedeutung sein können.

Für die Durchführung dieser Übung ist es Voraussetzung, dass zwischen dem Paar gerade eine gute Stimmung besteht, die es ermöglicht, sich auf die gegenseitige Massage einzulassen.

Bezug: Teil I Kap. 3.5.8

32. Körperbild

Einsatzmöglichkeit	Therapie, eingeschränkt Selbsthilfe
Ziel	Positiv versus negativ besetzte Bereiche des eigenen Körpers mit kreativen Mitteln beschreiben. Bedeutsam auch für die Bewertung des Körpers beim Ausleben von Sexualität, Erfahrung angenehmer Körperregionen, negativ besetzter Körperregionen, „Egal"-Regionen. Klärung, woher Bewertungen kommen, wie Bewertungen verändert werden können oder wie Problembereiche akzeptiert werden können. Zur Erfahrung (Diagnostik), auch für Veränderungen. Evtl. eignet sich die Übung Nr. 17 *„Fantasiereise durch den Körper"* vor der Durchführung dieser Übung. Anleitung und Auswertung können auch mit Therapeut*in erfolgen.
Setting **Bereich**	Einzeln Körper, Gefühle, Gedanken
Dauer	Ca. 1 Stunde
Benötigtes Material	Große Blätter Papier (z. B. 2x Flipchart, auf der Rückseite zusammengeklebte DIN-A3-Blätter oder Packpapier) jeweils in Körpergröße (plus 20 cm länger als Körper und jeweils 10 cm breiter als die leicht angewinkelten Arme) Buntstifte oder Wachsmalstifte

Beschreibung der Übung

Falls es keine vorherige Imaginationsarbeit gibt:

Suchen Sie sich einen Platz im Raum, wo Sie gut stehen und sich auf sich selber besinnen können. Nehmen Sie in der Vorstellung Kontakt zu Ihrem Körper auf. Stellen Sie sich Ihre Körperkonturen vor. Als Nächstes ertasten Sie Ihren Körper real mit den Händen von Kopf bis Fuß. Nehmen Sie sich hierfür etwas Zeit. Sie können sich dabei vorstellen, dass Ihr Körper für Sie ganz neu ist, dass Sie ihn ganz neu entdecken.
Falls ein solcher Körperkontakt zu direkt ist, können Sie auch einen kleinen Ball nehmen und mit diesem die Körperkonturen abrollen.

Alternativ:
Stellen Sie sich bekleidet vor einen großen Spiegel und betrachten Sie Ihre Körperkonturen von Kopf bis zu den Füßen.

Pat. nimmt dann einen Bleistift und malt die Körperkonturen auf ein großes Blatt Papier (Lebensgröße). Am besten ist es jedoch, wenn Partner*in oder eine vertraute Person die Körperkonturen an Pat. entlang möglichst körpernah abzeichnet, mit Haaren, Fingern, Füßen zur Seite. Dann werden Haare, Augen, Nase, Ohren, Mund, Finger usw. nachgearbeitet, nicht naturgetreu, nur als solche erkennbar. Als Nächstes nimmt Pat. drei Farbstifte (Buntstifte oder Wachsmalstifte), die für sie/ihn eine positive Farbe, eine negative Farbe und eine neutrale Farbe symbolisieren.
Malen Sie nun den ganzen Körper aus, Region nach Region, Teil nach Teil. Nutzen Sie die drei Farben dafür, wenn Sie einen Körperteil mögen, nicht so mögen oder er Ihnen egal ist. Bitte seien Sie eher präzise in der Körperaufteilung, manchmal werden Fingernägel oder eine Wade, ein Ohrläppchen usw. anders bewertet als die Region drumherum. Sie können auch eng nebeneinanderliegende Striche machen. Malen Sie wirklich den ganzen Körper aus, seine Rückseite können Sie durch jeweils entsprechend farbige Pfeile kennzeichnen.

Nach Beendigung des Ausmalens:
*Hängen Sie nun das Bild an die Wand und schauen Sie es sich aus allen Perspektiven an. Gut wäre es, wenn Sie einer vertrauten Person, z. B. Partner*in, es im Detail beschreiben könnten. Diese Person sollte Sie allerdings in Ihrer Bewertung nicht korrigieren, sondern sich Ihre Beschreibung anhören und ggf. sachliche Fragen stellen.*

Nach der Beschreibung:
Suchen Sie sich nun drei bis fünf Regionen aus, deren Bewertung Sie auf die Schliche kommen möchten, und beantworten Sie dazu folgende Fragen:

- Was finde ich genau gut oder nicht gut?
- Woher habe ich die Bewertung? (gelesen, von jemand über mich gehört, über jemand anderes gehört, haben die Eltern gesagt, zu mir, zu sich ...)?
- Stammen diese Bewertungen aus Zeitschriften, Fernsehsendungen usw.?
- Was wären Veränderungswünsche?
- Inwieweit haben die Probleme etwas mit meiner gelebten Sexualität zu tun?

(Für den Umgang mit Problemen in Bezug auf den eigenen Körper siehe unter „Bezug")

Bezug: Teil I Kap.	2.7 und 3.5.2
Weitere Informationen	Mündlich überliefert von Sandra Nikesch https://psychotherapie-nikesch.de

33. Körperliche und sexuelle Selbsterfahrung mit verschiedenen Stufen

Einsatzmöglichkeit

Therapie; Selbsterfahrung nur bei leichteren sexuellen Problemen

Ziel

Die nachfolgenden Übungen zur körperlichen und sexuellen Selbsterfahrung sind geeignet, den eigenen Körper zu erkunden, wahrzunehmen und zu erleben. Neben dem Kennenlernen des eigenen Körpers, seinen Reaktionen und seinen sexuellen Empfindungen helfen diese Übungen auch, Ängste, Schamgefühle, Ekelgefühle usw. zu verringern und genussvolle, sinnliche, lustvolle und erregende Gefühle wahrzunehmen, zu spüren und anzunehmen.

Die Übungen:

- Genussübung: Riechen, Schmecken, Tasten, Hören
- Duschen und den Wasserstrahl spüren, dgl. unter Einbeziehung der Genitalien
- Eincremen, Einmassieren von Lotion
- Teilbekleidet, dann unbekleidet den gesamten Körper im Spiegel betrachten
- Mit Handspiegel Genitalien erkunden
- Erkunden des gesamten Körpers unter Aussparung der Brüste, des Pos und der Genitalien
- Dgl. unter Einbeziehung von Brüsten, Po, Genitalien
- Erkunden der Genitalien mit den Fingern
- Massieren des Körpers unter Aussparung der Genitalien, dgl. unter Einbeziehung der Genitalien
- Dgl. begleitet von Stöhnen, Seufzen, Orgasmus spielen
- Zunehmend erregendes Streicheln unter Einbeziehung verschiedener Köperregionen
- Zunehmend unter Einbeziehung der Genitalien
- Zunehmend mit Suche nach besonders zu erregenden Körperregionen, auch Genitalien
- Steigerung des erregenden Streichelns und Massierens bis zur Empfindung starker erregender Gefühle

- Spielen mit der Erregung (Erregung kommen und gehen lassen)
- Identifizieren und Stimulieren der Regionen, die zum sexuellen Höhepunkt führen (individuelle Stimulierung).

Setting	Einzeln
Bereich	Körper, Verhalten
Zeitpunkt	Zu diagnostischen Zwecken (was gefällt, was macht Probleme), ansonsten vor allem als therapeutische Interventionen (Sensate Focus)
Dauer	Je nach Übung unterschiedliche Dauer
Benötigtes Material	Bett oder weiche Decke, ggf. Dusche, Badewanne, ein großer Spiegel, ein Handspiegel, Massageöl (alles je nach Übung)

Beschreibung der Übung

Die Übungen bauen aufeinander auf. Ordnen Sie sich zunächst bei den Übungen dort ein, was Ihnen nicht schwerfällt, ggf. gefällt. Die Übungen, auf die dies zutrifft, können Sie durchführen, wenn Sie Lust darauf haben. Ihr Programm in Bezug auf Ihre sexuellen Probleme beginnt mit der Übung, die vor der Übung kommt, die Ihnen schwerfällt, Ihnen Probleme bereitet, sozusagen als leichter Einstieg. Es kann auch sein, dass Ihnen Übungen leichtfallen, zwischendurch aber schwierige Übungen auftauchen.

Danach folgen die schwierigeren Übungen aus der Liste. Bitte immer eine Übung pro „Sitzung" durchführen. Wenn Probleme in den Gefühlen, in den Gedanken, körperlicher Art auftreten, versuchen Sie dennoch, die Übung weiterzuführen, am besten, bis die unangenehmen Gefühle nachlassen. War eine Übung schwierig, wiederholen Sie sie in der nächsten „Sitzung". Ansonsten gehen Sie in der nächsten „Sitzung" zu nächsten Übung aus der Liste.

Falls Sie denken sollten, dass die eine oder andere Übung für Sie nicht relevant ist, sollten Sie diese doch durchführen, da sich positive Aspekte einzelner Übungen auf die sexuelle Zufriedenheit insgesamt auswirken können.

Sollte eine Übung auch bei der wiederholten Durchführung Probleme bereiten, können Sie sich einen Zwischenschritt zur Erleichterung überlegen.

Es empfiehlt sich, 1–2 Übungen pro Woche durchzuführen.

Und bedenken Sie bitte, es sind Übungen, die auch als solche zu sehen sind und nicht als Teil Ihrer zukünftigen Sexualität, die Sie dann ganz entsprechend Ihrer Wünsche gestalten werden.

Bezug: Teil I Kap.	3.5.1 und 3.6
Weitere Informationen	Diese Übungen gehören zum Sensate Focus und stellen das Hauptkonzept der Sexualtherapie dar. Sensate Focus als Paarübungen findet sich ausführlich in Kap. 3.6.4 in Teil I.

34. Mehr gute Gefühle

Einsatzmöglichkeit	Therapie, Selbsthilfe
Ziel	Eine Prüfung, welche positiven Gefühle in der Partnerschaft gerne mehr oder intensiver erlebt werden möchten.
Setting	Einzeln
Bereich	Gefühle

Beschreibung der Übung

Nehmen Sie sich ein wenig Zeit und überlegen Sie sich, welche Gefühle, Gewissheiten und Empfindungen Sie gerne öfter haben möchten. Gerne können Sie sich dazu Notizen machen. Dazu können Sie sowohl die folgende Liste als Wegweiser verwenden als auch andere Punkte hinzufügen oder sie mit Ihren eigenen Worten ergänzen (hilfreich hierfür ist auch die Emotionsliste, siehe Übung Nr. 13).

- ***Attraktivität:*** *Das Gefühl, dass Ihre Partnerin/Ihr Partner Sie körperlich und auch darüber hinaus attraktiv findet, oder auch, dass Sie dieses Gefühl in der Beziehung von sich aus erleben.*
- ***Geborgenheit, Aufmerksamkeit:*** *Das Gefühl, dass Ihre Partnerin/Ihr Partner sich um Sie kümmert und Sie ihr/ihm wichtig sind.*
- ***Nähe:*** *Ein Gefühl der Nähe, der Gemeinsamkeit oder Verbundenheit mit Ihrer Partnerin/Ihrem Partner.*
- ***Selbstbestätigung:*** *Sich wirklich gut fühlen und mit sich zufrieden sein. Viele Menschen bekommen dieses Gefühl durch ihre Arbeit, durch Beziehungen und soziale Kontakte, viele aber auch durch Sex. Manche Menschen wollen oft Sex, um mit sich zufriedener zu sein, woraus Probleme entstehen können, wenn Partner*innen gerne weniger möchten oder es keine Partnerschaft gibt.*
- ***Sich sexuell begehrenswert fühlen:*** *Das Bewusstsein, dass Sie sexuell begehrt werden.*
- ***Sich frei fühlen:*** *Ein Gefühl der Freiheit, trotz Beziehung nicht angebunden zu sein.*
- ***Wichtig sein:*** *Das Wissen, in der Beziehung wichtig zu sein.*
- ***Liebe:*** *Wir alle definieren Liebe auf unsere eigene Art. Auch wenn Liebe schwer in Worte zu fassen ist, wissen wir, was wir damit meinen und wann wir uns geliebt fühlen. Vielleicht möchten Sie sich öfters geliebt fühlen.*

- ***Leidenschaft:*** *Ein Gefühl der Aufregung, der Erregung, der Begierde oder der Lust.*
- ***Sexuelle Erfüllung:*** *Hier geht es darum, herauszufinden, was Sie sexuell erfüllt – versuchen Sie, möglichst genau zu beschreiben, was alles dazu beitragen könnte.*
- ***Unterstützung:*** *Das Gefühl, dass Sie sich von Ihrer Partnerin/Ihrem Partner, auch wenn sie/er vielleicht nicht immer einer Meinung mit Ihnen ist, dennoch grundsätzlich unterstützt fühlen und Ihnen zugestanden wird, sich weiterzuentwickeln. Dies beinhaltet auch das Recht beider auf eigene Entscheidungen.*

Bezug: Teil I Kap. 3.5.2

35. Mehr positive sexuelle Gedanken und Bilder entwickeln

Einsatzmöglichkeit	Therapie, Selbsthilfe
Ziel	Sind die Problemgedanken identifiziert und zumindest teilweise verändert, heißt es nun, den Schatz positiver Gedanken zu erweitern.
Setting	Einzeln
Bereich	Gedanken
Dauer	Weniger als 5 Minuten pro Tag
Benötigtes Material	Ggf. ein kleiner Notizblock

Beschreibung der Übung

Verwenden Sie mehrmals am Tag ein paar Augenblicke auf positive sexuelle Gedanken und ein positives Bild (bzw. auch zwei oder mehr). Es wird Ihnen leichter fallen, das regelmäßig zu tun, wenn Sie es immer zu bestimmten Zeiten machen – gleich nach dem Aufwachen, beim Rasieren, beim Schminken oder Zähneputzen, beim Duschen, Autofahren oder wenn Sie in den Bus einsteigen. Woran genau Sie denken und was Sie sich vorstellen, bleibt dabei ganz Ihnen überlassen, solange es etwas Positives ist. Hier ein paar Beispiele:

- *Sie stellen sich vor, wie Sie lang anhaltenden Geschlechtsverkehr haben (wenn Sie Schwierigkeiten mit der Erregung haben).*
- *Sie stellen sich vor, dass Sie eine verlässliche Erektion haben und sie auch während eines ausgiebigen Liebesspiels oder beim Geschlechtsverkehr nicht verlieren.*
- *Sie stellen sich vor, wie ein Schmerz beim Stimulieren auftritt und wie Sie die Stimulierung so verändern, dass der Schmerz wieder nachlässt.*
- *Sie sagen sich: „Ich weiß, der Weg, den ich mir vorgenommen habe, wird funktionieren. Ich werde wieder mehr Erregung verspüren, da bin ich mir sicher."*
- *Sie sagen sich: „Ich werde in Zukunft beim Sex unverkrampfter und aufgeschlossener sein."*
- *Sie sagen sich: „Wenn wir das nächste Mal miteinander schlafen, werde ich mich auf die schönen Gefühle dabei konzentrieren und versuchen, es zu genießen."*

- *Sie stellen sich vor, dass Ihr Problem wieder einmal auftritt (nehmen wir an, Sie verlieren eine Erektion), aber Sie bleiben ruhig, umarmen oder stimulieren Ihre Partnerin/Ihren Partner und werden dabei wieder erregt, wobei Sie auch wieder mehr sexuelle Stimulation erfahren. Das ist eine sehr wichtige Vorstellung. Je besser Sie mit Rückschlägen und Schwierigkeiten umgehen können, desto leichter wird sich auch Ihr Problem lösen lassen.*
- *Sie erinnern sich an ein Erlebnis, das Sie vor dem Auftreten Ihres Problems gehabt haben. Wenn Ihr Problem z. B. darin besteht, dass Sie beim Geschlechtsverkehr oft Ihre Lust verloren haben/Schmerzen aufgetreten sind, erinnern Sie sich detailliert an eine Gelegenheit, bei der dies nicht so war und Sie leidenschaftlichen Koitus hatten. Während Sie sich daran erinnern, sagen Sie sich: „So wird es bestimmt bald wieder sein."*

Bezug: Teil I Kap. 3.5.4

36. Meine Vulva/mein Penis schreibt mir einen Brief

Einsatzmöglichkeit	Selbsthilfe, Therapie
Ziel	Es geht darum, die Sprache, die der Körper spricht – z. B. das Nicht-Großwerden des Penis, das Nicht-Feuchtwerden der Vulva, der Schmerz oder der zu frühe oder ausbleibende Orgasmus oder die fehlende Lust – in eine anders verstehbare Sprache zu übersetzen.
Setting **Bereich**	Einzeln Gedanken
Zeitpunkt	Diagnostik
Benötigtes Material	Papier und Stift oder Textprogramm

Beschreibung der Übung

Nehmen Sie sich eine halbe Stunde Zeit. Legen Sie sich ein Blatt Papier und einen Stift zurecht oder benutzen Sie das Textprogramm Ihres Computers.
Versetzen Sie sich in Ihre Vulva oder Ihren Penis.
Was würde Ihnen Ihre Vulva/Ihr Penis sagen, wenn sie/er sprechen könnte?
Lassen Sie allen Ihren Gedanken freien Lauf, denn der Brief Ihrer Vulva/Ihres Penis ist nur für Sie gedacht.
Stellen Sie sich dabei vor, es steht eine sexuelle Situation an, initiiert durch Sie oder Ihre Partnerin/Ihren Partner. Wie empfindet wohl Ihre Vulva/Ihr Penis das, was ihr/ihm bevorsteht, wie sieht sie/er die Situation, was meint sie/er zu Ihren Gedanken und Gefühlen, zu dem, was Sie tun oder nicht tun oder warum Sie es (nicht) tun? Denken Sie gar nicht so viel nach, lassen Sie Ihre Vulva/Ihren Penis einfach sprechen.
Wichtig: Es kommt nicht auf gute Ausdrucksweise und ausgefeiltes Formulieren an, sondern darauf, mal eine andere „Brille" aufzusetzen, um die Probleme besser verstehen zu können.
Die Vulva/der Penis könnte z. B. mitteilen, dass Sie sich zu wenig oder zu viel um sie/ihn kümmern. Dass sie/er sich unter Druck gesetzt fühlt. Dass sie/er unter den bestehenden beruflichen oder partnerschaftlichen Bedingungen nicht bereit ist, in Ihrem Sinne zu funktionieren.
Dass der Penis so lange nicht groß wird, solange sein Besitzer ihn permanent unter Druck setzt, genau das tun zu müssen, oder solange er sich nur beweisen will, ein „toller Hengst" zu sein. Oder solange sein Besitzer Angst hat, sich schämt oder … oder …

Dass die Vulva nicht entsprechend erregt wird, wenn sich seine Besitzerin fortwährend gefordert fühlt oder beweisen muss, eine „tolle Stute" zu sein usw. Schauen Sie dann einmal, was Sie aus den Aussagen Ihrer Genitalien für Informationen ziehen können, warum es Ihr sexuelles Problem gibt. Und welche Konsequenzen bezüglich möglicher Veränderungen Sie daraus ziehen können.

Bezug: Teil I Kap. 2.7, auch mit Beispielen aus solchen Briefen

37. Miteinander Spaß haben

Einsatzmöglichkeit	Selbsthilfe
Ziel	Spricht für sich selbst 😉
Setting **Bereich**	Paar Verhalten
Zeitpunkt **Dauer** **Häufgkeit**	Jederzeit Mehrwöchig Mindestens einmal pro Woche

Beschreibung der Übung

Partner*innen machen miteinander aus, abwechselnd eine Verabredung zu organisieren. Eine Person macht den Anfang und sucht etwas aus, von dem anzunehmen wäre, dass es beiden Spaß machen wird – vielleicht etwas, bei dem sich beide schon einmal gut amüsiert haben. Diese Person arrangiert alles, was dafür notwendig ist: z. B. Tickets kaufen; falls nötig, einen Babysitter organisieren; festlegen, wann man sich auf den Weg machen muss usw. Dabei ist sicherzugehen, dass die Partnerin oder der Partner mit den Plänen einverstanden ist.

Was bei einer Verabredung unternommen wird, ist offen und steht der organisierenden Person vollkommen frei. Vielleicht ein ein- oder zweistündiger Spaziergang oder eine Fahrradtour, ins Kino oder ins Konzert gehen oder ein Restaurant besuchen, in eine andere Stadt fahren und die Nacht über dortbleiben. Das einzig wichtige Auswahlkriterium dabei ist: das beiderseitige Vergnügen. Das Ziel ist also, eine schöne Zeit miteinander zu verbringen. Es sollte auf alle Fälle vermieden werden, bei der Verabredung Probleme und Konflikte zu thematisieren. Wenn das nicht gelingt, dann sollte versucht werden, so schnell wie möglich davon wegzukommen, um sich wieder dem Vergnügen zu widmen.

Diese Übung sollte so oft wie möglich gemacht werden, im organisatorischen Wechsel, aber möglichst nicht weniger als einmal in 14 Tagen über einen mehrwöchigen Zeitraum hinweg.

Als Alternative zum oben genannten Vorschlag können diese Verabredungen auch gemeinsam geplant werden.

Bezug: Teil I Kap.	1.14 und 3.5.8

38. Nähe und Distanz auspendeln

Einsatzmöglichkeit	Therapie, Selbsthilfe (therapeutische Anleitung sinnvoll)
Ziel	Erspüren von Gefühlen in Bezug auf Nähe und Distanz. Unter einer bestimmten Fragestellung (z. B. wie erlebe ich dich als meinen/e Sexualpartner*in) kann das Paar Gefühle von Nähe und Distanz, eventuell auch Dominanz und Anpassung, erfahren und durch das Auspendeln die Unterschiede deutlicher erleben. Fokussierung eines spezifischen Paarkonfliktes, einer typischen Rollenverteilung.
Setting	Paar
Bereich	Körper, Gefühle
Zeitpunkt	Nach Herausarbeitung eines spezifischen paarbezogenen Themas
Dauer	Ca. 10 Minuten + 30 Minuten Auswertung
Benötigtes Material	Ein größerer Raum

Beschreibung der Übung

Die Partner*innen werden gebeten, sich an den gegenüberliegenden Seiten eines Raumes aufzustellen, mit dem Rücken zur Wand und den Blick vor sich auf den Boden gerichtet.
Das zuvor herausgearbeitete Thema (z. B. Nähe und Distanz als Sexualpartner*in, Liebespartner*in) wird benannt und das Paar gebeten, sich Bilder des Themas vor das innere Auge zu holen und die Gefühle und Gedanken, die entstehen, wahrzunehmen. Sowohl mit den Bildern als auch den Gedanken und Gefühlen werden beide nun gebeten, sich anzuschauen und Blickkontakt aufzunehmen. Sie werden gebeten, den Blickkontakt – so gut es geht – zu halten, sich aber auch insgesamt anzuschauen und unter Beibehaltung des Themas (z. B.: du als mein Partner bei der Kindererziehung, du als meine Sexualpartnerin, meine sexuelle Lust auf dich, meine Übereinstimmung mit dir bezüglich unserer Freizeitgestaltung, meine Nähe oder meine Distanz zu dir bezüglich dessen, wie wir uns Gutes tun, wie du mir Gutes tust usw.) sich Schritt für Schritt und bewusst ganz langsam aufeinander zuzubewegen. Das Thema, die damit verbundenen Gedanken und Gefühle sowie die körperlichen Impulse werden immer wieder wahrgenommen. Therapeut*in begleitet mit kurzen verbalen Interventionen den Prozess.

Wenn für Partner*in der Abstand zum Gegenüber bezüglich der Gedanken und Gefühle zu dem Thema stimmig ist, hält diese Person inne. Die andere Person kann schauen, ob der Abstand ebenfalls stimmig ist, oder kann ggf. den Abstand durch Zurückgehen oder Vorwärtsgehen variieren. Beide sollen versuchen, eine gute Distanz auszupendeln. Häufig ist es nicht möglich, eine gemeinsame Nähe oder eine gemeinsame Distanz zu finden. Es gibt dann ein wiederkehrendes Hin und Her, was bei den Partner*innen auch entsprechende Gefühle und Gedanken auslöst.
Mögliche Auswertungsgesichtspunkte: Wie erträglich/unerträglich ist der Abstand, ist die Nähe (bezüglich des ausgependelten Themas)? Was lösen Annäherung/Distanzierung von mir/von Partner*in initiiert bei mir aus? Welche Gefühle, welche Gedanken, welche Impulse treten auf? Wie gehe ich damit körperlich um? Wie ist die nonverbale Verständigung? Was hat mich gefreut, was geärgert, was irritiert? Bin ich aktiv/reaktiv? Bin ich dominant? Bin ich anpassungsfähig? usw.

Bezug: Teil I Kap.	3.6.3

39. Negative sexuelle Gedanken ändern

Einsatzmöglichkeit	Therapie
Ziel	Veränderung negativer sexueller Gedanken Diese Übung baut auf den Ergebnissen von Übung Nr. 40 auf.
Setting **Bereich**	Einzeln Gedanken
Zeitpunkt	Intervention
Benötigtes Material	Papier und Stift

Beschreibung der Übung

Wie können Ihre Selbstaussagen denn nun verändert werden? Die Antwort lautet dabei schlicht: indem Sie es einfach tun! Im Folgenden führe ich ein paar Beispiele dafür an, zuerst die Selbstaussagen, danach folgt ein Beispiel für die Antwort, die Sie sich selbst geben könnten. Meine eigenen Anmerkungen dazu folgen in Klammern. Sie müssen meine Vorschläge dabei natürlich nicht wortwörtlich befolgen, aber Sie sollten auf jeden Fall etwas unternehmen, um Ihre Selbstaussagen positiver zu gestalten.

„Mein Penis ist zu klein." *Jetzt mach mal halblang. Ich habe ihn gemessen, und er ist fünfzehn Zentimeter lang, also so lang wie die meisten anderen. Das reicht völlig, um mir und Silvi Lust zu bereiten. (Wenn es wirklich stimmt, dass Ihr Penis auch in erigiertem Zustand klein ist, dann sollten Sie diese Tatsache auch zugeben, sich aber dann auf Ihre Stärken konzentrieren, so z. B.: Also gut, mein Penis ist ein bisschen klein geraten, aber Tatsache ist auch, dass meine Finger und meine Zunge sehr sensibel sind und in meiner Vergangenheit meinen Partnerinnen schon Orgasmen verschafft haben. Außerdem hatten Karin und Wendy keinerlei Probleme, beim Verkehr mit mir zum Orgasmus zu kommen.)*

„Ich bin kein guter Liebhaber/keine gute Liebhaberin." *Das werde ich ändern. Gut, ich habe in letzter Zeit zwar Probleme gehabt, erregt zu werden. Aber abgesehen davon bin ich ein(e) gute(r) Liebhaber(in). Also werde ich meine Probleme zunächst einmal akzeptieren und dann versuchen, mit hilfreichen Texten oder einem fachlichen Gespräch, mit einer Sexualberatung oder Sexualtherapie sie zu lösen.*

„Mit meiner Vulva/meinem Penis ist etwas nicht in Ordnung." *Jetzt warte mal. Mit meinem Genital war jahrelang alles in Ordnung und auch jetzt habe ich beim*

Masturbieren keine Probleme. Es fällt mir zwar seit zwei Jahren schwer, dass meine Vulva feucht wird/einen hochzubringen. Aber der Arzt sagt, dass es kein physisches Problem ist und dass alles stimmt. Also werde ich das erstmal akzeptieren, mich weniger anstrengen, dass alles klappt, vielleicht suche ich mir auch Hilfe in einem Buch oder in einer Therapie.

Die Aufgabe lautet also, sich mit den eigenen negativen sexuellen Gedanken und Bildern auseinanderzusetzen und sie durch positivere zu ersetzen. Sobald Sie sich bei einem negativen Gedanken oder Bild ertappen, sollten Sie daran Veränderungen vornehmen. Wenn Sie in dem betreffenden Augenblick zu beschäftigt sind, dann kommen Sie später wieder darauf zurück, sobald Sie mehr Zeit haben. Ob es sich hierbei um ein paar Stunden oder auch Tage später handelt, spielt dabei keine Rolle.

Die Worte und Bilder, die Sie dabei benutzen, müssen für Sie akzeptabel und glaubwürdig sein. Manchen bereiten Sätze wie „Ich werde ein fantastischer Liebhaber/eine fantastische Liebhaberin werden" und „Ich werde dieses Problem lösen" keine Schwierigkeiten. Anderen aber sind solche Aussagen zu stark. Ihnen fällt es manchmal leichter, sich zu sagen „Ich werde ein(e) besserer Liebhaberin/eine bessere Liebhaberin werden" und „Ich arbeite an meinem Problem". Wählen Sie die Worte und Bilder, die am besten zu Ihnen passen. Das gilt auch für scheinbar nebensächliche Dinge. Zum Beispiel ziehen es manche Menschen vor, in ihren Selbstgesprächen das Personalpronomen „du" zu gebrauchen, wohingegen andere „ich" oder „wir" bevorzugen. Solange Ihnen die Worte behagen, liegen Sie richtig.

Selbst bei Aussagen, die für Sie akzeptabel und glaubwürdig klingen, kann es eine gewisse Zeit dauern, normalerweise mehrere Monate, bis Sie sie wirklich verinnerlicht haben. Natürlich werden Sie die positiven Ideen umso schneller verinnerlichen, je öfter Sie aufmunternde „Selbstgespräche" führen und negative Gedanken und Bilder bekämpfen.

Machen Sie diese Übung so oft wie möglich und so lange wie nötig, wobei es gut mehrere Monate dauern kann, bis Sie sich eine positive Denkweise zu eigen gemacht haben.

In dieser Übung ist es das Ziel, die negativen Gedanken und Bilder zu ändern, die Personen von sich selbst haben, also auf die negativen Gedanken zu reagieren. Bei der Übung Nr. 34 dagegen geht es nicht um eine Reaktion auf negative Denkweisen, sondern darum, mehr positive Gedanken und Bilder zu entwickeln.

Bezug: Teil I Kap. 3.5.4

40. Negative sexuelle Gedanken aufspüren

Einsatzmöglichkeit	Therapie
Ziel	Belastende Gedanken, Mythen oder problematische Einstellungen können eine wichtige Bedingung für die Aufrechterhaltung sexueller Probleme sein. Diese Übung hilft, sie aufzuspüren.
Setting **Bereich**	Einzeln Gedanken
Zeitpunkt	Bei der Diagnostik sexueller Probleme
Benötigtes Material	Kleiner Notizblock oder kleine Karteikarten und Stift

Beschreibung der Übung

Tragen Sie in den nächsten paar Wochen immer ein kleines Notizbuch oder ein paar Din-A6-Karteikarten bei sich. Sobald Sie merken, dass Sie negative Gedanken oder Bilder haben, in Bezug auf Ihre Sexualität, über sich als Frau/als Mann, sollten Sie diese sofort aufschreiben. Natürlich wird es dabei auch vorkommen, dass Ihnen etwas bewusst wird, Sie es aber nicht gleich aufschreiben können, z. B. weil Sie in Gesellschaft sind oder gerade Auto fahren. Notieren Sie es sich dann einfach später, falls Sie sich noch daran erinnern können. Nach ein oder zwei Wochen sollten Sie sich Ihre negativen Selbstaussagen und Bilder noch einmal genau durchlesen. Sie haben damit nämlich eine Liste der Dinge, die Sie ändern können. Wie Sie damit anfangen, zeigt Ihnen die Übung Nr. 39.
Um ein paar Beispiele zu nennen, die nicht auf Sie zutreffen müssen:

„Ich bringe es beim Sex nicht so gut wie andere."

„Ich bin sexuell ein Versager/eine Versagerin."

„Mit meinem Penis/mit meiner Vulva stimmt etwas nicht."

„Sex ist nichts für mich."

„Ich bin kein richtiger Mann/keine richtige Frau."

„Ich wünschte, Sex gäbe es gar nicht."

„Warum tut es bei mir nur immer so weh?"

„Mein Penis ist so klein, sicherlich viel kleiner als bei anderen Männern."

Solche Gedanken und Bilder können herunterziehen. Sie andauernd zu wiederholen, stellt ein Beispiel für Katastrophendenken und Schwarzmalerei dar. Wenn Sie solchen Vorstellungen nachhängen, dann werden Sie sich nicht gut fühlen, was wiederum Ihre Problemlösung nicht fördert. Also sollten Sie daran etwas ändern. Schauen Sie sich dafür einfach mal die vorige Übung an.

Bezug: Teil I Kap. 1.7, 2.6 und 3.5.4

41. Nett zu Partner*in sein

Einsatzmöglichkeit	Selbsthilfe
Ziel	Spricht für sich selbst 😉
Setting **Bereich**	Paar Verhalten
Benötigtes Material	Checkliste mit Verhaltensweisen

Beschreibung der Übung

Fertigen Sie über die nächsten Tage eine Liste der Verhaltensweisen an, von denen Sie mit Bestimmtheit wissen, dass Ihre Partnerin oder Ihr Partner sich darüber freuen. Beschränken Sie sich dabei auf scheinbar kleine, alltägliche Dinge, z. B.: Sie mag es, wenn ich ihr gut zuhöre, wenn sie von ihrer Arbeit oder den Kindern erzählt; er mag es, wenn ich ihn fest umarme, bevor wir zur Arbeit gehen; sie hätte gerne, dass ich die Gartentür repariere, was ich ihr auch schon vor Monaten versprochen habe. Es ist dabei nicht notwendig, sich auf einmalige große Abenteuer zu stürzen.

Wenn Sie mit Ihrer Liste fertig sind, dann schauen Sie sich jeden Punkt noch einmal genau an und stellen Sie sich bildlich vor, wie Sie jedes einzelne Vorhaben ausführen werden. Stellen Sie sich also beispielsweise vor, wie Sie auf Ihre Partnerin oder Ihren Partner mit einer Umarmung zugehen, bevor Sie zur Arbeit aufbrechen.

Legen Sie dann ein paar Tage fest, an denen Sie all diese Dinge tun werden. Es hört sich vielleicht lächerlich an, aber vielen hat eine Checkliste dabei geholfen. Sie schreiben beispielsweise auf: „Umarmen, wenn ich zur Arbeit gehe; Schrauben für Türe kaufen; fragen, wie ihr Tag war; Zeitung weglegen und zuhören, wenn sie etwas erzählt; Mappe nicht auf Esszimmertisch stellen; Komplimente über die Kunstwerke machen; Tür reparieren." Das wird Ihnen helfen, nichts zu vergessen.

Ihre Hauptaufgabe bei dieser Übung besteht darin, Dinge zu tun, die Ihre Partnerin oder Ihren Partner freuen. Aber es ist auch wichtig, dass Sie sich nicht mit ihr/ihm streiten. Kritisieren Sie nicht und greifen Sie nicht an. Stellen Sie einfach Fragen und bestätigen Sie möglichst oft ihre/seine Gefühle, sofern es Ihnen angebracht erscheint.

Weil das Leben normalerweise selbst die besten Pläne durchkreuzt, sollten Sie dabei auch immer darauf vorbereitet sein, Unterbrechungen in Kauf zu nehmen, dies zu besprechen und Alternativen zu suchen.

Folgeübung:

Die meisten sind von den Ergebnissen dieser Übung positiv überrascht und möchten am liebsten gleich weitermachen, diesmal über einen längeren Zeitraum

hinweg. Das ist genau das erwünschte Resultat. Wenn Sie es einen Tag lang gemacht haben, dann probieren Sie es mit zwei Tagen. Daraufhin können Sie es auch drei Tage oder länger versuchen.
Gerade wenn das vorab bestehende sexuelle Problem gelöst ist, kann es für eine Beziehung sehr positiv sein, ab und zu diese Übung zu machen. Es kann sein, dass diese Übung sich vielleicht einfältig und sogar lächerlich anhört. Aber sie funktioniert oft. Bei den meisten Paaren ist es so, dass wenn eine Person der Partnerin oder dem Partner eine Freude macht, am Ende auch selbst etwas davon hat. Die eigenen Wünsche werden auf diese Weise nämlich eher von der Partnerin oder dem Partner erfüllt als auf irgendeinem anderen Weg.
Auch wenn diese Übung meist erfolgreich verläuft, bitte keine Wunder erwarten. Wenn die Partnerin oder der Partner schon seit längerer Zeit nicht mehr glücklich sind, dann wird sie/er wahrscheinlich auch nicht sofort auf ein freundliches Verhalten reagieren, das kann unter Umständen sehr lange dauern.

42. Nicht erregte Genitalien verwöhnen

Einsatzmöglichkeit	Therapie, Selbsthilfe
Ziel	Die nicht erregten Genitalien ebenso schätzen lernen wie die erregten, Bewältigung von Sorgen vor dem Verlust der Erregung.
Setting	Einzeln
Bereich	Körper
Zeitpunkt	Vor Übungen, die mit Erregung verbunden sind oder einhergehen
Dauer	Ca. je 10–15 Minuten

Beschreibung der Übung

Das Ziel bei dieser Übung ist es, sich daran zu gewöhnen, die nicht erregten Genitalien (schlaffer Penis, trockene Scheide) zu berühren und herauszufinden, was für Empfindungen das bei Ihnen hervorruft. Geben Sie evtl. etwas Gleitmittel auf eine oder beide Hände und berühren Sie Ihre Genitalien auf eine für Sie lustvolle Art. Probieren Sie verschiedene Varianten des Berührens und Streichelns. Fokussieren Sie Ihre Empfindungen und bereiten Sie sich selbst so viel Lust wie möglich, zu einer stärkeren Erregung muss es dabei aber nicht kommen. Sie kann Ihnen unter Umständen sogar im Weg stehen, versuchen Sie es also nicht. Wenn Sie doch erregt werden, dann achten Sie einfach darauf, was Sie dabei empfinden. Sobald die Erregung bei ungefähr 50–80 Prozent angelangt und kein Orgasmus erfolgt ist, hören Sie auf, die Genitalien zu berühren. Genießen Sie es, die Erregung abklingen zu lassen. Damit ist die Übung beendet.
Wiederholen Sie diese Übung zwei- oder dreimal, bis Sie sich – nicht erregt – ganz wohlfühlen. Wenn Sie Ihre Genitalien nicht erregt berühren, schauen Sie, ob sich das Gefühl, die Empfindungen in Ihren Genitalien zu fokussieren, verbessert hat.

Bezug: Teil I Kap.	3.5.8 und 3.6

43. Nicht genitale Körpermassage

Einsatzmöglichkeit	Therapie, Selbsthilfe
Ziel	Eine Übung, die den Blick gerade nicht auf Erregung, Lust und die Sexualorgane legt. Die hilft, Kontrolle zu übernehmen und auch abzugeben.
Setting **Bereich**	Paar Körper, Gefühle
Zeitpunkt **Dauer**	Vor den paarbezogenen Sensate-Focus-Übungen Ca. je 15–20 Min.
Benötigtes Material	Warmer Raum, weiche Unterlage, Massageöl

Beschreibung der Übung

In beiden Teilen der Übung massiert Partner*in den Körper des/der anderen mit leichten, streichelnden Handbewegungen. Wie leicht diese Bewegungen sein sollen, das hängt von den jeweiligen individuellen Vorlieben ab. Es sollte auf jeden Fall das bei medizinischen Massagen verwendete kräftige Massieren vermieden werden, das normalerweise gegen Muskelschmerzen angewandt wird. Benötigt wird ein warmes Zimmer, ein bequemer Ort zum Sitzen oder Liegen, ein Gleitmittel (Handlotion, Massageöl oder Talkumpuder).

Zuerst sollten Sie entscheiden, wer in der betreffenden Übung die aktive (A) und wer die passive (B) Rolle übernimmt. B sollte A nicht berühren.
Weil B wahrscheinlich nach der Übung nicht sehr nach Aktivitäten zumute sein wird, sollte man die beiden Übungen am besten nicht direkt hintereinander planen. Warten Sie nach der ersten Übung also mindestens eine halbe Stunde, bevor Sie weitermachen.
Ein Ziel bei beiden Teilen der Übung ist es, Ihnen die Erfahrung des Berührens und des Berührtwerdens zu ermöglichen, ohne dass Sie dabei noch andere Absichten im Kopf haben. A sollte sich auf das Berühren konzentrieren und B auf die dadurch hervorgerufenen Gefühle. Ein weiteres Ziel ist es, diese Erfahrungen für beide so positiv – entspannend, angenehm, lustvoll – wie möglich zu gestalten. Sexuelle Erregung ist nicht Zweck dieser Übung. Es kann natürlich vorkommen, dass Sie dabei erregt werden, und das ist auch okay, aber es ist nicht das Ziel der Übung. Die Übung sollte auch nicht als Vorspiel zu irgendetwas betrachtet werden, sondern einfach so genommen werden, wie sie ist.
Es ist wichtig, zwischen den Rollen aktiv (A) und passiv (B) zu unterscheiden und sich daran zu halten. Nach jedem Übungsteil sollten Sie ein paar Minuten

lang mit Ihrer Partnerin/Ihrem Partner darüber reden, wie die Erfahrung für Sie beide gewesen ist. Teilen Sie einander mit, was Sie am meisten und am wenigsten mochten, welches Gefühl bei Ihnen hauptsächlich vorgeherrscht hat und auch welche Schwierigkeiten Sie vielleicht hatten. Solche Gespräche können Ihnen dabei helfen zu lernen, wie man einander körperliche Vorlieben besser mitteilen kann. Tauschen Sie sich also nach jeder Übung aus und seien Sie dabei so genau wie möglich.

Teil A: (Zweimal im Wechsel)

B (passiv) hat die absolute Kontrolle über die Übung, gibt Anweisungen, wie und wo berührt werden soll. A (aktiv) befolgt diese Anweisungen.
Nehmen wir an, Sie sind Person B. Sie können nun diese Gelegenheit nutzen, um herauszufinden, welche Art von Berührungen Sie am meisten mögen. Sie können um alles bitten, außer um Berührungen im Genitalbereich. Versuchen Sie es mit neuen Berührungsarten und Stellen, auch wenn Sie sich nicht sicher sind, ob es Ihnen gefallen wird. Wenn Sie sich je gefragt haben, wie es sich wohl anfühlt, zwischen den Zehen oder in den Kniekehlen berührt zu werden, jetzt haben Sie die Gelegenheit, es herauszufinden. Gehen Sie sicher, dass Sie genau das bekommen, was Sie wollen, gleichgültig, wie oft Sie es A erklären oder zeigen müssen. Weil 15 bis 20 Minuten nicht für den ganzen Körper ausreichen, sollten Sie sich auf einen bestimmten Bereich konzentrieren, z. B. das Gesicht oder die Füße oder die ganze Vorderseite vom Kopf bis zu den Zehen. Nehmen Sie sich dabei Zeit und lassen Sie die Empfindungen richtig auf sich wirken. Beendet wird die Übung von Ihnen, wobei A ein wenig auf die Zeit achtet.
A sollte alles tun, worum gebeten wird, es sei denn, es ist ihm/ihr zuwider oder unangenehm. A sollte auch, wenn nötig, um genauere Erläuterungen bitten.

Teil B: (Zweimal im Wechsel)

A beginnt die Übung und berührt, streichelt und massiert B zum eigenen Vergnügen, und tut, was immer er/sie möchte. B sollte alles, was mit ihm/ihr gemacht wird, ohne Kommentar akzeptieren, es sei denn, es ist unangenehm oder schmerzt. In diesem Fall sollte B A bitten, etwas anderes zu tun.
Nehmen wir an, Sie sind Person A und nutzen diese Gelegenheit, den Körper von B mit verschiedenen Arten von Berührungen, Druck und Rhythmus zu erforschen. B berühren Sie zum eigenen Vergnügen, wo und wie Sie es wollen. Es ist wichtig, dass Sie nicht versuchen, es B besonders schön zu machen oder B zu erregen. Sie sollten es sich selbst schön machen. Dies fällt vielen Menschen schwer, und sie konzentrieren sich darauf, es Ihrem Gegenüber schön zu machen und nicht an sich selbst zu denken. Doch hier geht es um Ihr eigenes Vergnügen. Die Dauer ist etwa 20 Minuten. Sie beenden dann die Übung.
Wenn Sie mit der jeweiligen Übung fertig sind, vergessen Sie nicht, sich mit Ihrem Gegenüber auszutauschen und mitzuteilen, wie das Erlebnis für Sie war.

Wenn die Körpermassagen mehrere Male wie beschrieben durchgeführt wurden, dann kann angefangen werden, frei zu experimentieren. Manche Paare machen einen festen Bestandteil ihres Lebens daraus und verwöhnen sich gegenseitig damit, wenn sie ein paar Minuten Zeit übrig haben und sie auf etwas Körperliches, aber nichts Sexuelles Lust haben. Andere Paare verwenden sie, um mit Stress fertigzuwerden, da sie eine wunderbare Entspannungshilfe sind. Für wieder andere bedeuten sie eine Übergangsaktivität, mit deren Hilfe sie sich nach der Arbeit oder irgendeiner anderen Beschäftigung sexuell aktiv werden. Die Körpermassagen können helfen, von der vorherigen Beschäftigung Abstand zu bekommen, zu vergessen und sich vielleicht einem erotischen Erlebnis zu öffnen. Auch finden viele, dass all das, was sie bei Körpermassagen lernen – Anweisungen zu geben, um genau die gewünschte physische Stimulation zu bekommen, körperliche Stimulation einfach anzunehmen und sie zu fokussieren, ohne sie sofort zu erwidern, die erotischen Anweisungen eines Partners oder einer Partnerin zu befolgen und den Körper eines Partners/einer Partnerin zum eigenen Vergnügen zu berühren –, sich auch auf erotische Aktivitäten übertragen lässt.
Zilbergeld will Berührungen nicht als Allheilmittel gegen alle Probleme oder als Pflichtritual verschreiben, dem man sich auf alle Fälle unterziehen sollte, egal ob das gefällt oder nicht. Stattdessen sieht er Berührungen als ein sehr wichtiges menschliches Bedürfnis an, bei dem man sich die Freiheit nehmen sollte, es auf eigene Art und mit den Menschen seiner Wahl zu befriedigen. Berührungen werden nicht alle Probleme lösen, aber sie können helfen, sich besser zu fühlen.

Bezug: Teil I Kap. 3.5.8

44. Orale Stimulierung der nicht erregten Genitalien

Einsatzmöglichkeit	Selbsthilfe
Ziel	Bewältigung von Sorgen vor dem Verlust der Erregung
Setting **Bereich**	Paar Körper
Zeitpunkt **Dauer**	Gegen Ende der Interventionen Je 15 Minuten

Beschreibung der Übung

*Diese Übung verläuft genau wie Übung Nr. 42, nur dass Partner*in Sie jetzt mit dem Mund anstatt mit der Hand berührt. Gehen Sie sicher, dass Sie beide eine bequeme Position einnehmen. Aktive Partner*in sollte dabei nicht sexuell berührt werden.*

Die Übung dreht sich um die Angst davor, eine Erregung zu verlieren. Sie geht dabei einen Schritt weiter, indem sie demonstriert, dass oft die Erregung wiederkommt. Das ist eine äußerst wichtige Erfahrung. Wenn Sie beim Verlust der Erregung gelassen bleiben, dann können Sie sie höchstwahrscheinlich wiederbekommen. Und wenn nicht, suchen Sie sich andere Wege.

Bezug: Teil I Kap.	3.5.8 und 3.6

45. Partner*in stimuliert den Penis – wichtig ist Erregung, nicht Erektion

Einsatzmöglichkeit	Therapie, Selbsthilfe
Ziel	Auf die Gefühle bei sexueller Erregung konzentrieren.
Setting	Einzeln, Paar
Bereich	Körper, Gefühle, Verhalten
Dauer	15 Minuten

Beschreibung der Übung

*Bei dieser Übung berührt und streichelt Partner*in Ihre Genitalien nach Ihren Anweisungen mit angefeuchteter Hand. Die Übung verläuft wie bei der Körpermassage (Nr. 43), aber eben auf die Genitalien konzentriert. Manche Paare ziehen es vor, zuerst eine Weile zu schmusen und sich zu küssen, bevor sie zu direkter genitaler Stimulation übergehen, anderen gefällt es besser, sofort mit der Stimulation der Genitalien zu beginnen. Tun Sie, was immer sich für beide gut und richtig anfühlt.*

Das Ziel ist dabei für Sie, so erregt wie möglich zu werden. Bedenken Sie jedoch, dass es hier um Erregung geht, nicht um Erektion. Wenn Sie dabei eine Erektion bekommen, ist das natürlich in Ordnung, aber darum geht es bei dieser Übung nicht. Und wenn Ihr Penis dabei steif werden sollte, dann versuchen Sie bitte unter keinen Umständen, ihn gleich in Ihrer Partnerin/Ihrem Partner zu platzieren. Fahren Sie einfach mit der Übung fort.

Wie bei der Körpermassage-Übung besteht Ihre Aufgabe darin, Ihre Empfindungen zu fokussieren und so erregt zu werden wie möglich. Geben Sie Ihrer Partnerin/Ihrem Partner Feedback und Anweisungen und benutzen Sie dabei Worte, die Sie aufregend finden. Während Ihre Erregung steigt, sollten Sie auf Ihre Empfindungen achten und sie unbesorgt durch Ihren ganzen Körper fließen lassen. Vielleicht entwickelt sich auch ein Gefühl in Ihrem Genital. Verfolgen Sie diese Anzeichen Ihrer steigenden Erregung, solange Sie wollen. Auch wenn sexuelle Vorstellungen oder Bilder auftauchen, gehen Sie diesen unbesorgt nach. Sie können mit eventuellen negativen Gedanken oder Gefühlen, wie in den Übungen Nr. 39 und 40 beschrieben, umgehen.

*Wenn Sie es möchten und Ihre Partnerin/Ihr Partner einverstanden ist, können Sie diese/diesen auch berühren, aber bitte nur zu Ihrem eigenen Vergnügen. Sie sollten in dieser Übung nicht versuchen, Partner*in zu erregen, damit es ihr/ihm gefällt. Das fällt manchmal schwer, weil Sie vielleicht daran gewöhnt sind,* *die aktivere Rolle zu spielen, und weil Sie sich bei der Partnerin/dem Partner für die Mühe, die sie/er sich macht, und die Lust, die sie/er Ihnen bereitet, revanchieren wollen. Wenn es aber Ihre eigene Erregung steigert, Partner*in zu berühren, während sie/er Ihre Genitalien stimuliert, dann können Sie das ruhig tun. Wenn Sie dabei bemerken, dass Sie versuchen, Ihre Partnerin/Ihren Partner zu erregen, dann ändern Sie die Art der Bewegung oder hören Sie ganz damit auf.*

Wenn Sie erregt sind und auf Ihre Empfindungen achten, dann werden Sie wahrscheinlich auch manchmal eine starke Erregung erleben. Sie können dann ruhig zum Orgasmus kommen, aber nur, wenn Sie es wirklich möchten.

*Wenn Sie weder auf Masturbation noch auf diese Übung ansprechen, dann sollten Sie auf jeden Fall zu einem/einer erfahrenen Sexualtherapeut*in gehen.*

Bezug: Teil I Kap. 3.6.2

46. Partnerschaftliches Sprechen über Ihre Sexualitäten

Einsatzmöglichkeit	Therapie, Selbsthilfe
Ziel	Planung und Durchführung eines offenen, angstfreien, partnerschaftlichen Gesprächs über Sex
Setting	Paar
Dauer	Mindestens 30 Minuten, ggf. mit Fortsetzungen

Beschreibung der Übung

Da Sex ein wichtiges Thema in einer Partnerschaft ist, sollte ein partnerschaftliches Gespräch außerhalb einer sexuellen Begegnung angemessen und ernsthaft geplant und angekündigt werden. Sagen Sie Ihrer Partnerin oder Ihrem Partner, dass Sie gerne einmal eine Viertel- oder eine halbe Stunde über die gemeinsame Sexualität sprechen möchten. Betonen Sie, dass es für Sie selbst ein wichtiges Thema ist, und überlegen Sie bei Zustimmung gemeinsam den Zeitpunkt, z. B. Sonntagvormittag nach dem Frühstück oder am morgigen Tag nach dem Abendessen. Überlegen Sie auch den richtigen Rahmen. Dazu gehört die Wahl des Ortes und der Umgebung. Es kann ein Spaziergang sein, das Wohnzimmer, der Küchentisch oder ein Essen in einer stillen Ecke eines Restaurants.

Wenn Sie diejenige Person sind, der das Gespräch wichtig ist und es auch angestoßen hat, vereinbaren Sie, dass Sie beide zu Beginn jeweils z. B. zehn Minuten Zeit haben, etwas zur eigenen Sexualität zu beschreiben. Beschreiben Sie zunächst, was Ihnen an Ihrer gemeinsamen Sexualität gut gefällt. Beschreiben Sie dann, wo Sie sich Änderungen wünschen. Das kann sich z. B. auf zu seltenen Sex, Leistungsdruck, fehlenden Austausch und zu wenig Wissen über die sexuellen Wünsche Ihrer Partnerin oder Ihrem Partner, das zu frühe Kommen, Schmerzen usw. beziehen. Das erste Gespräch sollte der Anfang zu einem Austausch über die gemeinsame Sexualität sein. Es sollte zunächst tatsächlich ein Austausch sein, die Erwartungen für Veränderungen sollten nicht zu hoch angesetzt werden. Daher sollte das Gespräch auch zeitlich begrenzt sein.

Wichtig ist es auch hier, die richtige Sprache zu finden. Vielleicht gibt es die Möglichkeit, zunächst sich über die persönlich positiven als auch negativen Begriffe auszutauschen, um durch die Wortwahl das Gespräch positiv gestalten zu können und nicht zu belasten. Es kann sinnvoll sein, über die Art der Sprache zu verhandeln, wobei sich diese im Verlauf der Gespräche durchaus verändern kann. Das Gespräch über Sexualität ist wichtiger als die Art des Sprechens.

Bezug: Teil I Kap.	1.5

47. Pausen-Methode und Druck-Methode (Stopp-Start-/ Squeeze-Methode)

Einsatzmöglichkeit	Therapie, Selbsthilfe
Ziel	Behandlung frühzeitiger Ejakulation
Setting	Mann, Divers (am besten mit partnerschaftlicher Unterstützung, aber auch mit Selbstbefriedigung möglich)
Bereich	Gedanken, Verhalten
Zeitpunkt	Kann relativ schnell bei Klarheit über das sexuelle Problem zum Einsatz kommen, ggf. erst nach ausführlicherer Problemanalyse
Dauer	10–15 Minuten
Häufigkeit	Mindestens drei Mal
Benötigtes Material	Weiche Unterlage

Beschreibung der Übung

Die Übung dient der Übernahme der Kontrolle über die Ejakulation durch den von frühzeitiger Ejakulation betroffenen Mann. Die Übung hilft, die Ejakulation hinauszuzögern. Die Übung kann am besten mit Unterstützung durch Partnerin oder Partner durchgeführt werden, sie kann aber auch als Selbstbefriedigungsübung durchgeführt werden. Der Mann lernt, entweder durch Innehalten und Aussetzen jeglicher sexuellen Stimulation oder durch Druck auf eine Stelle am Penisstamm, den „Point of no return" hinauszuzögern und damit selbst die Kontrolle über sein körperliches Geschehen zu übernehmen.

Pausentechnik

Der betroffene Mann liegt unbekleidet auf einer weichen Unterlage, Partnerin oder Partner kniet oder sitzt zwischen dessen geöffneten Beinen mit gutem Zugang zu seinen Genitalien. Der Mann, dem die Übung gilt (A), hat seine Hände rechts und links auf die Oberschenkel der unterstützenden Person (B) gelegt.

B beginnt nun, wissend was A erregt, dessen Genitalien zu stimulieren. A beobachtet genau mit seinem inneren Auge das körperliche Geschehen und spürt, wenn sich langsam der Punkt, an dem es kein Zurück mehr gibt, nähert.

Frühzeitig vor diesem Punkt gibt er mit seinen Händen, die auf dem Oberschenkel von B liegen, B ein Signal (Stopp). B unterbricht sofort die Stimulierung, lässt die Genitalien los, und A beobachtet, wie die Erregung abklingt. Ist die Erregung vom Gefühl her weitgehend abgeklungen, gibt A erneut ein Signal an B (Start) und B führt die Stimulierung wieder fort. A beobachtet abermals seine körperlichen Abläufe und gibt nun etwas später als beim ersten Mal (aber nicht zu spät) B das Signal, die Stimulierung wieder zu unterbrechen (Stopp). Dieser Ablauf wird insgesamt drei bis vier Mal wiederholt. Dann wird die Übung beendet, A und B können sich gerne körperlich noch etwas Gutes tun, insbesondere sollte B, der oder die A bei der Übung sehr unterstützt hat, jetzt auch etwas Positives erleben. Wichtig ist, dass kein Koitus durchgeführt werden soll. Dies gilt übrigens für die ganze Zeit dieser mehrteiligen Übungsphase.
Sollte A den „Point of no return" nicht erwischt haben, hat er zumindest gelernt, dass er das Stopp-Signal zu spät gegeben hat.
Diese Übung wird in der Folge nach ein paar Tagen weitergeführt.
Wichtig ist, dass der von der frühzeitigen Ejakulation betroffene Mann seine Ejakulation während der Übungen nicht durch Gedanken an etwas anderes hinauszuzögern versucht (z. B. an die Arbeit, an unangenehme Situationen oder Ähnliches). Gerade diese Stopp-Start-Methode verlangt Übung und vor allem auch Konzentration auf das erregende Geschehen.
Der Mann kann bei der Übung mit verschiedenen Pausenlängen experimentieren. Dabei kann er auch erfahren, wie lange eine Pause sein sollte, in der die Erregung abklingt, bis eine erneute Stimulierung sinnvoll erscheint.

Sollte A das Gefühl haben, die Ejakulation nun auf diese Weise gut kontrollieren zu können, wird die Übung mit dem *Kontakt der Genitalien* weitergeführt. Bei heterosexuellen Paaren geschieht dies durch den Kontakt von Penis und Vulva/Scheide bis hin zum Koitus, bei schwulen Paaren entscheiden die beiden Partner, wie die genitale Stimulierung am besten durchgeführt werden kann, ob durch Analverkehr oder durch eine andere Praktik.
A liegt wieder auf dem Rücken, die Hände auf den Oberschenkeln von B, B stimuliert A. Wenn der Penis steif genug ist, kniet sich B über A und führt den erigierten Penis zur Vulva (oder entsprechend homosexuell, wie besprochen) und weiter in die Scheide. Auch hier beobachtet A sehr genau die eigene Erregung, wenn B (jetzt am Beispiel heterosexuell) den Penis zur Vulva führt, zwischen die Vulvalippen einführt, ruhig hält, sich langsam bewegt, den Penis weiter in die Scheide einführt, stillhält, dann langsame Bewegungen durchführt.
Damit ist im Prinzip schon der gesamte Ablauf beschrieben, der mit großer Wahrscheinlichkeit durch A aufgrund des Stopp-Signals mehrfach unterbrochen wird. Gibt A das Stopp-Zeichen, geht B sofort mit dem Becken hoch,

beendet die körperlichen Berührungen, und A wartet, bis seine Erregung abgeklungen ist, gibt dann wiederum das Start-Zeichen und B führt den genitalen Kontakt fort. Auch hier wird es mehrere Übungseinheiten geben, jede Übungseinheit sollte spätestens nach dreimaligem Stoppen beendet werden. Auch hier gilt, sollte eine zwischenzeitliche Ejakulation auftreten und der „Point of no return" verpasst worden sein, dass der betroffene Mann nun weiß, zu spät das Stopp-Signal gegeben zu haben.
Spätestens beim heterosexuellen Übergang zu den Übungen mit genitalem Kontakt sollte das Verhütungsthema geklärt sein.
Je nach Dauer der Orgasmusproblematik (frühzeitige Ejakulation), der Häufigkeit der fehlgeschlagenen Änderungsversuche und des persönlichen Leidensdrucks für den betroffenen Mann sowie Partnerin oder Partner verlangt die Übung wahrscheinlich eine Dauer von mehreren Wochen. Dabei kann sie durchaus häufiger angewendet werden.
Sollte keine Partnerschaft bestehen oder Partnerin bzw. Partner nicht mitwirken wollen bei der Übung, kann der betroffene Mann sie auch im Kontext von *Selbstbefriedigungsübungen* durchführen. Der Ablauf für den nicht genitalen Kontakt ist der gleiche, der Mann stimuliert sich, beginnt gezielt mit Selbstbefriedigungsübungen und beobachtet genau die Zunahme der Erregung und die Annäherung an den „Point of no return". Dann stoppt er selbst die Erregung und führt die Erregung erst weiter, wenn sie weitestgehend abgeklungen ist. Auch auf diese Weise kann er versuchen, die Kontrolle über die Ejakulation zu gewinnen oder wiederzugewinnen. Da viele Männer aber die Erfahrung machen, dass Selbstbefriedigung ohne Probleme trotz der frühzeitigen Ejakulation in der partnerschaftlichen Sexualität möglich ist, kann die Übung zwar einen gewissen Effekt haben, der möglicherweise aber auch sehr eingeschränkt ist. Eventuell kann es hilfreich sein, die Übung mit Unterstützung der Fantasie einer sexuellen Begegnung durchzuführen.

Die Druck-Technik (Squeeze-Technik)

Diese Methode ist eine Alternative, die vor allem dann angewendet werden kann, wenn das alleinige Stoppen (Pause) nicht ausreicht, um die Erregung schnell genug abklingen zu lassen, bevor der „Point of no return" erreicht ist. Die Druck-Methode wird nach dem Stopp-Signal eingesetzt. Dann lässt Partner*in die Genitalien nicht einfach los, bis die Erregung abgeklungen ist, sondern übt mit beiden Daumen schnell unterhalb der Eichel, dort, wo der Penisstamm beginnt, einen Druck über 20 Sekunden aus. Zeigefinger und ggf. Mittelfinger suchen Halt auf der anderen Seite des Penisstamms, damit der Druck etwas erhöht werden kann. Nach 20 Sekunden wird der Druck losgelassen. Bei Übungen unter Einbeziehung der Genitalien nimmt auch hier nach dem Stopp-Signal B den Penis in die Hand und führt die dann bereits vertraute Druck-Methode mit nachfolgender Pausen-Methode durch.

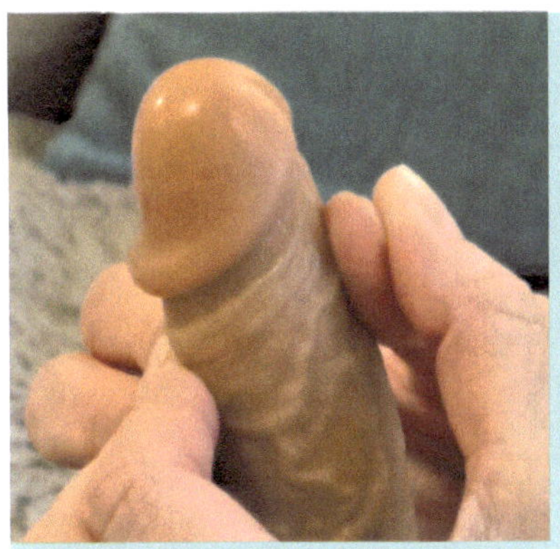

Abbildung 13:
Squeeze-Technik von der Seite

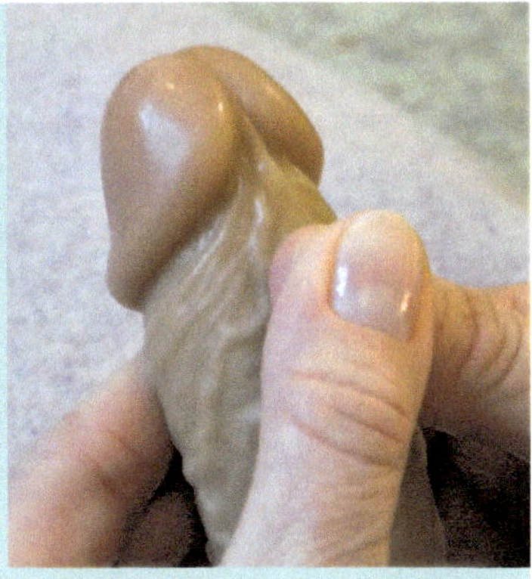

Abbildung 14:
*Squeeze-Technik aus der Perspektive von Partner*in*

Wichtig ist, dass der Druck genügend groß ist, um sehr schnell die körperliche Erregung zu stoppen und damit die Ejakulation zu unterbinden. Die unterstützenden Personen sind oft erstaunt, wie stark sie den Druck ausüben können, ohne dass er als unangenehm oder schmerzhaft erlebt wird. Der erigierte Penis kann durch seinen inneren Aufbau viel von dem ausgeübten Druck auffangen.

Der Druck sollte keinesfalls direkt unterhalb der Eichel durchgeführt werden, da dort die erregenden Nervenenden des Mannes liegen, die nicht zusätzlich stimuliert werden dürfen. Die Eichel sollte also bei der Ausübung des Drucks nicht berührt werden.

Auch diese Druck-Methode kann als Übung mit der Selbstbefriedigung durchgeführt werden.

Bezug: Teil I Kap. 2.4.1 und 3.6.2

48. Pep-Talk

Einsatzmöglichkeit	Selbsthilfe
Ziel	Die Übung hilft, Unzufriedenheiten zu überwinden.
Setting **Bereich**	Einzeln Gefühle
Dauer	Ein paar Augenblicke

Beschreibung der Übung

Immer dann, wenn Sie mit Ihren Fortschritten überhaupt nicht zufrieden sind oder Sie Ihre Veränderungsmöglichkeiten grundsätzlich anzweifeln, sollten Sie sich ein paar Augenblicke zurückziehen und ein konstruktives, ermutigendes Gespräch mit sich selbst führen. Wiederholen Sie das so oft und so lange, bis Sie eine positivere Einstellung zu Ihrem Problem gewinnen.

Wenn Sie sich als Mann in einer heterosexuellen Beziehung entmutigt fühlen und daran zu zweifeln beginnen, ob Sie Ihr sexuelles Problem jemals lösen können, könnten Sie z. B. Folgendes zu sich sagen (und zwar möglichst langsam und mit beruhigender Stimme):

„Hey, jetzt mach' mal halblang, du übertreibst mal wieder maßlos. Klar, du fühlst dich entmutigt, aber dazu gibt es eigentlich gar keinen Grund. Schau dir doch mal die Tatsachen an. Es stimmt, dass es dir bei allen bisherigen Partnerinnen schwerfällt, deine Ejakulation zu kontrollieren. Aber es stimmt auch, dass du ein guter Liebhaber bist, das wurde dir auch schon bestätigt. Und außerdem weißt du, dass es Mittel und Wege gibt, dein Problem zu lösen. Du hast schon einen Anfang gemacht, indem du dir Beratung gesucht hast. Und wenn das alles nicht genügend hilft, kannst du immer noch in eine Sexualtherapie gehen. Das Problem kann gelöst werden, also beruhige dich jetzt."

Dieser Pep-Talk basiert auf Tatsachen. Wie schon erwähnt, können solche Fakten sehr tröstend sein, aber die Pep-Talk-Übungen müssen sich dabei nicht immer nur um bestimmte Tatsachen drehen. Sie können sich z. B. auch andere Situationen aus dem Leben, in dem ein Problem erfolgreich gelöst wurde, ins Gedächtnis rufen, auch wenn diese mit den sexuellen Problemen nicht direkt etwas zu tun haben. Die Erinnerung an einen Erfolg wird mit ziemlicher Sicherheit helfen, besser mit dem Problem, mit dem Sie jetzt konfrontiert sind, umzugehen. Hier ein Beispiel zur Illustration:

„Du steckst in einer der schwierigsten Situationen deines Lebens. Es kommt dir vor, als könntest du sie kaum unter Kontrolle bekommen. Aber du kannst dich auch damit trösten, dass du in schwierigen Situationen immer schon zu deiner

Höchstform aufgelaufen bist. Wie damals, als du das Problem X hattest, weißt du noch? Das war ein ganz schöner Schlamassel. Niemand glaubte mehr daran, dass du es schaffen würdest, und du selbst hattest auch deine Zweifel. Alles schien außer Kontrolle geraten zu sein. Aber trotzdem hast du Ansatzpunkte gefunden und dich an die Arbeit gemacht. Und du hast es geschafft. Was dir jetzt bevorsteht, ist ganz ähnlich. Du kannst zwar deine Lust nicht direkt beeinflussen, aber du weißt, was du sonst noch alles tun kannst. Konzentriere dich auf die Dinge, die du kontrollieren kannst, so wie damals. Gib dein Bestes, aber nimm es dir auch nicht übel, wenn etwas schiefgeht, das kann eben vorkommen. Ja, es ist schwer, aber du musst dich einfach ranhalten. Dann kommst du auch ans Ziel."

Solche Selbstgespräche sind besonders wichtig, wenn etwas schiefgegangen ist oder wenn Sie das Gefühl haben, etwas verpfuscht zu haben, und Sie es sich selbst schwer machen.

Ein Beispiel aus einer schwulen Beziehung:

„Hey, du kritisierst dich selbst schon wieder zu viel und deshalb fühlst dich nicht gut. Also schön, die letzten beiden Male, als du mit deinem Partner die Übungen gemacht hast, hast du keinen hochbekommen. Aber das ist doch nicht das Ende der Welt. Das Problem wird wohl sein, dass du dich dabei zu sehr angestrengt hast. Du hast die Übungen diese Woche jede Nacht gemacht. Damit verlangst du deinem Penis auch eine ganze Menge ab, der arme Kerl muss jede Nacht steif werden. Das ist zu oft und macht dir und deinem Partner viel zu viel Druck. Sieh mal, die Übungen haben doch bis jetzt ganz gut geklappt. Du bist einfach nur zu sehr darauf versessen, es schnell zu Ende zu bringen. Warum machst du mit deinem Partner nicht einmal eine kleine Verschnaufpause, jede vierte Nacht wird auch reichen. Und wenn wir schon dabei sind, ein bisschen früher in der Nacht kann uns auch nicht schaden. Wir sollten die Übungen machen, solange wir noch fit sind. Dann kriegen wir das schon wieder hin."

Ein weiterer Vorteil, den diese Gespräche bieten, ist die Möglichkeit, sich selbst gegenüber eine gewisse Rücksicht und Anteilnahme an den Tag zu legen, dabei zu lernen, sich selbst sozusagen verbal in den Arm zu nehmen. Für viele ist das etwas ganz Ungewohntes, denn Zuwendung geschieht in den meisten Fällen durch die Partner*innen.

Ein Beispiel dafür, selbst etwas dazu beizutragen, um sich selbst um einiges besser zu fühlen:

„Du hast es nicht leicht. Du gibst dir immer solche Mühe, alles richtig zu machen und keine Schwierigkeiten zu bekommen. Wenn es dir dann nicht gelingt, ein Problem selbst zu lösen, widerspricht das gleich all deinen Grundsätzen. Du fühlst dich in deiner Persönlichkeit minderwertig. Und manchmal kommt es dir,

trotz Partnerschaft, so vor, als wärst du mutterseelenallein. Das tut weh, und du fühlst dich dann, als wärst du am Ende. Es ist nicht leicht, mit diesen Gefühlen fertigzuwerden und überhaupt so ein Problem zu haben. Du würdest es gerne ignorieren und davonrennen. Aber du kannst ihm nicht entkommen, du kannst das Problem einfach nicht verleugnen. Geh doch wenigstens ein bisschen freundlicher und verständnisvoller mit dir um. Dir geht es zwar jetzt schlecht, aber, Problem hin oder her, und egal, ob es noch so schwer ist, du wirst es überwinden. Sei einfach fair zu dir, sei so großzügig, wie du es wärst, wenn jemand anders dein Problem hätte und dir davon erzählen würde."

Das letzte Beispiel wirkt vielleicht ein wenig übertrieben. Manche Zuwendungen, die man von Partner*innen bekommen hat, drücken allerdings genau dasselbe aus. Und haben nicht die Eltern, wenn wir Glück hatten, zu uns als Kinder Ähnliches gesagt? Sich selbst mit Nachsicht zu betrachten, kann gesund und konstruktiv sein.

Warum versuchen Sie es nicht einfach einmal, wenn Ihnen danach ist? Und lassen Sie sich nicht entmutigen, wenn diese Selbstgespräche keine sofortige Wirkung zeigen. Bevor Sie eine Veränderung feststellen, kann es durchaus sein, dass Sie einige oder sogar viele Selbstgespräche führen.

Bezug: Teil I Kap. 3.5.2 und 3.5.4

49. Reden und Zuhören – Senden und Empfangen

Einsatzmöglichkeit	Selbsthilfe
Ziel	Prüfen, ob man andere versteht und selbst verstanden wird.
Setting	Paar
Bereich	Kommunikation

Beschreibung der Übung

Wenn etwas Wichtiges in Ihrer Partnerschaft zu besprechen ist und man ganz sichergehen will, dass die andere Person einem zuhört und einen versteht, dann machen Sie dafür einen Zeitpunkt aus. Es muss nicht sofort sein, Sie können sich auch für einen späteren Termin verabreden, wenn Sie beide entspannt sind und keine Unterbrechungen zu erwarten haben.

Wer spricht (angenommen, das sind Sie), sollte sich nur an ein Thema halten und nicht länger als drei Minuten reden. Das mag sich zwar kurz anhören, ist es aber nicht, wenn man sich wirklich an ein Thema hält. Es hilft natürlich, wenn Sie sich vorher überlegen, was Sie sagen werden, damit Sie es so klar und präzise wie möglich darstellen können. Besonders wichtig ist hierbei, dass Sie aus Ihrer Perspektive sprechen: „So sehe ich das (empfinde ich das, erinnere ich mich, finde ich es richtig)." Erwecken Sie keinesfalls den Eindruck, dass jeder andere Standpunkt, der von Ihrem eigenen abweicht, falsch oder unpassend ist.

Wer zuhört, hat nur eine Aufgabe: zu verstehen, was Sie sagen, und zwar von Ihrem Standpunkt aus. Ihr Gegenüber sollte Sie nicht unterbrechen, es sei denn, um sich mehr Klarheit zu verschaffen. Er/sie sollte Ihnen auch nicht antworten.

Sagen Sie, wenn Sie fertig sind. Dann soll Ihr Gegenüber den wichtigsten Gesichtspunkt in einem oder zwei Sätzen zusammenfassen, um Ihnen zu zeigen, dass Sie verstanden wurden (z. B.: „So, wie ich es verstanden habe, …"). Wenn Sie denken, dass Sie nicht richtig verstanden wurden, sagen Sie es. Wiederholen Sie eventuell Ihr Hauptargument und bitten Sie Ihr Gegenüber darum, Ihnen das, was jetzt angekommen ist, mitzuteilen. Fahren Sie in dieser Weise fort, bis Sie ganz sicher sind, dass Sie wirklich verstanden wurden. Vermeiden Sie allerdings dabei, pingelig zu werden. Verstehen bedeutet nur, dass Ihr Hauptargument zusammengefasst wurde. Und nicht, dass alles, was Sie gesagt haben, Wort für Wort wiederholt wird.

Verstehen setzt Zustimmung weder voraus noch bedeutet es dies. Es reicht völlig aus, dass Ihre jeweilige Position verstanden wurde. Wenn das einmal erreicht ist, werden Sie beide dazu übergehen können, zu versuchen, Ihre unterschiedlichen Positionen miteinander in Einklang zu bringen.

So gut wie jedes Paar, das diese Übung regelmäßig macht, berichtet laut Zilbergeld von bedeutsamen Fortschritten im gegenseitigen Verständnis und damit einhergehender gestiegener Wertschätzung des anderen.

Bezug: Teil I Kap. 1.14, 2.4.4 und 3.5.8

50. Schule des Küssens

Einsatzmöglichkeit	Selbsthilfe
Ziel	Etwas für die Selbsthilfe
Setting	Paar
Dauer	2–10 Minuten

Beschreibung der Übung

Wenn Ihre Partnerin oder Ihr Partner Änderungswünsche beim Küssen hat oder wenn Sie sich selbst nicht sicher fühlen beim Küssen, dann sollten Sie um Unterstützung bitten. Lassen Sie sich erklären, wie Ihr Gegenüber gerne geküsst werden möchte.

Hören Sie sich die Erklärung Ihrer Partnerin oder Ihres Partners genau an und überprüfen Sie, ob Sie alles richtig verstanden haben. Bitten Sie nun Ihr Gegenüber, Sie auf die gewünschte Art zu küssen. Dann sollten Sie das, was Ihnen demonstriert wurde, wiederholen und dazu um Rückmeldung bitten. Von dem Erfahrenen können Sie dann beim nächsten Versuch Gebrauch machen. Sie sollten nicht schon beim ersten Mal erwarten, alles perfekt auszuführen. Wiederholen Sie ruhig mit dem Vor- und Nachmachen und lassen Sie sich bei dem, was Sie tun, genug Zeit.

Diese Übung sollte nicht länger als zehn Minuten in Anspruch nehmen. Sie sollten sie dann beenden, wenn Sie beide in guter Stimmung sind, auch wenn Sie es zu diesem Zeitpunkt noch nicht ganz geschafft haben sollten, zu tun, was Ihre Partnerin oder Ihr Partner sich gewünscht hat. Sie können ein solches „Seminar" so oft wiederholen, wie Sie beide es möchten.

Vielleicht verstehen Sie zwar, was Ihre Partnerin oder Ihr Partner sich von Ihnen wünscht und können es auch ausführen, aber es ist nicht das, was Sie sich wünschen. Dann könnten Sie es eine bestimmte Zeit lang, ein paar Wochen beispielsweise, dennoch auf diese Art ausprobieren, ob es Ihnen dann vielleicht besser gefällt. Wenn dies nicht der Fall sein sollte, dann könnten Sie mit der „ich-bin-dran, du-bist-dran"-Methode experimentieren, wobei das Erlebnis manchmal für Sie, manchmal für Ihr Gegenüber gedacht ist.

Bezug: Teil I Kap.	2.4.4, 3.5.8 und 3.5.12

51. Sensitometer

Einsatzmöglichkeit	Selbsterfahrung
Ziel	Die Sensibilität von Berührungen in der Vorstellung messen.
Setting **Bereich**	Einzeln, Paar Körper
Dauer	Ca. 10–15 Minuten
Benötigtes Material	Bett oder weiche Unterlage

Beschreibung der Übung

Legen Sie sich nackt auf das Bett oder eine weiche Decke. Beginnen Sie, mit den Händen Ihren Körper zu berühren. Seien Sie sich dabei bewusst, dass Ihre Haut Millionen winziger Sensoren enthält, die je nach Art und Intensität durch Berührungen ein entsprechend lustvolles Signal sendet. Dieses Signal wird von einem Sensitometer (konstruiert) aufgenommen, der die Lustintensität anzeigt.

Experimentieren Sie jetzt vom Kopf bis zu den Füßen mit jeder einzelnen Zone Ihres Körpers und mit unterschiedlichen Formen der Berührungen sowie der Druckstärke und seien Sie sich der unterschiedlichen Signale bewusst.

Schließen Sie auch alle erogenen Zonen in die Berührungen ein, auch hier erhalten Sie nach deren Erforschung entsprechende Signale, die Ihnen sagen, welche am besten auf bestimmte Berührungen ansprechen.

Wenn Sie festgestellt haben, welche Zone Ihres Körpers Ihnen die größte Lust und das stärkste Signal vermittelt, versuchen Sie dort die Berührungen zu intensivieren, um Ihre Lustgefühle zu stärken.

Diese Übung kann auch als Paarübung durchgeführt werden.

Bezug: Teil I Kap.	3.5.6

52. Sexuelle Erregung kommen und gehen lassen – mit der sexuellen Lust spielen – bei der Selbstbefriedigung

Einsatzmöglichkeit	Selbsthilfe, Therapie
Ziel	Diese Übung eignet sich bei Sorgen, dass Erektion, wenn sie einmal da ist, wieder weggeht, dass die Lust, wenn sie einmal da ist, wieder weggeht.
Setting	Einzeln
Bereich	Verhalten, Gedanken
Zeitpunkt	Zu Beginn der Interventionen
Benötigtes Material	Bett oder weiche Unterlage

Beschreibung der Übung

Legen Sie sich nackt oder mit freiem Unterkörper auf das Bett und stimulieren Sie sich selbst so, wie es Ihnen gefällt und Sie sexuell erregt. Wenn Ihr Penis eine gute Steife hat/Ihre Erregung stark ist/die Vulva erregt ist (z. B. 70 von 100 %), lassen Sie die Stimulierung los, stimulieren Sie nicht weiter. Sagen Sie innerlich bewusst: „Erregung, ich lasse dich jetzt gehen." Warten Sie, bis die Erregung abgeklungen ist. Dann beginnen Sie wieder mit der Stimulierung.

Lassen Sie die Erregung dreimal gehen und beginnen dann jeweils wieder mit dem Streicheln und dem Erregen. Beobachten Sie, ob es Ihnen am besten gelingt, die sexuelle Lust zu steigern, wenn Sie sich nicht genau zu diesem Zweck anstrengen. Spielen Sie mit Ihrer Lust und Ihrer Erregung. Übernehmen Sie die Regie!

Wenn Sie mögen, können Sie diese Übung auch mit Ihrer Partnerin/Ihrem Partner zusammen durchführen. Lassen Sie sich dann von ihm oder ihr stimulieren. Geben Sie ein Signal, wenn die Stimulierung gestoppt und wenn sie wieder aufgenommen werden soll.

Versuchen Sie, zunehmend mit der Erregung zu spielen und auch selbst die Kontrolle zu übernehmen.

Diese Übung kann auch als Paarübung durchgeführt werden, wobei Partner*in bei der Stimulierung mitgeteilt wird, dass die Stiumulierung (bei ca. 70 % Erregung) unterbrochen und nach Abklingen der Erregung wieder aufgenommen werden soll.

Bezug: Teil I Kap.	3.5.1

53. Sexueller Wunschzettel (ausführlich)

Einsatzmöglichkeit	Therapie
Ziel	In der Partnerschaft sexuelle Wünsche herausfinden, besprechen und abstimmen bezüglich Übereinstimmungen, Toleranz und No-Go.
Setting **Bereich**	Einzeln und mit Partner*in Gedanken
Dauer	30 Minuten Einzelarbeit, 60 Minuten Paararbeit
Benötigtes Material	Großes Blatt Papier (Flipchart)

Beschreibung der Übung

Beide Partner*innen fertigen zu Hause, unabhängig voneinander und auch nicht in gegenseitiger Absprache, auf einem großen Blatt eine *Liste mit den persönlichen Wünschen für eine partnerschaftliche Sexualität* an.
Es dürfen *alle Wünsche* aufgeführt werden, gleichgültig ob erwartet wird, dass Partner*in sie teilt oder nicht. Untereinander aufgelistet in eine Spalte können alle Wünsche werden, die Präferenzen betreffen, Stellungen, Praktiken, Orte, Zeiten, Dauer usw.
Rechts daneben wird eine Spalte eingefügt, in die anschließend die jeweilige *persönliche Wichtigkeit dieses Wunsches* vermerkt wird, und zwar von 0 = völlig unwichtig (kommt wahrscheinlich nicht vor) bis 10 = extrem wichtig, unabdingbar. In eine weitere Spalte rechts daneben werden die *Annahmen* darüber eingefügt, wie *bedeutsam/angenehm dieser Wunsch für Partner*in* wohl ist, von –5 = wird völlig abgelehnt über 0 = egal bis +5 = sehr bedeutsam.
In der nächsten Beratungs-/Therapiesitzung (im nächsten Schritt) werden die Blätter aufgehängt. Zunächst stellt Partner*in 1 die Wünsche und persönlichen/eigenen Bewertungen vor, anschließend Partner*in 2. Danach wird geschaut, wie groß die Überschneidungen sind, was Partner*in 1 bei Partner*in 2 toleriert („Brauche ich nicht, ist aber okay, können wir machen/kannst du machen") und was für Partner*in 2 nicht geht, ein No-Go („Geht für mich keinesfalls").
Prinzipiell kann der Wunschzettel auch mit dem Computer erstellt werden, wichtig ist nur eine Präsentation, bei der Partner*in und Berater*in mitlesen können. Anmerkungen sind dann aber schlechter möglich.
(Ausführlich dazu siehe Teil I Kap. 3.6.3, mit Abbildung)

Bezug: Teil I Kap.	2.1 und 3.6.3

54. Sexueller Wunschzettel (Kurzform)

Einsatzmöglichkeit	Therapie, Selbsthilfe
Ziel	Übung für sich selbst – mit anschließender Besprechung, falls eine Partnerschaft besteht–, um sexuelle Wünsche genauer zu beschreiben: Was soll bleiben, was soll hinzukommen, auf was soll verzichtet werden?
Setting	Einzeln, ggf. Paar
Bereich	Gedanken
Dauer	Ca. 20–30 Minuten
Benötigtes Material	Papier und Stift oder Textprogramm

Beschreibung der Übung

Stellen Sie sich vor, Sie befinden sich in einer sexuellen Situation. Beginnen Sie ganz am Anfang des Geschehens und vergegenwärtigen Sie sich den typischen Beginn des partnerschaftlichen Sex. Lassen Sie Ihre Gedanken dann durch das vollständige sexuelle Szenario wandern, achten Sie dabei auf Berührungen, Stellung und Praktiken. Spielen Sie die Szene zwei- bis dreimal durch, bis Sie mit ihr völlig vertraut sind. Dann erstellen Sie eine Liste, die Sie in drei Spalten unterteilen: In die erste Spalte tragen Sie alles ein, was Sie beim Sex beibehalten möchten. In die zweite schreiben Sie das, worauf Sie zukünftig verzichten wollen. Und in die dritte Spalte schreiben Sie, was Ihnen bisher fehlt und was Sie hinzufügen möchten.

Nachdem Sie die Liste beendet haben, können Sie sich bezüglich der Inhalte mit einem Partner oder einer Partnerin austauschen.

Gegebenenfalls können beide Partner*innen diese Übung durchführen und anschließend ihre Wunschzettel austauschen.

Bezug: Teil I Kap.	2.1 und 3.6.3

55. Sinnliche Fantasie

Einsatzmöglichkeit	Selbsterfahrung, Therapie
Ziel	Stärkung des Bewusstseins für sinnliche Berührung
Setting	Einzeln
Bereich	Gedanken, Gefühle
Dauer	Ca. 10 Minuten

Beschreibung der Übung

Stellen Sie sich vor, Sie gehen alleine auf einer wunderschönen Wiese spazieren, auf der unzählige wilde Blumen wachsen. Die Luft ist klar, frisch und angefüllt mit dem Duft der Wildblumen. Die Sonne scheint, und Sie spüren ihre Wärme, die Sie wie eine Decke behaglich umhüllt. Der strahlendblaue Himmel ist mit weichen, bauschigen Wolken durchzogen, die Ihnen das Gefühl geben, Sie wären leicht wie eine Feder. Vögel stimmen ihr melodiöses Zwitschern an.

Sie fühlen sich so schwerelos, als würden Ihre Füße kaum den Boden berühren. Langsam gleitet Ihr Körper in die Horizontale, sodass Sie auf dem Rücken liegen und auf einem Bett wilder Blumen schweben. Sie fühlen sich entspannt, gestützt und sicher und in träumerischer Stimmung. Eine Person, die Sie wirklich mögen und der Sie vertrauen, nähert sich Ihnen, setzt sich neben Sie und bettet Ihren Kopf in ihrem Schoß. Die Person beginnt, zärtlich Ihr Gesicht zu streicheln: Die Berührung ist spürbar und sanft. Während die Person Ihre Schläfen massiert, entspannen Sie sich noch mehr. Ihre Aufmerksamkeit wandert hin und her zwischen dem wundervollen Gefühl der Berührung und anderen Sinnesempfindungen: dem lieblichen Duft der Blumen, den angenehmen Sonnenstrahlen auf Ihrem Körper, der sanften Brise, die leicht über Sie hinwegstreicht, dem Gesang der Vögel. Alle Sinne sind angeregt und Sie erleben diese Sinnlichkeit in Ihrer Vorstellung.

56. Spiegelübung der Genitalien

Einsatzmöglichkeit	Therapie
Ziel	Reales Kennenlernen und Bewerten der eigenen Genitalien
Setting	Einzeln
Bereich	Körper, Gefühle, Gedanken
Dauer	20 Minuten
Benötigtes Material	Eine weiche Unterlage, ein nicht vergrößernder Handspiegel

Beschreibung der Übung

Stellen Sie sich so unbekleidet vor einen großen Spiegel, dass Sie Ihre Genitalien von vorne sehen können. Betrachten Sie das, was Sie von Ihrem Genital sehen, sehr genau.

Setzen Sie sich nun, ebenfalls mit unbekleidetem Becken, auf Ihr Bett, eine Decke oder eine weiche Unterlage. Es wäre gut, wenn Sie sich auch anlehnen könnten. Ziehen Sie die Beine etwas an und spreizen Sie sie etwas. Stellen Sie einen Handspiegel zwischen Ihre geöffneten Beine in Kniehöhe, lehnen Sie ihn ggf. an ein Kissen, sodass Sie im Spiegelbild Ihre Genitalien sehen können. Wie ist Ihr erstes Gefühl?

Weiter für Frau oder diverse Person:

Schauen Sie auf Ihre Vulvalippen und ggf. die Behaarung. Was gefällt Ihnen? Was ist Ihnen egal? Gibt es etwas, was Ihnen nicht gefällt?

Öffnen Sie nun mit Ihren Fingern die Vulvalippen und schauen Sie sich die Vulva an, die Beschaffenheit, die Farbe der Haut. Schauen Sie auf die Klitoris, den Klitorishof, die Klitorisschenkel, den darunterliegenden Harnröhrenausgang, den darunterliegenden Vaginaeingang, dahinter den Damm, der bis zur Anusspalte reicht.

Schauen Sie, was Ihnen von den einzelnen Teilen Ihres Genitals gefällt, was Ihnen egal ist, ob es etwas gibt, was Ihnen nicht gefällt.

Wenn Sie möchten, können Sie die Vulvalippen berühren, ebenso die Teile der Vulva, die Klitoris, deren Hof und Schenkel, den Damm und schauen Sie auf Ihre Gefühle, die bei den Berührungen ausgelöst werden.

Weiter für Mann oder diverse Person:

Schauen Sie auf den Penis, seine Haut, die Farbe der Haut, die Größe des Penis, seine Beschaffenheit. Schauen Sie sich die Eichel an, die Öffnung oben, unterhalb

der Vorhaut (ziehen Sie sie ggf. zurück), die unter der Eichel liegenden Nervenenden. Heben Sie den Penis einmal an, schauen Sie auf die Hoden, ihre Größe, die Haut, die Farbe der Haut. Schauen Sie auf die Behaarung, die Länge und Farbe der Haare. Heben Sie die Hoden einmal an und schauen Sie auf den Damm, der sich bis zur Anusspalte hinzieht.
Schauen Sie, was Ihnen von den einzelnen Teilen Ihres Genitals gefällt, was Ihnen egal ist, ob es etwas gibt, was Ihnen nicht gefällt.
Wenn Sie mögen, berühren Sie die Eichel, die darunterliegenden Nervenenden, die Hoden, den Damm und schauen Sie auf Ihre Gefühle, die bei den Berührungen ausgelöst werden.

Weiter für alle Geschlechter:

Und nun betrachten Sie die Genitalien noch einmal insgesamt. Haben sich Gefühle verändert? Sind Sie insgesamt mit Ihren Genitalien zufrieden? Wenn Sie nicht erregt sind? Wenn Sie erregt sind?
Beenden Sie jetzt die Übung, schließen Sie noch einmal die Augen und lassen Sie die Übung ausklingen.

Bezug: Teil I Kap. 1.11 und 3.6

57. Stopp-Start-Masturbation und Masturbation mit feinen Regulierungen

Einsatzmöglichkeit	Therapie, Selbsthilfe
Ziel	Wenn Angst da ist, dass die sexuelle Erregung nachlässt, ohne es zu wollen. Hilft, Kontrolle über die eigene sexuelle Erregung zu übernehmen.
Setting	Einzeln
Bereich	Körper, Gedanken, Gefühle, Verhalten
Zeitpunkt	Während der Interventionen
Dauer	Ca. 15 Minuten
Benötigtes Material	Gleitmittel

Beschreibung der Übung

Teil A:

Masturbieren Sie 15 Minuten lang, ohne dabei zum Orgasmus zu kommen. Tun Sie dies mit trockener Hand, also ohne Lotion oder Gleitmittel. Konzentrieren Sie sich auf Ihre Genitalien, damit Sie feststellen können, wie erregt oder angespannt Sie sind. Wenn Sie merken, dass Sie die Kontrollgrenze erreicht haben, hören Sie mit jeglicher Stimulation auf und (1) achten Sie auf die Gefühle der Erregung oder Anspannung und (2) atmen Sie ein paarmal tief durch. Sobald das Erregungsniveau merklich gesunken ist – was von zehn Sekunden bis zu über einer Minute dauern kann –, nehmen Sie die Stimulation wieder auf. Die Zeit, in der Sie darauf warten, dass Ihre Erregung oder Anspannung nachlassen, ist in den 15 Minuten inbegriffen.
Beim ersten Mal werden Sie wahrscheinlich oft unterbrechen müssen. Aber mit der Zeit werden Sie besser einschätzen können, wann Sie aufhören und wie lange Sie warten sollten, und Sie werden weniger oft unterbrechen müssen.
Wenn Ihre Fortschritte so weit gediehen sind, dass Sie während der 15 Minuten nur ein- oder zweimal unterbrechen müssen, dann gehen Sie zu Teil B über.

Teil B:

Genau wie Teil A, nur dass Sie jetzt ein Gleitmittel (z. B. Vaseline, Handcreme oder Massageöl) benutzen. Wenn Sie dabei nur noch ein- oder zweimal unterbrechen müssen, dann gehen Sie zu Teil C über.

Teil C:

Masturbieren Sie wieder 15 Minuten lang mit trockener Hand, ohne dabei zum Orgasmus zu kommen. Während sich Ihre Erregung bzw. Anspannung innerhalb der Kontrollzone befindet, verändern Sie die Art der Stimulation leicht, um den Erregungsprozess zu steuern. Mögliche Veränderungen sind dabei z. B.:

- *Lassen Sie Ihre Bewegungen langsamer werden.*
- *Verschieben Sie das Zentrum der Stimulation, beispielsweise indem Sie nur den unteren Teil des Penis stimulieren und die Eichel dabei nicht berühren/ den unteren Teil der Vulva stimulieren und dabei die Klitoris und ihre Umgebung nicht berühren.*
- *Ändern Sie die Art, wie Sie Ihre Genitalien stimulieren, z. B. indem Sie von langen zu kürzeren oder kreisförmigen Bewegungen übergehen.*

Versuchen Sie jeweils nur eine Regulierung auf einmal. Stellen Sie fest, was bei Ihnen funktioniert, und bleiben Sie dann dabei.
Sie werden merken, dass Sie diese feineren Regulierungen früher ausführen müssen als die Unterbrechungen. Wenn Sie sie doch einmal zu spät vorgenommen haben, dann können Sie die Stimulation immer noch ganz unterbrechen, um einen Orgasmus zu vermeiden. Sobald Ihre Erregung wieder etwas nachgelassen hat, können Sie die erregendere Stimulation wieder aufnehmen.
Wenn es Ihnen leichtfällt, 15 Minuten lang mithilfe von feinen Regulierungen (ohne Unterbrechungen) zu masturbieren, dann gehen Sie zu Teil D über.

Teil D:

Genau wie Teil C, nur dass Sie jetzt ein Gleitmittel verwenden. Wenn es Ihnen leichtfällt, 15 Minuten lang mit Gleitmittel und nur mithilfe von feinen Regulierungen zu masturbieren, dann können Sie die Übung beenden.

Als Mittel zur Ausübung von Orgasmuskontrolle sind Unterbrechungen der Stimulation beim Masturbieren, beim gegenseitigen Streicheln oder beim Geschlechtsverkehr natürlich vollkommen in Ordnung, aber es gibt auch noch andere Alternativen dazu. Eine gute Orgasmuskontrolle ist möglich, wenn beim Koitus nicht einfach „drauflosgereizt" wird. Bewegungen können variiert werden, um den Höhepunkt zu kontrollieren. Bewegungen können auf eine bestimmte Art gemacht werden, wenn es zum Orgasmus kommen soll. Und auf eine andere Art, wenn der Orgasmus verzögert werden soll. Es ist gar nicht so schwierig, das zu lernen, und es wird auch gelingen. Die Feinregulierungen können immer dann benutzt werden, wenn es gewünscht wird. Unterbrechungen sind möglich, wenn es notwendig sein sollte.

Bezug: Teil I Kap. 3.6

58. Vagina und Penis vereinigen sich

Einsatzmöglichkeit	Therapie, Selbsthilfe
Ziel	Beschreibung von Sensate-Focus-Übungen bei gegengeschlechtlichen Paaren
Setting	Paar
Bereich	Körper, Gefühle, unterschiedliche Indikationen
Zeitpunkt	Gegen Ende der Interventionen
Dauer	Jeweils kurze Dauer
Benötigtes Material	Bett oder weiche Unterlage

Beschreibung der Übung

Beide sind unbekleidet. Der Mann legt sich auf den Rücken und die Partnerin setzt sich auf ihre Schenkel. Sobald der Mann eine Erektion hat, reibt der Mann den Penis sanft an den Schenkeln der Partnerin. Wie fühlt sich das an? Nach einer kurzen Pause reibt er den Penis jetzt gegen die äußeren Vulvalippen der Partnerin. Wie fühlt sich das an? Nach einer weiteren kurzen Pause steckt er die Spitze des Penis zwischen die Vulvalippen der Partnerin und genießt das für einen Augenblick. Das ist schon die ganze Übung.

Wenn diese Übung leichtfällt, gehen beide nach einer Pause dazu über, genau wie im 1. Teil, nur dass jetzt die Hand der Partnerin den Penis führt.

Vor der nächsten Übung, nach einer Pause (Penis ist außerhalb der Vulva), sollte die Vulva der Partnerin feucht sein, durch ein Gleitmittel oder durch Stimulierung. Beide können gemeinsam entscheiden, was ihnen lieber ist.

Jetzt geht es darum, den Penis langsam und allmählich in die Vagina einzuführen. Nachdem beide eine bequeme Stellung eingenommen haben, führen Mann oder Frau den Penis an die Vulva heran. Zur Gewöhnung wird der Penis einen Moment an dieser Stelle gehalten. Wenn das okay ist, bewegen sich beide so, dass der Penis immer ein wenig weiter, ungefähr um zwei Zentimeter, eingeführt wird. Auch hierbei sind wiederum kurze Pausen zur Gewöhnung sinnvoll.

Partnerin und Partner nehmen immer wieder ihre Gefühle bewusst wahr.

Es wird fortgefahren, bis sich der Penis ganz in der Vagina befindet.

Wenn der Mann oder die Frau zu irgendeinem Zeitpunkt befürchten, einen Orgasmus zu bekommen, was zu diesem Zeitpunkt noch nicht erfolgen sollte, kann die Atmung verlangsamt werden, in dem ein paar tiefe Atemzüge gemacht werden.

Sobald die Erregung dabei zu irgendeinem Zeitpunkt zurückgeht, sollte weiterhin auf die Empfindungen fokussiert werden, auch mit dem Versuch, das Gefühl der abklingenden Erregung zu genießen.
Wenn eine Person nach einer Weile zum Orgasmus kommen möchte, kurze Abstimmung, ob das okay ist, dann erfolgen langsame Bewegungen mit dem Bewusstmachen, wie dies passiert.

Bei einer weiteren Übung, ggf. auch zu einem anderen Zeitpunkt, geht es darum, dass sich der Penis in der Vagina bewegt. Es wird dasselbe gemacht wie in der letzten Übung, nur dass Partner oder Partnerin sich jetzt langsam bewegt. Wer das ist, hängt von der gewählten Position ab. Wer oben ist, bewegt sich und hat die Kontrolle über die Art und Heftigkeit der Bewegungen und über den Zeitpunkt der Unterbrechung und ihrer Wiederaufnahme. Beide sollten ihre Empfindungen fokussieren und so erregt wie möglich werden. Beide fangen mit ganz langsamen Tempo an und erst bei Wohlgefühl wird das Tempo gesteigert. Dann ein wenig schneller werden, und wenn auch das ohne Probleme und negative Gedanken geht, dann das Tempo noch etwas steigern. Weitermachen in der Steigerung des Tempos bis zu einer ca. achtzigprozentigen hemmungslosen Bewegung. Um das zu erreichen, entsprechend mehrere Übungen durchführen.
Beim nächsten Mal erfolgt dann der Wechsel, wer sich bewegt, wobei andere Positionen gewählt werden.

In der darauffolgenden Übung bewegen sich beide, beginnend mit langsamen Bewegungen, die sich dann steigern, wenn sich beide jeweils daran gewöhnt haben. Die Übung so oft wie möglich machen, bis sich beide so schnell bewegen können, wie sie wollen.

Die Übung kann für homosexuelle Paare entsprechend modifiziert werden.

Bezug: Teil I Kap. 3.5.8 und 3.6.4

59. Vergebung als Ziel und therapeutische Methode

Einsatzmöglichkeit	Therapie
Ziel	Durch Vergeben kann überprüft werden, ob unabgeschlossene „Angelegenheiten" (emotionaler Stress, Kränkungen, intensive Verletztheit etc.) beendet werden können, um neue Ressourcen zu aktivieren und befreiter zukunftsorientiert zu handeln. Es geht um interpersonale Konflikte aus der Vergangenheit, die für die aktuelle psychische Problematik von Bedeutung sind, also aus der Vergangenheit in die Gegenwart hineinragen und ggf. Veränderungsprozesse lähmen oder hindern. Der unten beschriebenen Übung, ob „Vergebung" eine Möglichkeit der „Befreiung" darstellt, gehen zwei Schritte voraus: 1. Erkennen der eigenen Verletztheit und die Auseinandersetzung damit. 2. Auseinandersetzung mit der verletzenden Person, Bereitschaft zum Perspektivenwechsel (dieser Schritt erfolgt, falls die Person, die verletzt und gekränkt hat, von besonderer emotionaler Bedeutung ist und Verständnis für deren Handeln geprüft werden soll).
Setting	Einzeln
Bereich	Gefühle, Verhalten
Häufigkeit	Einmal
Benötigtes Material	Stühle

Beschreibung der Übung

Zur besseren Einordnung der Übung:

Vergebung umfasst das Aufgeben von Groll, von Vorwürfen, von Rache und Vergeltungsabsichten, zu denen eine leidende Person aufgrund erfahrenen Unrechts *ein Recht* hat. Auf der Grundlage einer Willensentscheidung verändert die vergebende Person ihre Einstellung und ihre Gefühle gegenüber der verletzenden Person i. S. der Rückgewinnung von Freundlichkeit, Vertrauen, Neutralität oder selbst gewählter Distanziertheit.

Vergebung bedeutet *nicht*, einen Schuldvorwurf zu negieren oder zurückzunehmen, sondern sich trotz des zugefügten Leids dazu zu entscheiden, auf Vergeltung und Rache zu verzichten. Vergebung versucht *nicht*, das Falsche künstlich auszulöschen oder zu negieren, sondern stattdessen die *(negativen) Auswirkungen* des Falschen zu verändern. Es geht bei der Vergebung darum, noch weitere negative Konsequenzen zu verhindern.
Im therapeutischen Prozess sind *vier Schritte* des Vergebens zu beachten:

1. **Das Erkennen der eigenen Verletztheit und die Auseinandersetzung damit**

- Klärung, welche persönlichen Werte und welche psychologischen Abwehr-/Selbstschutz-/Verteidigungsstrategien betroffen sind (= Exploration der Situation → *„Was ist passiert?"*)
- Konfrontation mit negativen Gefühlen wie Ärger, Empörung, Enttäuschung, Zorn. Ziel: Ärger zulassen
- Zulassen und Explorieren von Schamgefühlen, falls diese eine Rolle spielen
- Thematisierung, Gewahrwerden von emotionaler Erschöpfung
- Thematisierung, Gewahrwerden der stetigen kognitiven Wiederholung des Angriffs/der Schädigung/des Vorwurfs etc.
- Thematisierung, Gewahrwerden, dass die eigene Person sich durch das Leiden und auch durch das Hadern sowie die wiederholte Beschäftigung mit dem Leiden nachhaltig und nachteilig verändert
- Erkenntnis, dass es Möglichkeiten gibt, die Welt auch anders zu sehen.

2. **Auseinandersetzung mit der verletzenden Person, Bereitschaft zum Perspektivenwechsel**

- Einsicht, Erkenntnis, dass die „alten Lösungsstrategien" nichts nutzen
- Wunsch/Wille, Vergebung als eine Option und Möglichkeit in Erwägung zu ziehen
- Neuinterpretation (reframing) durch Rollenübernahme, indem der Übeltäter/die Übeltäterin distanziert in seinem/ihrem spezifischen Kontext gesehen wird.

3. **Entscheidung zur Vergebung und zum Loslassen der negativen Gefühle**

- Freie Entscheidung zum Vergeben. Dazu ist es notwendig, emotionale Distanz herstellen und Quellen der Selbstachtung heranziehen zu können, die diesen Perspektivwechsel begleiten (Ressourcenaufbau!)
- Loslassen der negativen Gefühle und damit die innere Befreiung von der verletzenden Begebenheit. Symbolische Handlungen bzw. metaphorische Umschreibungen können helfen: „Gefühle begraben", „ein Kapitel des eigenen Lebens zuklappen", „Taue kappen" etc.

- Wichtig ist, die Vergebung nicht von den Reaktionen der verletzenden Person abhängig zu machen, sondern sie als einen autonomen Willensakt der vergebenden Person zu etablieren.

4. Neues Verhältnis und neues kommunikatives Verhalten gegenüber der verletzenden Person

- Eventuell Wiederannäherung an die verletzende Person, aber vielleicht auch (endgültige) Abwendung
- Erfahrung, dass die negativen Gefühle weniger werden und (dadurch) positive Gefühle einen breiteren Raum einnehmen können – möglicherweise auch der verletzenden Person gegenüber
- Spüren emotionaler Erleichterung
- Erkennen, dass durch das Vergeben eine neue Lebenserfahrung möglich wurde, eventuell neuer Lebenssinn entstehen kann.

Die nachfolgende Übung, die der *Entscheidungsfindung* dient, ob „Vergebung" eine Möglichkeit zum Loslassen der negativen Gefühle darstellt, wird mit Pat. in der vorausgegangenen Sitzung besprochen.
Bevor Pat. den Raum betritt, werden zusätzlich zwei *gleiche* Stühle nebeneinandergestellt, mit Sitzfläche in Richtung Th.stuhl, der gegenüber der beiden genannten Stühle steht.
Nach Begrüßung und üblicher kurzer Einstimmung in die Therapiestunde wird Pat. in Rückgriff auf die letzte Sitzung noch einmal das Vorgehen der Übung erklärt, wobei vorher die Zustimmung des Pat. erneut eingeholt werden sollte, „Vergebung" als möglichen Weg zu prüfen. Es geht um ein Vaterthema.

Sie merken, dass der Raum heute etwas anders gestaltet ist. Dort stehen zwei gleich aussehende Stühle. Ich möchte Sie bitten, Ihre Aufmerksamkeit einmal auf diese beiden Stühle zu richten. Einer der beiden Stühle trägt den Namen: „Ja, Vater, ich vergebe dir, für das, was du mir angetan hast", der andere Stuhl trägt den Namen: „Nein, Vater, ich vergebe dir nicht für das, was du mir angetan hast".

(„Vater" steht stellvertretend für jede andere mögliche verletzende Person, „das, was" steht für die Tat – z. B. der sexuelle Missbrauch – und deren Folgen, womit gerade gearbeitet wird. Es soll bei der Anrede der Namen/Vornamen genutzt werden, den Pat. für die Person gewöhnlich gebraucht, hier also „Vater". Die Stühle haben das gleiche Aussehen.)

Ich möchte Sie nun bitten, mir zu sagen, welcher Stuhl: „Ja, ich vergebe" bedeutet, und welcher Stuhl: „Nein, ich vergebe nicht" darstellt.

Pat. benennt die Stühle.

Nun möchte ich Sie bitten, mir zu sagen, mit welchem der beiden Stühle Sie sich zunächst befassen möchten.

Pat. benennt den ersten Stuhl.

Ich möchte Sie nun bitten, sich auf diesen ersten Stuhl zu setzen.

Pat. setzt sich auf den entsprechenden Stuhl, z. B. „Ja, Vater, ich vergebe dir". Th. setzt sich mit seinem Stuhl im Abstand von ca. 2 m direkt vor Pat.

Sie sitzen jetzt auf dem Stuhl „Ja, Vater, ich vergebe dir für das, was du mir angetan hast". Ich möchte Sie nun bitten, sich nur mit diesem Satz und diesem Inhalt zu beschäftigen. Lassen Sie sich richtig ein auf diesem Stuhl „Ja, Vater, ich vergebe dir ...". Alle Gefühle, alle Gedanken, wie Ihr Körper reagiert, alles ist in Ordnung, alles darf sein. Lassen Sie sich Zeit. Ich möchte Sie bitten, jetzt den Satz auszusprechen, wie dieser Stuhl heißt. (Pat. sagt: „Ja, Vater, ich vergebe dir für das, was du mir angetan hast"). *Schauen Sie, was dieser Satz bei Ihnen auslöst an Gefühlen, an Gedanken, an körperlichen Reaktionen. Lassen Sie alles zu, spüren Sie diesen Satz nach: „Ja, Vater, ich vergebe dir ...".* (Kurze Pause). *Benennen Sie bitte noch einmal, wie dieser Stuhl heißt.* (Pat. sagt: „Ja, Vater, ich vergebe dir".) *Spüren Sie diesen Satz nach, schauen Sie, was er bei Ihnen auslöst. Der Satz: „Ja, Vater, ich vergebe dir ...".* (Kurze Pause). *Sprechen Sie noch einmal diesen Satz aus.* (Pat. sagt Satz.) (Kurze Pause). *Lassen Sie noch einmal den Satz: „Ja, Vater, ich vergebe dir" auf sich wirken.*

Nach ca. 20 Sek.:

Stehen Sie nun bitte von diesem Stuhl auf und schütteln Sie sich ein wenig aus. (Th. macht das Gleiche.) *Und setzen Sie sich nun auf den anderen Stuhl: „Nein, ich vergebe nicht".* (Pat. setzt sich auf den anderen Stuhl. Th. schiebt den eigenen Stuhl wiederum vor Pat.stuhl).

(Wiederholung des gleichen Ablaufes, jeweils immer mit dem Satz: „Nein, Vater, ich vergebe dir nicht für das, was du mir angetan hast". Die Th.-Formulierungen sollten möglichst gleich sein, auch die Zeit dieser Stuhlbearbeitung sollte genauso gleich lang sein wie beim ersten Stuhl.)

Stehen Sie nun von diesem Stuhl bitte auf, schütteln Sie sich ein wenig aus und setzen Sie sich wieder auf Ihren gewohnten Stuhl und lassen Sie uns die Erfahrungen, die Sie gemacht haben, besprechen.

Bezug: Teil I Kap.	2.8 und 3.5.7
Weitere Informationen	Einordnung zu Beginn aus: Kämmerer, A. & Kapp, F. (2009, S. 202–204)

60. Vermisste Gefühle erlangen

Einsatzmöglichkeit	Therapie, Selbsthilfe
Ziel	Wie mehr gute Gefühle in der Partnerschaft erlebt werden können.
Setting **Bereich**	Einzeln Gefühle
Benötigtes Material	Notizzettel

Beschreibung der Übung

Verwenden Sie die Gefühle aus Übung Nr. 34, die Sie in Ihrer Partnerschaft vermissen. Machen Sie eine neue Liste, was Ihnen diese Gefühle vermitteln könnte. Sex sollte dafür nicht die einzige Antwort sein. Gefühle wie Liebe, Leidenschaft und vieles andere können auch ohne Sex empfunden werden. Die folgende Aufzählung von Verhaltensweisen und Ereignissen hilft Ihnen vielleicht beim Aufstellen Ihrer eigenen Liste.

- ***Komplimente:*** *Vielleicht zunächst Komplimente geben, um sie dann auch empfangen zu können.*
- ***Flirten:*** *Sich necken, schäkern, spielerisch Zuneigung geben.*
- ***Mehr Zeit für sich haben:*** *Sie möchten mehr Zeit allein oder mit Freunden verbringen, ohne sich deswegen streiten oder entschuldigen zu müssen.*
- ***Mehr Zeit mit Ihrer Partnerin/Ihrem Partner verbringen:*** *Sie verbringen in Ihrer Partnerschaft Zeit miteinander, die nur für Sie beide allein bestimmt ist, ohne Störungen oder Ablenkung. Das ist ein Faktor, der in vielen Beziehungen fehlt, obwohl er sehr wichtig für die Zufriedenheit beider Partner*innen ist. Ein Mangel an gemeinsam verbrachter Zeit erschwert oft eine ganze Reihe anderer Aktivitäten, wie beispielsweise Sex oder Gespräche.*
- ***Miteinander reden:*** *Sie wünschen sich, dass Ihre Partnerin/Ihr Partner mit Ihnen über ihre/seine persönlichen Angelegenheiten spricht – die Träume und Hoffnungen, die Gefühle für Sie, die Ängste und Unsicherheiten –, und Sie möchten auch die eigenen Gedanken und Gefühle mitteilen.*
- ***Sexuelle Spiele:*** *Das Anfassen und Stimulieren der Genitalien ohne Geschlechtsverkehr kann auch zum Orgasmus führen, muss es jedoch nicht. Beispiele dafür schließen das Berühren oder Stimulieren Ihrer Genitalien durch die Partnerin/den Partner ein. Sie können dabei auch die in Teil I (siehe Kap. 1.11) beschriebenen sexuellen „Spielmöglichkeiten" als Anregung zu Hilfe nehmen.*

- ***Koitus**: Sie möchten öfter erleben, wie es sich anfühlt, mit den Genitalien zusammen zu sein? Wenn das der Fall sein sollte, dann stellen Sie bitte noch ein paar weitere Überlegungen an: Was genau mögen Sie daran oder was gibt Ihnen das Gefühl, dass dies für Sie so wichtig ist? Ist es das Gefühl der Nähe oder der Vereinigung mit Ihrer Partnerin/Ihrem Partner? Bessere Orgasmen? Das Gefühl (z. B. heterosexuell), wie sich der Penis in der Vagina bewegt? Fühlen Sie sich dadurch bestätigt, dass Sie wirklich begehrt werden? Wie auch immer, machen Sie sich einmal ein paar Gedanken darüber, ob Koitus für Sie wirklich der einzige Weg ist, um diese Gefühle entstehen zu lassen. Könnten Sie sich auch auf eine andere Art genauso nahe und vereint mit Ihrer Partnerin/Ihrem Partner fühlen?*
- ***Orgasmus**: Wenn Sie einen Orgasmus mögen und gerne öfter welche hätten, dann sollten Sie genau angeben, welche Art von Orgasmus Sie sich dabei vorstellen. Wenn Sie ohnehin bereits so viel masturbieren, wie Sie wollen, oder wenn Masturbation für Sie keine befriedigende Möglichkeit darstellt, möchten Sie dann vielleicht mehr Orgasmen, die von Ihrer Partnerin/Ihrem Partner hervorgerufen werden oder bei denen sie/er mit einbezogen ist? Mit Orgasmen, die von der Partnerin/dem Partner hervorgerufen werden, können die gemeint sein, die mit der Hand oder mit dem Mund erfolgen oder wie Sie sich selbst von Hand zum Höhepunkt bringen, während Partner*in Sie währenddessen im Arm hält oder küsst, mit Ihnen spricht, Sie liebkost oder etwas anderes tut, was Sie erregend finden.*
- ***Körperliche Zuneigung**: Hierzu gehören alle Formen von Berührungen, Umarmungen, Küssen, Schmusen und so weiter, die nicht auf die Genitalien gerichtet sind. Dies ist ein Punkt, den Sie sorgfältig erforschen sollten. Viele Menschen denken: „Ich will berühren und berührt werden", drängen aber dennoch auf Sex, um das Bedürfnis nach Berührung zu befriedigen, wenn doch eigentlich der Wunsch besteht, in den Arm genommen zu werden oder schmusen zu wollen. Vielleicht kann überlegt werden, ob das Berührungsbedürfnis nicht auch durch andere Berührungen befriedigt werden könnte.*
- ***Liebe und Zuneigung in Worte fassen**: Dinge wie „Ich liebe dich" oder „Ich bin so froh, dass es dich gibt" sagen und gesagt bekommen.*

Nehmen Sie sich so viel Zeit, wie Sie brauchen, um herauszufinden, was Sie sich wünschen, das kann ruhig ein paar Tage oder Wochen dauern.

Bezug: Teil I Kap. 3.5.2

61. Wann begann die Veränderung und was hat dazu geführt?

Einsatzmöglichkeit	Therapie, Selbsthilfe
Ziel	Eine Analyse über die Zeit vor den Problemen, während der Probleme, zu Beginn des Veränderungsweges, heute
Setting	Einzeln, Paar
Bereich	Gedanken, Biografie
Zeitpunkt	Wann immer eine Zwischen- oder Abschlussprüfung sinnvoll sein kann.
Dauer	Eine Stunde oder mehr

Beschreibung der Übung

Sie können diese Aufgabe allein oder zusammen mit Ihrer Partnerin/Ihrem Partner machen.
Versuchen Sie, sich auf die Zeit direkt vor den problematischen Veränderungen der Sexualität zu konzentrieren. Welche Ereignisse in dieser Zeit könnten zu einer solchen Veränderung beigetragen haben, die zu dem Problem geführt oder es begünstigt haben? Ziehen Sie dabei auch alle folgenden Möglichkeiten in Betracht, wie Veränderungen im Gesundheitszustand, Einnahme von Medikamenten, Veränderungen in der Beziehung (wie z. B. Verlobung, Entscheidung für ein Kind, ein Seitensprung, ein großer Streit usw.), Veränderungen in anderen wichtigen Beziehungen (z. B. Eltern, Schwiegereltern, Kinder, Freunde), Veränderungen im Beruf, andere Veränderungen (Zusammenziehen, Auszug, Umzug), finanzielle Veränderungen, Veränderungen im eigenen Selbstverständnis, in Freundschaften.
Wenn die Antworten nicht gleich auf der Hand liegen, dann benutzen Sie alle möglichen Hilfsmittel, holen Sie alte Kalender und Notizbücher hervor, einfach alles, was Ihre Erinnerung auf Trab bringen könnte, sprechen Sie ggf. mit vertrauten Personen. Wenn sich z. B. Ihr sexuelles Verlangen im November entscheidend geändert hat, dann ist es sehr wahrscheinlich, dass irgendetwas anderes, was im November oder Oktober passiert ist, etwas damit zu tun haben könnte. Wenn Sie herausfinden, worum es sich dabei handelt, kann das unter Umständen viel zur Lösung Ihres Problems beitragen.

62. Wasserrutsche zur Lust

Einsatzmöglichkeit	Selbsterfahrung
Ziel	Überwindung von Lustblockaden
Setting **Bereich**	Einzeln Gefühle, Gedanken
Dauer **Häufigkeit**	10 Minuten Mehrmals

Beschreibung der Übung

Setzen Sie sich auf einen Stuhl, lehnen Sie sich an und schließen Sie die Augen. Stellen Sie sich vor, Sie sind die Stufen zur Einstiegsstelle einer riesigen Wasserrutsche hinaufgeklettert, die sich hoch über dem Erdboden befindet. Mit jedem Schritt, der Sie nach oben geführt hat, haben Sie eine Mischung aus Nervenkitzel, Ängstlichkeit und Vorfreude erlebt. Sie wissen, dass die Rutschpartie, einmal begonnen, nicht mehr zu stoppen sein wird.
Sie haben nun die höchste Sprosse erreicht, und nun sind Sie an der Reihe, herunterzurutschen. Sie setzen sich hin, Sie halten sich fest, Sie zögern und schätzen die Entfernung ab, die dieses Abenteuer mit sich bringt. Sie möchten es eigentlich genau wissen, aber es bereitet Ihnen Unbehagen, einfach loszulassen. Sie wissen, Sie treffen die Entscheidung, Ihre Zurückhaltung aufzugeben und sich auch den Spannungsgefühlen zu stellen. Vom Kopf her wissen Sie, dass die Wasserrutsche sicher gebaut ist, dass Ihnen nichts passieren wird, dass, sobald Sie loslassen und sich fallen lassen, Ihr Körper mittels seiner natürlichen Triebkraft auf die abenteuerliche Bahn gelangt. Sie wissen, wenn Sie sich überwinden und loslassen, können Sie auch sehr angenehme Gefühle von Lust erfahren und genießen. Sie wissen auch, dass die Entscheidung, sich auf das Wagnis und die damit verbundenen möglicherweise sehr positiven Erfahrungen einzulassen, nur einen Bruchteil von Sekunden beansprucht. Alle anderen vor Ihnen, die Sie beobachtet haben, haben es gewagt, und Sie haben deren begeisterten Gesichtsausdruck gesehen. Und jetzt wollen Sie das Gefühl der Selbstvergessenheit sowie der Freiheit erleben, sich diesem Augenblick des Genusses hingeben und diesen Augenblick allen Ängsten unterordnen. JETZT LASSEN SIE LOS. Ihre abenteuerliche Reise auf der Wasserrutsche startet!

Weitere Informationen	Angelehnt an: Carol G. Wells (1991, S. 223).

63. Wertschätzung und Komplimente machen

Einsatzmöglichkeit	Selbsthilfe
Ziel	Wenn die Komplimente und Wertschätzungen in der Beziehung eingeschlafen sind, hilft diese Übung, sie wieder zu wecken.
Setting **Bereich**	Paar Verhalten
Dauer **Häufigkeit**	Mehrere Monate Wöchentliche Überprüfung
Benötigtes Material	Notizzettel

Beschreibung der Übung

Verwenden Sie eine Woche lang etwas Zeit dafür, über die Dinge nachzudenken, die Ihnen an Ihrer Partnerin oder Ihrem Partner gefallen und die Sie schätzen. Notieren Sie, was Ihnen in den Sinn kommt. Wahrscheinlich werden Sie meistens gar nicht nachdenken müssen, sondern es wird Ihnen bewusst werden, dass Sie zu sich selbst Dinge sagen wie: „Ich bin so froh, dass sie mir bei X hilft", „Er sieht fantastisch aus", „Sie ist so ein Sonnenschein", „Er hat einen tollen Sinn für Humor". Schreiben Sie sich diese Gedanken auf.

Am Ende der Woche gehen Sie die Liste durch und fragen sich selbst, wie viele der notierten Gedanken Sie Ihrem Gegenüber ausgedrückt haben. Seien Sie vorsichtig dabei.

Viele denken, sie hätten ein Kompliment gemacht, während sie es tatsächlich nur gedacht hatten. Vergewissern Sie sich also, dass Sie es auch wirklich gesagt haben. Wenn es Komplimente gibt, die Sie Ihrem Partner oder Ihrer Partnerin noch nicht gemacht haben, wären Sie dazu bereit, mehr davon in Worte zu fassen? Was wäre dazu nötig?

Wenn Sie dafür bereit sind, tun Sie es einfach. Nicht alles auf einmal, sondern dann, wenn es angebracht ist. Wenn Sie z. B. die Hilfe bei einer Aufgabe, auch wenn diese schon zwei Wochen zurückliegt, zu schätzen wussten, warum sagen Sie Ihrer Partnerin das nicht jetzt? Wenn er toll aussah, als Sie beide letztes Wochenende ausgingen, sagen Sie es ihm doch noch heute. Wenn Sie die Intelligenz, die Entschiedenheit, den Humor, die mütterlichen Fertigkeiten, die Kochkunst oder sonst etwas schätzen von Ihrer Partnerin oder Ihrem Partner, warum sagen Sie das dann nicht einfach? Legen Sie los!

Setzen Sie sich zum Ziel, in den nächsten drei Tagen eine bestimmte Anzahl von Komplimenten zu machen, vielleicht drei oder vier. Verlieren Sie nicht aus den Augen, wie viele und welche es waren.
Die Überprüfung, ob sich Ihre Komplimente nur auf bestimmte Gebiete beschränken, ist eine gute Idee, weil sich dann noch weitere Möglichkeiten leichter erschließen lassen.
Sie sollten diese Übung jede Woche über mehrere Monate hinweg so lange wiederholen, bis Sie es sich zur Gewohnheit gemacht haben, Ihre positiven Gefühle auszudrücken.

Bezug: Teil I Kap. 1.14, 2.4.4 und 3.5.8

64. Wunschprogrammierung

Einsatzmöglichkeit	Therapie, Selbsthilfe
Ziel	Partner*in körperbezogene und sexuelle Wünsche nonverbal und durch Zeigen vermitteln, um sie dann erfüllt zu bekommen.
Setting	Paar
Bereich	Verhalten, Gefühle
Dauer	2 x 40 Minuten
Benötigtes Material	Decke als Unterlage, weitere Hilfsmittel nach Bedarf

Beschreibung der Übung

Der Sinn dieser Übung besteht darin, Partner*in ohne Worte zu zeigen, welche Wünsche man selbst gerne erfüllt bekommen möchte. Ziel ist es, Partner*in ein etwa 5-, höchstens 10-minütiges Programm „einzuprogrammieren", was dann von ihr/ihm aus dem Gedächtnis abgerufen und möglichst genau wiederholt wird.

Gehen wir davon aus, dass Person A programmiert und Person B das Programm erhält. B soll sich das Einprogrammierte genau merken und dann A möglichst sinngemäß wiedergeben.

Wenn A B programmiert, dient dies nicht dazu, dass B etwas nur auf ihr/ihn Zugeschnittenes erhalten soll, vielmehr gibt A an B genau das, was er/sie selbst anschließend erhalten möchte. B muss sich beim Einprogrammieren, also beim Erhalt der Programmabläufe, alles genau merken, um es anschließend sehr genau wiederzugeben.

Beim Programmieren achtet A auf die Zeit, bei der Programmerfüllung B.

Der Ablauf sieht wie folgt aus, wenn A programmiert und B programmiert wird: B setzt sich auf eine Decke. A legt fest, ob B (teil-)bekleidet ist, steht, sitzt oder liegt. A beginnt dann, B 5–10 Minuten lang zu programmieren, so wie sie/er anschließend das programmierte Programm erhalten möchte. Streichelt, massiert, stimuliert, z. B. am Kopf, Bauch, Rücken, Gesäß, an den Genitalien, Füßen. A programmiert immer mit dem Wissen, genau das anschließend auch zu erhalten. Da B sich genau die Programmabfolge merken muss, sollte A nicht zu vieles in den Ablauf reinpacken. B darf die Programmierung natürlich auch genießen, sollte sich aber immer bewusst sein, das Programmierte genauso anschließend an A zu geben. Nach der vereinbarten Zeit lässt A die Programmierung sanft auslaufen und begibt sich danach in die Ausgangsposition von B, um von B das Programm in der vereinbarten Zeit zu erhalten.

Anschließend tauschen sich A und B über die Erfahrung aus.
Nach einer Pause oder zu einem anderen Zeitpunkt erfolgt ein Wechsel. B programmiert A so, wie er/sie das Programm danach erhalten möchte.

Bezug: Teil I Kap. 3.5.8

65. Zuhören lernen

Einsatzmöglichkeit	Selbsthilfe
Ziel	Da zu einer zufriedenen Sexualität auch die Fähigkeit des Zuhörens gehört, hilft diese Übung, Basisfertigkeit dafür zu erlernen.
Setting	Einzeln, Paar
Bereich	Kommunikation
Zeitpunkt	Zu Beginn des Veränderungsprozesses
Dauer	Einige Minuten

Beschreibung der Übung

Wann immer Sie dazu aufgelegt sind, mindestens jedoch zweimal am Tag, sollten Sie jemandem bewusst zuhören. Das können Sie beispielsweise tun, wenn Sie schon vorher wissen, dass jemand mit Ihnen sprechen wird. Ihre Aufgabe ist dabei, einfach zu versuchen, vom Standpunkt der sprechenden Person aus zu verstehen, was gesagt wird. Sie sollten sich darauf einstellen zuzuhören. Überprüfen Sie dabei auch, ob Sie alles richtig verstanden haben, indem Sie sich rückversichern.

Wenn Sie zu den Personen gehören, die bei der Arbeit besser zuhören als außerhalb dieses Bereichs, dann sollten Sie lernen, diese berufliche Fähigkeit auch auf andere Bereiche zu übertragen. Sie sollten also herausfinden, wie Sie sich auch in eine gute Zuhörstimmung versetzen können, wenn jemand außerhalb der Arbeit mit Ihnen redet. Vielleicht legen Sie bei der Arbeit ja auch bestimmte Verhaltensweisen an den Tag, die eine solche Stimmung begünstigen und die Sie in einer anderen Umgebung ebenfalls einsetzen könnten: Vielleicht haben Sie auch eine ganz bestimmte Methode, wie Sie dabei Ihren Kopf von anderen Dingen freihalten. Wenn ja, dann sollten Sie diese Methode auch verwenden, wenn Sie Ihrer Partnerin, Ihrem Partner oder Ihrem Kind zuhören.

Diese Methoden werden Ihnen anfangs vielleicht umständlich vorkommen, aber sobald Sie sich daran gewöhnt haben, können Sie sie sehr wirksam einsetzen.

Die Ergebnisse dieser Übung sind dabei oft für Überraschungen gut. Viele berichten, dass sie durch diese Übung mehr Verständnis in ihrer Partnerschaft entwickeln konnten und sich dadurch näher fühlten.

Bezug: Teil I Kap.	2.4.4 und 3.5.8

Anhang

Weitere Informationen und Tipps

1. Der Weg in eine gute Sexualberatung oder Sexualtherapie

Nicht immer bedarf die fachliche Unterstützung einer psychotherapeutischen Behandlung. Häufig genügen einige Beratungstermine (Adressen siehe hier im Anhang unter Kap. 2), um Hilfe bei Problemlösungen zu bekommen.

Es kann aber auch sein, dass Sexualtherapie bzw. Psychotherapie als adäquate Hilfe bei Problemlösungen angezeigt sind.

Falls von sexuellen Problemen betroffene Männer, Frauen, diverse Personen (und ihre Partner*innen) sich entschließen, eine sexualtherapeutische Behandlung oder eine Beratung durchzuführen, könnten sie folgende Hinweise erhalten:

Die Wirksamkeit von Psychotherapie bzw. Sexualtherapie und Sexualberatung hängt ab vom Behandlungskonzept, der Güte der professionellen Beziehung und der Zusammenarbeit.

Eine gute therapeutische Beziehung, das Verstehen der Probleme und der Interventionen sind für die Hilfesuchenden wichtig, um sich öffnen und anvertrauen zu können, Veränderungen zu durchleben und die notwendige Kraft dafür aufzubringen.

Die Beratung und Behandlung sexueller Probleme sind eine Dienstleistung mit optimaler Erfolgsaussicht zur Behebung ihrer sexuellen Störungen.

Oft werden verschiedene Beratungs- und Behandlungsverfahren kombiniert, was gerade bei der Bewältigung sexueller Störungen sehr effektiv ist.

Da die fachliche Beziehung ebenso wichtig ist wie die Methode, könnten Patient*innen nach den ersten Sitzungen (zur eigenen Vergewisserung) gefragt werden,

- ob sie sich verstanden und mit ihren Problemen ernst genommen fühlen
- ob sie sich gedrängt gefühlt oder genügend eigen Raum hatten
- ob sie zum Vorgehen, zur Wirkung, zur eventuellen Dauer der Behandlung und zur Bezahlung usw. genügend Informationen erhalten haben
- ob die therapeutische Beziehung, die Art und die Schritte der Behandlung für sie nachvollziehbar sind und Zustimmung finden.

Sexualtherapie und Sexualberatung sind hilfreich, allerdings sollten die Erwartungen an Veränderungen nicht zu hoch sein. Wichtig sind immer eine gute Zusammenarbeit und eine gute Mitarbeit.

Am Anfang einer Behandlung oder Beratung kann es hilfreich und sinnvoll sein, zunächst einmal zur Ruhe zu kommen und mit einer neutralen und am

Problem unbeteiligten Fachperson in aller Ausführlichkeit über die Probleme zu sprechen. Schon dies kann erste positive Veränderungen in der (partnerschaftlichen) Sexualität bewirken.

Was ist auf dem Weg in die sexualberaterische oder sexualtherapeutische Behandlung für Klient*innen oder Patient*innen wichtig?

1. Die persönliche Entscheidung zu fällen, das sexuelle Problem fachlich behandeln zu lassen.
2. Eine Entscheidung für Beratung oder Therapie zu fällen und ob eine männliche oder weibliche Fachkraft bevorzugt wird oder ob das Geschlecht der Fachkraft egal ist.
3. Nach seriösen fachlichen Unterstützungsmöglichkeiten zu suchen, z. B. nach einer Beratungsstelle oder niedergelassenen Psychotherapeut*innen durch das Internet, durch andere Informationen oder durch Empfehlungen.
4. Falls Wartezeiten notwendig sind, eine Entscheidung zu treffen, ob dies akzeptabel ist oder ob die Suche nach einem Behandlungsplatz fortgesetzt werden soll. Ggf. schon zu Beginn einer Wartezeit ein Vorgespräch führen.
5. Ein Vorgespräch zu führen, am besten im persönlichen Kontakt. Dabei alle wichtigen Fragen beantworten lassen. Ggf. vorher die Fragen aufschreiben.
6. Eine Beratung oder Therapie zu beenden,
   - wenn sich der Behandlungserfolg ausreichend eingestellt hat und weitere Problembewältigung durch Selbsthilfe möglich ist
   - falls nach mehreren Sitzungen und Gesprächen kein nachvollziehbarer Veränderungsweg aufzeigt wurde oder auch keine ersten Veränderungsschritte erkennbar sind. Damit ist nicht gemeint, dass das Problem behoben sein sollte. Es sollte aber ein Weg oder Plan vorliegen, der aufzeigt, wie die Problematik weiter in Richtung der gesetzten Ziele verändert werden kann.

2. Hilfreiche Adressen für Sexualberatung und Sexualtherapie

A. Institutionen

pro familia

Deutsche Gesellschaft für Familienplanung, Sexualpädagogik und Sexualberatung e. V.
Regionale Beratungsstellen, u. a. für Partnerschaft und Sexualität, Schwangerschaft, Kinderwunsch, Empfängnisverhütung u. a. m./ Sexualtherapie, Sexualberatung, Sexualpädagogik.
Bundesgeschäftsstelle pro familia:
Mainzer Landstr. 250–254, 60326 Frankfurt a. M., +49 (0)69 26 95 77 90
info@profamilia.de
https://www.profamilia.de/

Bundeszentrale für gesundheitliche Aufklärung (BZGA)

Hier können vielfältige Materialien rund um das Thema Sexualität kostenlos angefordert werden.
BZGA, Maarweg 149–161, 50825 Köln, +49 (0)221 8 99 20
für schriftliche Medienbestellungen: BZGA, 50819 Köln
poststelle@bzga.de (für Anfragen, Mitteilungen)
bestellung@bzga.de (für Bestellungen von Medien und Materialien)
Telefonberatung: +49 (0)180 331 94 11

Deutsche Aidshilfe e. V.

Alle Informationen rund um HIV, Aids und Geschlechtskrankheiten. Viele kostenlose Materialien und Beratungsangebote.
Deutsche Aidshilfe, Wilhelmstr. 138, 10963 Berlin, +49 (0)30 690 08 70
geschaeftsfuehrung@dah.aidshilfe.de
www.aidshilfe.de

Lesben- und Schwulenverband (LSVD) e. V.

Ein Bürgerrechtsverband, der Interessen und Belange von Lesben, Schwulen, Bisexuellen, trans- und intergeschlechtlichen Menschen (LSBTI) vertritt. Menschenrechte, Vielfalt und Respekt.

LSVD, Rheingasse 6, 50676 Köln, +49 (0)221 925 96 10
lsvd@lsvd.de
www.lsvd.de

LesbenRing e. V.

Lesbische Sichtbarkeit. Vernetzung. Lesben*power.*

c/o RuT Berlin e. V., Schillerpromenade 1, 12049 Berlin
vorstand@lesbenring.de

Deutsche Gesellschaft für Transidentität und Intersexualität e. V. (dgti)

Die Bundesgeschäftsstelle hat lediglich eine organisatorische und vereinsleitende Funktion, aber keine Individualberatungsfunktion. Dafür sind die regionalen Beratungsstellen zuständig, siehe Homepage.

Bundesgeschäftsstelle: dgti e. V. Rhein-Main, Postfach 1605, 55006 Mainz, +49 (0)151 75 04 94 94
www.dgti.org
info@dgti.org oder bundesgeschaeftsstelle@dgti.org

VIVA TS Selbsthilfe München e. V.

Selbsthilfegruppe für Menschen mit abweichender Geschlechtsidentität

VivaTS e. V., c/o Sub e. V., Müllerstraße 14, 80469 München
hotline@vivats.de
www.vivats.de

Die Anonymen Sexaholiker (AS)

Hilfe zur Genesung von der Sucht nach Sex, Pornografie und Lüsternheit

Deutschsprachige AS, Postfach 1262, D-76002 Karlsruhe,
+49 (0)175 792 51 13
https://anonyme-sexsuechtige.de/

B. Sexualberater*innen und Sexualtherapeut*innen

a) Fachverbände zum Teil mit Listen qualifizierter Sexualberater*innen, Sexualtherapeut*innen und Sexualmediziner*innen

Deutsche Gesellschaft für Sexualforschung e. V. (DGfS)

Geschäftsstelle: Zentrum für Psychosoziale Medizin,
Institut für Sexualforschung und Forensische Psychiatrie,
Martinistr. 52, 20246 Hamburg
sekretariat@dgfs.info
www.dgfs.info

Deutsche Gesellschaft für Sexualmedizin, Sexualtherapie und Sexualwissenschaft (DGSMTW e. V.)

Geschäftsstelle: DGSMTW, Tzschimmerstr. 30, 01309, Dresden,
+49 (0)351 897 59 36
info@dgsmtw.de
www.dgsmtw.de

Institut für Sexualpädagogik (ISP)

Sexualität Selbstbestimmung fördern – Sexuelle Bildungsprozesse fördern
Geschäftsstelle: Friedrich-Ebert-Ring 37, 56068 Koblenz,
+49 (0)261 133 06 37
www.isp-sexualpaedagogik.org

Gesellschaft für Sexualpädagogik (GSP)

Zur Vielfalt von Sexualitäten und Lebensweisen
Kontakt: Gesellschaft für Sexualpädagogik – Prof.'in Dr.'in Anja Henningsen
Universität Kiel – Institut für Pädagogik, Olshausenstr. 75, 24118 Kiel,
+49 (0)431 880-1297
buero@gsp-ev.de

b) Niedergelassene Berater*innen und Therapeut*innen

www.THERAPIE.de/

https://www.therapie.de/psychotherapie/-schwerpunkt-/sexualtherapie/
Die hier aufgeführten Fachpersonen wurden von uns nicht geprüft. Wir empfehlen Psychologische Psychotherapeut*innen, Ärztliche Psychotherapeut*innen, Kinder- und Jugendlichenpsychotherapeut*innen, Sozialpädagog*innen, Diplom-Psycholog*innen, Psycholog*innen M.Sc. zu wählen und die sexualtherapeutische Qualifikation/Erfahrung zu erfragen.

3. Kommentierte Fach- und Selbsthilfeliteratur

A. Fachbücher

- **Beier, K. M., Bosinski, H. & Loewit, K. (2021).** ***Sexualmedizin: Grundlagen und Klinik sexueller Gesundheit.*** **München: Urban & Fischer.**
  Ein grundlegendes Lehrbuch in der 3. Auflage, insbesondere zur Sexualmedizin, zugeschnitten auf die ärztliche Zusatzweiterbildung. Mit umfassenden Themen von den neurobiologischen Grundlagen über Pädophilie bis zu Sexualität und Internet sowie Sexualität im Alter.

- **Briken, P. (Hrsg.). (2019).** ***Perspektiven der Sexualforschung.*** **Gießen: Psychosozial-Verlag.**
  *Viele autobiografische Berichte von heutigen und früheren Mitarbeiter*innen des Instituts für Sexualforschung an der Universität Hamburg sowie vielen anderen Personen aus Sexualwissenschaft und -forschung sowie Sexualpolitik. Historisch, aktuell und zukunftsweisend.*

- **Briken, P. & Berner, M. (Hrsg.). (2013).** ***Praxisbuch sexuelle Störungen. Sexuelle Gesundheit, Sexualmedizin, Psychotherapie sexueller Störungen.*** **Stuttgart: Thieme.**
  Ein sehr gutes Überblicksbuch und Nachschlagewerk. Sexuelle Störungen werden sehr detailliert mit hohem wissenschaftlichem Anspruch und vor allem aus sexualmedizinischer Perspektive beschrieben. Das Standardwerk aus der Hamburger Universitätsklinik.

- **Clement, U. (2016).** ***Dynamik des Begehrens.*** **Heidelberg: Carl-Auer.**
  Jedes der 11 Kapitel beschäftigt sich mit einem Spannungsfeld der Sexualität. Nach der jeweiligen Analyse werden therapeutische Handlungsanleitungen beschrieben. Spannungsfelder sind z. B. das Begehren, sexuelle Fantasien, Beziehungen, Ressourcen, das Nein zum Sex.

- **Eck, A. (Hrsg.). (2016).** ***Der erotische Raum. Fragen der weiblichen Sexualität in der Therapie.*** **Heidelberg: Carl-Auer.**
  Das Buch, geschrieben von 12 Autorinnen, widmet sich den verschiedenen Facetten weiblicher Erotik, wie sie in der Therapie sichtbar werden. Hauptthema ist die weibliche Unlust. Das zugrunde liegende Haupttherapieverfahren ist die Systemische Therapie, wobei die Fachfrauen unterschiedlicher therapeutischer Orientierung angehören.

- **Fiedler, P. (2018).** ***Sexuelle Störungen.*** **Weinheim: Beltz.**
  Ein moderner und kritischer Überblick zu sexueller Entwicklung, Orientierung, sexuellen Störungen sowie Historischem und mit einem Ausblick.

- **Fliegel, S., Stienen, H. & Veith, A. (2019). Lehrfilme zur Sexualtherapie. Tübingen: dgvt-Verlag.**
  Sexualtherapie I – Basics, Sexualtherapie II – Präferenzen und Identitäten.
  Lehrfilmreihe „Handwerk der Psychotherapie" Staffel 3, DVD 10 und 11.
  www.dgvt-verlag/VT-lehrfilme
  *Ziel der Lehrfilme ist die konkrete Darstellung des Therapeut*innenverhaltens bei der praktischen Anwendung der Vorgehensweisen und Methoden (z. B. in Bezug auf die Inhalte dieses Buchs).*

- **Hartmann, U. (Hrsg.). (2018).** ***Sexualtherapie.*** **Berlin: Springer.**
  Nach Sigusch (Frankfurter Schule), Beier u. a. (Berliner Schule), Briken u. a. (Hamburger Schule) ein aktuelles Lehrbuch rund um sexuelle Störungen und Sexualtherapie aus der Hannoveraner Schule.
  *Dieses Buch kann als Standardwerk für die Diagnostik und Behandlung sexueller Dysfunktionen bezeichnet werden. Es bietet den Leser*innen nicht nur einen fundierten Überblick über die psychologischen und somatischen Aspekte häufiger Störungsbilder, sondern versucht darüber hinaus eine Neukonzeption der Sexualtherapie. Mit der emotions- und erlebnisorientierten Sexualtherapie nach dem Hannover-Modell liegt ein erweiterter Ansatz für die Behandlung sexueller Funktionsstörungen vor, der in seinen Grundmodulen bewährte Methoden der klassischen Sexualtherapie, aktuelle Erkenntnisse aus der Psychotherapieforschung und Neurobiologie sowie Grundprinzipien der emotionsfokussierten (Paar-)Therapie integriert.*

- **Hauch, M. (Hrsg.). (2020).** ***Paartherapie bei sexuellen Störungen. Das Hamburger Modell: Konzept und Technik.*** **Stuttgart: Thieme.**
  Eine theoretische Aufarbeitung und das dazugehörige Manual für eine erfolgversprechende Paartherapie, ursprünglich aufbauend auf dem paartherapeutischen Konzept von Master und Johnson, über viele Jahre hinweg weiterentwickelt und evaluiert zu einer modernen und aktuellen Paarsexualtherapie. Mit vielen Beschreibungen zu sexuellen Störungen und ihren auf Paare bezogenen Interventionen.

- **Hertoft, P. (1993).** ***Sexologisches Wörterbuch.*** **Köln: Deutscher Ärzteverlag.**
  Hierin ist alles, was bis 1993 interessant war, und vieles, was es auch heute noch ist, zu finden. Gutes Nachschlagewerk.

- **Jellouschek, H. (2010).** ***Die Paartherapie.***
  Freiburg: Kreuz.
  Schon älter, aber noch nicht in die Jahre gekommen, stellt der Autor eine praktische Orientierungshilfe für die Paartherapie vor und beschreibt deren Sinn und Zweck zusammengefasst und übersichtlich.

- **Maß, R. & Bauer, R. (2016).** ***Lehrbuch Sexualtherapie.***
  Stuttgart: Klett-Cotta.
  *Das Buch nimmt eine Bestandsaufnahme der wichtigsten sexualtherapeutischen Konzepte vor und bewertet sie kritisch im Hinblick auf ihre Wirksamkeit. Die Therapieansätze werden anschaulich beschrieben und miteinander verglichen. Das Buch gibt detaillierte Empfehlungen für die Durchführung einer Sexualtherapie anhand von zahlreichen Beispielen und stellt konkrete therapeutische Interventionen vor. Die Autor*innen geben eine ausführliche Übersicht über die Konzepte von Masters und Johnson, Helen S. Kaplan, Hamburger Modell, Syndyastische Sexualtherapie, Crucible-Ansatz von David Schnarch, Systemische Sexualtherapie und Sexocorporel – und somit eine gute Erweiterung für die Kurzdarstellungen im vorliegenden Buch. Auf der Grundlage ihrer Analysen schlagen sie ein praxisorientiertes sexualtherapeutisches Konzept mit Paar- und Einzelübungen vor.*

- **Rose, A., Poppek, S., Mösler, Th., Kemper, J. & Dorrmann, W. (Hrsg.). (2018).** ***Sexuelle Probleme bei Kindern und Jugendlichen.***
  Tübingen: Psychotherapie-Verlag.
  Das erste und bisher einzige Buch zu sexuellen Problemen von Kindern und Jugendlichen.

- **Schlippe, A. von & Schweitzer, J. (2019).** ***Systemische Interventionen.***
  Stuttgart: UTB.
  Systemische Interventionen gehören, wie das vorliegende Buch zeigt, zur Sexualberatung und Sexualtherapie, insbesondere wenn bei Paaren mehrere Beteiligte interagieren. Verschiedene hilfreiche systemische Interventionen, auch für die Einzelarbeit, werden von Arist von Schlippe und Jochen Schweitzer im sozialen Kontext betrachtet und beschrieben.

- **Schnarch, D. (2006).** ***Die Psychologie sexueller Leidenschaften.***
  Stuttgart: Klett-Cotta.
  *Es geht um die Qualität intimer Partnerschaften und dass Liebesbeziehungen zu einer Differenzierung des Selbst herausfordern. Der Autor beschreibt einen Weg, auf dem – nach seinen Worten – die Beziehung langjähriger Partner*innen zu einer emotionalen Erfüllung finden kann.*

- **Sigusch, V. (2013). *Sexualitäten – Eine kritische Theorie in 99 Fragmenten.* Frankfurt a. M.: Campus.**
  DAS theoretische und gesellschaftskritische Fachbuch rund um das Thema Sexualitäten.

- **Stark, R. & Wehrum-Osinsky, S. (2016). *Sexuelle Sucht.* Göttingen: Hogrefe.**
  Eine gute und umfassende Beschreibung des Problemfeldes und konkreter Behandlungsmöglichkeiten.

- **Stirn, A., Stark, R., Tabbert, K., Wehrum-Osinsky, S. & Oddo, S. (Hrsg.). (2014). *Sexualität, Körper und Neurobiologie – Grundlagen und Störungsbilder im interdisziplinären Fokus.* Stuttgart: Kohlhammer.**
  Ein Buch mit engem Bezug zur Hirnforschung, in dem die diesbezüglichen Grundlagen und Funktionen sexuellen Verhaltens, Begehrens, Orientierungen und sexueller Störungen sowie relevanter sozialer Prozesse auf dem Hintergrund aktueller Hirnforschung untersucht und beschrieben werden.

- **Velten, J. (2018). *Sexuelle Funktionsstörungen bei Frauen.* Göttingen: Hogrefe.**
  Solide Basisliteratur in Kurzform. Es geht um die sexuellen Funktionsstörungen von Frauen und die Möglichkeiten psychotherapeutischer Behandlung.

B. Selbsthilfeliteratur

- **Barbach, L. (2006). *For yourself. Die Erfüllung weiblicher Sexualität.* Berlin: Ullstein (Taschenbuch Nr. 20182).**
  DER Klassiker über die weibliche Sexualität und deren Störungen mit einer Schwerpunktsetzung bei Orgasmusstörungen von Frauen, insbesondere mit gruppentherapeutischen Fallbeschreibungen. Heute noch erhältlich.

- **Clement, U. (2015). *Guter Sex trotz Liebe: Wege aus der verkehrsberuhigten Zone* (Neuausgabe). Berlin: Ullstein.**
  Es wird gezeigt, wie sexuelles Begehren und die Lust aufeinander auch nach Jahren der Partnerschaft wieder neu entdeckt werden können. Hilfreich für Paare, die darüber klagen, dass nach den ersten leidenschaftlichen Jahren der Sex immer weniger lustvoll wird.

- **Dieme, C. (2014). *Vorzeitiger Samenerguss – Hintergründe, Tipps, Auswege und Erfolgsberichte Betroffener.* Bielefeld: Stillwasser-Verlag.**

- **Ecker, D. (2020).** ***Die „innere lustvolle Frau". Prozessorientierte Sexualtherapie für Frauen mit sexueller Unlust.*** **Tübingen: dgvt-Verlag.**
  Ein sehr gutes Selbsthilfe-Fachbuch für Frauen mit vielen Therapiebeschreibungen und Fallvignetten.

- **Fliegel, S. & Veith, A. (2010).** ***Was jeder Mann über Sexualität und sexuelle Probleme wissen will: ein Ratgeber für Männer und ihre Partnerinnen.*** **Göttingen: Hogrefe.**
  *Ein kurzgefasster Ratgeber zu sexuellen Problemen für Männer und ihre Partner*innen und deren Bewältigung.*

- **Henning, A.-M. & Bremer-Olszewski, T. (2012).**
  Make Love – Ein Aufklärungsbuch. **Berlin: Rogner & Bernhard.**
  Ein Aufklärungsbuch der Gegenwart, nicht nur für die heranwachsende Generation. Gibt auch Fachleuten wichtige Infos rund um das Thema Sex. Mit vielen Fotos zur Unterstützung des sehr offen beschriebenen Themas.

- **Selbsthilfe-Buchtipps zu sexualisierter Gewalt und sexuellem Missbrauch unter:**
  https://www.wildwasser-freiburg.de/index.php/frauen-2/buechertipps-2

4. Fort- und Weiterbildungsangebote

Deutsche Gesellschaft für Sexualforschung e. V. (DGfS)

https://dgfs.info/fort-und-weiterbildung/weiterbildung-sexualtherapie/aktuelle-angebote/

Lehrinstitut für Sexualmedizin und Sexualtherapie (LiSS) Hannover GmbH und Medizinische Hochschule Hannover

https://liss-hannover.de/fortbildung-sexualmedizin-und-sexualtherapie/

Deutsche Gesellschaft für Sexualmedizin, Sexualtherapie und Sexualwissenschaft (DGSMTW e. V.)

https://www.dgsmtw.de/fortbildungen-termine/

Institut für Sexualpädagogik (ISP)

www.isp-sexualpaedagogik.org

pro familia
Deutsche Gesellschaft für Familienplanung, Sexualpädagogik und Sexualberatung e. V.

info@profamilia.de
https://www.profamilia.de/

Gesellschaft für Sexualpädagogik (GSP)

buero@gsp-ev.de
https://gsp-ev.de

Institut für Systemische Impulse (ISI)

ISI, Sybelstr. 9, 10629 Berlin, +49 (0)30 449 62 92
info@isiberlin.de
https://isiberlin.de/weiterbildung/sexuelle-stoerung-und-ihre-behandlung

Arbeitsgemeinschaft für Verhaltensmodifikation (AVM)

AVM, Paris-Lodron-Straße 32, A-5020 Salzburg,
+43 (0)662 88 41 66, +43 (0)664 358 08 78
office@institut-avm.at
https://institut-avm.at/
https://institut-avm.at/weiterbildungen/sexualtherapie/

Österreichische Gesellschaft für Sexualwissenschaften

office@oegs.or.at
https://www.oegs.or.at

Helm Stierlin Institut e. V.

info@hsi-heidelberg.com
www.hsi-heidelberg.com

5. Literatur

Amann, G. & Wipplinger R. (Hrsg.). (2005). *Sexueller Missbrauch – Überblick zu Forschung, Beratung und Therapie. Ein Handbuch* (3., überarbeitete u. erweiterte Aufl.). Tübingen: dgvt-Verlag.

Annon, J. S. (1976). *The behavioral treatment of sexual problems.* New York: Harper & Row.

Barbach, L. (1977). *For yourself. Die Erfüllung weiblicher Sexualität.* Berlin: Ullstein.

Becker, S. (2004). Psychotherapie bei Transsexualität. In B. Strauß (Hrsg.), *Psychotherapie der Sexualstörungen* (S. 139–151). Stuttgart: Thieme.

Beier, K. M., Bosinski, H. A. G. & Loewit, K. (2021). *Sexualmedizin: Grundlagen und Klinik sexueller Gesundheit.* München: Urban & Fischer.

Beier, K. M., Hartmann, U. & Bosinski, H. A. G. (2000). Bedarfsanalyse zur sexualmedizinischen Versorgung. *Sexuologie, 7* (2), 63–95.

Beier, K. M. & Loewit, K. (2011). *Praxisleitfaden Sexualmedizin.* Berlin: Springer.

Beier, K. M., Schäfer, G. A., Goecker, D., Neutze, J. & Ahlers, Ch. J. (2006). Präventionsprojekt Dunkelfeld – Der Berliner Ansatz zur therapeutischen Primärprävention von sexuellem Kindesmissbrauch. *Humboldt-Spektrum, 3,* 4–10.

Berger, J., Doan, A., Kehoe, J., Mashall, M., Klam, W., Crain, D. & Christman, M. (2017). Survey of sexual function and pornography. *The Journal of Urology, 197* (4), Supplement, e 1349.

Berger, Th. (2015). *Internetbasierte Interventionen bei psychischen Störungen.* Göttingen: Hogrefe.

Beutel, M. E., Stöbel-Richter, Y. & Brähler, E. (2008). Sexual desire and sexual activity of men and women across their lifepans: results from a representative German community survey. *BJU International, 101,* 76–82.

Bogaert, A. F. (2004). Asexuality: Prevalence and associated factors in a national probability sample. *The Journal of Sex Research, 41,* 279–287.

Bormann, M. (2022). Häusliche Gewalt - das unveränderte Tabu in der Psychotherapie. *Verhaltenstherapie & Psychosoziale Praxis, 54* (1), 27–38.

Braun, K. (1995). *Die Krankheit Onania. Körperangst und die Anfänge moderner Sexualität im 18. Jahrhundert.* Historische Studien, Band 16. Frankfurt a. M.: Campus.

Briken, P. (Hrsg.). (2019). *Perspektiven der Sexualforschung.* Gießen: Psychosozial-Verlag.

Briken, P. & Berner, W. (Hrsg.). (2013). *Praxisbuch Sexuelle Störungen.* Stuttgart: Thieme.

Briken, P., Matthiesen, S., Pietras, L., Wiessner, C., Klein, V., Reed, G. M. & Dekker, A. (2020). Prävalenzschätzungen sexueller Dysfunktionen anhand der neuen ICD-11-Leitlinien. Ergebnisse der ersten repräsentativen

Bevölkerungsstudie zu Gesundheit und Sexualität in Deutschland – GeSiD. *Deutsches Ärzteblatt, 117* (39), 653–658.
Buddeberg, C. (2009). *Sexualberatung.* Stuttgart: Thieme.
Bundeszentrale für gesundheitliche Aufklärung (BZgA) (2010). *Jugendsexualität. Eine repräsentative Wiederholungsbefragung von 14- bis 17-Jährigen und ihren Eltern.* Köln. Verfügbar unter: https://www.bzga.de/infomaterialien/sexualaufklaerung/sexualaufklaerung/jugendsexualitaet-2010/
Caspari, P. (2021). *Sexualisierte Gewalt. Aufarbeitung und Bewältigung aus einer reflexiv-sozialpsychologischen Perspektive.* Tübingen: dgvt-Verlag.
Clement, U. (2004). *Systemische Sexualtherapie.* Stuttgart: Klett-Cotta.
Clement, U. (2015). *Guter Sex trotz Liebe: Wege aus der verkehrsberuhigten Zone* (Neuausgabe). Berlin: Ullstein.
Clement, U. (2016). *Dynamik des Begehrens.* Heidelberg: Carl-Auer.
Clement, U. & Eck, A. (2014). Weibliches Begehren. In A. Stirn, R. Stark, K. Tabbert, S. Wehrum-Osinsky & S. Oddo (Hrsg.), *Sexualität, Körper und Neurobiologie* (S. 366–375). Stuttgart: Kohlhammer.
Dekker, A. (2013). Sexualität und Internet. In P. Briken & W. Berner (Hrsg.), *Praxisbuch Sexuelle Störungen* (S. 59–62). Stuttgart: Thieme.
Dekker, A. & Matthiesen, S. (2015). Studentische Sexualität im Wandel 1966–2012. *Zeitschrift für Sexualforschung, 28,* 245–271.
Dieme, C. (2014). *Vorzeitiger Samenerguss – Hintergründe, Tipps, Auswege und Erfolgsberichte Betroffener.* Bielefeld: Stillwasser-Verlag.
Eck, A. (Hrsg.). (2016). *Der erotische Raum. Fragen der weiblichen Sexualität in der Therapie.* Heidelberg: Carl-Auer.
Ecker, D. (2020). *Die „innere lustvolle Frau". Prozessorientierte Sexualtherapie für Frauen mit sexueller Unlust.* Tübingen: dgvt-Verlag.
Eichenberg, Ch., Khamis, M., Hübner, L., Küsel, C. & Huss, J. (2019). Sexroboter in der Therapie: Zunehmend positiver Trend. Über die therapeutischen Nutzungsoptionen von Sexrobotern in der Behandlung sexueller Störungen. *Deutsches Ärzteblatt PP, 17* (5), 228–230.
Fegert, J. M., Hoffmann, U., König, E., Niehues, J. & Liebhardt, H. (2015). *Sexueller Missbrauch von Kindern und Jugendlichen. Ein Handbuch zur Prävention und Intervention für Fachkräfte im medizinischen, psychotherapeutischen und pädagogischen Bereich.* Göttingen: Hogrefe.
Fiedler, P. (2004). *Sexuelle Orientierung und sexuelle Abweichung.* Weinheim: Beltz.
Fiedler, P. (2018). *Sexuelle Störungen.* Weinheim: Beltz.
Fliegel, S. & Kämmerer, A. (2009). *Psychotherapeutische Schätze I. 101 bewährte Übungen und Methoden für die Praxis.* Tübingen: dgvt-Verlag.
Fliegel, S. & Kämmerer, A. (2015). *Psychotherapeutische Schätze II. 130 weitere praktische Übungen, Methoden und Herausforderungen.* Tübingen: dgvt-Verlag.

Fliegel, S., Stienen, H. & Veith, A. (2019). *Lehrfilme zur Sexualtherapie.* Tübingen: dgvt-Verlag.

Fliegel, S. & Veith, A. (2010). *Was jeder Mann über Sexualität und sexuelle Probleme wissen will: ein Ratgeber für Männer und ihre Partnerinnen.* Göttingen: Hogrefe.

Fuß, J. (2019). Virtuelle Sexualitäten. In P. Briken (Hrsg.), *Perspektiven der Sexualforschung* (S. 501–508). Gießen: Psychosozial-Verlag.

Goldbeck, L., Allroggen, M., Münzer, A., Rassenhofer, M. & Fegert, J. M. (2017). *Sexueller Missbrauch.* Leitfaden Kinder- und Jugendpsychotherapie – Band 21. Göttingen: Hogrefe.

Grawe, K. (2004). *Neuropsychotherapie.* Göttingen: Hogrefe.

Hartmann, U. (Hrsg.). (2018). *Sexualtherapie.* Berlin: Springer.

Hauch, M. (Hrsg.). (2020). *Paartherapie bei sexuellen Störungen: das Hamburger Modell – Konzept und Technik* (3., aktualisierte u. erweiterte Aufl.) Stuttgart: Thieme.

Heimann, J., Lo Piccolo, L. & Lo Piccolo, J. (1978). *Gelöst im Orgasmus. Entwicklung des sexuellen Selbst-Bewusstseins für Frauen.* Frankfurt a. M.: Verlag für humanistische Psychologie Werner Flach KG.

Henning, A.-M. & Bremer-Olszewski, T. (2012). *Make Love – Ein Aufklärungsbuch.* Berlin: Rogner & Bernhard.

Hill, A. (2011). Pornografiekonsum bei Jugendlichen. Ein Überblick über die empirische Wirkungsforschung. *Zeitschrift für Sexualforschung, 24,* 379–396.

Hinsch, R. & Wittmann, S. (2010). *Soziale Kompetenz kann man lernen.* Weinheim: Beltz.

Hoyer, J. & Velten, J. (2017). Sexuelle Funktionsstörungen: Wandel der Sichtweisen und Klassifikationskriterien. *Bundesgesundheitsblatt – Gesundheitsforschung – Gesundheitsschutz, 60* (9), 979–986. doi:10.1007/s00103-017-2597-7

Jellouschek, H. (2010). *Die Paartherapie.* Freiburg: Kreuz.

Joyal, C. C., Cossette, A. & Lapierre, V. (2015). What exactly is an unusual sexual fantasy? *Journal of Sexual Medicine, 12* (2), 328–340.

Kämmerer, A. & Kapp, F. (2009). Vergebung als therapeutisches Ziel. In S. Fliegel & A. Kämmerer (Hrsg.), *Psychotherapeutische Schätze I* (S. 202–204). Tübingen: dgvt-Verlag.

Keen, S. (1992). *Die Lust an der Liebe – Die Leidenschaft als Lebensform.* München: Heyne.

Koppenhöfer, E. (2004). *Kleine Schule des Genießens.* Berlin: Lengerich.

Kupfer, A., Wesenberg, S., Gahleitner, S. B. & Nestmann, F. (2021). *Beratung und Psychotherapie – Aktuelle Entwicklungen im Spannungsfeld von Abgrenzung und fruchtbare Kooperation* (Band 1: Grundlagen der Beratung). Tübingen: dgvt-Verlag.

LeVay, S. (1993). *Sexual Brain.* Cambrigde, MA: MIT Press.

Levy, D. (2007). *Love and Sex with Robots: The Evolution of Human-Robot Relationships.* New York: HarperCollins.

Masters, W. H. & Johnson, V. E. (1970). *Die sexuelle Reaktion.* Reinbek b. Hamburg: Rowohlt.

Maß, R. & Bauer, R. (2016). *Lehrbuch Sexualtherapie.* Stuttgart: Klett-Cotta.

Matthiesen, S. (2013). Sexuelle Entwicklung. In P. Briken & W. Berner (Hrsg.), *Praxisbuch Sexuelle Störungen* (S. 53–58). Stuttgart: Thieme.

Michalak, J., Heidenreich, T. & Williams, J. M. (2019). *Achtsamkeitsübungen für die klinische Praxis und den Alltag.* Audio-CD (MP3-Dateien). Göttingen: Hogrefe.

Muise, A., Schimmack, U. & Impett, E. A. (2015). Sexual frequency predicts greater well-being, but more is not always better. *Social Psychological and Personality Science, 7* (4), 295–302.

Nestmann, F., Engel, F. & Sickendiek, U. (Hrsg.). (2007/2013). *Das Handbuch der Beratung, Band 1–3.* Tübingen: dgvt-Verlag.

Quandt, T. & Vogelgesang, J. (2018). Jugend, Internet und Pornografie: Eine repräsentative Befragungsstudie zu individuellen und sozialen Kontexten der Nutzung sexuell expliziter Inhalte im Jugendalter. In P. Rössler & C. Rossmann (Hrsg.), *Kumulierte Evidenzen. Replikationsstudien in der empirischen Kommunikationsforschung* (S. 91–118). Berlin: Springer.

Richter, D., Brähler, E. & Strauß, B. (Hrsg.). (2014). *Diagnostische Verfahren in der Sexualwissenschaft.* Göttingen: Hogrefe.

Rose, A. (2018). Überlegungen zur Pornografie-Wirkungsforschung bei Jugendlichen. In A. Rose, S. Poppek, T. Mösler, J. Kemper & W. Dorrmann (Hrsg.), *Sexuelle Probleme bei Kindern und Jugendlichen* (S. 25–34). Tübingen: Psychotherapie-Verlag.

Rose, A., Poppek, S., Mösler, T., Kemper, J. & Dorrmann, W. (Hrsg.). (2018). *Sexuelle Probleme bei Kindern und Jugendlichen.* Tübingen: Psychotherapie-Verlag.

Schmidt, G. (2004). Kindersexualität. *Zeitschrift für Sexualforschung, 4,* 312–322.

Schmidt, G. (2014). *Das neue DER DIE DAS.* Gießen: Psychosozial-Verlag.

Schnarch, D. (2006). *Die Psychologie sexueller Leidenschaft.* Stuttgart: Klett-Cotta.

Sigusch, V. (2005). *Neosexualitäten. Über den kulturellen Wandel von Liebe und Perversion.* Frankfurt a. M.: Campus.

Sigusch, V. (2013a). Kultureller Wandel der sexuellen Verhältnisse. In P. Briken & W. Berner (Hrsg.), *Praxisbuch Sexuelle Störungen* (S. 18–24). Stuttgart: Thieme.

Sigusch, V. (2013b). *Sexualitäten – Eine kritische Theorie in 99 Fragmenten.* Frankfurt a. M.: Campus.

Singer Kaplan, H. (1995). *Sexualtherapie – Ein bewährter Weg für die Praxis.* Stuttgart: Enke.

Soave, A., König, F., Dahlem, R., Rink, M., Riechardt, S., Fisch, M., Briken, P. & Nieder, T. (2021). Induratio penis plastica: Herausforderungen der somatischen Therapie und Unterstützungsmöglichkeiten durch Psychotherapie. *Zeitschrift für Sexualforschung, 34* (04), 208–218.

Stangl, W. (2021). https://arbeitsblaetter.stangl-taller.at/MISSBRAUCH/SexuellerMissbrauchDef.shtml

Stark, R. (2016). *Sexuelle Sucht.* Göttingen: Hogrefe.

Stark, R. & Wehrum-Osinsky, S. (2016). *Sexuelle Sucht.* Göttingen: Hogrefe.

Steingen, A. (Hrsg.). (2020). *Häusliche Gewalt – Handbuch der Täterarbeit.* Göttingen: Vandenhoeck & Ruprecht.

Stienen, H. (2016). *Helping people express their desires? Moralische Aspekte des therapeutischen Einsatzes von Kinderpuppen bei Männern mit pädophiler Präferenz.* Masterarbeit Westfälische Wilhelms-Universität Münster.

Stirn, A., Stark, R., Tabbert, K., Wehrum-Osinsky, S. & Oddo, S. (Hrsg.). (2014). *Sexualität, Körper und Neurobiologie – Grundlagen und Störungsbilder im interdisziplinären Fokus.* Stuttgart: Kohlhammer.

Stoleru, S., Fonteille, V., Cornelis, C., Joyal, C. & Moulier, V. (2012). Functional neuroimaging studies of sexual arousal and orgasm in healthy men and women: a review and meta-analysis. *Neuroscience & Biobehavioral Reviews, 36,* 1481–1509.

Strauß, B., Galliker, M., Linden, M. & Schweitzer, J. (Hrsg.). (2021). *Ideengeschichte der Psychotherapieverfahren: Theorien, Konzepte, Methoden.* Stuttgart: Kohlhammer.

Sydow von, K. (2009). Sexuelle Probleme und Störungen bei älteren Menschen. *Psychotherapie, 14,* 297–305.

Sydow von, K. (2016). Sexualität in der Schwangerschaft und nach der Entbindung. *Sexuologie, 13* (2–4), 148–153.

Sztenc, M. (2020). *Embodimentorientierte Sexualtherapie. Grundlagen und Anwendung des Sexocorporel.* Stuttgart: Schattauer.

Velten, J. (2018). *Sexuelle Funktionsstörungen bei Frauen.* Göttingen: Hogrefe.

Vetter, B. (2009). *Pervers, oder?: Sexualpräferenzstörungen – 100 Fragen, 100 Antworten – Ursachen, Symptomatik, Behandlung.* Bern: Huber.

Wells, C. W. (1991). *Sex beginnt im Kopf. Der mentale Weg zu höchster Erfüllung.* München: Heyne.

Willi, J. (1981). Therapie von Sexualstörungen – Paartherapie oder Sexualtherapie? *Familiendynamik, 6,* 248–259.

Wolf, D. (2020). *Wenn Schuldgefühle zur Qual werden.* München: PAL.

Young, K. S. (2008). Internet sex addiction – risk, factors, stages of development and treatment. *American Behavioral Scientist, 52,* 21–37.

Zilbergeld, B. (1994). *Die neue Sexualität der Männer: Was Sie schon immer über Männer, Sex und Lust wissen wollten.* Tübingen: dgvt-Verlag.

Zimmer, D. (1994). *Fragebogen zu Sexualität und Partnerschaft.* Tübingen: dgvt-Verlag.

6. Sachwortregister

F

G

H

I

J

K

L

M

N

O

P

Q

R

S

T

V

W

Z

7. Fachpersonenregister